本书由广东省职业健康协会资助出版

有机溶剂毒理学

主　编　陈嘉斌　李来玉　贾　光

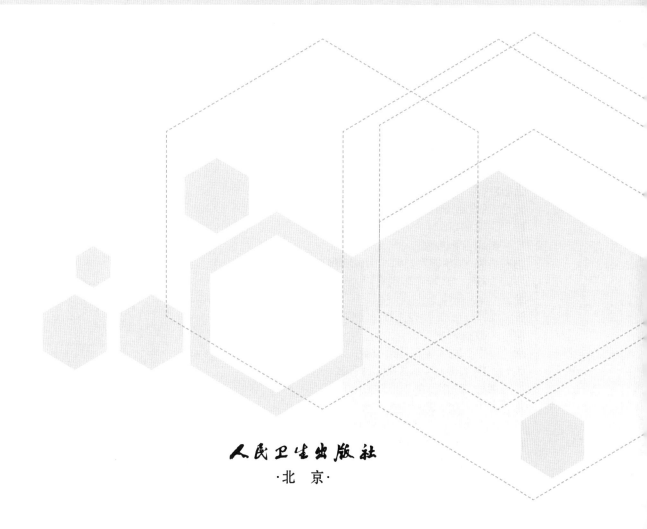

人民卫生出版社

·北京·

版权所有，侵权必究！

图书在版编目（CIP）数据

有机溶剂毒理学/陈嘉斌，李来玉，贾光主编 . —
北京：人民卫生出版社，2024.3
ISBN 978-7-117-36140-8

Ⅰ. ①有… Ⅱ. ①陈… ②李… ③贾… Ⅲ. ①有机溶
剂 – 毒理学 Ⅳ. ①R99

中国国家版本馆 CIP 数据核字（2024）第 061724 号

人卫智网	www.ipmph.com	医学教育、学术、考试、健康，购书智慧智能综合服务平台
人卫官网	www.pmph.com	人卫官方资讯发布平台

有机溶剂毒理学
Youji Rongji Dulixue

主　　编：陈嘉斌　李来玉　贾　光
出版发行：人民卫生出版社（中继线 010-59780011）
地　　址：北京市朝阳区潘家园南里 19 号
邮　　编：100021
E - mail：pmph @ pmph.com
购书热线：010-59787592　010-59787584　010-65264830
印　　刷：北京华联印刷有限公司
经　　销：新华书店
开　　本：787×1092　1/16　印张：28
字　　数：681 千字
版　　次：2024 年 3 月第 1 版
印　　次：2024 年 6 月第 1 次印刷
标准书号：ISBN 978-7-117-36140-8
定　　价：108.00 元

打击盗版举报电话：010-59787491　E-mail：WQ @ pmph.com
质量问题联系电话：010-59787234　E-mail：zhiliang @ pmph.com
数字融合服务电话：4001118166　E-mail：zengzhi @ pmph.com

《有机溶剂毒理学》编写委员会

主　编　陈嘉斌　李来玉　贾　光

编　委（按姓氏汉语拼音排序）

常旭红	兰州大学公共卫生学院	苏世标	广东省职业病防治院
陈嘉斌	广东省职业病防治院	孙应彪	兰州大学公共卫生学院
陈章健	北京大学公共卫生学院	王海兰	广东省职业病防治院
黄建勋	广东省职业病防治院	吴邦华	广东省职业病防治院
黄先青	深圳市职业病防治院	夏丽华	广东省职业病防治院
黄永顺	广东省职业病防治院	杨爱初	广东省职业病防治院
黄振烈	南方医科大学公共卫生学院	张　骁	广东省职业病防治院
贾　光	北京大学公共卫生学院	张美辨	中国疾病预防控制中心职业卫生
李来玉	广东省职业病防治院		与中毒控制所
李旭东	广东省职业病防治院	赵　娜	广东省职业病防治院
李芝兰	兰州大学公共卫生学院	郑倩玲	广东省职业病防治院
梁伟辉	广东省职业病防治院	钟怡洲	南方医科大学公共卫生学院
刘莉莉	广东省职业病防治院		

编　者（按姓氏汉语拼音排序）

艾世伟	兰州大学公共卫生学院	黄红梅	中山大学公共卫生学院
杜家欣	南方医科大学公共卫生学院	江嘉欣	广东省职业病防治院
范蕊虹	中山大学公共卫生学院	江俊莹	广东药科大学公共卫生学院
古雪岩	兰州大学公共卫生学院	李　昆	兰州大学公共卫生学院
郭　翔	深圳市职业病防治院	李成云	兰州大学公共卫生学院
韩　颖	山西医科大学公共卫生学院	李国樑	广东省职业病防治院
洪诗怡	北京大学公共卫生学院	林　茜	南方医科大学公共卫生学院

序言

有机溶剂（organic solvents）由于其无可替代的特殊理化性质，用途极为广泛，成为现代工业和科技发展不可或缺的重要支柱。其使用的种类、数量，以及随之出现的卫生学问题，也可从另一侧面反映经济、科技的发展水平。如20世纪50年代，日本等国家最严重的职业危害是二硫化碳和苯；至20世纪60年代则转变为卤代烃和正己烷。我国早年有机溶剂的危害尚不突出，20世纪80年代，随着国民经济的飞速发展，有机溶剂职业危害也随之显现，且与日本、西欧30年前的情况极为相似。调查发现，当时60%以上的急性、慢性职业性化学中毒系有机溶剂引起。

广东地处国家改革开放的前沿，最先承受各种新变化、新压力的冲击、磨练。可喜可敬的是广东同道们十分善于学习，勇于知难而进，在应对这些新问题时做出了骄人的成绩。我在2000年为《中国职业医学》撰写的题为《我国有机溶剂危害防治研究工作的良好开端》的述评中，已对广东同道的贡献表示由衷的赞扬！2005年，广东省职业病防治院牵头出版了《临床毒理学》，再次证实广东省在中毒性疾病临床和研究领域丰厚的实践经验和理论功底。有机溶剂几乎可以涵盖所有的液态有机化合物，其化学结构、理化性质、毒性等差异都很大，从理论上进行总结归纳非常不易，迄今为止，可供参考的专业书籍和资料寥寥可数，给此类毒物的防治和研究设置了很大障碍！故在收到《有机溶剂毒理学》的内容详介、章节提纲及样稿时，惊喜之情难以饰掩，反复拜读研习多遍，仍为其丰富内容、一手资料、盎然新意唏嘘感动不已！

《有机溶剂毒理学》是我国职业医学和毒理学领域的一本学术巨著，撰写难度很大。本书得以问世，实为破险克难、敢为人先之举，值得热烈祝贺！执笔者不仅囊括了广东地区优秀的专家，北京大学、兰州大学知名教授也受邀参与。本书主编是长期从事有机溶剂危害防治和研究工作的杰出学者，主编单位广东省职业病防治院开展有机溶剂毒理学研究已有30余年，在二氯乙烷亚急性中毒性脑病、三氯乙烯药疹样皮炎、正己烷中毒等机制研究中，屡有创新发现，贡献殊多。更值得一提的是，本书有不少内容是来自我国本土调查、临床和研究的成果，同时还参阅了大量国内外最新资料，使本书不仅具有鲜明的"中国特色"，也能反映国际最新进展，充分体现了先进性、科学性、创新性。本书精妙之处在于其还从理化性质、结构特点、应用行业、具体用途等不同角度对有机溶剂进行了分类梳理,强化了接触机会与环境污染等内容,增设了案例介绍与评述,并单设章节对常见的有机溶剂进行了更为细致的论述,使本书的实用性和指导性更为突出。本书的出版,无疑将有力促进我国有机溶剂危害的防治和研究,大大提升我国有机溶剂毒理学水平,并为更好地保障劳动者身体健康和国民经济持续高速发展提供重要助力。因此,本书必将成为我国职业医学和毒理学史册中绚丽光彩的一页!

赵金垣

北京大学第三医院职业病研究中心

北京大学治疗药物监测和临床毒理中心

2023 年 6 月

前言

　　有机溶剂是指能成为溶剂的一类有机化学物。自 19 世纪 40 年代开始用于工业生产以来,被广泛应用于人类的生产和生活中,发展至今已超过三万种,我国《溶剂手册(第五版)》中列出的有机溶剂已达 970 种,主要应用于清洗、去污、稀释、萃取等。一方面有机溶剂应用面广,使用量大,职业暴露人数众多;另一方面有机溶剂还可经空气、水和食物污染,造成人群的环境暴露。

　　传统有机溶剂的毒性效应已了解较多,大部分有机溶剂对皮肤、黏膜有不同程度的刺激作用;不同有机溶剂还能造成靶器官的特异性损害,如神经、血液和生殖系统及肺、肝、肾等脏器;个别有机溶剂还可引起猝死;有的有机溶剂还是明确的致癌物。

　　20 世纪 70 年代末期,改革开放之风吹遍南粤大地,工业化的快速发展,化学品的大量使用,使有机溶剂中毒频繁发生。据不完全统计,广东某地 2000 年对 3 257 间工厂(60.4 万名工人)的调查显示,接触有机溶剂占接触有毒有害工人的 41.6%;有机溶剂危害占职业性化学中毒的比例从 1989 年的 2.35% 上升至 2000 年的 62.23%。这一时期,广东有机溶剂中毒具有明显的特点:①老的有机溶剂危害的新表现,如二氯乙烷引起的中毒性脑病和三氯乙烯引起的药疹样皮炎;②老的有机溶剂的严重中毒,如苯和正己烷等;③新有机溶剂的中毒,如环庚三烯和二氯五氟丙烷等。

　　目前,国内尚没有有机溶剂毒理学相关的专著,国外相关专著检索到最近的是 2002 年出版的由 Mave Mcparland 和 Nicola Bates 主编的 *Toxicology of Solvents*,由于出版年份较早,未能反映近年研究成果。因此,广东省职业病防治院联合北京大学、兰州大学、南方医科大学和深圳市职业病防治院等单位,组织专家,系统总结三十多年来有机溶剂健康影响相关研究的宝贵经验,在宏观上概述有机溶剂毒理学共性内容,在微观上突出不同种类有机溶剂的具体毒性特点,理论与实际相结合。本书作为有机溶剂毒理学专著,可供职业病防治、中毒急救、医药、食品与环境卫生工作者及临床医师和毒理学研究生阅读,亦可供医疗、卫生、毒理、药理、生命科学和相关科技工作人员参考。

　　本书主要参照 *Toxicology of Solvents* 和《溶剂手册(第五版)》等专著,系统总结近年来有机溶剂健康影响的研究成果,特别突出中国的贡献! 全书分总论、各论和附录三部分。总论从有机溶剂毒理学概念、分类、理化性质、使用与接触机会、代谢、危害性、风险评估、临床表现、院内救治、检测等方面介绍有机溶剂的基本情况和共性特点。各论介绍了常用的、有健康损害资料的 12 类共 44 种有机溶剂,从基本信息、理化特性、使用历史与接触机会、代谢、危害性、作用机制、风险分级、院内救治、病例报告等方面详细介绍了每种有机溶剂的基本情况和毒理学特点,并结合国内外发生的有机溶剂中毒事故进行分析。附录包括有机溶剂相关职业病国家诊断标准、耳毒性有机溶剂清单、中英文名词对照索引、CAS 编号索引,为有机溶剂健康影响的研究和防治提供参考资料。

特别感谢北京大学第三医院赵金垣教授、中国疾病预防控制中心职业卫生与中毒控制所孙承业教授、广州医科大学吴中亮教授,以及广东省职业病防治院前院长、国家职业卫生知名专家黄汉林教授等在本书编写过程中给予的指导和无私帮助。

感谢广东省职业病防治院和北京大学公共卫生学院等单位的大力支持!感谢在广东省职业病防治院从事研究生培养课程的中山大学硕士研究生张友淼、广州医科大学硕士研究生荆茹、安徽医科大学硕士研究生彭金碧、南方医科大学硕士研究生李和成等同学协助完成部分文字处理和校对工作。

由于编者水平所限,不成熟甚至错误的地方在所难免! 敬请批评指正!

陈嘉斌　李来玉　贾　光
2023 年 6 月

目录

第一篇　总论 / 1

第二篇 各论 / 165

第一篇

总 论

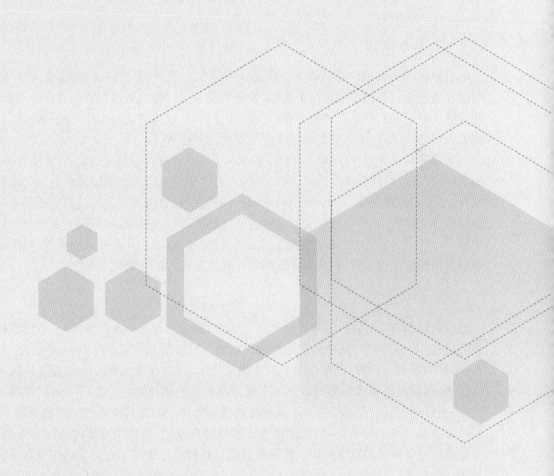

第一章

概论

第一节 有机溶剂毒理学概念

一、基本概念

有机溶剂通常指由有机物为介质组成的液态溶剂,种类繁多,性质复杂,被广泛应用于生活和生产中。有机溶剂有许多共性,如强挥发性、易燃性、脂溶性以及程度不等的毒性,这些特性决定了人们在生产和使用有机溶剂的过程中,将对生活与工作环境等带来污染,进而增加人群健康风险,因此需要对其毒性与安全性进行考量。

有机溶剂毒理学(organic solvents toxicology)是自有机溶剂开始生产、应用和不断更替、发展以来,通过毒理学研究手段,探讨其与人类健康关系而逐渐发展而成的一门毒理学分支学科,也是工业毒理学(industrial toxicology)研究的重要组成部分。其主要任务是根据有机溶剂的理化特性,运用毒理学的原理和方法,研究其对生物体的毒性反应类型、严重程度、发生频率,阐明毒性作用机制及影响因素,并进行干预试验,为开展安全性评价、风险评估和采取防治措施提供科学依据,从而有效控制有机溶剂对人类健康带来的危害。

二、研究意义

有机溶剂自 19 世纪 40 年代生产使用以来,距今已有近 200 年的历史,目前有机溶剂的种类已达 30 000 余种,其中最常用的约 500 种。有机溶剂在工业生产中,广泛用于清洗、去污、稀释和萃取等过程,也被作为中间体用于化学合成;在医药和科学研究等领域乃至日常生活中,也都离不开有机溶剂。由于有机溶剂固有的理化特性,对人体神经、呼吸、心血管、皮肤、血液等多器官和系统有着不同程度的损害作用。随着其种类与使用数量的不断增加,因接触有机溶剂而导致的急性、慢性中毒事件屡见报道,群体中毒事件也时有发生,现已成为职业性化学中毒的重要来源。部分溶剂的毒性特点还决定了它们会给中毒者带来灾难性后果,例如较常见的苯中毒所致再生障碍性贫血甚至白血病,慢性正己烷中毒所致的周围神经损害甚至劳动能力丧失,三氯乙烯所致剥脱性皮炎,1,2-二氯乙烷所致中毒性脑病等,这些疾病不仅会给患者带来疾病痛苦,也会增加家庭的经济负担,群发事件还会带来不良社会影响。有机溶剂所致急性、慢性中毒,临床上多为对症治疗,尚无特效治疗措施。

对于新引入使用的有机溶剂,利用毒理学手段进行危害性识别、风险评估或安全性评价至关重要。基础的毒性实验研究能够提供有机溶剂基本的毒性特征,可确定有机溶剂在一定条件下的毒理学效应。在评估外源性化学物的健康危害时,除了需要考虑化学物的固有性质,还需要明确人群接触的程度是否足以使其毒性得以表现或表现的程度,可以通过体内试验、体外试验、临床案例、志愿者受试以及人群流行病学研究等方法,获取在特定暴露条件下的毒性资料,建立剂量-反应关系,并从中得到相应的毒性参数,为后续卫生标准制定与风险评估提供科学依据。例如,某种有机溶剂被证明对某种器官具有毒性,但在生产生活中又不可替代,其应用范围或使用剂量必须严格管理,包括相关政策、标准与规范的制定,企业要有相应的职业卫生管理制度,通过选择合理的生产技术、卫生工程措施等,保证作业场所有机溶剂浓度符合国家职业卫生相关标准要求,工作场所应张贴警示语、必要时劳动者要穿戴适宜的个体防护用品,同时还应致力于寻找更为安全的工业化学替代物。对于生产生活中长期接触且危害较大的有机溶剂,还需要在危害性识别基础上,开展毒性机制研究,帮助筛选有意义的生物学标志,协助筛检易感人群或发现早期的健康损害,同时也有助于开展干预试验以及提供可能的防治措施。

有机溶剂除了对人群健康具有影响外,对水生物、鸟类、动物和植物及生态系统平衡也有潜在影响。在毒理学和生态毒理学研究基础上,我国出台了一系列标准、规范及指导意见,对有机溶剂废液、废气的排放量进行严格管控。总之,有机溶剂毒理学研究贯彻了"预防为主、防治结合"的理念,作为一门实用性学科,在保护人类健康、维护生态环境方面发挥了重要作用。

三、有机溶剂毒理学应用

有机溶剂毒理学旨在阐明有机溶剂与接触者健康之间的相互关系,更注重于职业接触人群健康,最终目的是从多角度、多水平、多方面对有机溶剂接触进行危害性与危险度评估,协助有关部门完善相应的法律法规、技术规范和管理措施,保障更安全的生产与应用环境,从而达到保护劳动者生命健康,维护劳动者生产能力的目的。

(一) 安全性评价

毒理学安全性评价(toxicology safety evaluation)指依据规定的毒理学程序和方法,通过动物实验与人群观察研究,阐明某化学物的毒性与潜在危害,可用于评价化学物在某种使用条件下的安全性或决定其能否进入市场。

毒理学安全性评价以毒性试验为基础,遵循分阶段试验的原则。一般先进行耗时短、费用低、预测力强的试验,具体项目可依据化学物的理化性质或已有的毒性资料进行选择,如对高挥发性化学物需进行吸入毒性试验,对皮肤直接接触化学物需进行皮肤、黏膜致敏/刺激试验等。各阶段的毒性试验结果,有助于对下一阶段试验项目作出针对性的选择和取舍,并可作为剂量设计与观察指标选择的依据,以实现用更短的时间、更经济的方法获得化学物更科学、可靠的毒理学评价资料。

我国目前对食品、化妆品、药品等化学品的安全性评价程序制定了法律法规,对其他化工原料、中间体、产品等化学品制定了相应的毒性鉴定规范。我国现行《化学品毒性鉴定技术规范》中将工业化学品毒理学评价程序分为四个阶段（表 1-1）。

表 1-1　化学品毒性鉴定试验程序

阶段	试验程序
第一阶段	急性经口毒性试验、急性经皮毒性试验、急性吸入毒性试验、急性眼刺激性/腐蚀性试验、急性皮肤刺激性/腐蚀性试验、致敏试验
第二阶段	鼠伤寒沙门菌回复突变试验、体外哺乳动物细胞染色体畸变试验、体外哺乳动物细胞基因突变试验、体内哺乳动物骨髓嗜多染红细胞微核试验、体内哺乳动物骨髓细胞染色体畸变试验、哺乳动物精原细胞/初级精母细胞染色体畸变试验、啮齿类动物显性致死试验、亚急性经口毒性试验、亚急性经皮毒性试验、亚急性吸入毒性试验
第三阶段	亚慢性经口毒性试验、亚慢性经皮毒性试验、亚慢性吸入毒性试验、致畸试验、两代繁殖毒性试验、迟发性神经毒性试验
第四阶段	慢性经口毒性试验、慢性经皮毒性试验、慢性吸入毒性试验、致癌试验、慢性毒性/致癌性联合试验、毒物代谢动力学试验

一般来说，对于新生产或登记销售的化学品，首先需要进行第一、第二阶段的试验；凡我国首创的，还需在第三、第四阶段挑选部分试验进行评价；对于产量大、使用广或化学结构提示慢性毒性、致癌、致畸和致突变可能性较大者，则必须完成四个阶段的全部试验。

（二）健康风险评估

健康风险评估（health risk assessment）指在综合分析毒理学试验、人群资料、环境监测数据等多方面资料基础上，对化学物的危险度进行定性、定量评价，并对过程中存在的不确定性加以描述，从而判断化学品带来健康危害的概率与程度的过程。健康风险评估是管理毒理学的核心内容，目前已逐渐成为政府管理部门获得化学品毒性资料的主要来源，在制定相关卫生标准以及对化学品进行分级分类管理方面起到关键作用。

健康风险评估过程可分为危害识别（hazard identification）、危害表征（hazard characterization）、暴露评定（exposure assessment）、风险表征（risk characterization）四个步骤。

危害识别是危险度评价的起始过程，指以现有化学物的结构-活性关系、体内试验、体外试验以及流行病学等科学资料为证据，定性识别某种外源性物质是否对健康有不良影响以及影响的性质与特点。

危害表征是从定量角度评估化学物与不良健康效应之间剂量-反应关系的步骤，评估关注的不良健康效应可分为有阈值与无阈值效应两种。有阈值效应的剂量-反应关系可用参考剂量（reference dose，RfD）或参考浓度（reference concentration，RfC）来表征，指人群终身暴露于该剂量或浓度不对健康产生明显的有害效应。观察到有害作用最低水平（lowest observed adverse effect level，LOAEL）、未观察到有害作用水平（no observed adverse effect level，NOAEL）、基准剂量（benchmark dose，BMD）等临界效应值可用于 RfD 的推导。对于致癌性、致突变性等不存在阈值的毒性效应，任何剂量都可能导致不良健康效应的发生，此时需要制定一个对应于可接受风险水平（一般概率为 10^{-6}）的实际安全剂量（virtually safe dose，VSD），其关键在于确定低剂量范围内剂量-反应关系以预测特定接触水平下发生无阈值效应的风险。目前用于致癌物的低剂量外推模型主要有数学外推模型，包括概率分布模型(probability distribution models)与机制模型(mechanistic models)两类;基于生理学的毒代动力学模型(physiologically based toxicokinetic model,PBTK);基于生物学的剂量-反应关系模型(biologically based dose-response models,BBDR)。

暴露评定指确定人群对特定化学物暴露的总量并阐明暴露特征。评定过程需要获取环境中化学物的来源,在不同环境介质中的分布、迁移与消长规律,暴露人群特征,暴露途径与暴露剂量等资料,常通过环境或生物监测获得或利用数学模型进行模拟、估计。

风险表征作为健康风险评估的最后步骤,对上述结果进行汇总分析,作出化学物对公众产生不良健康影响的概率估计并对其中的不确定性加以描述。对于有阈值毒性效应,以RfD 为标准,将高危人群总接触量估计值(estimated exposure dose,EED)与之比较可用于计算接触人群的终身风险,NOAEL 与人群实际暴露剂量的比值可用于计算暴露范围(margin of exposure,MOE),二者均可评价人群实际暴露水平下的风险大小。对于无阈值毒性效应,主要计算终身超额风险(excess risk,R)与人群超额病例数(number of excess cases,EC)来进行风险表征。评价过程的不确定性主要包括试验结果外推的不确定性、暴露总量估测的不确定性、人群样本代表性的不确定性等。

(三) 职业卫生标准的制定

职业卫生标准是以保护劳动者健康为目的,对劳动条件(工作场所)的卫生要求作出的技术规定。在降低有机溶剂等有害化学品职业危害方面,我国主要通过制定相应的职业接触限值(occupational exposure limits,OELs)来实现接触控制。

我国《职业卫生标准制定指南》(GBZ/T 210—2008)规定,工作场所化学物质职业接触限值主要以化学物的危险度评价或安全性评价为依据,综合化学物理化特性、毒理学、职业卫生学、职业流行病学、劳动者健康损害等资料来制定。

其中,化学物的毒理学研究一般是较早开展的。与其他研究相比,毒理学研究能够在比较恒定的生存条件和有控制的试验条件下进行。动物实验过程中往往模拟职业人群的暴露方式对实验动物进行染毒,如有机溶剂常以吸入染毒方式为宜。研究中可能涉及的试验类型包括急性毒性、28 天重复毒性、亚慢性毒性、慢性毒性、毒物代谢动力学研究、致突变性、致癌性、致畸性、生殖毒性、致敏、局部毒作用和刺激性试验等。经过上述试验,能够获得单一受试物较为全面的基础毒理学资料。由于所有化学品随着剂量增加,在一定程度上都会产生毒性效应,因此剂量-反应(效应)关系的原理构成了工作场所控制化学品危害的基础。毒理学研究的主要任务就是阐明化学物的剂量-反应(效应)关系,并明确阈剂量或 NOAEL 等关键临界值,这是确立有害物质环境容许浓度的前提,在此基础上制定相应化学物的接触限值,从而确保绝大多数劳动者的健康不受损害。

一般来说,对于已经长期投入生产使用的化学物,受制于基础毒理学研究结果向人群外推的局限性,往往将职业卫生调查与流行病学研究所获得的人群资料作为制定接触限值的主要依据,以减少不确定性。现实情况中,每年有近 1 000 种新化学品流入市场,短时间内获得职业健康相关的人群资料是困难的,此时可以在毒理学实验研究数据的基础上,参考一定的安全系数,进行职业接触限值的制定。必要情况下,本着有限值优于无限值的原则,还可以引进国外相关标准,或采取比较毒性、经验公式估算与构效关系估算等方法,快速制定职业接触限值。

需要注意的是,有害因素职业接触限值是基于科学性和可行性制定的,所规定的限值不能理解为安全与危险程度的精确界限,也不能简单地用以判断化学物质毒性等级。此外,职业接触限值并非一成不变。随着试验与人群数据资料的不断积累和完善,测定方法与检验技术的不断进步,当发现化学物新的有害作用或对人体健康影响的新证据时,相应的卫生标准则需要重新进行评估与修订。

(四) 突发职业性化学中毒事件应急处置

对于有机溶剂等化学品的职业接触人群,重点强调的突发公共卫生事件类型主要指突发中毒事件。急性职业性化学中毒由于具有突发性、不确定性和后果严重不可估量等特点,已成为工业生产中高致伤率和高致死率的危害因素之一。

毒理学研究在突发职业性化学中毒事件应急处置中的应用,主要体现为在突发事件中能够快速查询到相应毒物的毒性特征与紧急处理方法,对于指导现场救援十分重要。针对这一点,我国建立了化学物数据库并出版了相应的书籍,包含了数千种常见化学品数据,从中能及时获得相应化学品毒性特点、解毒药物、中毒诊断标准等资料。为了进一步加强疾病控制机构应急能力与体系的建设,中国毒理学会中毒及救治专业委员会与中国研究型医院学会心肺复苏学专业委员会共同制定了《突发中毒事件应急医学救援中国专家共识(2015)》,之后又发布了《化学毒剂和有毒化学品中毒急救处置中国专家共识(2015)》,以指导和规范突发中毒事件的应急处置工作。

为有效预防、及时控制和消除急性职业性化学中毒事件及其危害,国家还出台了《国家突发公共卫生事件应急预案》《使用有毒物品作业场所劳动保护条例》《职业健康监护管理办法》《职业病诊断与鉴定管理办法》《职业病危害调查事故处理办法》等,作为各地方、各企业制定突发事件应急预案的基础资料,在突发状况下指导相应救援工作的开展。由于引起职业性化学中毒的物质种类复杂,不同情况下套用一致的应急处置办法往往操作性差且难以取得很好的效果,因此,首先对毒物进行科学合理分类,再针对每一类毒物特点制定相应的应急处置技术预案,将是可行并值得研究的问题。

第二节　有机溶剂毒理学发展历史

一、学科的产生与发展

伴随着人类生活与生产的需要,越来越多的外源性化学物被合成与应用,对其安全性的评价进一步促进了工业毒理学的发展,生产过程中的原料、辅料、中间产品、产品、副产品、废弃物等均为工业毒理学提供了源源不断的研究问题。有机溶剂作为工业中常见的化学品,自 19 世纪工业革命以来逐步得到广泛应用,对其毒理学的研究也随之开展。19 世纪末,有机化合物中苯系物的应用最为广泛,急性中毒与慢性中毒事件时有报道。美国主要的工业企业陆续建立了毒理学实验室,主要解决产品安全与工人健康问题。20 世纪初,人类合成的有机化合物已达上万种,识别、评价这些化学物的毒性,成为有机溶剂毒理学研究的重要任务。其中,甲醇等毒物在 20 世纪 20 年代被首批确证具有神经毒性,开启了有机溶剂神经毒理学研究。20 世纪 60 年代之后,有关外源性化学物特殊毒性如遗传毒性、致畸性、致癌性等研究方法迅速发展;同时,生物学、化学等多学科技术的应用促进了有机溶剂中毒机制的深入研究。根据有机溶剂结构与理化性质的不同,在其毒性分类研究方面也积累了丰富的经验,包括有机溶剂的慢性神经毒性、免疫毒性、生殖毒性、发育毒性等多系统毒性研究。各国与有机溶剂毒性研究相关的论文、报告及会议也日益增加,如美国 1978 年创建的国家毒理学计划(National Toxicology Program,NTP),对常用有机溶剂进行系统毒性测试,发表了有机溶剂毒性测试系列毒理学资料;1984 年,瑞典职业安全与卫生委员会组织召开有机溶剂毒性国际会议,对有机溶剂的毒物动力学、生物转化、神经生理学和行为学作用、致癌作用及其他器官毒性等内容进行了探讨。20 世纪 80 年代后期,有机溶剂生物标志物逐渐成为有机溶剂毒理学研究的重要内容,美国、德国等发达国家基于生物标志物的研究成果发布了多种有机溶剂的生物接触限值。

进入 21 世纪以来,随着生命科学技术的发展,有机溶剂毒理学的研究从整体动物实验水平,不断向细胞、亚细胞、分子水平深入。分子生物学、生物化学、表观遗传学等方法以及一系列新兴组学技术的应用,使得有机溶剂毒理学在毒作用机制以及致癌分子机制等方面的研究取得重大突破,新的研究热点正不断涌现。

二、中毒事件的推动作用

回顾有机溶剂毒理学研究历史,病例报道及中毒事件对其发展起到了重要推动作用。苯系物是最常见的有机溶剂,生产及使用量大,其毒性研究可追溯到 1897 年,桑特逊(Santesson)观察到了苯所致再生障碍性贫血病例。1928 年,奈奥尔(Nenoir)与克劳德(Claude)报道了第一例苯所致白血病病例。1950 年,布朗茵(Browing)收集了苯接触工人白血病病例并进行了分型。基于苯中毒临床病例与流行病学调查发现,相关动物实验亦逐渐展开。1979 年,马尔托尼(Maltoni)首次证实苯对大鼠的致癌性。1982 年国际癌症研究机构(International Agency for Research on Cancer,IARC)正式将苯确定为人类一级致癌物。正己烷也是一种常见有机溶剂,1957 年意大利最先报道了制鞋行业中慢性正己烷中毒所致周围神经病变的病例,1968 年日本制鞋行业也出现了接触正己烷所致近百人集体中毒事件。由于正己烷用途十分广泛,美国、加拿大、巴西、南非及我国台湾和香港等地也相继有正己烷慢性中毒的病例报道。随后开展的一系列研究,证实正己烷具有周围神经毒性并将其归为高危毒物。有机溶剂作为原材料,在制药行业也出现过严重的集体中毒事件,如 1937 年美国著名的磺胺事件,工业溶剂二乙二醇(二甘醇)做溶媒所致 107 人死亡的重大事故,引发了对二乙二醇的毒理学研究,同时研究者对药物的毒理学安全性评价也给予了高度重视。

三、我国有机溶剂毒理学研究

有机溶剂在工作场所的广泛使用,促使工业毒理学家对有机溶剂的危害产生了广泛关注。自 20 世纪 50 年代起,我国经济快速发展的同时,劳动者由于接触职业病危害因素所致的有机溶剂中毒、肺尘埃沉着症(尘肺病)、铅中毒、高温中暑等问题日益突出。我国政府高度重视对劳动者的健康保护,劳动卫生研究者针对化学中毒防治的需要,率先开展了工业毒理学研究,同时工业毒理学实验室也逐渐建立起来。此时的工业毒理学主要进行人才培养与急性毒性试验方法的研究,同时职业卫生领域也开始了对苯等有机溶剂的研究。1956 年,为防治职业性化学中毒,工业毒理学评价与研究列入了《1956—1967 年科学技术发展远景规划》,主要研究内容包括铅、苯与有机磷农药等毒物的毒性鉴定、阈浓度测定和卫生标准制定等。同年,我国为了控制工作场所有机溶剂等化学品的浓度,参照苏联的劳动卫生标准,并结合我国的实际情况,颁布了《工业企业设计暂行卫生标准》(标准 101-56),在减少有机溶剂对劳动者的健康危害、预防职业性化学中毒方面发挥了重要作用。有关工业毒物研究的实验技术也有了明显发展,20 世纪 60 年代初,有机溶剂的暴露方式开始采用动态吸入染毒系统,同时建立了皮肤离体吸收模型以及皮肤屏障功能评价模型,为有机溶剂皮肤毒理学研究奠定了基础。

1978 年改革开放以来,中国经济进入了新的发展阶段,中小企业数量快速增长,制鞋、玩具、电子等新兴产业的引进使我国成为有机溶剂生产与消费大国,有机溶剂所致职业性化学中毒高发,工业毒理学迎来了新的发展阶段。此时,顾学箕教授主编的第一本化学毒物的实用工具书《工业毒理学》出版,1991 年修订为《化学物质毒性全书》。为了适应研究及管理的需要,20 世纪 80 年代之后,我国有一批工业毒理学者前往欧美等发达国家交流学习,开展科学合作研究,同时将先进的技术与研究方法引入中国,先后开展了毒物的"致癌、致畸、致突变"研究,大大缩小了我国与国际毒理学的差距。此后,我国工业毒理学者也走出国门,出席国际学术会议并交流学术成果,如我国学者首次在国际学术会议上报道苯所致 DNA 加合物的研究成果,得到国际学者的认可。与此同时,国内与工业毒理学研究相关的学术会议、期刊也逐渐发展起来。1993 年中国毒理学会成立,1994 年工业毒理学专业委员会也顺势成立。在有机溶剂毒理学研究领域,大量关于有机溶剂神经毒性、免疫毒性、生殖毒性、联合暴露效应与毒性机制等研究进展与成果在《毒理学杂志》《中国药理学与毒理学杂志》等期刊上陆续发表,标志着我国有机溶剂毒理学研究进入了新阶段。

在职业卫生领域,有机溶剂毒理学研究的实验证据也为有机溶剂相关卫生标准的修订与完善提供了科学依据,如二氯乙烷的车间最高容许浓度由 1956 年的 $50mg/m^3$ 降至 1979 年的 $25mg/m^3$,1990 年再次修订为 $15mg/m^3$;苯也由 1962 年的 $50mg/m^3$ 修订为 1979 年的 $40mg/m^3$。随着我国卫生标准的建立以及劳动卫生管理条例的出台,一定程度上减少了有机溶剂的中毒现象,有效保护了职业人群健康。然而,进入 20 世纪 90 年代之后,用工模式及企业经济结构模式发生变化,企业数量及从业人口规模不断增加,工业生产使用的有机溶剂种类多样复杂,有机溶剂中毒事件屡屡发生,生产需要与劳动者健康之间的矛盾日益凸显。典型的案例包括 2000 年广东某鞋厂 67 人集体苯中毒事件、2002 年河北省高碑店市白沟镇箱包加工厂苯中毒事件、2010 年苏州涉及 101 人的正己烷集体中毒事件、2011 年广州 1,2-二氯乙烷中毒事件等。近年来,有机溶剂中毒一直是我国新发职业病中急性、慢性中毒的重要构成因素。据统计,广东省 2006—2015 年的十年间,职业性化学中毒新发病例数为 1 288 例,其中有机溶剂中毒 962 例,占 74.7%,多见于制造行业,涉及的有机溶剂主要有 1,2-二氯乙烷、三氯甲烷、三氯乙烯和二甲基甲酰胺等。广东省职业卫生相关机构成为我国有机溶剂中毒的重要研究和诊疗机构。

第三节　影响有机溶剂健康危害性的因素

一、有机溶剂与环境污染

(一) 有机溶剂与空气污染

有机溶剂在化工、制药、印刷等行业有广泛需求。由于很难实现使用全过程密封,大量的有机溶剂会通过无组织排放挥发到大气中,形成挥发性有机物(volatile organic compounds,VOCs)污染,这是有机溶剂环境污染的主要形式。此外,有机溶剂污染也可见于工业生产事故。有机溶剂往往伴随颗粒物、酸碱废气一同排放,其造成的大气污染具有成分复杂、间歇排放、浓度不均、处理困难等特点。

有机溶剂挥发到空气中,可以增加大气的氧化活性,与空气中的其他成分发生化学反应或形成二次污染物,成为大气关键污染物臭氧与$PM_{2.5}$非常重要的前体物质。其中,活性较强的VOCs可与氮氧化物发生光化学反应生成光化学烟雾,如异丙醇排放物,其本身为一种光化学氧化剂,与地面附近的其他痕量气体一样,受阳光照射可以形成臭氧,从而导致"光化学烟雾"现象。挥发的部分有机溶剂可与空气中的氮氧化物和二氧化硫反应,生成酸性物质导致酸雨。有些氯氟烷烃类溶剂如三氯乙烷,本身对人体的健康损害非常小,但在平流层可分解并对臭氧层产生破坏。另外,部分有机溶剂挥发后可与大气中的自由基反应,形成二次气溶胶污染物;还有些有机溶剂可同其他温室气体一起,加速全球气候变暖,威胁人类与动植物的健康。

(二) 有机溶剂与水体污染

有机溶剂水体污染主要指含有机溶剂废液的排放以及大气中挥发性有机污染物通过水循环进入水体,从而降低水体氧含量,破坏水质并影响水生生物的生存。其中一大来源是挥发性卤代烃(volatile halogenated hydrocarbons,VHHs),该污染已成为全球性问题而备受关注。VHHs如二氯甲烷等主要来自化工、制药和塑料等工业废水的排放,具有较强的遗传与生殖毒性。VHHs稳定性强、不易降解,长期存在于水体不仅会对水生生物产生危害,也可通过食物链进入人体,影响人类健康。值得注意的是,有机溶剂一旦进入地下水,则比较容易发生蓄积,很难进行治理。

(三) 有机溶剂与土壤污染

含有机溶剂的废液与废料可污染土壤。土壤污染有别于水体与大气,有机溶剂因其脂溶性强而易被土壤颗粒吸附且迁移性差,能长时间残留于土壤环境中,因而具有污染面积更加集中、污染深度较大的特点。有机溶剂在土壤中可因生物或微生物的氧化而被降解,但结局尚不明确。

各种来源的有机溶剂一旦污染环境,可以在不同的环境介质之间发生迁移转化。除了直接的健康危害之外,亦可进入食物链,通过生物富集危害人类健康。因此,有机溶剂环境污染的控制与治理一直是全球研究者密切关注的问题。目前已有许多针对有机溶剂废气、废液的处理方法,如吸收法、吸附法、冷凝法、膜分离法、生物法、等离子体法、光催化法、直接燃烧法、蓄热式燃烧法、多孔介质燃烧法及催化燃烧法等;针对不同污染源的类型和特点,可采取多工艺联合使用的措施。同时,针对工业有机溶剂的排放,欧美发达国家早在20世纪60年代就颁布了相应的政策法规与标准,如美国1963年制定了《大气清洁法》,美国加利福尼亚州1966年颁布了限制有机溶剂排放的"66法规"等。我国在1996年出台的《大气污染物综合排放标准》(GB 16297—1996)中也对苯系物、醛类、酚类的排放浓度进行了限制。2000年后,相关部门对广东、上海等沿海地区的印刷、涂料、包装等行业也制定了相应的VOCs排放标准。然而,要从根本上减少有机溶剂环境污染,最有效的方法是实行源头控制,如改进生产工艺(涂料行业中以水性涂料替代溶剂型涂料),或者发展和使用低毒性、易降解的绿色溶剂等。

二、有机溶剂的理化特性

(一) 化学结构

有机溶剂根据化学结构的不同分为若干类,基本结构为脂肪族、脂环族和芳香族,功能基团包括卤素、醇类、酮类、酯类、羧酸类、胺类和酰胺类等。化学结构影响有机溶剂毒性,但二者关系复杂,目前仅得到有限的结构与毒性之间的关系规律。同类溶剂的毒性趋于相似,如氯代烃类多具有肝脏毒性,且肝脏毒性随着氯代基团数量的增加而增强;醛类多具有刺激性,低级醛与不饱和醛刺激性强,高级醛毒性较小。按同系物相比,碳原子数影响毒性大小,如直链脂肪烃的中枢神经毒性、醇类的视神经毒性均在一定范围内随着碳原子数增加而增强。脂肪烃类溶剂的神经毒性与呼吸系统毒性随着饱和度降低而增强,或与不饱和键更易代谢为环氧化物有关。取代基也可影响毒性大小,如苯酚、间苯二酚的神经毒性,卤代基的引入可增强毒性,而磺酸基则可使毒性降低。化学结构与毒性关系的研究有助于以构效关系为依据预测有机溶剂的生物活性与毒作用机制,或研发性能优良、低毒性的新型溶剂。

(二) 物理特性

有机溶剂的溶解能力、黏度、密度、表面张力等物理性质主要影响有机溶剂在使用过程中的性能,而闪点、燃点、挥发性、溶解性、纯度等性质则具有一定的危害性。有机溶剂多具有较高的饱和蒸气压,常温下易挥发,能够在空气中形成高浓度蒸气,是经呼吸道吸入致中毒的前提;若溶剂具有较低的闪点与燃点,其蒸气与空气混合还容易发生火灾、爆炸等消防事故。有机溶剂脂溶性强,在体内易通过血脑屏障,使其多具有神经系统毒性;由于其兼具水溶性,故易经皮肤吸收。有机溶剂的流动性也存在安全隐患,不仅运输过程易发生泄漏与溢出,流动过程中与其他物品之间的摩擦还能升高溶剂内部积聚的热能,产生静电或出现电火花,存在事故风险。此外,实际使用的有机溶剂可能会存在一定的杂质,这些杂质可以增强、减弱或改变溶剂的毒效应。

(三) 化学特性

与物理性质相比,有机溶剂的化学性质带来的危害更大,其中最突出的是程度不等的毒性,使用过程中要注意有机溶剂中毒的防范。其次是消防安全隐患,有机溶剂所致消防事故往往是由于与其他物质发生了剧烈的化学反应,如二甲基甲酰胺与浓硫酸、发烟硝酸剧烈反应时可引起爆炸,或者有机溶剂引发链式化学反应使反应强度与范围不断增大,最终表现为爆炸等强反应现象。少数有机溶剂如有机酸类、卤代烃类与含硫溶剂等还对金属与特定种类的有机材料具有一定的腐蚀性,应注意盛装容器材质的选择。

三、有机溶剂进入人体的途径

职业接触过程中,有机溶剂可以通过呼吸道、皮肤、消化道三种途径进入人体。有机溶剂的熔点、沸点、蒸气压、蒸气密度的高低以及溶剂的蒸发速度影响有机溶剂的接触剂量,而有机溶剂的血/气分配系数(blood/gas partition coefficient)以及脂/水分配系数(lipid/water partition coefficient)等特性则决定了其通过呼吸道、消化道或皮肤被吸收的难易程度。

(一) 呼吸道

由于有机溶剂多具较高的蒸气压,易挥发形成蒸气,职业接触途径多以呼吸道吸入为主。肺部固有的肺泡表面积大、毛细血管丰富及血流量大等解剖生理特点,可以加快有机溶剂的吸收与扩散速率,使呼吸道吸收有机溶剂致中毒现象最为常见,也最受重视。

有些有机溶剂存在难闻的气味,能够起到警示作用;而有些有机溶剂则会对呼吸道产生较强的刺激作用,如吸入甲苯可引起咽喉刺痛感、发痒与灼烧感;乙醚则能刺激口、鼻腔与气管、支气管黏膜,促进黏液分泌,影响呼吸通畅。但大部分有机溶剂蒸气,往往并不会引起或者仅引起轻微上呼吸道刺激症状,且一般比较短暂,很少有长期影响。

有机溶剂的另一个重要特性是脂溶性。吸入的有机溶剂往往能够进入呼吸道深处,经肺泡-毛细血管膜(alveolar-capillary membrane)吸收,方式为简单扩散。其中 40%~80% 会在肺内滞留,体力劳动时肺通气量与心排血量的增加可使经肺吸入量增加 2~3 倍,吸收之后随血液或淋巴液运输到其他组织器官,进而发挥毒性作用。影响有机溶剂吸收速率的主要因素是肺泡气与毛细血管血液中的浓度差即分压差,分压差越大,则吸收速率越大。当达到动态平衡时,有机溶剂在血液中的浓度(mg/L)与在肺泡气中的浓度(mg/L)之比即为血/气分配系数。不同有机溶剂血/气分配系数不同,如乙烯的血/气分配系数为 0.14,二硫化碳为 5,苯为 6.85,三氯甲烷为 20,乙醇为 1 300,甲醇为 1 700。血/气分配系数越大,有机溶剂在血液中的溶解度越大,则越容易被吸收。

(二) 皮肤

皮肤也是有机溶剂进入体内的主要途径之一。经皮肤吸收的有机溶剂蒸气量较小,但直接接触有机溶剂液体则能导致明显的吸收。皮肤由表皮层、真皮层与皮下组织组成,其中表皮最上层的皮脂膜与角质层是最强的保护膜,但对脂溶性化学物质的抵抗力较弱,有机溶剂可以溶解皮肤表面保护性的皮脂膜,穿过角质层到达表皮深层和真皮层,从而经由毛细血管与毛细淋巴管吸收进入体内。在制定职业接触限值时对于易经皮肤、黏膜吸收的有机溶剂(如苯、甲苯、甲醇、四氯化碳等)会备注"皮"的标识,警示经皮肤过量接触有引起中毒的可能。

不同有机溶剂的经皮吸收能力各异,影响因素主要包括有机溶剂的脂溶性(用脂/水分配系数表示)、分子量大小、皮肤的完整性与生理状态、酸碱度与外界的温度、湿度等。部分溶剂一经接触可以对皮肤产生刺激和腐蚀作用,或使皮肤脱水、皴裂,降低皮肤的防御能力从而加速吸收。

职业操作过程中有机溶剂的喷溅或空气中存在的有机溶剂蒸气可以与劳动者眼睛接触。部分溶剂刺激眼球结膜和黏膜组织导致流泪,严重者可对眼睛造成化学烧伤或角膜损害等。

(三) 消化道

消化道摄入并不作为有机溶剂职业性化学中毒的主要途径。经消化道吸收的有机溶剂多数能够直接被肝脏代谢而清除,只有摄入剂量超过肝脏代谢量时才会出现明显的毒性作用。消化道摄入有机溶剂可见于黏附于鼻咽部分泌物中有机溶剂的吞咽,或劳动者在生产、加工车间等存在有机溶剂蒸气的场所进食、吸烟,或使用有机溶剂后由于一些不良卫生习惯导致的手、口接触等。职业人群之外的普通人群也存在消化道摄入的风险,如食品的复合包装材料印刷时要使用大量油墨,常使用乙醇、异丙醇、丁醇、丙醇、丁酮、乙酸乙酯、乙酸丁酯、甲苯、二甲苯等有机溶剂,虽然干燥过后大部分会被去除,但仍然会有少量残留并能够迁移到食物中,从而被摄入。另外,不法商贩使用有机溶剂进行食品造假(如甲醇制酒致中毒事件)或有机溶剂污染水源等因素也会导致消化道途径的接触。

消化道摄入有机溶剂引起的健康危害,首先对口腔黏膜引起刺激或损伤。有机溶剂进入胃肠道后,可能会出现恶心、呕吐、腹痛、腹泻等胃肠道刺激症状。如果一次性大剂量摄入有机溶剂,还可能导致消化道的灼伤与腐蚀。进入消化道的有机溶剂主要依靠简单扩散而被吸收,之后再经血液或淋巴液运送到全身组织器官,发挥毒性作用。

影响消化道吸收的因素主要是有机溶剂的酸度系数(pKa)和胃肠道的酸碱值(pH)。胃液为酸性,pH 约为 2.0,弱酸性有机溶剂(如乙酸等)可以保持非解离状态,脂溶性较高而易在胃内被吸收。小肠接近中性,pH 约为 6.8,弱碱性溶剂(如二甲基甲酰胺等)能以非解离态存在而易在小肠被吸收。此外,胃肠道的内容物数量与性质、蠕动速度、肠道菌群等因素也可对有机溶剂的吸收产生影响。

四、有机溶剂的体内转归与影响因素

(一) 体内转归

1. 分布 吸收进入体内的有机溶剂,可以经血液运输到全身,其在人体的分布取决于该溶剂在动脉血中的分压、血流速度以及对不同组织器官的亲和力。由于有机溶剂的脂溶性特点,比较容易分布于脂肪与富含脂肪的组织器官,如脑、肝脏、肾脏等,因而体型尤其是脂肪含量能够影响有机溶剂在组织中积累的数量和速度,从而影响其长期毒代动力学行为。有机溶剂亦常分布于血流较为丰富的骨骼、肌肉组织,在体力劳动过程中,心排血量增加,内脏血流量重新分布到骨骼、肌肉、脂肪等组织,这种绝对血流量以及分布的变化会导致有机溶剂在肌肉、脂肪组织的储存量明显升高。此外,部分有机溶剂还能够穿过胎盘屏障进入胎盘或通过乳汁排出。

2. 代谢 有机溶剂的主要代谢器官是肝脏,已经得到证实的其他代谢组织器官还包括肾脏、肺、脑、脾脏、胰腺、皮肤等。不同有机溶剂的代谢程度存在较大差异,但大部分溶剂的代谢途径具有一定的共性。第一阶段为氧化、还原、水解反应,此阶段氧化反应最多见。细胞色素 P450 被认为是许多有机溶剂生物转化过程的关键酶,具有广泛的底物特异性,其中 CYP2E1 能够代谢多种化学结构的溶剂,如芳香族类、烷烃、酮、醛、氯化烃、醚、氟碳化合物和吡啶等,其他几种细胞色素 P450 则能够代谢苯、苯乙烯、甲苯、二甲苯、己烷、三氯甲烷和三氯乙烯等溶剂。第二阶段是经葡糖醛酸基转移酶、谷胱甘肽-S-转移酶、N-乙酰基转移酶等介导的结合反应。经过一系列酶促反应,多数亲脂溶剂的极性或水溶性增强,生物膜穿透能力以及组织亲和力下降,有利于减弱有机溶剂的毒性,同时也便于其经尿液等途径排出。部分有机溶剂则相反,经过代谢活化可以产生毒性更强的活性中间体。一般对于此类溶剂,中间代谢产物往往比母体化合物毒性更强,活性中间产物的数量则取决于活化与失活速率的关系,但终代谢产物毒性往往减弱,如苯、己烷、二甲基甲酰胺、氯乙烯等溶剂,导致其毒性作用的并不是化学物质本身,而是一种或多种活性代谢物。不同溶剂的毒性作用相同也主要是由于结构相同或生成相似的活性代谢产物,如甲醇与乙酸甲酯均损害视神经,是因为二者在体内经过代谢均可以产生甲酸,聚集于眼部破坏视神经细胞。因此,在这些情况下,毒性可能更多地受代谢程度而不是剂量的影响。

3. 排泄 有机溶剂除以原形被呼出体外,主要以代谢物的形式经肾脏由尿液排出。由于排泄量与个人的暴露程度成比例,因而尿液中的有机溶剂含量往往可以用于生物监测或疾病诊断。此外,多数有机溶剂生物半减期较短,一般从数分钟至数天,故生物蓄积对大多数有机溶剂来说不是影响毒作用的重要因素。

(二) 影响因素

影响有机溶剂体内转归的因素非常多,除有机溶剂自身性质外,在个体层面还包括毒物代谢酶的遗传多态性、性别、年龄、营养、生理或病理状态等。代谢酶遗传多态性的典型是乙醇代谢所需的醇脱氢酶(alcohol dehydrogenase,ADH)与乙醛脱氢酶(aldehyde dehydrogenase,ALDH),以亚洲人普遍存在的突变型 ALDH2 为例,由于编码基因发生碱基置换导致酶失活,饮酒后乙醛不能及时代谢而出现面红、头痛、恶心等症状,易引起醉酒发生。此外,与其他物质(包括烟草烟雾、乙醇、药物等)同时接触也会影响有机溶剂的毒代动力学和毒性作用,其中,乙醇被认为是一种相对较弱的竞争性抑制剂,饮酒者生活摄入的乙醇量往往高于职业接触的有机溶剂,因而会对甲苯、苯乙烯、三氯乙烯、甲基乙基酮等职业接触有机溶剂的生物转化产生一定的抑制作用。部分药物通过改变肺部、外周血流量,或者刺激、抑制机体代谢也能在一定程度上改变有机溶剂的毒代动力学过程。

在某些情况下,由于职业接触有机溶剂情况的复杂性,还要注意多种溶剂或混合溶剂接触时溶剂之间的联合作用,这一点在评估接触风险方面尤为重要。有些有机溶剂能够使其他溶剂的代谢率增高或清除率降低从而增加其代谢产物在血液中的浓度,使联合作用表现为协同效应;有些溶剂本身毒性可能相对较低,但会增加其他物质的毒性,如甲基乙基酮与2-己酮混合应用时能够增强其周围神经毒性;有些有机溶剂则能够抑制其他溶剂的代谢或加速其他溶剂的排出,如甲苯与苯同时接触时,甲苯可抑制苯向苯酚转化,同时苯也能够抑制甲苯向马尿酸的生物转化。

五、有机溶剂对健康的危害表现

有机溶剂是导致职业性化学中毒最常见的化学物质。我国《职业病分类和目录》中职业性化学中毒有 60 种,其中有机溶剂中毒近 30 种。在一定剂量下,几乎所有的有机溶剂均有一定的毒性,没有一种对健康完全无害,但不同有机溶剂毒性作用的主要靶器官与强弱程度有很大差异,主要取决于有机溶剂的化学结构、溶解度、接触途径、接触剂量、个体敏感性差异等。有机溶剂所引起的健康效应,包括对神经系统、心血管系统、血液系统、呼吸系统、肝脏、肾脏等多脏器、多系统的损害。

(一) 神经系统

有机溶剂具有高亲脂性,容易对富含类脂质的神经系统造成影响。有机溶剂急性接触具有中枢神经系统抑制作用,但多属于非特异性抑制或麻醉,如乙醚、三氯甲烷等都曾作为麻醉药物使用。急性有机溶剂中毒时,患者可以表现为头晕、头痛、呕吐、嗜睡、无力、记忆力减退、注意力不集中、多汗、情绪不稳定、心跳加速或减慢、血压波动等神经衰弱和自主神经功能紊乱症状,严重时可出现癫痫样发作与不同程度意识障碍甚至呼吸抑制导致死亡,在这些症状基础上还可造成意外事故等继发性危害。慢性接触则主要表现为注意力和执行能力的下降、智能障碍、性格改变、神经反射异常等,累及小脑可致前庭功能失调。此外,部分人群患有获得性有机溶剂超耐量综合征,表现为接触低浓度蒸气时,前庭试验正常,但表现出头晕、恶心等症状。长期接触正己烷、二硫化碳、三氯乙烯等溶剂时还可造成周围神经损害,多数为感觉型,还可表现为混合型;患者可以表现出肢端麻木、感觉与肌力减退、四肢萎缩等症状,重者可导致肌肉麻痹、瘫痪。

（二）心血管系统

有机溶剂能够增强心肌对内源性肾上腺素的敏感性。曾有报道健康工人接触过量有机溶剂后出现心律不齐、心室颤动而致猝死。有机溶剂如二硫化碳、三氯乙烯、四氯化碳等卤代烃类还具有心血管毒性，可以促成动脉粥样硬化等病变，增加心血管疾病发生风险。有机溶剂所致心血管系统损害在临床上可以表现为高血压、高脂血症、心电图异常、心功能下降、血管调节功能障碍以及血管病变带来的多脏器损害等。

（三）呼吸系统

呼吸道是有机溶剂进入体内的主要途径。吸入溶解度高、刺激性强的溶剂如甲醛可以造成上呼吸道刺激症状；而吸入浓度低、溶解度差的溶剂，则可到达呼吸道深处，导致急性肺水肿或化学性肺炎甚至肺出血。长期吸入酯类、酮类、卤代烃类等溶剂还可引起支气管炎、支气管哮喘等。

（四）肝脏

接触剂量大、时间长时，多数有机溶剂均可损伤肝细胞。氯代烃类与酰胺类有机溶剂可导致中毒性肝病，其病理改变主要是脂肪肝和肝细胞坏死，临床上可有恶心、呕吐、黄疸、肝区痛、无力、消瘦、肝脾肿大、肝功能异常等表现。丙酮本身对肝脏毒性较小，但对乙醇致肝损伤有协同作用，氯乙烯则可以引起肝血管肉瘤。

（五）肾脏

肾脏是有机溶剂的主要排泄器官。接触四氯化碳、三氯甲烷、三氯乙烯、苯及其衍生物、乙醇等有机溶剂可以引起中毒性肾病，肾损害多为肾小管性。多种溶剂或混合溶剂的慢性接触还可导致肾小管性肾功能不全，临床可以表现为蛋白尿，肾功能呈进行性减退。接触有机溶剂还可能与原发性肾小球性肾炎有关。

（六）血液系统

血液系统危害以芳香烃类多见，其中研究最多的是苯，其可以抑制骨髓造血功能，由白细胞减少逐渐发展至全血细胞减少，敏感个体可演变为再生障碍性贫血、骨髓增生异常综合征和白血病。乙二醇醚类可致溶血性贫血或再生障碍性贫血。

（七）生殖系统

有机溶剂的雌（女）性生殖系统危害主要包括月经周期紊乱、激素水平改变、对妊娠过程及结局的不良影响、胚胎毒性和致畸作用等，如苯、甲苯、二硫化碳、正己烷等可引起女性月经紊乱，氯乙烯可以增加妊娠并发症发生率，乙二醇可致畸胎。对雄（男）性生殖系统危害则体现在性功能减退、精液质量下降、子代自然缺陷增高及配偶自然流产率增高等，如二硫化碳和2-溴丙烷可以使男性精子活力下降、数量减少，异常精子明显增多。

（八）皮肤黏膜

有机溶剂是原发性皮肤刺激物，具有使皮肤脱脂溶脂的作用，能破坏皮肤的屏障功能从而使其更易受到细菌感染。短时间接触大量有机溶剂能导致皮肤刺激症状，如红斑、水肿等；长期慢性接触则可导致皮肤角化、皲裂，出现接触性皮炎等，少数工业有机溶剂可以引起过敏性皮炎，个别有机溶剂如三氯乙烯则可引起更为严重的剥脱性皮炎、药疹样皮炎等。

（九）致癌

常用有机溶剂中，苯是确定的人类致癌物，可以导致急性或慢性白血病。有机溶剂如苯乙烯、二氯甲烷、三氯乙烯等存在动物致癌性证据，但人类致癌证据尚不充分。

第四节　有机溶剂健康危害常见研究方法

一、病案研究

临床病案是医生与患者接触所获得一系列证据的记录,其中包括患者的疾病史、职业史、毒物接触史、阳性/阴性体征、各项检验结果以及临床处置资料等,是十分宝贵的人体毒理学资料来源。在有机溶剂健康危害的研究方面,其作用可以体现为提供某种有机溶剂可能导致某种临床疾病的证明,或提示发生职业性化学中毒可能的毒物和特定的风险状况,临床病案中记录的临床处置资料与病程变化对中毒急救也具有重要价值。

临床病案分析是一种传统的研究方法。最初接触一种未知的致病因素时,往往在造成极为严重的后果(临床病例或最终的病理解剖)后,才能逐步通过体内外试验与流行病学研究明确病因,最终予以预防。部分有机溶剂的毒性研究是以相应的病例报告为起点的,从中可以识别有机溶剂与某些症状或疾病的潜在关联,如较早期的苯与骨髓造血抑制性、甲苯与小脑性运动失调、二硫化碳与帕金森病之间的关系等都是来源于临床案例。尽管临床病案研究并不完全符合预防为主的原则,但也有助于研究者确定有机溶剂毒作用的主要靶器官,为之后的流行病学调查、剂量-反应关系评定、毒性机制研究提供方向和依据。通过对临床病例生化指标的检查和长期跟踪随访,还有助于明确有机溶剂在人体内的毒代动力学特性,以及有机溶剂的长期健康影响。

此外,当有机溶剂集体中毒事件发生时,临床病案也是较为敏感的资料来源。当一段时间内临床出现大量症状相似、职业接触史相同的病例时,医生通过经验分析判断,往往能够锁定可能的毒物,有助于中毒事件发展的控制与职业卫生调查的进一步开展。在典型案例病因分析的基础上,还可以帮助改进不合理的生产工艺、设备、厂房布局等,并能够为有效落实用人单位职业病防治主体责任、完善工伤保险制度和建立健全相关制度规范等提供建议。

二、流行病学调查

有机溶剂危害的流行病学调查是流行病学在有机溶剂职业接触人群中的具体应用,指以有机溶剂职业接触人群为研究对象,运用流行病学理论与方法研究有机溶剂接触对健康的危害及其发生、发展、分布、频率与影响因素的研究方法。流行病学研究在许多有机溶剂健康危害的发现与证实过程中发挥着不可替代的作用,特别是对于致癌等长期毒作用。此外,有机溶剂对职业人群的精神和心理影响等方面的研究,也只有借助流行病学手段才能够开展。

(一)流行病学研究设计类型

有机溶剂危害的流行病学研究大体可分为横断面研究、病例对照研究、队列研究与干预研究。

横断面研究指通过对特定时间某地区、某职业人群健康状况与有害溶剂接触水平等资料的收集,了解职业人群有机溶剂暴露与健康或疾病状况的分布情况,进而提供病因线索。在我国职业病研究历史上,自20世纪70年代起,就陆续对苯等物质所致的职业性化学中毒进行了大规模普查,不仅明确了发病情况,也大大推动了职业病的诊断标准与防治管理的发展,目前已成为职业病监测必不可少的手段之一。横断面研究在确定有害因素与疾病的因果联系方面较弱,无法得出具有普遍意义的科学结论。

病例对照研究属于回顾性研究方法,指对于某种已知的健康损害由果及因寻找可能的暴露因素,是评价和筛选职业病病因的重要手段。病例对照研究对于探究一些特殊有机溶剂导致的罕见疾病表现(致癌、致畸等)具有重要意义,此外也有助于发现新的有机溶剂危害。但病例对照研究通常仅局限于一种疾病或状态的研究,难以满足实际工作中对职业病危害因素进行全面评价的要求。

队列研究包括前瞻性队列研究、历史性队列研究与双向性队列研究,指固定研究对象,观察有机溶剂暴露对健康的影响,由因到果获取该因素在职业人群中的分布情况及其健康影响(发病率、死亡率)。此类研究结果可以帮助验证某种有机溶剂引起的已知危害或探索其可能存在的新的危害类型,同时可以获取某地区或某行业该溶剂危害的严重程度与发展变化规律,更加符合职业流行病学的目的要求。员工健康档案、职业卫生监测数据等资料保存的逐渐规范化,使得历史性队列研究的应用更为广泛,特别是在职业病危害因素致癌作用等潜伏期或观察期较长的疾病方面。

干预研究又称防治试验研究,是实验流行病学中人群现场试验的一种。研究过程中将研究对象随机分为试验组与对照组,试验组针对病因给予人为干预措施,对照组不施加干预,前瞻性随访各组结局变量并比较,判断干预措施效果。由于干预研究对研究人群施加了人为干预因素,应特别注意研究过程中涉及的伦理问题。

(二) 职业流行病学研究特点与问题

流行病学在职业卫生领域应用时,其研究设计要求以及常见的偏倚与一般流行病学基本一致,但也有职业流行病学的特点。

1. 研究特点 ①研究对象的特殊性:职业流行病学的目标对象是职业人群,与一般人群相比稳定性较高,通过就业记录与健康档案即可获得该人群职业接触史与较为连贯的健康状况资料。②职业暴露(接触)较为明确:对于特定的职业人群,在其生产过程中接触的职业病危害因素是比较明确的,且接触水平往往较高,接触水平能够通过工作场所监测以及生物监测手段进行具体检测,并有助于阐明有害因素接触的剂量-反应(效应)关系。

2. 存在的问题 ①存在健康工人效应:由于上岗前、在岗期间定期职业健康检查等医学检查的实施,企业将拒绝患有严重疾病以及存在职业禁忌证的人员从事相关职业,并将那些已经受到职业有害因素影响的人员调离原岗位,这些因素不仅使得在岗工人初期的身体素质高于一般人群,也有可能出现随工作时间增加有害因素致病证据反而减少的矛盾现象,在流行病学调查中需要格外注意。②职业暴露(接触)剂量评估的复杂性:实际的生产过程中,工人接触的化学物质种类十分复杂,尤其是在印刷、橡胶等有机溶剂使用行业,往往同时存在多种溶剂的联合暴露,部分成分存在性质不清、剂量不明的情况。生产工艺的不断改进、岗位变动、长期监测资料中检测方法的前后不一致、劳动者个人防护措施与卫生习惯的差异等多种因素都增加了真实有害物质暴露评估的复杂性。③常存在应答偏倚:职业流行病学调查存在企业与劳动者双方的特殊利益关系,在得知调查目的后,可能会缺乏充分的合作或得到职业性有害因素对健康影响的放大结果。

(三) 分子流行病学的应用

分子流行病学(molecular epidemiology)是应用先进的分子生物学技术测量生物学标志

的分布情况,结合流行病学现场调查研究方法,从分子或基因水平阐明疾病的病因及其致病过程,并研究疾病防治和促进健康的策略和措施的科学。

在有机溶剂危害分子流行病学研究中,接触剂量从外暴露剂量的粗略估计过渡到内剂量和生物有效剂量的测定,有些生物标志物能够综合多途径进入机体的毒物与一段时间内接触毒物的总和,更准确地反映机体与靶组织实际的接触剂量。而生物有效剂量标志物,如DNA与蛋白质加合物,能从机制上更好地研究有机溶剂的毒性作用。流行病学的研究结局也不再受限于临床症状或体征,而可以定义为从溶剂接触到疾病/死亡结局连续谱中的任一时相,如遗传学的改变、代谢酶及激素水平变化等,这使得在揭示毒性机制的同时,也有利于发现早期可逆的健康损害。此外,分子流行病学在筛选易感人群,减少接触风险方面也有不可估量的价值,如细胞色素氧化酶 P450 2E1(CYP2E1)与谷胱甘肽硫转移酶(glutathione S-transferase,GST)等一系列参与苯代谢的关键酶的基因多态性可以影响个体苯中毒的易感性,此类基因多态性研究可以筛选出易感性生物标志物,预测个体易感性,针对性地保护易感人群。

三、动物实验

动物实验是有机溶剂毒理学研究的传统手段。实验过程中可以人为控制现实中无法排除的干扰因素,更清晰地认识暴露与疾病的关系,深入探究疾病的发生、发展规律与机制及有效的干预方法。由于新的有机溶剂不断涌入市场,动物实验的需求也大大增加,能够在人类接触毒物前提供毒性评估资料并制定一个暂时性的接触阈剂量,是目前有机溶剂毒性研究不可缺少的重要环节。

动物的选择是开展实验首要考虑的问题,一般需要遵循相似性原则,即尽量保证实验动物在组织结构、系统功能、生理特性、繁殖、发育等方面与人类近似。对于有机溶剂的毒性研究,传统的实验动物主要是啮齿类。近年来,由于斑马鱼的部分器官系统、早期胚胎发育以及基因等方面与人的相似性,也被逐渐应用于人类疾病模型的构建中,如有机溶剂三氯乙烯的心脏发育毒性机制研究、甲醇和乙醇等溶剂对胚胎发育毒性研究、二甲基亚砜等有机溶剂对眼睛发育的影响研究等都使用了斑马鱼作为模式动物。随着基因组学技术的成熟,为了精准探究有机溶剂毒性的分子机制,转基因动物与基因敲除动物等基因修饰动物正被广泛应用,如用 Cyp2e1 基因敲除小鼠探索苯等溶剂的毒作用机制。

动物实验的染毒方式主要可分为经口、吸入、经皮与注射染毒,不同染毒方式建立模型时是否能模拟出人体健康效应以及建立模型所需的时间、靶组织器官的选择性及损伤的严重程度、毒物在体内的毒代动力学特性等,均是控制实验质量必须考虑的问题。尽管染毒方式常考虑与人群接触途径保持一致,但实际工作中还需根据研究目的与实际用途进行合理选择。

染毒剂量一般根据染毒方式、实验动物物种决定。由于实验研究中动物的数量远远少于毒物接触人群的实际数量,为了用较少的实验动物获得有统计学意义的结果,实验中往往采用较高的染毒剂量并设多个剂量梯度,以便于获得化学物的毒性效应与相应的毒性参数。实验动物的种属品系差异、不同染毒途径、接触剂量差异等所导致结果外推的不确定性,使得无法仅根据动物研究得出关于人类疾病致病原因的明确结论。

四、体外试验

体外试验是利用离体的器官、组织、细胞、亚细胞组分、提纯的分子以及微生物等材料在合适的条件下研究物质毒性与机制的方法。相比于利用完整生物体(包括人)的体内试验,体外试验更符合实验动物伦理学原则。利用人来源的组织、细胞等生物材料还可以实现物种特异性研究。

(一) 离体器官与组织

器官灌流是毒理学研究的重要手段。利用灌流技术可以在一定时间内保持离体脏器的生理活性,其间需要注意维持灌流液的 pH 值、氧含量,还要控制适宜的灌流液流速。在灌流液中加入受试外源性化学物,可以观察脏器出现的形态和功能变化以及受试物在脏器中的代谢情况,如用肝脏灌流的方法研究四氯化碳、三氯甲烷、二氯甲烷、苯和环己烷等溶剂引起胆汁淤积的机制,以及四氯化碳中毒对其他化学物如乙醇、乙醛代谢的影响等。离体组织也可用于有机溶剂的危害性研究,常用离体的人体皮肤或猪等动物来源的皮肤组织,从中获取有机溶剂的经皮渗透性数据,可用于意外接触的风险评估或预测模型的开发和建立。

(二) 脏器切片

肝脏、肾脏、大脑与心脏均可制备切片,脑片和心肌条等需将组织片置于恒温的孵育液中进行有关试验研究,其中脑切片常用于乙醇毒性研究。有机溶剂研究中更多使用肝脏组织切片,可从低温保存的组织中获取。该模型能够保留肝脏的生化功能,相比脏器灌流,操作也更加简便,但使用时需考虑受试物在组织中的渗透能力。

(三) 细胞培养

体外细胞毒性试验所选取的细胞类型因受试物的不同而不同,原则上应尽可能反映受试物毒性且易培养、易操作。细胞来源可分为从人和动物机体分离后立即培养的细胞,又称为原代细胞(primary culture cell),包括肝细胞、巨噬细胞、淋巴细胞、神经元细胞和心肌细胞等,以及经传代培养得到的细胞株(cell strain)和细胞系(cell line)。化学物毒性研究常用大鼠肝脏与人肝脏的原代细胞模型,受试物接触条件易控制,但细胞间结构被破坏,细胞内代谢酶活性也会随着培养时间的延长而下降,如细胞色素 P450(cytochrome P450,CYP450)活性在24~28小时会降低50%左右。细胞毒性试验常见的评价指标有细胞生长抑制或去抑制、细胞死亡、代谢活性改变、亚细胞水平的损伤和病变、离子通道活性改变、基因表达改变等。随着基因组学、蛋白组学等多组学技术的兴起,转基因细胞系得以建立,细胞水平上进行的以基因功能与蛋白作用为主要研究内容的细胞组学也正在形成与发展。

(四) 亚细胞组分

细胞匀浆后经离心获得的细胞结构或细胞器亦可直接用于毒理学研究,使用较多的包括细胞膜、微粒体和线粒体等。其优点在于可以避免化学物转运等带来的影响,如体外用肝细胞微粒体研究毒物代谢时,毒物消耗可完全反映酶的代谢功能。

(五) 分子水平研究

分子水平研究主要以核酸、蛋白质等生物大分子为研究对象,传统的测定手段包括核酸分子杂交技术、PCR 技术、蛋白质印迹技术等。目前迅速发展的基因测序技术、生物芯片技术、表观组学技术及代谢组学技术等高通量测试方法能够实现快速测定大量 DNA、mRNA、非编码 RNA 与蛋白质的特征性表达和代谢产物,对比基因与蛋白的表达差异和差异代谢物有助于明确基因的功能及调节,深入探索毒作用机制,找寻与毒作用相关的生物标志物。

体外试验研究尽管在特定条件下具备部分取代动物实验或减少动物使用的能力,但检测终点较为单一,无法真实反映毒物在体内的动力学过程与机体的网络调控作用,因而从体外试验得到的结果外推到完整生物体存在不确定性,研究者必须避免对体外试验结果的过度解释,以减少关于机体与系统生物学错误结论的产生。

五、计算(预测)毒理学

计算(预测)毒理学是一种高效、高通量的进行化学品风险预测管理的技术,也是对传统实验毒理学的补充和扩展。其融合毒理学、计算化学、化学/生物信息学、系统生物学等多学科资源,通过研究化学品结构与理化属性、各类效应之间的关系规律,结合相关剂量数据与人体暴露情况,构建出多水平、多尺度的预测模型,以进行化学品风险排序与安全性评估。

计算(预测)毒理学中化合物的毒性预测方法主要分为两种,一种是基于已有知识和规则的专家系统,另一种则是基于统计分析自动产生结构与性质关系的方法。无论何种方法,核心都是化合物结构与性质之间的关系。在计算(预测)毒理学领域,常用的代表模型为定量结构-活性关系(quantitative structure-activity relationship,QSAR)模型(图 1-1)。研究往往认为分子结构是决定化合物理化属性、环境迁移转化行为和多种生物效应的内因,QSAR 模型能够将研究者感兴趣的因变量(效应)与一组自变量(通常是计算出的属性或描述符)相关联以预测未知的效应。

暴露模拟时,通常从化学品源排放出发,构建不同尺度模型来估算环境中化学品浓度水平,预测其环境行为、暴露模式,利用生理毒代动力学(physiologically based toxicokinetics,PBTK)模型模拟化学物质在生物体内的吸收、分布、代谢与排出行为。在毒性模拟方面,有害结局通路(adverse outcome pathways,AOPs)概念所假设的分子起始事件触发一系列反应直到产生宏观有害效应,也同样具备生物大分子、细胞、组织、器官等多尺度特性。在不同尺度都拥有各自的模拟方法和体系,例如分子水平上的以靶分子结构为基础的分子机制法,细胞水平的计算系统生物学通路(computational systems biology pathway,CSBP)模型,虚拟组

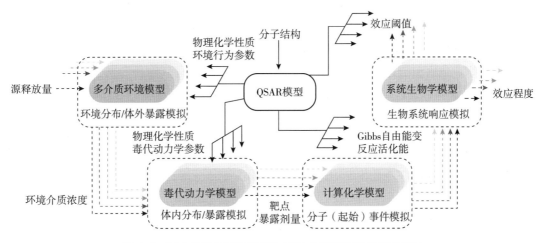

图 1-1　面向化学品风险预测与评价的计算毒理学模型格局

资料来源:王中钰,陈景文,乔显亮,等. 面向化学品风险评价的计算(预测)毒理学[J].中国科学:化学,2016,46(2):222-240.

织、虚拟器官模型等。

虽然计算(预测)毒理学能够摆脱仅使用实验来解决毒性评估问题,但尚无法取代传统实验研究,不仅计算化学方法仍然会使用到经验参数,预测模型所依赖的高质量数据库的构建也需要传统毒理学实验获得的数据和证据。此外,由于传统的计算毒理学方法依赖于建模化合物结构的相似性与测试条件的一致性,更适用于简单毒性的预测,而对于机制不明确或较为复杂的致癌、致畸及致突变等毒性效应,暂时很难实现高预测模型的建立。随着基因组学、蛋白质组学和代谢组学等实验技术的进一步发展,将会得到更多可用于计算和预测的毒理组学数据,新软件、新计算方法的开发和建立,系统生物学等新思路的应用将会使得计算(预测)毒理学得到更大发展。解析复杂毒性机制,建立机制更透明、更通用、预测结果更精确的毒性预测方法,实现动物模型的替代,是今后计算(预测)毒理学的发展趋势。

第五节　有机溶剂使用面临的问题

一、职业性化学中毒流行特点

在职业病中,有机溶剂中毒具备一定的流行特征,或许能够作为疾病预测以及开展防治工作的参考。

时间分布上,不同溶剂所致职业性化学中毒的分布情况存在差异,如苯中毒事件的年度分布较为分散,而氯乙烯、甲苯等溶剂中毒分布则比较集中,但共同特征是具有明显的季节性。夏季由于气温升高,有机溶剂的挥发增强,作业人员的着装减少增加了皮肤的接触程度,防护用品舒适度下降也会降低劳动者佩戴的自觉性,这些因素均使其成为有机溶剂中毒的高发季节。据统计,部分地区夏季有机溶剂中毒人数可达到全年的半数以上。

地区分布上,有机溶剂中毒事件主要分布于我国以手工制造业等轻工业为主的东部沿海地区,尤其是在广东等地,有机溶剂职业危害问题突出;在以天津、山东等为代表的综合性工业城市,有机溶剂中毒报告人数也呈上升趋势。随着经济一体化的发展,有机溶剂职业危害呈现出从境外向境内、从发达地区向欠发达地区、从城市向农村转移的危害转嫁趋势。

企业类型分布上,不同省市存在差异。以广东为例,职业性有机溶剂中毒所在的行业以制造业为主,规模以中、小型企业为主,经济类型以私有经济企业多见,可能与该类企业工艺较为落后,职业危害防护设施投入不足有关。

人群分布上,有机溶剂所致急性、慢性职业性化学中毒中男性比例均高于女性,说明男性构成了从事有机溶剂作业的主要劳动力。据不完全统计,中毒的高发年龄多集中在30~50岁,职业性化学中毒发病率有随着工龄的增加而降低的趋势,可能与操作熟练性有关。在职业性有机溶剂中毒人群中,外来农民工与临时工占比较高,他们的健康与权益应当被给予更多关注。

到目前为止,我国职业性化学中毒尚没有全面的统计分析资料,职业病直报系统也存在一定的信息偏倚,有关部门应当加强监督,或通过专项调查、漏报调查等方式提高报告的准确率,为职业性化学中毒的预防控制提供更为科学的依据。

二、新毒物新危害

随着经济和科技创新的发展,新技术、新工艺、新材料广泛应用,新的职业病危害风险以及职业病不断出现。近年来,新发现了多种新型有机溶剂所致的职业性化学中毒事件。

2007年某地发生一起急性2-丁氧基乙醇中毒事件,共14人出现不适,主要表现为轻度头晕、胸闷、手脚及躯干麻木,其中2人出现呼吸困难、身体僵直症状,送医后给予对症支持治疗,效果较好,但2人病程后期均出现窦性心律失常,提示2-丁氧基乙醇可能存在心脏毒性,应引起重视。

2010年某地发生二氯五氟丙烷(dichloropentafluoropropane,HCFC-225)中毒事件,现场6人吸入泄漏的HCFC-225后急性中毒,先后出现头晕、头痛、恶心、呕吐、胸闷、乏力、嗜睡等不适,其中2名重度中毒者出现昏迷,送医后恢复清醒,预后较好。

2015年某企业陆续出现4例1-溴丙烷(1-bromopropane,1-BP)慢性中毒患者,表现为下肢麻木、乏力等症状,经神经肌电图(electromyography,EMG)检查4人均有不同程度的周围神经损害,经入院治疗后,症状减轻或消失。

以上中毒事件在国内外相关报道罕见,由于缺乏毒理学及流行病学资料,针对新的毒物制定相应的职业卫生标准、临床诊疗规范时存在一定困难,我国应加强相关研究,以期为同类中毒事件的妥善处理提供依据。

三、老毒物新问题

(一) 低浓度接触所致中毒

苯是工业生产使用历史最久的有机溶剂之一,长期接触苯可致以血液系统损害为主的慢性中毒甚至诱发白血病。为了控制苯的职业危害,我国采取了一系列控制措施,如以毒性较低的甲苯、二甲苯等溶剂替代苯,加强作业场所苯接触浓度控制,落实苯职业接触人群的健康监护等。尽管职业人群接触高浓度苯的机会越来越少,但苯中毒事件却有所增多。近年来还出现了多起接触低浓度苯所致白血病的病例报道。以2015年我国报道的一起低浓度苯所致白血病事件为例:患者2013年上岗,2015年诊断为急性髓细胞性白血病,其间工作现场检测数据符合卫生标准,另有4名同工人员曾在健康检查中出现白细胞减少症状,此中毒事件提示低浓度苯仍然具有血液毒性及致癌风险。

(二) 改变接触条件所致中毒

改变生产工艺或使用条件,可通过影响有机溶剂的接触途径或接触强度,使传统有机溶剂所致中毒事件在发病人数、中毒表现等方面呈现一定的改变。

1,2-二氯乙烷(1,2-dichloroethane,1,2-DCE)在工业上已有150多年的使用历史,早期主要用于聚氯乙烯单体的合成,中毒事件报道较少且以急性中毒为主。近些年,1,2-DCE作为粘胶剂成分被广泛应用于玩具、塑料、制鞋等行业,我国1,2-DCE中毒事件时有发生,以中毒性脑病为主要表现的亚急性中毒逐渐成为威胁生命的新型职业危害。

早期人们对三氯乙烯(trichloroethylene/trichloroethene,TCE)的毒性认识主要为神经系统毒性与肝肾损伤。随着电子行业的发展,三氯乙烯用于清洗电子元件与金属器件已成为一种新工艺,该工艺的应用使得三氯乙烯所致的皮肤损害病例凸显,成为目前TCE职业性损害的主要类型。皮损主要表现为剥脱性皮炎、大疱性表皮坏死松解症或多形红斑,由于类似药疹,又被称为职业性三氯乙烯药疹样皮炎(occupational medicamentosa-like dermatitis induced by trichloroethylene,OMDT),针对OMDT的临床表现及流行特征,需要采取针对性预防控制措施,如上岗后三个月内密切观察、禁止随意轮岗等。

第六节　有机溶剂使用危害的控制与管理

有机溶剂使用危害的控制与管理遵循三级预防原则:一级预防又称病因预防,指从根本上消除或控制职业病危害因素对劳动者的作用和损害,包括改进生产工艺和生产设备,合理利用防护设施及个人防护用品等不同层次的控制措施(图1-2);二级预防(三早原则)指早期检测和诊断职业病危害因素所致劳动者健康损害,并予以早期治疗和干预;三级预防指在患病以后,给予积极治疗和促进康复的措施。

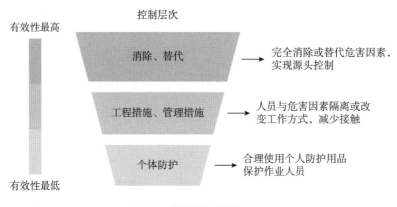

图 1-2　暴露控制措施示意图

一、原料管理

(一) 消除和替代

从源头上控制有机溶剂使用的范围和程度,是降低其危害最根本、最有效的办法,其手段包括改进生产工艺与优化原料的选择。

在生产工艺方面,去除有机溶剂污染严重的工艺流程,变更新工艺,可以减少或避免有机溶剂的使用。目前已有许多无溶剂工艺陆续问世并得到应用,例如包装行业的无溶剂复合铝箔工艺,印刷行业的无溶剂压延制造工艺,化工行业以去离子水代替二甲苯等有机溶剂的水溶性油漆生产工艺等。

在工业生产的部分环节中,优化原料的选择,使用无毒、低毒物质代替有毒、高毒的有机溶剂也是降低溶剂危害的关键方法。目前有许多有机溶剂替代物,例如胶印、清洗行业中用大豆油、椰子油等植物油或其混合物取代甲苯、煤油、三氯乙烷或混合有机溶剂的使用,超临界二氧化碳在服装干洗、医疗、喷漆、塑料生产等多行业取代了正戊烷、卤代烃、石油醚的应用,低毒溶剂如二硫化碳、二甲苯替代苯作为溶剂或稀释剂等。寻找高毒溶剂的替代物,并非单以毒性为衡量标准,还需要综合考虑替代后的生产效率与产品质量变化以及替代物的气味、爆炸性、易燃性等其他理化特性与其在环境中的转归等问题。

(二) 控制工作场所有机溶剂的浓度

虽然消除和替代是预防、控制化学品危害最理想的方法,但目前受制于经济、技术方面的原因,不可避免地需要生产、使用某些化学品。对于工艺需要或尚没有找到合适替代物的有机溶剂,在生产使用过程中应当采取合理的卫生工程措施,降低其浓度与排放量,以减少对劳动者与环境的危害。

在生产设备方面,淘汰存在严重跑、冒、滴、漏等问题的陈旧设备,引进新的生产设备与操作技术,尽可能实现生产设备与储存容器的密闭,避免敞口操作,减少可燃、有毒溶剂挥发所致作业场所内火灾、爆炸、中毒的危险。此外,通过提高生产过程的机械化以及自动化水平,还可以减少劳动者与有机溶剂的直接接触。

当无法实现密闭生产时,通风换气是控制生产车间有机溶剂蒸气的有效措施。厂房内的通风一般可采用自然通风,当自然通风无法满足要求时可采用机械通风,机械通风又可分为全面通风与局部排风两种。全面通风所需通风量大,难以实现净化回收,对于点源排放有机溶剂蒸气的场所,更适用局部排风,将点源置于通风罩控制范围,抽去污染空气,达到降低有机溶剂浓度的目的。为了确保通风排毒系统的高效率,制定合理的通风方案十分重要,已有的通风系统应进行定期维护,从而持续有效地发挥作用。

(三) 信息管理

有机溶剂原料信息管理的不完善是部分有机溶剂中毒事故发生的原因之一,一些混合有机溶剂包装采用"松香水""天那水""香蕉水"等商品名,且缺乏必要的毒性信息说明,很难引起企业与劳动者对其毒性的重视,成为中毒事故的隐患。

加强有机溶剂信息化管理,在有机溶剂原料生产、销售与引进使用的各个环节严格实行化学品登记和标签使用制度,杜绝为了节约成本使用含杂质较高的"三无"有机溶剂原料产品。对于外购的作为原料使用的有机溶剂,尤其涉及进口溶剂的,企业与从业员工要对溶剂成分、用途、毒性等信息有详细的了解,信息来源主要有化学品安全技术说明书(material safety data sheet,MSDS)以及产品安全标签等。

MSDS 是有机溶剂制造商与进口商向用户提供化学物质及其制品危害基本信息的工具,在一些国家也称作物质安全数据说明书。我国《化学品安全技术说明书内容和项目顺序》(GB/T 16483—2008)中规定,MSDS 需要具备化学品企业标识、成分/组成信息、危险性概述、消防急救措施、泄漏应急处理、操作处置与储存、毒理学资料、生态学资料等 16 项内容。在购入有机溶剂时,企业相关负责人应当检查产品附带的 MSDS,并重点关注其中溶剂的毒性相关信息,同时企业也应当保证可能接触溶剂的每一个个体熟知 MSDS,了解溶剂的健康危害并掌握基本的防护与急救措施,避免因为对溶剂认识不足而导致中毒事件的发生。

与 MSDS 类似,制定化学品安全标签也是帮助企业与劳动者认识化学品,预防化学危害的措施之一。我国《化学品安全标签编写规定》(GB 15258—2009)中规定,化学品安全标签应当涵盖化学品的中英文通用名称、化学成分及组成、危险性概述、警示词、安全措施等内容,于货物出厂前粘贴、挂拴、喷印在包装或容器的明显位置。由于标签位于溶剂的外包装上,因此对劳动者而言是直观的溶剂毒性警示来源。为了充分发挥安全标签的作用,在有机溶剂使用过程中,如果标签发生脱落或毁坏,应进行检查和补贴;当进行溶剂分装时,分装容器也应及时加贴安全标签;溶剂用尽后,其盛装容器或包装也需要在经过处理并确认其危险性消除之后,方可撕下标签。

二、厂房选址、布局与设计

涉及有机溶剂使用的工业企业,属于可能存在职业病危害的建设项目,其在厂房选址、布局、设计等过程中应当严格遵守相关卫生标准,自觉接受政府"三同时"审查与相关卫生评价,以减少生产过程给劳动者、周围居民、生态环境带来的不利影响。

厂房的选址应当依照相应的法律法规与卫生标准,结合建设项目自身特征、当地环境、政府整体规划等多方面因素综合考虑。对于生产或使用有机溶剂的工业企业,需要重点考虑有机溶剂废料的排放问题,有机溶剂常以挥发气体与废液的形式排放,进入环境后可威胁周围人群健康,因而存在此类问题的厂房选址,应当选择大气污染物扩散比较好的地段,多选择位于当地人群居住地夏季最小频率风向的上风侧,并与居民区保持相应的卫生防护距离。在含有机溶剂的废液排放方面,选址应尽可能使处理后的污水便于排入附近江河或城市下水系统,同时要注意避免污染周围的居民饮用水源。由于有机溶剂生产使用过程中还存在一定的消防安全隐患,选址时应当尽可能保证周围邻近河流、湖泊等水源,在满足生产供水需要的同时也保证了可能的消防需要。此外,还应注意避免同一工业区域内不同特征的工业、企业的有害因素发生交叉污染与联合作用,例如工厂排放的苯、甲苯、丙酮等易燃有机溶剂气体浓度比较高时,要尽可能远离存在火源的工厂,降低引发火灾、爆炸等消防安全事故的风险。

厂房平面布局首先应明确不同的功能分区,按照生产需求可将厂房划分为生产区、非生产区与辅助生产区,依据不同区域有机溶剂污染的严重程度又可划分为污染区、缓冲区、洁净区等。厂房分区时尽可能遵循一次整体规划以保证分区的有序性和合理性。功能分区中污染高的区域应当与其他污染低或者有较高洁净度要求的生产区域以及无污染的生活区域分隔开来,并在可能产生职业性有害因素的车间与其他车间之间设置一定的卫生绿化防护带。对于可能存在有机溶剂挥发、泄漏的车间要设置相应的职业病危害警示标识,配备与相应的应急救援与事故防范相适应的设施,并按要求预留应急通道。为了降低有机溶剂生产使用过程中的消防安全隐患,在平面布局时还需合理规划建筑物的防火间距,并使建筑设计符合相应建筑设计防火规范的要求。

进行多层建筑厂房的垂直布局时,存在挥发有机溶剂蒸气排放的车间应当设置在顶层,以便于气体的扩散,如果由于某些原因需要安排在底层时,要采取有效措施避免污染上层工作环境。

进行车间内部设计时,为了降低有机溶剂生产使用过程中可能带来的健康危害,针对有机溶剂挥发特性,最重要的是安装合理的通风排毒系统。在个别有机溶剂使用量大的岗位可以配备局部排风罩;对于移动式作业岗位,应与主体工程同时设计移动式排毒设备。如果车间装有中央空调,在设计时要注意回风口设置是否得当,防止因为气体循环不当导致有机溶剂浓度超标而引发事故。在通风排毒过程中还需注意,如果涉及多种溶剂的使用,要按照每种溶剂蒸气分别稀释到规定浓度限值所需要的空气量总和来计算通风换气量。

此外,由于有机溶剂大多为易燃物质,具有较低的闪点和引燃能量,生产、储存、使用的过程中,有机溶剂挥发气体的积聚可能引发消防安全问题,因而有机溶剂浓度较高的车间内部以及储存室内要尽可能使用防爆以及消除静电的设备,并按照相关规范配备灭火救援的消防设施。

三、个人防护

在控制有机溶剂作业场所职业病危害的系列措施及技术中,个人防护是不可或缺的部分。当工程措施、管理措施及工作实践等控制方法无法实施或无法将有机溶剂接触浓度降低到规定限值以下时,应选用个人防护用品(personal protective equipment,PPE)来避免或减轻有机溶剂带来的职业危害。PPE 应由企业相应的主管部门进行采购,并按照企业规定进行统一管理与发放。PPE 的质量与技术指标应达到国家相关规定与标准的要求,同时其防护性能也要与劳动场所存在的职业危害相适应。

从作业类型上划分,有机溶剂使用主要涉及有毒有害气体作业与液态毒物作业,经皮吸收与呼吸道吸入是有机溶剂进入体内的主要途径,因而有机溶剂作业劳动者应当重点佩戴呼吸器官防护类以及皮肤防护类用品,相应的企业负责人也应制定以呼吸保护计划为重点的职业病防护用品使用计划,并进行定期的防护效果评价、方案改进与防护用品的更新、维护。

(一) 呼吸防护用品

依据有机溶剂浓度的不同以及是否缺氧等条件,可将作业场所区分为立即威胁生命或健康的浓度(immediately dangerous to life or health concentration,IDLH)环境与非 IDLH 环境。IDLH 环境下可选用的呼吸类防护用具有全面罩正压式自给式空气呼吸器(self-contained air breathing apparatus,SCBA);在备有合适的辅助逃生型呼吸防护用品时,还可配备全面罩或送气头罩的正压供气式呼吸防护用品,其中辅助逃生型呼吸防护用品依据作业环境是否缺氧等条件选择携气式或过滤式。非 IDLH 环境可用危害因数划分危害级别,再结合作业场所的实际情况选择指定防护因数(assigned protective factor,APF)大于危害因数的呼吸防护用具(表 1-2)。

表 1-2　各类呼吸防护用品的 APF

呼吸防护用品类型	APF		
	面罩类型	正压式	负压式
自吸过滤式	半面罩	不适用	10
	全面罩		100
送风过滤式	半面罩	50	不适用
	全面罩	>200 且<1 000	
	开放型面罩	25	
	送气面罩	>200 且<1 000	
供气式	半面罩	50	10
	全面罩	1 000	100
	开放型面罩	25	不适用
	送气面罩	1 000	
携气式	半面罩	1 000	10
	全面罩		100

资料来源:《有机溶剂作业场所个人职业病防护用品使用规范》(GBZ/T 195—2007),APF 指一种或一类适宜功能的呼吸防护用品,在适合使用者佩戴且正确使用的前提下,预期能将空气污染物浓度降低的倍数。

（二）皮肤防护用品

有机溶剂作业可能需要的皮肤防护类用品，依据作业特点可分为防护手套、防护服和防护围裙、眼部防护用具、防护鞋等，当不便穿戴防护手套和防护服时，可在裸露的皮肤上采用防护膏（膜）进行保护。在选择防护用品时，应考虑材质的不同对各类有机溶剂防护效果的差异，比如氟橡胶材质的防护手套对环己烷、异丙醇、四氯乙烯、甲苯等有机溶剂有很好的防护效果，但对丙酮、乙酸乙酯等溶剂的效果则较差。

选择 PPE 时应考虑的因素还包括舒适度、个体敏感性、防护用品之间的相互影响等。当需要长时间佩戴 PPE 时，要尽可能减少给劳动者带来的生理负荷，例如长时间工作时尽可能选用呼吸负荷低的呼吸类 PPE，针对皮肤敏感的个体则需要挑选低致敏材质 PPE。如果劳动个体存在心肺疾病或心理疾病，是否适合佩戴相应的防护用品需要经过医生的系统评估，以避免给劳动者带来额外的健康损害。在劳动过程中往往需要佩戴多种类型 PPE，这就要求不同 PPE 的防护效果不能相互干扰，同时也应尽可能降低 PPE 使用给正常生产过程带来的妨碍。

完善个人防护措施，除了规范化使用 PPE 之外，还需要养成良好的个人卫生习惯。接触有机溶剂后及时做好个人清洁，避免有机溶剂长时间附着于皮肤上从而减少经皮吸收量。工作服不外穿，不在有机溶剂作业场所饮水、进食、吸烟等，均可以一定程度上减少有机溶剂的接触量，降低其毒性危害。

四、职业卫生监测

职业卫生监测（occupational health monitoring）是公共卫生监测的一种，是以识别职业病危害因素接触情况以及职业相关病伤在不同工业类别、时间范围与地域间的发生状况与发展趋势为目的，连续、系统地收集、分析、解释以及发布与职业卫生有关资料的工作。职业卫生监测结果常用于确定高危人群，以及计划、实施和评价职业卫生干预措施等。

根据监测对象、方法、目的的不同，可将职业卫生监测内容分为工作场所有害因素监测、职业健康监护、生物监测三个部分。

（一）工作场所有害因素监测

工作场所职业病危害因素监测能够反映劳动者在生产过程中有毒有害物质的接触水平，可为职业病的诊断、职业卫生评估以及实现接触控制提供依据。

职业病危害因素环境监测的实施应经法律法规和卫生健康行政部门授权或企业委托，在卫生健康行政部门资质认定的范围内开展工作。对于存在职业病危害因素的用人单位，每年应进行至少一次职业病危害因素监测；危害严重的，每三年至少进行一次职业病危害现状评价。

由于有机溶剂的挥发特性和主要经呼吸道吸入的暴露特征，有机溶剂生产使用场所的卫生监测主要进行空气中溶剂蒸气浓度的测定。《工作场所有害因素职业接触限值　第 1 部分：化学有害因素》（GBZ 2.1—2019）对不同有机溶剂蒸气的职业接触限值进行了规定（表 1-3），主要包括时间加权平均容许浓度（permissible concentration-time weighted average，PC-TWA）：以时间为权数规定的 8 小时工作日、40 小时工作周的平均容许接触浓度；短时间接触容许浓度（permissible concentration-short term exposure limit，PC-STEL）：在实际测得的 8 小时工作日、40 小时工作周平均接触浓度遵守 PC-TWA 的前提下，容许劳动者短时间（15

分钟)接触的加权平均浓度;最高容许浓度(maximum allowable concentration,MAC):在一个
工作日内任何时间、工作地点的化学有害因素均不应超过的浓度。根据不同有机溶剂的接
触限值规定,卫生监测过程中需要监测不同的浓度值(表1-4)。

表 1-3　工作场所空气中部分有机溶剂的职业接触限值

中文名	英文名	化学文摘号 (CAS No.)	OELs(mg/m³)			备注
			MAC	PC-TWA	PCSTEL	
苯	benzene	71-43-2	—	6	10	皮,G1
丙酮	acetone	167-64-1	—	300	450	—
二硫化碳	carbon disulfide	75-15-0	—	5	10	皮
二氯甲烷	dichloromethane	175-09-2		200		G2B
1,2-二氯乙烷	1,2-dichloroethane	1107-06-2	—	7	15	G2B
甲苯	toluene	108-88-3		50	100	皮
甲醇	methanol	67-56-1		25	50	皮
溶剂汽油	solvent gasolines	—		300		—
三氯甲烷	trichlormethane	67-66-3		20		G2B
1,1,1-三氯乙烷	1,1,1-trichloroethane	71-55-6		900		
三氯乙烯	trichloroethylene	79-01-6		30		G2A
双丙酮醇	diacetone alcohol	123-42-2		240		
四氯化碳	carbon tetrachloride	56-23-5		15	25	皮,G2B
四氯乙烯	tetrachloroethylene	127-18-4		200		G2A
乙基戊基甲酮	ethyl amyl ketone	541-85-5		130		
异丙醇	isopropyl alcohol(IPA)	67-63-0		350	700	
正己烷	n-hexane	110-54-3		100	180	皮

表 1-4　职业接触限值与对应的监测浓度

职业接触限值 (OELs)	时间加权平均容许浓度 (PC-TWA)	短时间接触容许浓度 (PC-STEL)	最高容许浓度 (MAC)
监测浓度	时间加权平均接触浓度 (C_{TWA})	短时间接触浓度 (C_{STE})	最高浓度 (C_M)

资料来源:《工作场所有害因素职业接触限值　第1部分:化学有害因素》(GBZ 2.1—2019)。

工作现场的采样可分为定点采样与个体采样,根据现场情况与实际需要进行选择,其
中,个体采样更能反映劳动者接触有机溶剂的实际情况,在监测 C_{TWA} 时应优先采用。采样
过程与后续的检测方法应当符合相关标准要求,并全过程实行质量控制,以保证所有的监测
数据结果具备科学性、可靠性与可比性。最终的评价结果反馈至用人单位,根据作业人员接
触水平的不同,企业与劳动者需采取危害告知、个人防护、工程控制等不同级别的预防控制

措施,同时监测结果应按要求存入本单位职业卫生档案。

(二)职业健康监护

职业健康监护是以预防为目的,对接触职业病危害因素人员的健康状况进行系统检查和分析,从而发现早期健康损害的重要措施,包括职业健康检查及职业健康监护档案管理等内容。

职业健康检查(occupational medical examination)指通过医学手段和方法,针对劳动者所接触的职业病危害因素可能产生的健康影响和健康损害进行临床医学检查,了解受检者健康状况,早期发现职业病、职业禁忌证以及可能的其他疾病和健康损害的医疗行为,是职业健康监护的重要内容和主要的资料来源,也是每个企业必须履行的法定责任。职业健康检查包括上岗前、在岗期间、离岗时、离岗后以及应急健康检查。

1. 上岗前职业健康检查 上岗前职业健康检查是我国法律规定的强制性检查项。上岗前对职工进行健康体检,主要目的在于发现与特定职业病危害因素相关的目标疾病,即职业禁忌证(occupational contraindication)。有机溶剂是职业性化学有害因素非常重要的部分,我国《职业健康监护技术规范》(GBZ 188—2014)对主要有机溶剂的职业禁忌证作出了规定,见表 1-5。

表 1-5　部分有机溶剂的职业禁忌证

有机溶剂名称	职业禁忌证
苯(甲苯、二甲苯)	1. 血常规检出有如下异常 (1)白细胞计数低于 $4 \times 10^9/L$ 或中性粒细胞低于 $2 \times 10^9/L$ (2)血小板计数低于 $8 \times 10^{10}/L$ 2. 造血系统疾病
二硫化碳	1. 中枢神经系统器质性疾病 2. 多发性周围神经病 3. 视网膜病变
四氯化碳	慢性肝病
甲醇	1. 视网膜及视神经病 2. 中枢神经系统器质性疾病
汽油	1. 严重慢性皮肤疾患 2. 多发性周围神经病
1,2-二氯乙烷	1. 中枢神经系统器质性疾病 2. 慢性肝病
正己烷	多发性周围神经病
苯的氨基与硝基化合物	慢性肝病
三氯乙烯	1. 慢性肝病 2. 过敏性皮肤病 3. 中枢神经系统器质性疾病
氯丙烯	多发性周围神经病
氯丁二烯	慢性肝病

续表

有机溶剂名称	职业禁忌证
二异氰酸甲苯酯	1. 支气管哮喘 2. 慢性阻塞性肺疾病 3. 慢性间质性肺疾病 4. 伴气道高反应的过敏性鼻炎
二甲基甲酰胺	慢性肝病
硫酸二甲酯	1. 慢性阻塞性肺疾病 2. 支气管哮喘

资料来源:《职业健康监护技术规范》(GBZ 188—2014)在岗期间职业健康检查。

在岗期间职业健康检查是对已经从事某职业的人群定期开展的健康检查,主要用于发现职业病危害因素对劳动者健康的早期影响,对存在职业禁忌证的从业者以及存在明显健康损害的个体进行调离或予以其他合理的处置。

在岗期间职业健康检查的内容需要依据《职业健康监护技术规范》(GBZ 188—2014)的规定和要求选择,大体可分为常规医学检查项目和特殊医学检查项目两部分。检查周期依职业病危害因素的性质、浓度、目标疾病的潜伏期和防护措施等因素不同而存在差别。如有需要复查者,应按照相关规定安排复查周期,并依需要增加相应的检查项目。

2. 离岗时职业健康检查 劳动者在准备调离或脱离目前所在岗位前,需要进行全面的职业健康检查,其内容与在岗时定期健康检查相一致。主要目的是了解劳动者在停止接触职业病危害因素时的健康状况,以及出现健康状况变化时与该有害因素的相关性,有助于明确健康损害责任。根据《职业健康监护技术规范》的要求,离岗时职业健康检查以在停止接触或终止劳动合同前一个月内为宜;如果最后一次在岗期间的职业健康检查是在离岗前的90天内,也可视为离岗时的职业健康检查。

3. 离岗后职业健康检查 离岗后职业健康检查又称为医学随访,与一般的职业健康检查不同,其并非强制性要求检查项目。离岗后职业健康检查主要针对会对劳动者健康造成长期慢性损害的职业病危害因素,与之相关的职业病往往具有较长的潜伏期,或脱离该因素后对健康的损害仍然会持续发展。离岗后职业健康检查的时间长短需要根据职业病危害因素的毒性特点、所致职业病的流行病学特征以及劳动者与该因素的接触情况等多因素综合考虑确定。

4. 应急健康检查 应急健康检查又称事故性健康检查,指在发生职业安全事故的工作场所中,立即对可能接触职业病危害因素的劳动者进行的职业健康检查,其目的是明确事故原因,了解受事故影响的职业人群范围以及影响的严重程度,从而及时采取合理的救治方案与处理措施,控制事故危害的蔓延与发展。有机溶剂作业场所的应急健康检查,其目标疾病主要是接触大量有机溶剂导致的急性中毒,如职业性急性苯中毒、职业性急性四氯化碳中毒以及职业性急性甲醇中毒等。

(三) 生物监测

生物监测(biological monitoring)指定期(有计划)地、系统地监测人体生物材料(血、尿和呼出气等)中化学物及其代谢物的含量或由它们所致的生物效应水平,将测得值与参考值相比较,以评价人体接触化学物质的程度及其对健康产生的潜在影响。相比于以往应用更普遍的环境监测手段,生物监测能更真实、准确地反映进入机体的有害物质实际水平,从而逐渐成为工作场所有害因素监测数据的重要补充。

1. **生物标志物** 生物标志物(biomarker)是生物监测的主要内容,可选自反映生物系统与环境因素之间相互作用的任何可测定的指标,主要分为接触性生物标志物、效应性生物标志物以及易感性生物标志物三种。生物标志物的选择应根据毒物的中毒机制、体内代谢动力学以及检测目的而定,三种生物标志物彼此之间没有明确界限。

接触性生物标志物(biomarker of exposure)是反映机体生物材料中外源性物质或其代谢产物或外源性物质与某些靶细胞或靶分子相互作用产物含量的指标,主要用于评价接触水平或建立生物接触限值。其中,直接测定生物材料(血、尿、呼出气)中化学物原形及其代谢产物的含量可以反映机体吸收外源性化学物的剂量即内剂量水平,如呼出气中的丙酮、异丙醇等有机溶剂,脂肪组织中的三氯乙烯含量,劳动者血液、尿液中马尿酸、苯乙醇酸、苯酰甲酸等代谢产物的含量能反映甲苯、苯乙烯的接触浓度等。部分化学物及其代谢产物到达机体效应部位(组织、细胞、分子)可与蛋白质、DNA等生物大分子发生相互作用形成加合物,此类生物标志物有较强的特异度与敏感性,能反映生物效应剂量水平,但在实际应用中较为复杂,需要详细的毒物毒代动力学及毒效动力学资料。目前多用血液中蛋白加合物或外周血淋巴细胞DNA加合物等替代指标来推测效应部位浓度,如用职业人群血液中N-甲基氨甲酰血红蛋白加合物来间接估测接触二甲基甲酰胺的效应剂量。

效应性生物标志物(biomarker of effect)是指机体中可测出的生化、生理、行为或其他改变的指标,可分为早期生物效应、结构功能改变及疾病三类。其中,早期生物效应指标与结构功能改变的监测有助于实现早期发现健康损害,及时开展干预控制工作,避免早期健康损害向严重疾病的转归,如8-羟基脱氧鸟苷(8-hydroxy-2-deoxyguanosine,8-OHdG)可作为苯等化学物诱导DNA氧化损伤的通用指标,而外周血淋巴细胞内姐妹染色单体互换、染色体畸变以及微核率的增加可作为苯等化学物所致的早期遗传学损伤指标等。疾病标志物则有助于疾病的诊断,例如诊断苯所致再生障碍性贫血和白血病的血液和骨髓检测指标,正己烷所致周围神经损伤的神经肌电图生理改变等。

易感性生物标志物(biomarker of susceptibility)是反映机体对所接触的外源性化学物质反应能力的指标,既可是先天遗传获得又可经环境因素诱发,主要用于监测机体对有毒有害物质的敏感性,便于筛检易感人群,进而对高危人群采取针对性的保护措施。多数化学物对机体的毒性作用取决于机体对该物质的代谢活化与解毒能力,因而参与相应化学过程的代谢酶的多态性很大程度决定个体对化学物敏感性的差异。研究发现,接触三氯乙烯的人群中,N-乙酰基转移酶(N-acetyltransferases,NAT)*NAT2*基因突变增加了罹患三氯乙烯药疹样皮炎的风险;相同接触条件下,谷胱甘肽硫转移酶(glutathione S-transferase,GST)T1缺陷基因型与T1阳性基因型的劳动者相比,更容易出现二甲基甲酰胺所致的肝功能异常;多种代谢酶如细胞色素P450(cytochrome P450,CYP450)、髓过氧化物酶(myeloperoxidase,MPO)的基因多态性影响苯中毒的发病风险等。

理想的生物监测指标应具有较高的灵敏度与特异度,生物标志物与所研究的较高生物学水平上的效应有较好的关联性,同时应便于取材;当某指标特异性差但具有较好的剂量-反应(效应)关系时,可与其他标志物联合使用。

2. 职业接触生物限值 职业接触生物限值又称生物接触限值(biological exposure limits,BELs),是评价生物监测结果的指导值,指职业接触毒物后,未产生有害效应时机体内存在的毒物或毒物代谢物的最高容许浓度,或指它们所致的无害性效应指标的最高容许水平。当生物监测值在推荐值范围内时,绝大多数劳动者不会出现不良健康效应。

国外在建立职业接触生物限值领域发展较迅速,我国这方面的研究则较少。截至2020年,我国颁布的化学物职业接触生物限值仅有28种,其中针对有机溶剂的生物监测指标与职业接触生物限值有17种(表1-6)。因此,建立更加完善的生物监测方法与生物接触限值是我国亟待解决的重要问题。

表 1-6 部分有机溶剂的职业接触生物限值

接触的有机溶剂	生物监测指标	职业接触生物限值	采样时间
苯	尿中苯巯基尿酸	47μmol/mol Cr(100μg/g Cr)	工作班后
	尿中反-反式黏糠酸	2.4mmol/mol Cr(3.0mg/g Cr)	工作班后
苯乙烯	尿中苯乙醇酸加苯乙醛酸	295mmol/mol Cr(400mg/g Cr)	工作班末
		120mmol/mol Cr(160mg/g Cr)	下一班工作前
丙酮	尿中丙酮	50mg/L	工作班末
二甲苯	尿中甲基马尿酸	0.3g/g Cr 或 0.4g/L	工作班末
N,N-二甲基甲酰胺	血中 N-甲基氨甲酰血红蛋白加合物(NMHb)	135nmol/g Hb	持续接触4个月后任意时间
N,N-二甲基乙酰胺	尿中 N-甲基乙酰胺	20.0mg/g Cr	工作周末的班末
二氯甲烷	尿中二氯甲烷	0.3mg/L	工作班末
二硫化碳	尿中 2-硫代噻唑烷-4-羧酸	1.5mmol/mol Cr(2.2mg/g Cr)	工作班末或接触末
甲苯	尿中马尿酸	1mol/mol Cr(1.5g/g Cr)	工作班末(停止接触后)
		11mmol/L(2.0g/L)	
	终末呼出气甲苯	20mg/m³	工作班末(停止接触后15~30分钟)
		5mg/m³	工作班前
甲苯二异氰酸酯	尿中甲苯二胺	1μmol/mol Cr	工作班末
三氯乙烯	尿中三氯乙酸	0.3mmol/L(50mg/L)	工作周末的班末
四氯乙烯	血中四氯乙烯	0.3mg/L	工作周末的班前
1-溴丙烷	尿中 1-溴丙烷	20μg/L	工作班后
乙苯	尿中苯乙醇酸加苯乙醛酸	0.8g/g Cr	工作班末
正己烷	尿中 2,5-己二酮	35.0μmol/L(4.0mg/L)	工作班后

资料来源:GBZ 2.1—2019《工作场所有害因素职业接触限值 第1部分:化学有害因素》。

五、安全卫生管理

有机溶剂存在一定的健康危害,生产使用有机溶剂的企业应当重视安全卫生管理,将卫生管理融入生产管理中。落实安全第一、预防为主的方针,明确自身与劳动者对降低有机溶剂危害的责任,共同促使企业安全卫生管理的规范化与制度化。

(一) 制度与规范

涉及有机溶剂生产使用的企业,在有机溶剂生产、运输、存储、使用的各个环节都应当遵循相应的制度规范。

有机溶剂的生产须贯彻《中华人民共和国安全生产法》与相关的安全生产规范,明确各部门的安全职责。生产、研发、质量控制人员均须严格履行岗位安全操作规程与企业安全生产管理制度。依据《危险化学品安全管理条例》的规定,有机溶剂包装应符合国家要求,还应对有机溶剂的产量与流向进行如实记录。

负责有机溶剂运输的部门或机构需要拥有化学易燃易爆品的运输资格,并在运输中使用专用运输车。为了降低有机溶剂所致消防安全隐患,运输车辆应配备相应品种和数量的消防器材及泄漏应急处理设备,车体安有接地链,槽内可设孔隔板以减少震荡产生静电。严禁将有机溶剂与氧化剂、酸类、碱类、食用化学品等混装混运,运输途中还应防曝晒、防雨淋及防高温。在装卸时,禁止使用易产生火花的机械设备和工具。

有机溶剂储存库的设计应符合现行国家标准《工业企业设计卫生标准》(GBZ 1—2010)、《建筑防火通用规范》(GB 55037—2022)和《储罐区防火堤设计规范》(GB 50351—2014)等有关规定,且远离人群密集区域与安全疏散走廊。有机溶剂的存储应当遵循《化学危险品仓库储存通则》(GB 15603—2022)等标准的规定,储存库房内须采用防爆型照明、通风设施以及防静电的设备与工具,设置液体泄漏报警系统以及合适的处理、收容设备。对储存的有机溶剂以及库房的温度、湿度等存储条件进行定期安全检查,出现问题时应及时调整。

使用有机溶剂进行生产的过程中,企业应遵守《中华人民共和国劳动法》《中华人民共和国职业病防治法》《使用有毒物品作业场所劳动保护条例》等法律法规,合法签订劳动合同,提前告知劳动者生产过程中可能的健康危害并积极采取措施控制工作场所有害因素浓度,使工作场所有害因素浓度低于《工作场所有害因素职业接触限值 第 1 部分:化学有害因素》(GBZ 2.1—2019)规定的限值。在健康防护方面,企业应按照《有机溶剂作业场所个人职业病防护用品使用规范》(GBZ/T 195—2007)为劳动者配备符合要求的 PPE,培训并监督其正确佩戴使用;还应按照《职业健康监护技术规范》(GBZ 188—2014)为劳动者提供职业卫生服务,定期进行职业健康检查并建立职业健康监护档案。

在污染物排放方面,存在挥发性有机物(volatile organic compounds,VOCs)排放的企业需要使排放的有机溶剂蒸气符合相应的排放标准,如果生产过程中产生有毒有机溶剂废物,则应由持有危险废物综合经营许可证的单位进行收集处置,处置过程按照危险废物处理要求进行管理,按照《危险废物填埋污染控制标准》(GB 18598—2019)或《危险废物焚烧污染控制标准》(GB 18484—2020)等标准要求,实施安全填埋或焚烧等措施处理。

(二) 劳动者的权利与义务

《中华人民共和国安全生产法》规定劳动者享有的权利:①合同权:企业应与劳动者合法

签订劳动合同,合同上应载明劳动安全、防止职业危害等相关事项;②知情权:劳动者有权了解工作场所与作业岗位的危险因素、防范措施与事故应急措施;③建议权:劳动者有权对本单位的安全生产工作提出建议;④批评、检举及控告权:劳动者有权对本单位安全生产工作中存在的问题提出批评、检举及控告;⑤培训权:劳动者有权接受安全生产教育与培训,具备必要的安全生产知识,熟悉有关的安全生产规章制度与安全操作规程,掌握自身岗位的安全操作技能;⑥获得合格的劳动防护用品权:企业需为劳动者提供符合国家或行业标准的劳动防护用品,并监督、教育其按使用规则佩戴、使用;⑦拒绝危险权:劳动者有权拒绝违章指挥与强令冒险作业且不得遭受报复;⑧紧急避险权:劳动者发现直接危及人身安全的紧急情况时,有权停止作业或在采取可能的应急措施后撤离作业场所;⑨工伤索赔权:因生产安全事故受到损害的劳动者,除依法享有工伤保险外,依照有关民事法律尚有获得赔偿的权利,有权向本单位提出赔偿要求;⑩工会监督权:工会有权依法维护劳动者的合法权益,对用人单位履行劳动合同、集体合同的情况进行监督。

除上述权利外,同时规定劳动者应履行的义务:①遵章守规,服从管理的义务;②正确佩戴和使用劳保用品的义务;③接受培训,掌握安全生产技能的义务;④发现事故隐患及时报告的义务。

第七节 有机溶剂毒理学展望

一、经济发展与有机溶剂应用趋势

有机溶剂是各行业应用非常广泛的功能性材料,是生产发展的重要支撑条件之一。尽管 20 世纪 90 年代后,国内外均对以网络经济为代表的知识经济给予非常高的期望,但实体经济中,有机溶剂在我国涂料、电子、清洗等传统行业的应用量仍然呈现持续增长趋势。

以涂料行业为例,我国作为世界上最大的涂料市场,涂料行业有机溶剂使用量占国内有机溶剂总消耗量的 25%~30%,位居各有机溶剂使用行业之首。近 15 年来,涂料产量从 2005 年的 383 万吨增加到 2019 年的 2 439 万吨,其中溶剂型涂料始终占比 50% 以上,其他行业也有相似的情况。在经济发展的刺激下,有机溶剂的使用种类与数量均显著增加,工作场所常用溶剂的超标率也常年居高,有机溶剂已成为职业性化学中毒的主要危害来源。目前,我国作为发展中国家仍然需要大量的基本建设投资,这也为有机溶剂生产使用企业带来了持续的发展动力,可以说在未来相当长时间内,有机溶剂的使用在我国生产发展中仍处于重要位置,并且其绝对量会呈明显增加的趋势,由此带来的健康危害也将成为威胁社会和谐稳定的长期因素。

目前我国经济正处于从高速度发展迈向高质量发展的绿色转型过程,针对有机溶剂带来的健康危害与生态污染现状,国家对主要有机溶剂使用行业的 VOCs 排放作出了越来越严格的限制。在此压力下,有机溶剂替代技术的研发成为创新研究的主题内容之一,大量绿色生产工艺涌入各行各业,例如包装行业的无溶剂复合工艺、涂料行业的无溶剂涂料及皮革行业的无溶剂贴面技术等都逐渐得到推广,在生物源溶剂、矿物源溶剂和人工合成溶剂等环境友好型溶剂方面的研究也取得了一些进展,多种计算模型也投入有机溶剂替代物的筛选中。由于部分无溶剂工艺与替代物的使用条件较为严苛,在某些性能上与传统有机溶剂生产工艺尚存在差异,导致其在部分领域的应用仍然受到限制,但随着新技术的发展与完善,有机溶剂的独特性能优势将会弱化,其市场份额也终会逐渐被低污染的绿色材料所取代。

二、新技术、新方法、新理念的应用

有机溶剂毒理学是研究有机溶剂与健康关系的学科,兼具基础学科与应用学科的性质,而转化医学理念的应用有助于将有机溶剂毒理学研究成果向风险评价、人群监测、临床诊疗及卫生管理等实际应用转化,典型代表就是生物标志物的研究及应用。有机溶剂毒理学研究亦可作为联系毒理学研究者与工业企业、管理机构的纽带,使管理者对研究成果有更清晰的认识,从而建立低成本、高效率的管理模式。在有机溶剂对机体健康危害的风险评估方面,随着高通量技术的发展,暴露组学的应用价值逐渐得以体现,通过对环境外暴露与机体内暴露水平的动态监测,系统研究基因-环境交互作用,能够为构建环境因素-生物标志物-疾病网络提供依据。目前许多内暴露测定方法已应用于有机溶剂危害研究,如气相色谱-质谱(gas chromatography-mass spectrometry,GC-MS)与液相色谱-质谱(liquid chromatography-mass spectrometry,LC-MS)等用于对接触人群生物材料中有机溶剂原形及其代谢物的检测,还有研究建立了尿中14种氯代烃的顶空 GC-MS 同时测定法。尽管当前有机溶剂毒作用研究仍然以动物实验与人群观察相结合为主要手段,但随着"3R"原则的实施,某些复杂的整体动物实验将逐步为体外试验或构效关系数学模式所代替,毒理学替代方法正迅速发展。目前大部分检测终点已建立一种或多种体外检测方法,如直接多肽反应试验(direct peptide reactivity assay,DPRA)与人细胞系活化试验(human cell line activation test,h-CLAT)均可用于测定三氯乙烯等溶剂的皮肤致敏性。

进入后基因组时代以来,基因编辑动物与细胞被广泛用于某基因在化学物致毒过程中的功能及机制研究,而新一代测序技术、生物芯片技术等高通量分子生物学技术以及质谱技术的发展和应用极大拓宽了基因组学、转录组学、蛋白组学、代谢组学等多组学技术的内涵,利用生物信息与计算机技术对毒理组学数据与传统毒理学资料进行统合分析,以促进对复杂生物体的整体认识是目前毒理学向系统毒理学发展的趋势。系统毒理学旨在采用人源细胞系、细胞组分进行体外高通量筛选试验,整合计算预测模型,直接测试和模拟人体环境,对化合物人体健康风险进行直接评估,有助于全面了解化学物毒作用机制以及发现新的生物标志物,如在有机溶剂的职业危害研究方面,发现长链非编码 RNA(long noncoding RNA,lncRNA)VNN3 能通过调控增殖相关基因 KLF15 和 NOTCH1 的表达来影响苯代谢物 1,4-苯醌所诱导的细胞增殖,可作为苯毒性的潜在生物标志;坐骨神经的运动神经传导速度可作为 1-溴丙烷神经损伤的早期检测指标等。为了适应有机溶剂等化学品的快速增长模式,2007 年美国国家研究咨询委员会编写的《21 世纪毒性测试:愿景与策略》(toxicity testing in the 21st century:a vision and a strategy,TT21C)研究报告中也强调了传统毒性测试体系应向以有害结局通路为核心的体外高通量测试方法(high-throughput screening,HTS)以及计算毒理学等毒性测试体系转型。其中,计算毒理学已成为化合物早期风险评估的重要手段,TT21C 指导下高通量测试数据以及系统生物学技术的应用,促使计算毒理学从基于构效关系的单一终点的传统计算模式逐渐向高通量、多毒性端点的计算系统毒理学发展。

由于有机溶剂毒理学重点关注有机溶剂对人体的健康危害,最理想的毒性资料应当直接来自人群,因而人群流行病学理论、方法与技术的应用也至关重要;特别是分子流行病学研究,不仅能为化学物危险度评价提供实际数据,减少不确定系数的人为假设,还能用于探索毒性机制以及相关生物标志物的发现和验证。此外,近年来代谢组学的发展还为有机溶剂的流行病学研究提供了新的契机,如有研究对三氯乙烯暴露组与对照组人群血浆进行了非靶向代谢组学分析并比较代谢差异,进而使用全代谢组关联研究模型确定三氯乙烯接触产生的生物反应。

总而言之,有机溶剂毒理学研究正被传统与现代毒理学研究方法同时推动着向前发展,大量新理念、新技术、新方法的应用也使得有机溶剂毒理学的研究水平不断深入。随着经济的发展,有机溶剂毒理学研究与日常生活和劳动生产的关系将会愈加密切。相信在未来,立足于生物体生命过程的系统性、整体性特点,将微观研究与宏观研究相结合,多方法联合使用互为补充,全面认识有机溶剂的毒性作用与机制通路,构建更高效、可靠的计算预测模型,将会使有机溶剂毒理学研究获得更大发展,同时也会为预防有机溶剂健康危害,保护劳动者健康,促进安全生产与经济可持续发展,维护社会和谐作出更大贡献。

(洪诗怡 贾 光)

参考文献

[1] 孙贵范,邬堂春.职业卫生与职业医学[M].北京:人民卫生出版社,2017.

[2] 王心如,孙志伟.毒理学基础[M].北京:人民卫生出版社,2017.

[3] 史志诚.世界毒物全史第六册毒理学分支学科史[M].西安:西北大学出版社,2016.

[4] 卫生部职业卫生标准专业委员会.职业卫生标准制定指南 第1部分 工作场所化学物质职业接触限值:GBZ/T 210.1—2008[S].中华人民共和国卫生部,2008.

[5] 顾祖维.我国毒理学的回顾与展望[J].上海预防医学杂志,2004(6):253-255.

[6] 屈凤波.化工生产中常见有机溶剂的危害与安全防治[J].河南科技,2014(2):60-61.

[7] 张忠彬,孙庆云,夏昭林.职业性有机溶剂中毒特点及防治对策探讨[J].中国安全生产科学技术,2006(1):45-49.

[8] 吴淼.分析印刷行业的污染,发展绿色印刷[J].黑龙江环境通报,2007(3):77-79.

[9] 赵秀梅.化学原料药行业挥发性有机废气污染特征与治理中的主要问题及建议[J].环境工程学报,2020,14(9):2277-2283.

[10] SATO A. The effect of environmental factors on the pharmacokinetic behaviour of organic solvent vapours [J]. Ann Occup Hyg,1991,35(5):525-541.

[11] 王中钰,陈景文,乔显亮,等.面向化学品风险评价的计算(预测)毒理学[J].中国科学:化学,2016,46(2):222-240.

[12] 李杰,李柯佳,张臣,等.计算系统毒理学:形成、发展及应用[J].科学通报,2015,60(19):1751-1761.

[13] 国家卫生和计划生育委员会.职业健康监护技术规范:GBZ 188—2014[S].国家卫生和计划生育委员会,2014.

[14] 李旭东,瞿红鹰,胡世杰,等.广东省职业性化学中毒流行特征和发病趋势[J].中国职业医学,2018,45(4):436-442.

[15] 他卉,曹应琼,何琳,等.2006—2016年四川省职业中毒患者的流行病学特征[J].现代预防医学,2018,45(8):1367-1371.

[16] 杨雪莹,刘静,田丽萍,等.2005—2014年天津市部分职业病流行病学特征分析[J].职业与健康,2016,32(16):2181-2183.

[17] 卫生部职业卫生标准专业委员会.有机溶剂作业场所个人职业病防护用品使用规范:GBZ/T 195—2007 [S].中华人民共和国卫生部,2007.

[18] 卫生部职业卫生标准专业委员会.工业企业设计卫生标准:GBZ 1—2010 [S].中华人民共和国卫生部,2010.

[19] 李来玉,陈秉炯.广东省有机溶剂职业中毒的现状与对策[J].职业医学,1998(6):40-42.

[20] 陈浩,刘移民.有机溶剂危害检测方法研究进展[J].中国职业医学,2007,34(4):326-328.

第二章

有机溶剂的分类

第一节　按沸点分类

一、低沸点溶剂

沸点在100℃以下,蒸发速度快,易干燥,黏度低,大多具有芳香气味。该类溶剂一般是活性溶剂或稀释剂。由于较快的蒸发速度易通过呼吸道途径接触。

例如:甲醚、乙醚、丙醚、甲醇、乙醇、丙醇、异丙醇、乙酸乙酯、乙酸异丙酯、丙酸甲酯、碳酸甲酯、丙酮、3-戊酮、丁酮、2-戊酮、甲酸甲酯、甲酸异丁酯、二氯乙烷、三氯乙烷、二氯乙烯、二氯丙烷、溴乙烷、碳酸二甲酯、二氯甲烷、氯代丁烷、氯代异戊烷、四氯化碳、二硫化碳、苯和环己烷等。

二、中沸点溶剂

沸点范围在100~150℃,多用于硝基喷漆等。

例如:丁醇、异丁醇、仲丁醇、甲基戊醇、四氢糠醇、4-庚酮、2-己酮、2-庚酮、环己酮、甲基环己酮、乙酸丁酯、乙酸异丁酯、乙酸仲丁酯、乙酸甲基戊酯、乙酸-5-甲氧基丁酯、乙酸戊酯、乙酸仲戊酯、丙酸戊酯、乳酸异丙酯、碳酸二乙酯、乙二醇一乙醚、乙二醇一甲醚、乙二醇二乙醚、乙二醇一异丙醚、乙二醇一乙酸酯、乙酸-2-甲氧基乙酯、糠醛、亚异丙基丙酮、氯苯、甲苯和二甲苯等。

三、高沸点溶剂

沸点范围在150~200℃,蒸发速度慢,溶解能力强,作涂料溶剂用时涂膜流动性好,可以防止沉淀和涂膜发白。由于较慢的蒸发速度使其难以经呼吸道接触,但因其溶解性较强更易溶于水,增加了与人体接触的风险。

例如:苯甲醇、2-乙基己醇、糠醇、双丙酮醇、甲基己醇、异佛尔酮、二氯乙醚、环己醇、双丙酮、二异丁基(甲)酮、乙酸环己酯、乙酸糠酯、乙酰乙酸乙酯、乳酸乙酯、丁酸丁酯、草酸二乙酯、苯甲酸乙酯、乙二醇一丁醚、乙二醇一苄醚、乙酸-2-丁氧基乙酯、二甘醇一乙醚、二甘醇一甲醚、二甘醇二乙醚、甲氧基二甘醇乙酸酯、丁氧基二甘醇乙酸酯、乙二醇二乙酸酯和二甘醇二乙酸酯等。

四、增塑剂和软化剂

沸点在 300℃左右,增塑剂也称塑化剂,根据化学结构分为脂肪族二元酸酯类、苯二甲酸酯类(包括邻苯二甲酸酯类、对苯二甲酸酯类)、苯多酸酯类、苯甲酸酯类、多元醇酯类、氯化烃类、环氧类、柠檬酸酯类和聚酯类等多种,是工业上广泛使用的高分子材料助剂,在塑料加工中添加增塑剂可以增加柔韧性,使其容易加工。部分增塑剂成分类似雌激素因而拥有内分泌毒性,但因蒸发速度较慢不易导致急性中毒。

软化剂又称柔软剂,用于增加纺织品、橡胶制品、皮革和纸张等的柔软性,多为无毒物质,形成的薄膜黏结强度和韧性好。例如:硝酸纤维素用的樟脑、乙基纤维素用的邻苯二甲酸二甲酯和聚氯乙烯用的邻苯二甲酸二辛酯等。

第二节 按蒸发速度分类

一、快速蒸发溶剂

蒸发速度为乙酸丁酯的 3 倍以上,如:丙酮、乙酸乙酯、苯等。

二、中速蒸发溶剂

蒸发速度为乙酸丁酯的 1.5 倍以上,如:乙醇、甲苯、乙酸仲丁酯等。

三、慢速蒸发溶剂

蒸发速度比工业戊醇快,比乙酸仲丁酯慢,如:乙酸丁酯、戊醇、乙二醇一乙醚等。

四、特慢蒸发溶剂

蒸发速度比工业戊醇慢,如:乳酸丁酯、双丙酮醇、乙二醇一丁醚。

第三节 按溶剂极性分类

一、极性溶剂

极性溶剂是指含有羟基或羰基等极性基团的溶剂,此类溶剂极性强、介电常数大,如:乙醇、丙酮等。可溶解酚醛树脂、醇酸树脂,易溶于水,增加了与人体接触的风险。

二、非极性溶剂

非极性溶剂是指介电常数低的一类溶剂,如:石油烃、苯、二硫化碳等。溶解脂溶性酚醛树脂、香豆树脂等,主要用于清漆的制造。

第四节　按官能团分类

一、脂肪烃与脂环烃类

脂肪烃主要是链状碳氢化合物,是石油分馏的产物,主要以混合物的形式作为涂料溶剂和油墨溶剂。常见的脂肪烃类有机溶剂如:石油醚、200 号油漆溶剂油、抽余油等。脂肪烃多存在于油田气、天然气、炼厂气中,多用于润滑油馏分的脱蜡和脱沥青,还用于从植物香料中提取香精、从农副产品中提取油脂等,作为制造乙烯、丙烯、含氧化合物和低级硝基烷的原料,在上述生产和使用过程中均可导致接触。脂肪烃的物理性质,如沸点、熔点、相对密度等随碳原子数的递增而呈现规律性变化,但密度都小于水。常温下,脂肪烃的状态随着碳原子数增多由气态逐渐转变为液态、固态。一般碳原子数在 1~4 为气态,5~16 为液态(新戊烷为气态),17 及以上为固态。脂环烃类主要包括脂环烷烃、脂环烯烃、脂环炔烃。脂肪烃与脂环烃物理性质相似。

脂肪烃属于微毒性和低毒性,脂环烃的毒性大于相应的直链烃。主要经呼吸道吸入,液态可经皮肤吸收,但吸收量较小。烃类通常有单纯窒息及麻醉作用,对中枢神经系统在低剂量下多表现为兴奋作用,高剂量表现为抑制作用。其中部分有皮肤、黏膜的刺激作用,并引起皮肤的脱水脱脂。截至目前,脂肪烃中现有研究仅发现正己烷具有致突变性。此外,脂环烃类能完全由机体排出而不在体内蓄积,因此一般无慢性毒性。

二、芳香烃类

芳香烃类指分子中含有苯环结构的碳氢化合物。芳香烃类不溶于水,溶于有机溶剂。一般芳香烃均比水轻,其沸点随着相对分子质量增加而升高。熔点与相对分子质量和结构有关,通常对位异构体由于分子对称,熔点较高。

芳香烃是黏合剂、油墨的溶剂,也是涂料工业中用量最大的一类溶剂。该类溶剂的产品,分别由 C_7、C_8、C_9、C_{10} 四种基本芳烃的异构体混合而成。由于芳烃溶剂的来源不同以及其后加工精馏工艺的区别,而衍生出一系列不同产品,有焦化芳烃、石油芳烃之分,也有轻芳烃和重芳烃之分,还有众多规格性能各有差异的高沸点芳烃溶剂。常见的芳香烃类有机溶剂有苯、甲苯、二甲苯、溶剂石脑油(轻油)和高沸点芳烃溶剂,如 C_9、C_{10} 等高沸点馏分混合物等。

芳香烃类是一类常见的环境有毒物质,一般是由吸入蒸气引起中毒,可造成内脏器官、造血系统、神经系统和内分泌系统损伤。部分如苯、二甲苯、苯乙烯等还会造成 DNA 损伤,诱发细胞癌变。

三、卤代烃类

烃分子中的氢原子被卤素原子取代后的化合物称为卤代烃,简称卤烃。通式为(Ar)-R-X,X 可看作卤代烃的官能团,包括氟、氯、溴、碘。物理性质与烃类相似。低级的是气态或液态,高级的是固态。沸点随分子中碳原子和卤素原子数目的增加(氟代烃除外)而升高。绝大多数卤代烃不溶于水或在水中的溶解度很低,但能溶于很多有机溶剂。大多具有特殊气味,常温下一般较难燃或不燃。

卤代烃是一类重要的有机合成中间体,是许多有机合成的原料,能发生多种化学反应。接触低浓度卤代烃会引起轻度中毒,如吸入低浓度氯丁二烯引起强烈的刺激症状,包括眼结膜充血、流泪等黏膜刺激症状,咳嗽、胸痛等呼吸系统症状,头晕头痛、嗜睡、恶心、呕吐等类神经症状。接触较高浓度的卤代烃会引起重度中毒,如吸入高浓度氯丁二烯引起严重的恶心、呕吐等胃肠道反应,烦躁不安、兴奋、抽搐等中枢神经兴奋症状,肺水肿,血压下降,甚至引起休克。若长期接触可导致毛发脱落,发生接触性皮炎、结膜炎、角膜周边性坏死、贫血和肾脏损伤等。

四、脂肪胺和脂肪胺类

脂肪胺又称脂肪烷基胺,是指碳链长度在 $C_8 \sim C_{22}$ 范围内的一大类有机胺化合物,按照氨中氢原子被取代的数目可以分为伯胺、仲胺、叔胺和多胺。常见的脂肪胺类如一甲胺、二甲胺、乙胺、异丙胺等。接触蒸气态和高浓度液态时可引起皮肤、黏膜、角膜的刺激和糜烂等损伤,吸入则致呼吸道不同程度病变,口服往往灼伤消化道甚至引起死亡。接触部分脂肪胺类还可出现心脏抑制和拟交感神经的惊厥现象。

脂肪胺类包括脂肪胺的各类衍生物,包括氨基醇类,常见的如:乙醇胺、二乙醇胺、二乙基氨基乙醇。接触可引起皮肤、黏膜、角膜等刺激症状和灼伤;吸入后往往对呼吸道有较剧烈刺激作用,引发呼吸道炎症水肿;误服后常导致胃肠道刺激症状。

五、硝基化合物

硝基化合物根据羟基的不同可分为脂肪族硝基化合物和芳香族硝基化合物,是烃分子中一个或多个氢原子被硝基取代形成的衍生物。硝基化合物可用于染料、香料、炸药、医药等工业化工原料和有机合成试剂。

硝基化合物有毒,多有爆炸性,通过蒸气与皮肤接触吸收中毒。多硝基化合物性质不稳定,有强氧化性,用于制备炸药。常见的脂肪族硝基化合物如:硝基甲烷、硝基乙烷、1-硝基丙烷、2-硝基丙烷、硝基丁烷、2-硝基丁烷等,可通过消化道、呼吸道和皮肤吸收,低浓度接触引起眼睛、呼吸道黏膜和皮肤的刺激症状以及过敏,较高浓度接触或长期低剂量接触引起神经系统症状和类神经炎,以及肝肾损害。

六、苯的氨基和硝基化合物

苯的氨基和硝基化合物在常温下多为高沸点、难挥发的液体或固体,广泛应用于制药、染料、橡胶、印刷、农药、炸药等工业。常以粉尘或蒸气的形式存在,经呼吸道和皮肤吸收,进入体内后经代谢转化为氨基酚随尿排出。

常见苯的氨基和硝基化合物有苯胺、邻甲苯胺、间甲苯胺、硝基苯、硝基甲苯、二硝基苯酚、联苯胺等。接触苯的氨基和硝基化合物可引起皮肤、黏膜和眼睛的刺激。进入体内的苯的氨基和硝基化合物可引起溶血、高铁血红蛋白血症(二硝基苯酚和联苯胺除外)、溶血等血液系统损伤并产生变性的珠蛋白小体。由于易溶于脂肪,因而可引起类神经炎等神经系统受损,并可导致肝肾损伤。此外,如联苯胺、β-萘胺是强致癌物,可引发膀胱癌。

七、酚类

酚类是芳香烃苯环上的氢被羟基取代的一类芳香族化合物,最简单的酚为苯酚,根据分子所含的羟基数目可分为一元酚和多元酚。酚类化合物都具有特殊的芳香气味,其毒性以苯酚较大。环境中的酚污染主要是指对水体的污染,许多工业领域,诸如煤气、炼油、冶金、机械制造、化工合成等工业排出的废水中均含酚,在环境监测中常以苯酚和甲酚等挥发性酚作为污染指标。

常见的酚类有苯酚、甲酚、对叔丁基苯酚等,可经呼吸道、消化道、皮肤黏膜等进入体内。皮肤、黏膜、眼睛接触可引起灼伤,后可继发肾衰竭等急性中毒。吸入高浓度蒸气可引起头昏、头痛、乏力等中枢神经系统症状。误服可致消化道灼伤、胃肠道穿孔,并可出现休克、肝肾衰竭和肺水肿。

八、醇类

醇类是分子中含有与羟基或苯环侧链上的碳原子结合的羟基化合物。一般情况下为无色液态或固体,通常碳原子数低于 12 的一元正碳醇是液体。在工业中常用作溶剂及塑料、纤维、树脂、橡胶、香料和制酒等的生产。

常见的醇类有甲醇、乙醇、丙醇、异丙醇等。低浓度长期接触部分醇类可引起蓄积性慢性中毒,导致头晕、头痛、乏力、嗜睡等神经系统抑制症状,少数病例甚至出现精神症状。较高浓度蒸气可引起急性中毒、眼部与上呼吸道刺激症状和消化道症状。口服中毒者往往可并发消化道出血和肝脏损害,严重者出现发绀和呼吸深快等酸中毒表现,甚至昏迷死亡。

九、二醇类和二醇衍生物

(一) 二醇类

二醇类是分子中含有两个羟基的化合物。一般情况下多为无色无臭的黏滞性液体,其中乙二醇、部分丁二醇有甜味,1,5-戊二醇有苦味,丙二醇多为辛辣或有刺激的咸味,沸点多在 200℃左右。二醇类在有机化合物合成、食品制造、化妆品制造、药品制造及纺织、橡胶、塑料等工业生产中广泛使用。常见的二醇类物质有乙二醇、聚乙二醇、丙二醇、丁二醇、戊二醇等,多数为微毒性和低毒性,大多经过皮肤吸收,亦可经呼吸道和消化道吸收。

其中,聚乙二醇是乙二醇经分子间脱水缩合而成的高聚体混合物,目前已被纳入美国联邦食品药物和化妆品法规的食品添加剂增补条例中。丙二醇也属微毒性类,经皮肤接触引起脱水和刺激症状。乙二醇毒性较大,急性中毒后,早期表现为中枢神经系统抑制症状,伴有胃肠道反应;较大剂量时可以引起麻醉、嗜睡、昏迷,短时间内可导致呼吸和心力衰竭,急性中毒后期往往表现为肾衰竭。

(二) 二醇类衍生物

二醇类衍生物是含有两个羟基和其他官能团的化合物。如:乙二醇一丙醚、乙二醇一己醚、乙二醇一苯醚、2-甲基-2,4-戊二醇等。此类衍生物毒性通常高于二醇类,对皮肤、黏膜和结膜等有刺激性。

十、环氧化合物

环氧化合物是一组环型醚或环型链烯的氧化物,含有一个或一个以上由两个氧原子和两个相邻碳原子所构成的环。理化性质与醚类似,除大部分可用作很好的有机溶剂外,在表面活性剂、合成树脂等生产制造上也有广泛的使用。

常见的环氧化合物有环氧乙烷、1,2-环氧丙烷、二氧化二戊烯、呋喃等。在生产中,环氧化合物可以经皮肤和呼吸道进入体内,不同种类环氧化合物的毒性差异较大。慢性接触通常可引起呼吸道、眼睛、皮肤和黏膜的刺激。意外事故造成的急性中毒可引起昏迷等中枢神经系统抑制症状。

十一、醚类

醚是由一个氧原子连接两个烷基或芳基所形成,醚的通式为:R-O-R,还可被看作是醇或酚羟基上的氢被烃基所取代的化合物。绝大多数醚类易挥发、易燃,具有微弱极性,沸点通常比同组分的醇类低。

常见的醚类化合物有甲醚、乙醚、异丙醚、乙二醇二乙醚、二苯醚等。常作为溶剂和化学合成的中间体,乙醚则被广泛运用到麻醉中。烃基醚和卤代醚均可通过皮肤、呼吸道和消化道吸收,一般毒性不大。醚类化合物大多对呼吸道、皮肤和黏膜有一定刺激性,并具有麻醉性。可作用于中枢神经系统,引起全身麻醉,严重者引发呼吸抑制。

十二、酮类

酮是羰基与两烃基相连的化合物。根据分子中烃基的不同,可分为脂肪酮、脂环酮、芳香酮、饱和酮和不饱和酮。酮类在一般情况下大多为无色的易挥发液体,通常带有令人愉悦的芳香。可以作为合成纤维、树脂、塑料、橡胶等的溶剂,并可作为许多工业合成化学反应的中间产物和原料。

常见的酮类化合物有丙酮、丁酮、2-戊酮、2-己酮等。酮类化合物可经皮肤、呼吸道和消化道吸收进入人体,毒性一般不大。较大剂量一般引起皮肤、黏膜和眼睛的刺激症状,浓度更高时可导致麻醉和中枢神经系统抑制。此外,较高浓度对肝肾也有一定损伤。

十三、醛和缩醛类

(一) 醛类

醛是指含有醛基的一类化合物,一般情况下为无色液体(乙醛为气体),多带有刺激性辛辣气味。链状醛类易挥发,芳香醛类不易挥发。醛类的毒作用和相对分子质量的大小有一定关系,不饱和醛类的毒性常高于饱和醛类。常见的醛类化合物有甲醛、乙醛、丁醛、苯甲醛、丁烯醛等。醛类可经皮肤、呼吸道和消化道吸收入体。主要毒作用表现为呼吸道、皮肤、黏膜和眼睛的刺激作用和对中枢神经系统的抑制作用和麻醉作用。

(二) 缩醛类

缩醛是醇和醛的反应产物,又称醛缩醇,多为无色液体,具有特殊气味。在酸性条件下易水解生成醛。同样具有皮肤、黏膜的刺激作用和麻醉作用,但毒性比醛类轻微。

十四、有机酸和酸酐类

(一) 有机酸

有机酸是指具有酸性的有机化合物。常见的有机酸包括含有羧基(—COOH)的羧酸、含有磺酸基(—SO$_3$H)的磺酸、含有硫羧酸基(—COSH)的硫羧酸等。有机酸类多溶于水或乙醇,难溶于其他有机溶剂,部分有挥发性。一般情况下,羧酸为具有强烈刺激性气味的无色液体,磺酸类多为浅黄色的黏稠液体。有机酸类主要应用于有机合成过程和树脂、纺织、印染、医药、化妆品的制造。

常见的有机酸包括甲酸、乙酸、乙二酸、丙酸、油酸、甲基磺酸、十二烷基苯磺酸等。多为低毒或微毒类物质,可通过皮肤、呼吸道和消化道进入体内,引起呼吸道、皮肤、黏膜和眼睛的刺激作用和致敏作用,高剂量急性接触可引发喉头水肿。因误服有机酸类可引起不同程度的胃肠道反应和肾脏毒性,此外,有机酸类对体内的酶活性有一定抑制。

(二) 酸酐类

酸酐类是有机酸之间通过脱水缩合形成的衍生物,如两分子乙酸脱水缩合形成一分子乙酸酐(C$_4$H$_6$O$_3$)。一般情况下,酸酐类大多为有刺激性气味的无色液体。常见的酸酐如乙酸酐、丙酸酐、丁酸酐、苯酐等。酸酐的毒性一般为低毒或微毒,并与脱水缩合前的成分有关。酸酐类的毒性特点类似于有机酸,其蒸气的刺激性更强。

十五、酰胺类

酰胺类是有机酸与氨基或羟氨基反应脱水缩合而成的有机化合物,是一种较弱的碱。一般情况下,部分酰胺类化合物为略有氨味的无色液体,部分为固态。酰胺在生产中常作为有机合成的中间体,并广泛应用于塑料、树脂、医药、农药行业。

常见的酰胺类化合物有甲酰胺、N-甲基甲酰胺、N,N-2甲基甲酰胺、N,N-2乙基甲酰胺、乙酰胺、N-甲基乙酰胺、N,N-二甲基乙酰胺、N-甲基丙酰胺等。酰胺类可以经皮肤吸收,也可经呼吸道和消化道进入体内并蓄积,毒性多为低毒,少部分有中等毒性。酰胺类对呼吸道、皮肤、黏膜和眼睛具有一定刺激性,偶可致敏,急性中毒可见类神经症和中枢神经系统抑制症状。经口误服可导致胃肠道反应,肝、胆和肾脏损伤。部分酰胺类有致畸作用。

十六、酯类

酯类是无机酸或有机酸与醇进行酯化反应脱水而成。一般情况下,酯类化合物多是中性无色液体。多数酯类化合物难溶于水,低碳的饱和一元酸酯有水果香味。酯类常作为溶剂应用于塑料、纤维、树脂、胶类、香水、化妆品等加工制造业。

常见的酯类有甲酸甲酯、甲酸乙酯、甲酸正丁酯、乙酸甲酯、乙酸乙酯、乙酸戊酯等。酯类化合物除少数几种为剧毒、高毒类外,大多均属微毒至中等毒类,也有很多是无毒的,可经呼吸道、消化道和皮肤吸收,部分有体内蓄积作用。短期低浓度接触,一般无刺激性症状。接触较高浓度后,呼吸道、皮肤、黏膜和眼睛有刺激症状。过量吸入可出现中枢神经系统抑制症状和胃肠道反应,部分人员出现贫血和过敏反应症状。

十七、腈类化合物

腈类化合物是指含有氰根的有机化合物。腈类化合物可分为腈类(乙腈、丙腈、丙烯腈)、异腈类(甲肼、乙肼)、氰酸酯类(氰酸甲酯)、异氰酸酯类、硫氰酸酯类、异硫氰酸酯类等。腈类化合物是重要的化工原料,广泛应用于药物制造、合成纤维、橡胶和塑料、电镀等行业。具有强烈的香气,比醛类的气味更辛辣。

常见的腈类化合物有乙腈、丙腈、丁腈、苯乙腈、己二腈等。腈类化合物与无机氰化物大多为中等、高毒性,毒性大小与在体内代谢释放的氰离子量相关。其对动物的毒性因种属不同而差异明显,对狗和豚鼠的敏感性比兔、小鼠敏感,人的敏感性居中。腈类化合物经呼吸道、消化道、皮肤进入体内,通常无明显蓄积作用。其释放的氰离子(CN^-)可抑制细胞内的细胞色素酶、过氧化物酶、琥珀酸脱氢酶、乳酸脱氢酶等多种酶类活性,并与氧化型细胞色素氧化酶中 Fe 结合,阻断呼吸链,导致氧无法被细胞利用、ATP 合成减少,最终细胞能量不足而死亡。腈类化合物急性中毒造成中枢神经系统损伤症状,短期接触出现头晕、头痛、胸闷、心悸症状,可伴有眼部、呼吸道刺激表现。轻度中毒还可出现恶心、呕吐、乏力、手足麻木,重度中毒可出现意识障碍、痉挛、肺水肿、呼吸浅无规律、发绀等表现。此外,全血 CN^- 水平升高、血浆乳酸水平升高和 pH 值降低也是腈类化合物中毒的特点。

十八、含硫化合物

含硫化合物是指含有硫原子的化合物,其中含硫有机化合物常见的有二硫化碳、二甲硫醚(甲硫醚)、噻吩、正丁硫醇、二甲基亚砜、环丁砜、二甲基砜等。通常为无色液体,部分如二硫化碳、甲硫醚、正丁硫醇等有刺鼻或恶臭等特殊气味,噻吩具有刺鼻的芳香气味。

含硫有机化合物多为低毒性,可经呼吸道、消化道和皮肤黏膜进入体内。如:二硫化碳急性中毒通常损伤中枢神经系统,引起头晕、头痛等神经系统症状和眼睛、呼吸道刺激表现,进一步出现步态不稳、共济失调等醉酒样反应或情绪高涨等神经系统兴奋表现。二硫化碳慢性接触还可导致周围神经系统损伤,可伴有四肢感觉障碍、无力、肌张力减弱消失等。

十九、氮杂环和其他含氮化合物

氮杂环类化合物具有环状结构,成环的原子除碳以外,还含有氮元素的化合物,其中的氮原子称为杂原子。杂环按照结构可分为单杂环和稠杂环(为杂环之间或杂环与苯环稠合形成)。常见的氮杂环化合物包括吡咯(氮杂茂)、吡啶、甲基吡啶、吗啉、喹啉(苯并吡啶)、四氢吡咯等。氮杂环化合物多为无色液体,通常带有臭味,如吡咯具有三氯甲烷气味、吗啉和四氢吡咯具有氨臭、吡啶和四氢吡啶等具有特殊臭味。氮杂环化合物根据其结构的不同具有各自的化学用途,主要用于化学合成加工溶剂、有机合成中间体、医药合成原料等领域。

氮杂环类化合物毒性多为中等以上毒性,经消化道、呼吸道和皮肤进入体内。如甲基吡啶毒性大于吡啶,但毒作用基本类似,急性接触可出现疲乏、嗜睡、共济失调、意识丧失等神经系统抑制作用,还可导致恶心、呕吐、腹泻等胃肠道反应,虚脱及体重减轻。吗啉可刺激皮肤、黏膜、角膜,并出现肝肾损害。

(苏泽康)

参考文献

［1］江朝强.有机溶剂中毒预防指南［J］.防腐保温技术,2006,14(2):1.

［2］黄先青,张艳芳.化学中毒与检验［M］.北京:人民卫生出版社,2016.

［3］程能林.溶剂手册［M］.5 版.北京:化学工业出版社,2015.

［4］YARBOROUGH C M. Toxicology of Solvents［J］.Journal of Occupational and Environmental Medicine,2002,44(8):784-785.

第三章

有机溶剂的理化性质

第 一 节 感 官 指 标

感官指标(sensory index)是指身体感受器对于外界来源的声、光、电、温度等性质的个体化感受反应,是多种感受器感觉的综合,主要指外观、色度、形态、气味等。凭借有机溶剂的感官指标,可辨别有机物的性质和种类,反映有机物量的多寡。

有机溶剂大多为中小分子量的物质,化学键以氢键、分子间作用力等为主,其物理性质常与分子量大小关系密切,大多具有较低的熔点和沸点,在常温常压下多为气态或液态,少数为固态。

有机溶剂的颜色与溶剂中有机物的组成成分和结构密切相关。常见的有机溶剂多为无色,因为大多数有机物为饱和碳氢化合物,其成对电子形成 σ 键只能吸收波长较短的远紫外区域光。除此以外,饱和碳氢化合物中的氮、氧、卤素和硫等衍生物还可以形成孤对电子的 ρ 键,ρ 键比 σ 键更易受到激发,但吸收波长仍处在远紫外区域,因此也呈现无色。不饱和化合物中往往含有 π 键,较 ρ 键更易激发,使得吸收波段朝长波方向移动至紫外光或可见光区域,此类分子在紫外-可见光区域产生吸收的基团被称为生色基团。常见的生色基团有酮基 R2C=O(270nm)、醛基-CHO(293nm)、氮氮三键-N=N-(410nm)、氮氧双键-N=O(300nm)、碳硫双键-C=S(620nm)和碳氮三键-C≡N(160nm)等,多个生色基团的共轭键和大 π 键的形成使得吸收波段逐渐朝可见光区域移动,并依次产生淡黄、黄绿、棕黄、棕色、青色、蓝色、红色等颜色。另外,有机溶剂的离子化和有机物结构的空间效应也同样影响有机溶剂的颜色。

有机物的嗅味与气味常常是鉴定有机物的辅助依据,有机溶剂的嗅味不同,其应用也不同,如臭味剂、香味素等。随着气味理论的发展,如香化学理论、吸附理论、象形的臭味理论、振动理论和立体化学学说等,发现有机溶剂具有特别气味的通常满足以下几个条件:①具备挥发性,挥发的有机物到达鼻黏膜产生感受;②需要既溶于水又溶于脂;③分子量在26~300道尔顿(Dalton,Da)范围的有机化合物气味明显;④分子中的某些原子或原子团(位于周期表中Ⅳ至Ⅶ族,如 C、Si、N、P、O、S、F、Cl 等)称为发臭基,产生气味;⑤折射率在 1.5 左右;⑥拉曼效应测定波长大多在 1 400~3 500nm 范围。

有机溶剂的气味还与分子结构和分子量有关,在同类化合物中低级化合物的嗅味依赖于所含的发臭基。低级的直链饱和烃几乎没有气味,低级的含氧衍生物如醇、醛、羧酸等气味微弱(甲醛除外)。中级的化合物有气味,并随碳原子数量增加气味增强,14碳以上的则无气味。

芳香烃有相似的气味,芳香环上有侧链的气味增强,而不饱和侧链比相应饱和侧链气味更强烈,若侧链出现卤素原子取代,则气味显著增强。对于类似分子结构的有机物,不饱和键有着更强烈的气味,如:苯比环己烷气味强烈、丙烯醛比丙醛气味强烈、乙烯或乙炔比乙烷气味强烈。在苯的衍生物中有相同类型 R 基团($-CHO$、$-NO_2$、$-CN$)存在时,有着相似的气味,如苯环中引入 R 基团具有苦杏仁味等(表3-1)。

表3-1　有机化合物按气味大致分类

气味	有机化合物
醚香	链状烃,卤代烷,硝基链烷(含碳原子至5个),醇类(含碳原子至3个),醚类(直链含碳原子至8个)
葱蒜气味	直链硫醇,硫醚,硫醛,硫酯类,直链二烷基硫化合物,二烯基一硫化合物,三硫化物
青香	不饱和的直链醇类、醛类和酯类(含碳原子1~5个),酯类(含碳原子2~10个),直链酮类(含碳原子5~10个)
酸败油脂气味	含碳原子5~15个的直链不饱和醛类,含碳原子4~15个的脂肪酸类,含碳原子10~15个的醇类和酯类及甲基甲酮类
焦腐气味	苯型烃类,酚类,甲酚、二甲酚及低碳醚类,有取代基的二氧基呋喃和吡喃类化合物
芳香辛香气味	有取代基的苯型和脂环(中等环)的衍生物,其中的取代基为羟基、甲氧基、亚甲二氧基、羰基、丙烯基或烯丙基
芬芳花香	由碳原子2~8个的链和官能团形成的有取代基的环(中等环)状,并具有共轭体系,官能团为醇基、(酯类)羰基、羧基
木香	具有碳原子12~17个以及官能团的二环或三环系统和共轭化合物,官能团为醇基(酯)、羰基
麝香香气	大环(含碳原子14~18个)和共轭体系结构的化合物,并有露出的官能团,如醇基、醚基、羰(酯)基和硝基
呕吐气	吡咯、吡啶、喹啉、吲哚和低级同系物,甾族类和共轭体系化合物,有机二胺基和胺基硫化物等

第二节　分　子　量

分子量,又称相对分子质量(relative molecular mass,Mr),是指化学式中各个原子的相对原子质量(relative atomic mass,Ar)的总和,用符号 Mr 表示,单位是1Da。有机物主要由碳、氢两种元素组成,还可以含有其他杂原子,如氧、氮、硫、磷、氟、氯、溴、碘、铜、铁等。在天然有机化合物中,碳、氢、氧、氮是最重要的组成元素。红外光谱、磁共振氢谱和质谱的配合使用有利于辨别有机物分子式,而有机物的分子量往往作为有机物识别和鉴定的重要依据。

碳与氢组成的有机物,其分子量最高的饱和分子式为 C_nH_{2n+2},最低分子量至今未确定。炔类和稠环芳香烃类物质,其分子量一般不低于 1/2n,高度不饱和的有机物分子量大多较小,分子量在 200Da 以内。

碳与氧组成的有机物,绝大部分情况下氧原子个数与碳原子个数相同,如六碳糖($C_6H_{12}O_6$),化学式中氧分子量的最高值常常为 O_n,而最低值可以为零。存在个别特殊情况如甲酸(CH_2O_2)、草酸($C_2H_2O_4$)等,氧原子数是碳原子数的两倍,这些特殊分子的分子量多在 100Da 以内。

氮元素较为特殊,因其奇数的电子数、化合价和偶数的原子质量,出现了较为特别的"氮规则",即分子量为偶数的有机物通常不含氮或含有偶数个氮原子,分子量为奇数的有机物通常必然含有氮元素且只含有奇数个氮原子(分子量超过 1 000Da 时,各原子质量尾数之和可能使之进位 1Da 或更多,运用氮规则时不计尾数进位)。另外,氮元素在参与有机物构成时往往带有同原子数的氢原子进入有机物分子。对于同时含有碳、氮、氧三种元素的有机物而言,假设氮原子的个数最高的情况,分子量在 100Da 时氮原子数常常不超过两个,分子量每增加 100Da 增加两个氮原子,该规律能覆盖绝大多数天然含氮元素有机物的分子式,其最低的氮原子数可为零。

有机物含有其他杂原子的分子式在计算的过程中,往往只需要在碳、氮、氧分子式计算的基础上,减去杂原子并根据化合价补足氢原子即可。有机物分子的分子量与分子式的分布具有一定规律,随着分子量增大,分子中的碳原子数也增加,构成分子的最大碳原子数增加斜率较快,最低碳原子数增加斜率较慢,另外其分子量越大,对应的有机物种类也越多。有机物分子中还有一类高分子化合物(macromolecular compound),是指由众多原子或原子团主要以共价键结合而成的相对分子量在 10 000Da 以上的化合物。由于高分子化合物多是由小分子通过聚合反应而得,常被称为聚合物或高聚物,用于聚合的小分子则被称为"单体"。

有机溶剂中毒特点、外暴露剂量、内暴露水平等均与分子量有关。小分子量的有机溶剂因为分子间作用力较小易挥发,多由呼吸道暴露。有机溶剂挥发或蒸发后的空间分布受到分子量影响,分子量相对较大的有机溶剂蒸气密度相对更大,因而更容易下沉,当达到呼吸道高度时可被吸入。低分子量的有机溶剂更易穿透皮肤角质层进入体内。

第三节 燃点、闪点与爆炸极限

大部分的有机物易燃,如烃类、腈类、胺类以及低级的醇类、酸类、醛类和醚类,这是由于有机物都是共价化合物,碳碳键和其他的共价键在高温下易断裂。

可燃的液态有机物通过挥发成蒸气状态进入空气中。温度越高,挥发越快。当挥发的蒸气和空气的混合物与火源接触能够闪出火花时,这种短暂的燃烧过程称为闪燃,发生闪燃的最低温度称为闪点。液体闪点是引起火灾的最低温度,闪点越低,引起火灾的危险性越大。

无论是固态、液态或气态的可燃物质,如与空气共同存在达到一定温度时,与火源接触就会燃烧,移去火源后会继续燃烧。这时,可燃物质的最低温度称为燃点,也称着火点。一般液体燃点高于闪点,易燃液体的燃点比闪点高 1~5℃。

爆炸极限,又称爆炸浓度极限,包括上限和下限。当有机的可燃物质(可燃气体、可燃液体蒸气态)与空气(或氧气)在一定的浓度范围内均匀混合,形成预混气,遇着火源才会发生爆炸的浓度范围称为爆炸极限。

第四节　密度与相对密度

密度是指在一定温度下单位体积中物质的质量,是反映物质紧密程度的物理量,用来鉴别不同物体的组成和成分。有机物的密度与有机物的状态、结构和分子量等相关。

相对密度是指物质的密度与参考物质(一般为空气或水)的密度在各自规定的条件下之比,符号为 d,无量纲量。当以空气作为参考物质时,在标准状态(0℃和101.325kPa)下干燥空气的密度为 1.293kg/m³(或 1.293g/L)。通常情况下,气态有机物的分子量超过 29Da 时,其密度大于空气密度。对于液态有机物而言,烃类有机物(烷烃、烯烃、炔烃、芳香烃等)的密度通常小于水,且随着碳原子数目增加密度逐渐增大。此外,低级酯类、一氯代烃、乙醚、乙醇、低级醇、乙醛等密度比水小,羧酸类、卤代烃类(除一氯代烃)、硝基苯、溴苯、四氯化碳、三氯甲烷、溴代烃、乙二醇、丙三醇等密度比水大。卤代烃、醇类有机物随分子中碳原子数的增加,氯元素、氧元素的质量分数降低,密度逐渐减小。

有机物的密度与其毒作用方式有关,气态有机物的密度超过空气密度时积蓄在地面,处于地势较低的劳动者易接触。当密度小于空气密度时蓄积于室内的屋顶,更接近人体呼吸带高度,易通过吸入途径接触。如二硫化碳蒸气密度比空气大,在空间中呈梯度分布,空间位置较低的接触者易发生中毒。

第五节　溶　解　性

溶解性是指物质在一种特定溶剂里溶解能力大小的特性,表示固态或气态物质与液态物质相混合的能力。有机物的溶解性受相似相溶原则和化学结构的影响。通常用溶解度对物质的溶解性进行描述,溶解度是指在一定温度下,某固体物质在 100g 溶剂里达到饱和状态时所溶解的质量。根据溶解质量分为易溶(>10g)、可溶(1~10g)、微溶(0.01~1g)、不溶或难溶(<0.01g)。

有机化合物中,根据有机物溶解于水和脂类的能力分为亲水性、亲脂性和两性分子。化学组成相类似的物质更容易溶解,极性物质易溶于极性物质,非极性物质易溶于非极性物质。水溶性分子往往含有亲水基团,如醇类、酚类、醚类、酸类等,脂溶性分子往往不含亲水基团,也无法通过氢键等化学键与水分子形成作用力。两性分子既可以与水溶性物质相溶,也可以与脂溶性物质相溶。

有机溶剂的溶解性和其毒性息息相关。吸入的有机溶剂水溶性越强,越易滞留于上呼吸道,脂溶性越强越易进入下呼吸道和肺部造成损害。有机溶剂与皮肤接触后,其脂溶性可以影响皮肤上的油脂保护层,较强的两性溶剂洗脱后容易导致皮肤脱水。吸收入血的有机溶剂,选择脂肪含量较高的靶器官(如神经系统)蓄积,脂溶性有机溶剂更易储存于脂肪或通过血脑屏障进入大脑。此外,水溶性有机物及其代谢物更易随尿液排出,脂溶性较强的有机物排泄速度较慢,更易蓄积引起慢性毒效应。

第六节 挥发性和蒸发速度

有机溶剂大多易挥发,暴露途径以吸入为主。挥发性有机溶剂通常指在常温下,沸点50~260℃的各种有机化合物。在我国,挥发性有机物(volatile organic compounds,VOCs)是指常温下饱和蒸气压大于70Pa、常温下沸点在260℃以下的有机化合物,或在20℃条件下,蒸气压大于或者等于10Pa且具有挥发性的全部有机化合物。大多数有机溶剂吸入后有40%~80%在肺内滞留,体力劳动可使肺部摄入量增加2~3倍。

蒸发是指液体表面的气化现象,蒸发速度指同一时间从液面逸出的分子数和液面外进入液体的分子数的净逸出量。有机溶剂的蒸发速度受多方面因素的影响,如溶剂分子量大小、外界温度、溶剂热导率、蒸气压、表面张力、密度等。一般根据溶剂的沸点判断其蒸发速度。蒸发速度的大小可以用比蒸发速度(以乙酸丁酯为100进行比较)来表示。

有机溶剂挥发与其所致疾病的发病特点有关,也与吸入后出现的呼吸道损害相关。有机溶剂较易挥发,短时间吸入高浓度的有机溶剂可引起急性中毒,甚至瞬间死亡。经吸入途径进入机体的有机溶剂刺激呼吸道黏膜,导致呛咳,甚至引起化学性肺炎和肺水肿。

第七节 氧 化 性

有机溶剂的氧化性取决于其中有机物的氧化性。有机物的氧化性即有机物获取电子的能力,通常来源于有机物特异性的结构和基团。常见的氧化性较强的有机溶剂包括有机过氧化物类、二氯二氰基苯醌、氧化吡啶、硝基化合物、酮类、二甲基亚砜。含酸性基团和羟基等有机物具有较弱的氧化性。

有机物的氧化性越强,进入人体后更易引起氧化应激(oxidative stress,OS),从生物大分子、亚细胞、细胞、组织等不同层面引起机体损害和炎症。通常引起脂质过氧化(lipid peroxidation)、丙二醛(malondialdehyde,MDA)形成、超氧化物歧化酶(superoxide dismutase,SOD)活性与还原型谷胱甘肽(glutathione,GSH)水平改变等。另外,有机物的氧化性还会攻击生物大分子如DNA,造成DNA分子的遗传损伤。出现遗传损伤的DNA分子不利于修复,损伤积累易引发细胞的突变或癌变。

与有机物氧化性相对的是有机物的还原性或抗氧化性。生活中常见的抗氧化性较强的有机物主要有维生素C、维生素E以及植物化合物类有机物,它们具有较好的抗氧化、抗衰老、美白、防癌、降低胆固醇和免疫调节功能。植物化合物类可根据其有机物的结构和功能分类,如类胡萝卜素类、植物固醇类、皂苷类、芥子油苷类、多酚类、植酸等。

(苏泽康)

参考文献

[1] 黄小凤,李中林.有机化合物的气味与分子结构关系的进展[J].香料与香精,1983(2):1-23.

[2] 梁莉莉,郑子山.物质显色的内在规律及机理[J].闽南师范大学学报(自然科学版),2017,30(2):34-38.

[3] 丛浦珠.有机化合物分子式的组合方式和分布规律的研究及其应用[J].质谱学报,1995(4):44-53.

[4] 杨巍巍,邓航,李娇,等.植物多酚化合物抗氧化损伤研究进展[J].现代食品,2020(16):74-78.

［5］唐毓,李丽,周平和,等.天然植物中黄酮类化合物的研究进展［J］.现代畜牧兽医,2016(5):45-50.

［6］朱可桐.利用分子动力学估算液体蒸发速度［J］.中国高新科技,2018(21):76-78.

［7］李崇磊,王凡,刘薇,等.挥发性有机物混合暴露对小鼠脑组织的氧化损伤及学习记忆能力的影响［J］.生态毒理学报,2012,7(4):367-372.

［8］于仲波,吴南翔,陈琼姜,等.烹调油烟挥发性有机物对人胚肺成纤维细胞的氧化应激效应研究［J］.生物技术通讯,2008,19(2):225-228.

［9］ROSÁRIO FILHO N A,URRUTIA-PEREIRA M,D'AMATO G,et al. Air pollution and indoor settings［J］. World Allergy Organ J,2021,14(1):100499.

［10］STALTER D,TANG J Y,ESCHER B I. Bioanalytical and chemical assessment of the disinfection by-product formation potential:role of organic matter［J］. Water Res,2013,47(14):5409-5421.

［11］程能林.溶剂手册［M］.5版.北京:化学工业出版社,2015.

第四章

有机溶剂使用与接触机会

有机溶剂作为人类生活、工作中必不可少的部分,职业人群与普通居民均有机会接触。工作场所中,作为原辅材料、副产品或产品,在生产、加工与使用过程中,可能会污染环境,经呼吸道、消化道、皮肤等多种途径进入人体,引起职业接触和职业健康损害,甚至可导致职业病。在生活环境中,由于有机溶剂污染源的排放、污染物未及时清除、污染物的生物蓄积与迁移、持久性有机污染物迁徙等多方面原因,越来越多的有机溶剂长期低剂量与人类生活环境共存,生活环境中的人类、动物乃至生态系统都可受到生活环境中有机溶剂的影响。多种有机溶剂复合污染的环境,也十分常见。

第一节 职业环境有机溶剂污染

一、涂料工业

涂料工业是国家经济建设中不可缺少的重要行业,同时也是一个易燃易爆并可能对环境造成一定污染的行业。涂料主要由成膜物质、颜料、溶剂、助剂四部分组成。有机溶剂在涂料工业中起着很重要的作用,大约占涂料用材料的 47%。

涂料所使用的有机溶剂根据涂料的种类不同而不同,其中的有机成分来自溶剂、助溶剂、稀释剂和增塑剂等。根据涂料有机原料的来源和性质功能可大致分为天然油性涂料、合成树脂涂料、纤维素类涂料和脱漆剂。

天然油性涂料包括石油系烃类(煤油、汽油、粗汽油等)、煤焦油系烃类(苯、甲苯、二甲苯等)和植物性烃类(松节油、樟脑油等)三大类。石油系烃类溶剂原料丰富,价格相对低廉。天然油性涂料对干性油、树脂的溶解能力通常较大,常为无色或浅色,并具有适当的挥发速度,蒸发后无恶臭。

合成树脂涂料是由人工合成的一类高分子聚合物,包括乙烯类树脂、丙烯酸类树脂等热塑性树脂和醇酸树脂、尿素树脂、酚醛树脂等热固性树脂。为黏稠液体或加热可软化的固体,受热时通常有熔融或软化的温度范围,在外力作用下可呈塑性流动状态,某些性质与天然树脂相似。合成树脂最重要的应用是制造塑料,还是制造合成纤维、涂料、胶粘剂、绝缘材料等的基础原料。为便于加工和改善性能,常添加助剂,有时也直接用于加工成形。

纤维素类涂料亦称纤维素漆,是以纤维素酯或纤维素醚为成膜材料的涂料。对纤维素衍生物、树脂具有一定溶解性,挥发速度适中,蒸气无毒害和刺激性臭味,具有较好的稳定性。根据对纤维素衍生物的溶解性可分为溶剂、助溶剂和稀释剂。

脱漆剂是由芳香族化合物、高溶解力溶剂配合而成的液体,具有极强的溶解漆膜的能力,脱漆速度快,效率高,可去除的涂层种类范围较宽。脱漆剂可分为有机可燃性脱漆剂(苯、汽油、石蜡、醇、醚、苯胺、丙酮等)和以氯代烃为主的有机阻燃性脱漆剂(二氯甲烷、三氯甲烷、四氯化碳、二氯乙烷、三氯乙烯等)。

溶剂型涂料中的挥发性有机物(VOCs)排放会造成环境污染,参与大气颗粒物的二次生成。煤焦油、苯、二氯甲烷、二氯乙烷、甲醛等具有致癌作用。乙二醇、乙二醇单乙醚有致畸作用。乙二酯二乙醚、醋酸丁酯等可引起肾脏损伤。部分烃类可影响免疫系统和造血系统。甲醛可引起呼吸系统、眼睛等刺激症状,甚至肺水肿及肝肾毒性等。环己酮可影响胚胎发育、致肝肾毒性,还可致白内障。乙二醇可导致视觉神经受损及视力模糊。

排放到大气中的VOCs在太阳紫外线作用下,进一步发生光化学反应,产生多种活性物质,与大气中的氮氧化物及硫氧化物等进一步反应生成酸性物质。这些反应促使有机污染物转化为毒性更大的污染物,如光化学烟雾,对生态环境及人类健康构成更严重的威胁。

涂料工业的技术创新以高分子科学为基础,应用现代生物工程技术、膜分离技术、超临界萃取技术、分子蒸馏技术等,期待开发出清洁原材料、涂料清洁生产配方、新工艺技术和设备、绿色环保产品。随着绿色涂料、负离子涂料等新产品的出现,涂料工业将沿着高效、环保、健康的多功能化方向可持续性发展。

二、油脂与医药工业

(一) 油脂工业用溶剂

油脂工业中,把油脂原料进行萃取、精制等,促使油脂成分高度利用的方法有物理压榨、化学萃取等。化学萃取过程将油脂原料用溶剂处理,使得油分浸析出来,是油脂加工中最高效的方法,尤其适用于含油量低的大豆、蓖麻、橄榄等,可以较好地控制残油量。化学萃取的方法采油率虽然高,但是因其残留的气味和溶剂分离困难,一般先使用物理压榨法,再通过化学萃取的方法萃取出残油。

油脂萃取所使用的有机溶剂大多具有较好的脂溶性,有较低较窄的沸点范围以保证回收效率。另外,多为低毒、无毒和性质稳定的有机物。常用的油脂萃取溶剂有石油醚、苯、三氯乙烯、四氯化碳、戊烷、己烷、庚烷、辛烷、乙醇、二硫化碳等。

(二) 医药工业用溶剂

有机溶剂在医药工业中普遍使用。生物制药过程中,需要通过大量的有机溶剂,经过浓缩萃取、浸析、洗涤等途径分离纯化和精制药物,如乙醇、乙醚和丙酮在微生物、激素、抗生素等的浓缩精制过程中常被使用。在化学合成药物过程中,除了将有机物作为原料以外,还作为中间产物、溶剂和反应的载体等广泛运用。在制剂生产中,固体制剂、液体制剂、注射剂与滴眼剂、涂膜剂、气雾剂、浸出制剂等都会使用有机物,如甲醇、甲醛、乙醇、丙酮、异丙醇、石油醚等。在药厂质检与研发实验室中,也常常使用乙醇、甲醇、乙醚、石油醚等有机溶剂。

药物制造过程之后残留的有机溶剂的可接受量,对于患者来说是应容许摄入的安全剂量。根据危险性评估可将有机溶剂分为三类,以限制其在医药工业中的使用。第一类溶剂是已知可以致癌并被强烈怀疑对人和环境有害的溶剂,应避免使用这类溶剂;第二类溶剂是无基因毒性但有动物致癌性的溶剂,应该限制其在医药工业中的使用;第三类溶剂是对人体低毒的溶剂,急性或短期研究显示该类溶剂毒性较低,基因毒性研究结果呈阴性,但尚无这些溶剂的长期毒性或致癌性的数据。需要根据可接触剂量或每日容许接触量等,在安全范围内适量使用。

三、橡胶工业

橡胶工业是传统工业之一,包括天然橡胶(生胶)加工与硫化橡胶、合成橡胶的制造,随着工业化进程加快和生产力水平的提高,其对环境的污染和健康的影响也得到越来越多的关注。有机溶剂在橡胶工业中使用广泛,在橡胶精制过程中可作为增塑剂、脱硫剂使用;在橡胶加工过程中可作为涂装溶剂、喷漆用溶剂、黏结剂溶剂等。另外,橡胶工业中促进剂、防老剂、软化剂的使用等都离不开有机溶剂。

橡胶工业的有机溶剂危害源头主要集中在胶浆制造和刷浆两个环节。例如,有代表性的氯丁胶浆,常常使用苯、甲苯等芳香烃溶剂或二氯乙烷等氯化溶剂,这两类溶剂都具有较大毒性。国际上也把橡胶加工所用的原材料根据毒性分为 A、B 两个等级,其中 A 级毒性较小,B 级毒性较大。橡胶工业中常用的有机溶剂,除了进入体内对人的毒作用外,因其燃点较低,易燃易爆也是造成伤害的原因。当空气中的溶剂挥发气体浓度达到爆炸范围时,任何火种均能引爆。目前,合成橡胶工业技术正朝着低毒替代高毒、无毒替代低毒、单一溶剂替代混合溶剂、尽可能采用脂肪烃溶剂和尽量不使用溶剂的方向发展。

四、石油工业

随着科学技术的进步,石油工业得到了很大发展,废水、废气和废渣的处理也得到了很大改善。有机溶剂在石油工业中通过其萃取、脱蜡、脱沥青等作用,主要用于石油烃的精制。例如,润滑油的精制,柴油机燃料油、煤油及其他特殊油的精制等。

石油工业中存在的有机溶剂,常见的有乙二醇、丙烷、丁酮、脂肪族醇、苯酚、甲酚、苯胺、硝基苯、二氯乙醚等。这些有机物可存在于工业废水之中,因残余沸点较低而蒸发形成 VOCs 废气。

五、纤维工业

有机溶剂和纤维工业关系十分密切。纤维原料脱脂、脱蜡、脱树胶的精制,纺丝、纺织时的润滑、软化、增塑,染色印刷时的染料分散,合成纤维和薄膜制造等过程,都离不开有机溶剂。纤维工业常用的有机溶剂包括乙二醇一丁醚、卡必醇、乙二醇、二甘醇、二氯乙醚、二氯乙烷、三氯乙烯、四氯化碳、甲酸、乙酸、乳酸、己烷、溶剂汽油等。纤维素的超分子结构使得其较难溶于一般溶剂,制约了纤维工业的发展。在纤维工业的发展中,尤其关注可快速溶解的纤维素,以及成本低廉、可循环利用的绿色环保溶剂。

六、洗涤用溶剂

加工制造业中常见的洗涤包括干洗和对于金属表面的脱脂处理等。干洗是将织物在溶剂中搅拌,利用溶剂将织物中的油脂萃取,之后通过离心、蒸馏、脱色,将织物中的油脂去除收集的过程。干洗用的溶剂,化学性质较稳定,毒性通常较小或无毒,目前使用较多是工业用汽油、200号汽油等石油系溶剂和四氯化碳、三氯乙烯、六氯乙烷等氯代烃类溶剂。

金属在进行表面涂装、电镀和其他处理前需保证表面的清洁,在金属表面前处理中,需借助有机溶剂对金属表面进行脱脂。一部分金属表面脱脂前处理采用碱性皂化脱脂的方式,另一部分非皂化性油脂的去除多依赖有机溶剂。在金属表面清洗所使用的有机溶剂中,常见的有挥发油、煤油等石油系溶剂以及醇类、苯、甲苯、三氯乙烯、四氯乙烯等。

七、波谱分析用溶剂

波谱分析是分析测定化合物结构和含量较为精准和有效的方法。由于部分有机溶剂对某些特定波长的光具有较小的吸收量,可以避免"溶剂效应"的影响;部分不含质子的溶剂在磁共振中可避免磁共振吸收的出现,因而有机溶剂也广泛运用于波谱分析中,作为待测物质的溶剂。

紫外光谱中常用的有机溶剂主要有饱和烃(环己烷、己烷、异戊烷)、醇(乙醇、甲醇)、醚(乙醚)、四氯化碳、三氯甲烷等,其对近紫外区域不产生吸收。红外光谱中常用二硫化碳、四氯化碳、氯仿等极性较小的有机溶剂,以尽量避免在红外区域的吸收。核磁共振谱(nuclear magnetic resonance spectrum,NMR spectrum)中常用二硫化碳、四氯化碳、重氯仿($CDCl_3$)、重苯$[(CD_3)_2=O]$等不含质子的溶剂。拉曼光谱的分析用溶剂和红外光谱所用溶剂类似,但因为仪器装置不同而稍有差异。此外,液相色谱(liquid chromatography,LC)等色谱仪器分析也常常用到有机溶剂。

波谱分析中实验人员更易接触到这些有机溶剂,应当注意个人防护,做好实验室通风和日常安全管理。例如口罩、防护面具的使用,通风橱的使用和安全管理记录等。

八、有机溶剂在其他方面的应用

(一) 化学中间体

大多数有机溶剂既可以作为溶剂承载溶解物质,也可以作为制造合成业中的原料和中间产物。如光气,常用于农药、医药的有机中间体;在农药生产中,用于合成氨基甲酸酯类杀虫剂西维因、速灭威等,还用于生产多菌灵等杀菌剂及多种除草剂;光气还作为原料生产异氰酸酯类产品,如甲苯二异氰酸酯、二苯甲烷二异氰酸酯、多亚甲基多苯基多异氰酸酯等用于聚氨酸酯涂料;在染料工业中,光气是用于生产猩红酸等染料的中间体,还可作为原料生产工程塑料聚碳酸酯。

(二) 化学反应载体

溶剂是承载和容纳溶质的体系。在无机反应中,大部分无机物质在水溶剂中分散和发生反应;有机物发生有机反应时多数在有机溶剂中进行。当溶质不发生反应时,与分散溶质的有机溶剂互溶成溶液。

溶解溶质的有机溶剂根据反应和溶解能力不同而具有不同选择。往往要求:①有机溶剂不与其中的溶质反应;②有机溶剂能较好地溶解其中的溶质;③便于溶剂的回收等。常见的承载各种化学反应的溶剂有:①加氢反应:低级醇、乙酸、烃类;②氧化反应:乙酸、吡啶、硝基苯;③卤化反应:四氯化碳、乙酸、四氯乙烷、二氯代苯、三氯代苯、硝基苯;④酯化反应:苯、甲苯、二甲苯、丁醚;⑤硝化反应:乙酸、二氯代苯、硝基苯;⑥脱水反应:苯、甲苯、二甲苯、三氯乙烯;⑦磺化反应:硝基苯、二噁烷;⑧脱氢反应:喹啉、己二胺;⑨脱羧:喹啉;⑩缩醛化反应:苯、己烷。

(三) 黏结剂

黏结剂是可以连接同类和不同类材料的多种成分混合物,通常包括基料、固化剂、稀释剂、增塑剂、稳定剂、促进剂、增稠剂、防老剂等。

人类在远古时期开始用干枯的树脂粘贴物品,如沥青、牛皮胶、骨胶等。随着工业文明发展,高分子化学和石油化学制造的黏结剂得到了更广泛的使用。黏结剂包括硫酸盐、硅酸盐、硼酸盐等无机黏结剂和有机黏结剂。有机黏结剂利用有机溶剂的溶解作用使得接触表面软化、膨胀并结合。动物黏结剂、植物黏结剂、矿物黏结剂、天然橡胶黏结剂是天然存在的黏结剂。此外,还有人工合成的树脂型、橡胶型和混合型黏结剂。

(四) 防冻液

防冻液是一种含有特殊添加剂的冷却液,主要用于发动机冷却系统,防冻液具有冬天防冻、夏天防沸、全年防水垢和防腐蚀等优良性能。目前,国内外绝大部分防冻剂的化学成分是乙二醇的水基型防冻液。此外,防冻液还有许多其他种类,如有机物中的甲醇、乙醇、乙二醇、丙三醇、润滑油等,都可以作为防冻液的母液,加入适量纯净软水后配成。

(五) 刹车油

刹车油又称制动液,是液压刹车系统中传递压力以制止车轮转动所使用的液体,其成分主要是有机溶剂,通常具有较好的黏温性、较高的沸点、较低的凝固点以及稳定、耐腐蚀性能。刹车油一般有三种类型,蓖麻油-醇型、合成型和矿油型。蓖麻油-醇型的刹车油由精制的蓖麻油和 50% 左右的低碳醇调配而成。合成型的刹车油是用醚、醇、酯等掺入润滑剂、抗氧化剂、防锈剂等添加剂形成。矿油型的刹车油则用精制的轻柴油馏分加入稠化剂和其他添加剂形成。

第二节　有机溶剂的环境污染

一、农药

农药是用于防治病虫、杂草等有害生物及调节植物生长的化学制剂的总称。根据化学组成和结构的不同,农药可分为无机化合物和有机化合物,而其中较大部分为有机化合物,如有机氯、有机磷、有机砷、有机汞、氨基甲酸酯、拟除虫菊酯等。随着现代化水平提升和科技的发展,使用化肥和农药已经成为增加农作物产量、提高经济效益的重要手段,对于农药、化肥、除草剂等化学品的使用愈加普遍。有机化合物类农药的化学性质稳定,在环境中残留的时间比较长,短期内不易分解,且具有长距离迁移的特性,通常属于持久性有机污染物。因而农药是水体和土壤环境污染的重要原因。

此外,农药施用后一部分会直接或间接残存在谷物、蔬菜、果品、畜产品、水产品中,由于有机合成农药脂溶性强,进入人体后易在脂肪中蓄积,引起人体和动物免疫系统毒性、肝肾毒性、神经系统毒性、生殖发育毒性、内分泌干扰作用和其他组织器官不良影响等。

有机氯农药是含有一个或几个苯环的含氯化合物,也是农业上迄今为止生产和使用最广泛的一类有机合成农药。最主要的品种是滴滴涕,即双对氯苯基三氯乙烷(dichlorodiphen-yltrichloroethane,DDT)和六六六(六氯环己烷),其次是艾氏剂、狄氏剂和异狄氏剂。有机氯农药脂溶性强,进入人体后易在脂肪中蓄积,中毒出现头痛、头晕、乏力、意识不清、昏迷等神经系统症状,恶心、呕吐等胃肠道反应,以及心动过速、发绀、震颤、抽搐、体温升高等症状和体征。中毒后应迅速催吐洗胃,将皮肤清洗干净并对症治疗。

有机磷农药是含磷的有机物,有的还含有硫、氮元素,大部分是磷酸酯类或酰胺类化合物。有机磷农药相对易于分解,在环境中残留时间短,在动植物体中也不易蓄积。但可以抑制乙酰胆碱酯酶活性造成上吐下泻、大汗淋漓等毒蕈碱样症状、肌肉颤动的烟碱样症状和头昏、头痛等中枢神经系统症状,具有剧烈毒作用表现。

在我国,农药的使用曾经历了三次禁产禁用。第一次禁产禁用有机汞发生在 1971 年和 1972 年,因浙江地区发生多起有机汞中毒事件引起社会关注。有机汞禁用后,发展了其他高效杀菌剂,如托布津、甲霜灵等。第二次禁产禁用是于 1983 年起对六六六、滴滴涕的禁用,由于有机氯农药蓄积毒性愈发引起人们的关注,其禁用也从某种意义上促使了有机磷农药,如甲胺磷、对硫磷等的发展和使用。有机磷农药的使用,推动了我国农业生产的发展,但由于有机磷农药的大量应用,严重影响了人畜安全和生态环境,我国于 2007 年起实施第三次针对甲胺磷、对硫磷、甲基对硫磷、久效磷和磷胺 5 种高毒有机磷农药的禁止使用和销售。这一举措极大促进了低毒有机磷农药和其他低毒农药新品种的发展。

目前我国常用的低毒农药包括有机磷类的辛硫磷、乙酰甲胺磷,氨基甲酸酯类的西维因、速灭威,有机氯类的杀虫双水剂,菊酯类的溴氰菊酯、氯氰菊酯等。这些农药对人畜毒性小或无毒;易分解,不易造成环境和农产品污染。发展高效、低毒、低残留和安全的农药是必然趋势,更提倡无公害农药和生物源农药等。

二、环境激素

环境激素,又称环境内分泌干扰物(endocrine disrupting chemicals,EDCs),此类有机化合物可以干扰体内的内源性激素,增加众多健康风险。随着经济水平的发展,近年来 EDCs 已经成为继臭氧层空洞、全球变暖之后的第三大环境污染问题,被许多国家和组织关注。

EDCs 的来源可分为天然和人工合成两类,具体可来源于工业原材料、洗涤用品、化妆品、农药、包装材料等。因为生产和生活而排入大气、土壤和水等环境介质,并以不同的途径与机体接触进入体内。

大量动物实验和人群研究证明,EDCs 的暴露会造成内分泌系统、免疫系统、神经系统和生殖系统的毒性,甚至影响妊娠结局和胎儿发育,影响子代发育。常见的 EDCs 包括双酚类、烷基酚类、邻苯二甲酸酯类、高氯酸盐、多溴联苯醚类和多氯联苯类等。

双酚类是两个羟苯基之间由碳原子、硫原子或氧原子连接形成的化合物,主要包括双酚 A、双酚 F、双酚 B 和双酚 E 等。在生产环氧树脂、食品器皿、纸制品和牙科密封剂等日常用品中广泛使用。

多溴联苯醚类是溴代芳香烃类阻燃剂的一种,广泛应用于塑料、纺织品、电子工业和汽车等产品。环境介质中的多溴联苯醚类可通过生物富集作用进入机体,进而危害健康。

烷基酚类是酚烷基化后的化合物,包括壬基酚、辛基酚等。烷基酚类化合物具有良好的增强洗涤效果,通常用作洗涤剂添加剂的烷基酚类也可通过食物链进行生物富集,危害人类健康和生态环境。

邻苯二甲酸酯类是由邻苯二甲酸和不同的醇形成的酯类,主要包括邻苯二甲酸二甲酯、邻苯二甲酸二乙酯等。邻苯二甲酸酯类作为良好的增塑剂应用于玩具、化妆品、食品包装等产品。有机磷酸酯类可作为阻燃剂,用于喷涂泡沫保温材料、家具、塑料、电子设备和纺织品等。

随着环境介质中化学污染物种类的增多,新型的 EDCs 种类也日益增多。高效、特异地识别环境介质中的 EDCs,就显得尤为重要和必要,不仅需要高灵敏的分析技术、生物信息学技术、计算机分析技术、高通量检测技术等联用,还需要通过科学研究发现、政策法规制定、生态环境治理和公共卫生预防等相结合,才能有效控制 EDCs 的影响。

第三节　有机溶剂生活接触

一、食品添加剂

随着社会进步和生活水平的改善,人们对于食品的多功能、多品质的要求,促使食品添加剂得到飞速发展。食品添加剂是为改善食品品质,以及防腐和加工工艺的需要而加入食品中的物质。其可以满足食品感官(外观、触感、味道)和内在营养价值的需要,同时具有无毒的性质,也就是说在安全剂量范围内食用不会对机体健康造成危害。根据食品添加剂来源可以分为天然和化学合成物质两类,其中有机溶剂占较大比例。根据食品添加剂的用途,可以分为酸度调节剂、抗结剂、消泡剂、抗氧化剂、漂白剂、膨松剂、着色剂、护色剂、酶制剂、增味剂、营养强化剂、防腐剂、甜味剂、增稠剂、香料等。

我国明令禁止、不允许将化学和工业用的添加剂加入食品中。苏丹红是一种化学染色剂,并非食品添加剂,其化学成分中含有一种叫萘的化合物,该物质具有偶氮结构,这种化学结构性质决定了其具有致癌性,对人体的肝肾器官具有明显的毒性作用。苏丹红属于化工染色剂,在工业生产中常与石油、机油和一些工业溶剂混合在一起,起到增色的作用,且不容易褪色,非法加在食品中,主要是为了引起人们强烈的食欲。在食品中添加吊白块,意在"改善口感和美观度",但吊白块是化学原料,使用后会在食品中残留过高的有害物质,如二氧化硫和甲醛等,这些气体可导致头痛、乏力、食欲差等,因此国家严禁将吊白块作为添加剂在食品中使用。

为保证食品安全,对食品添加剂应实行严格科学的管理,需要制定并实施相应的管理制度。加强相关部门和人员关于食品添加剂的安全教育;通过媒体监督和曝光违法的食品添加行为。

二、日化品和化妆品

日化品是指日用化学品,其主要成分为有机溶剂,是人们平日常用的科技化学制品,包括洗发水、沐浴露、护肤品、护发素、化妆品、洗衣粉等。按照使用频率或范围划分为:生活必需品(或称日常生活用品)、奢侈品;按照用途划分为:洗漱用品、家居用品、厨卫用品、装饰用品、化妆用品等。

随着经济发展,我国日化行业迅速发展,建立了门类齐全的日化企业,日化品品种繁多,所含成分复杂,其中的有机溶剂成分占比较大。虽为日常所需,但同时也带来了健康隐患。例如,日常使用的沐浴露、润肤乳虽然能起到清洁护肤的作用,其中常含有二乙醇胺,被用作溶剂、乳化剂、洗涤剂、保湿剂。在护肤乳中,二乙醇胺被用作软化剂,但其易与产品中的硝酸盐发生化学反应,形成潜在致癌物亚硝胺。此外,二乙醇胺还可能对皮肤和黏膜产生刺激作用。

化妆品,是日化品中一个分类,通过涂抹、喷洒或其他方法,散布于人体表面部位,如皮肤、毛发、指/趾甲、唇齿等,达到清洁、保养、美容、修饰和改变外观或修正人体气味的化学工业品或精细化工产品。随着生活改善,化妆品市场成为日化品中愈加重要的一个分支。但化妆品中仍存在一些对人体健康有害的有机溶剂,例如,发用化妆品中的乙醇、有机过氧化物、苯二胺等和美容化妆品中的氢醌、甲醛树脂等。这些物质直接接触皮肤可引起皮肤过敏,长期接触可引起变应性疾病和皮肤癌等。

目前,我国提出了安全健康的"新日化"理念,要求从原辅材料选择到使用都保证与环境的友好相容,综合考虑环境友好、生态平衡和生活质量提升的结果。产品原料的选择以天然可再生绿色环保的化工原材料为主,尽量避免使用对人体和环境不利的化学品。

(苏泽康)

参考文献

[1] 杜玉彩.装饰涂料的物化特性与人体健康[J].山东轻工业学院学报(自然科学版),2006,20(2):87-91.

[2] 王万力.建筑涂料与环境和健康[J].四川建材,1998(5):17-18.

[3] 郭文录.建筑涂料与人体健康[J].化工新型材料,2002,30(12):38.

[4] 向福亮,李江,杨钊,等.水环境中典型内分泌干扰物研究进展[J].应用化工,2020,49(6):1557-1561,1567.

[5] 佘直.内分泌干扰物的鉴别标准研究进展[J].福建医药杂志,2020,42(6):137-139.

[6] 高宇,田英.关注环境内分泌干扰物,保护妇女儿童健康[J].环境与职业医学,2020,37(11):1037-1041.

[7] 贾瑞宝,孙韶华,王明泉,等.水环境中内分泌干扰物的检测评估及风险控制[J].中国给水排水,2017,33(18):33-38.

[8] 宋福,卢玲.化妆品与人体健康[C].北京日用化学工业学会.面向2049年北京日化工业发展与环境保护学术研讨会.2000:42-48.

[9] 张殿义.化妆品及个人护理品相关管理规定与标准新动态[J].北京日化,2005(4):1-5.

[10] 车晓恩,张永慧.化妆品研发过程中常见问题及解决对策[J].中国化工贸易,2018,10(36):230.

第五章

代谢

有机溶剂是一类在生产和生活中广泛应用的有机化合物,主要用于清洗、去油污、稀释和萃取,也用作原料以制备其他化学品。有机溶剂进入机体多分布于富含脂肪的组织和器官,如神经系统、肝脏等。机体对不同有机溶剂的生物转化能力不同,对不同有机溶剂的代谢速率也各不相同,有些可以被充分代谢,有些则几乎不被代谢。生物转化与有机溶剂的毒作用密切相关,如正己烷的毒性与其主要代谢产物 2,5-己二酮有关。有机溶剂的原形物主要经呼出气排出体外,人体的有机溶剂主要以代谢物形式由肾脏排出。

第一节　有机溶剂的吸收、分布

有机溶剂的吸收与分布因接触方式和接触剂量的不同而有所差异,其可经皮肤、消化道和呼吸道等途径进入人体,引起急性、慢性毒作用。挥发性有机溶剂经呼吸道吸入后有40%~80% 在肺内滞留,生产劳动过程中经肺摄入量可增加 2~3 倍。有机溶剂蒸气吸入后大部分经气管到达肺部,然后经血液或淋巴液传送至其他器官,造成不同程度的中毒现象。因人体肺泡面积为体表面积数十倍以上,且血液循环扩散速率较快,主要对呼吸系统、神经系统、肾、血液及造血系统产生危害,有机溶剂经呼吸道吸入所致中毒现象最常见。在污染场所进食、抽烟或手指沾口等,可使有机溶剂蒸气少量进入消化道。有机溶剂多具脂溶性,进入机体后主要分布于富含脂肪的组织器官,包括神经系统、肝脏等。由于血-组织膜屏障富含脂肪,故有机溶剂也分布于血流充足的骨骼和肌肉组织。

一、芳香烃类

芳香烃,指分子中含有苯环结构的碳氢化合物,是闭链类的一种,具有苯环基本结构,如苯、二甲苯、萘等。在生产环境中苯主要以蒸气形式由呼吸道进入人体,经皮肤吸收量很少,经消化道吸收完全。苯进入体内后,主要分布在富含类脂质较多的组织和器官中。一次大量吸入高浓度的苯,大脑、肾上腺与血液中的含量最高;中等量或少量长期吸入时,骨髓、脂肪和脑组织中含量较多。在生产环境中,甲苯、二甲苯以呼吸道吸入为主,吸收后主要分布在含脂质丰富的组织,以脂肪组织、肾上腺居多,其次为骨髓、大脑和肝脏。吸入高浓度的萘蒸气或萘粉末后,主要分布于脂肪组织。

二、脂肪烃类

脂肪烃,指具有脂肪族化合物基本属性的碳氢化合物,如戊烷、己烷、辛烷等。在生产和生活环境中脂肪烃类主要以蒸气形式经呼吸道吸收,亦可经胃肠道吸收,而经皮肤黏膜吸收较为次要。在体内的分布与组织器官的脂肪含量有关,主要分布于血液、神经系统、肾脏、脾脏等。如己烷在体内主要分布于脂肪含量高的器官,包括大脑、肾脏、肝脏、脾脏、睾丸等。

三、卤代烃类

卤代烃,指烃分子中的氢原子被卤素(氟、氯、溴、碘)取代的产物,卤代烃大多为液体。生产环境中较常见的有二氯乙烷、三氯乙烯和氯苯、二氯苯、二氯甲烷等,易于经呼吸道、消化道和皮肤吸收,在体内主要分布于神经系统、肝脏和肾脏。

四、醇类

醇类,指烃分子中一个或几个氢被羟基取代而生成的一类有机化合物。通常为无色液体或固体,含碳原子数低于 12 的一元正碳醇是液体,碳原子数为 12 或更多的是固体,多元醇是糖浆状物质。日常接触中常见的有甲醇、乙醇、异丙醇等。甲醇可经呼吸道、胃肠道和皮肤吸收。吸收后的甲醇迅速分布至机体组织器官内,分布量与器官组织含水量有关。乙醇容易透过生物膜,可通过呼吸道、消化道黏膜吸收,很少一部分由皮肤和其他黏膜吸收。吸收的速度和程度取决于吸收部位的浓度梯度、膜的通透性和局部血流量。乙醇在消化道各部位的吸收与黏膜的表面积和通透性有关,小肠吸收最快,其次为胃,再次为大肠,口腔和食管黏膜最慢。进入消化道的乙醇 20% 由胃吸收,80% 由小肠吸收。空腹或乙醇浓度高时,胃的吸收量增加;一般情况下,80%~90% 的乙醇能在 30~60 分钟内被吸收。乙醇的水溶性很好,故能分布全身,可通过血脑屏障和胎盘屏障。机体吸收的乙醇可迅速分布至组织器官内,分布量与器官组织含水量有关,如血液、肝脏、肾脏中含量较高。异丙醇为无色透明液体,高浓度蒸气可经呼吸道吸入,迅速分布至机体组织器官中,分布量与组织器官含水量有关。

五、醚类

醚类,是由一个氧原子连接两个烷基或芳基所形成,醚的通式为:R—O—R,或是醇或酚羟基上的氢被烃基所取代的一类化合物的统称。其中最典型的化合物是乙醚,常用作有机溶剂与医用麻醉剂。乙醚为无色透明液体,极易挥发。乙醚经呼吸道吸入,在肺泡内很快被吸收,由血液迅速进入大脑和脂肪组织中。脑组织中乙醚含量较高,是因为脑内血流量大,且脑组织含脂类丰富、乙醚易于透过血脑屏障。停止接触后乙醚在体内血液中的含量迅速下降,而在脂肪组织中仍保持较高浓度。环氧丙烷为无色醚味液体,其蒸气经呼吸道吸入,在肺泡内很快被吸收,由血液迅速进入大脑和脂肪组织中。

六、酯类

酯类,是由无机酸或有机酸与醇进行酯化反应缩去水而成。酯类蒸气可经呼吸道吸收,液态酯类可经皮肤吸收。吸收后溶于血浆内,且易向脂肪组织转移。

七、酮类

酮类,是羰基与两个烃基相连的化合物。根据分子中烃基的不同,酮可分为脂肪酮、脂环酮、芳香酮、饱和酮和不饱和酮。其中,低碳数酮(低级酮)是液体,具有令人愉快的气味,而高碳数酮(高级酮)是固体。丙酮是一种无色透明液体,可经呼吸道、消化道、皮肤吸收进入体内,并迅速分布于血液、大脑和脂肪组织。甲基异丁酮为无色透明液体,易于挥发,高浓度蒸气易经呼吸道吸入,液体状态下可经皮吸收,进入机体后迅速分布于血液、大脑和脂肪组织中。

八、其他

乙腈又名甲基氰,无色液体,极易挥发,进入机体的途径主要是吸入、食入、经皮肤吸收,进入体内主要分布于脂肪含量较高的组织和器官中。吡啶属于无色或微黄色液体,进入机体的途径主要是吸入、食入、经皮肤吸收,进入体内主要分布于肝脏、肾脏等。苯胺是无色油状液体,可经呼吸道、皮肤和消化道吸收,经皮肤吸收容易被忽视而成为引起职业性化学中毒的主要原因。进入机体的苯胺主要分布于血液、中枢神经系统以及肝脏、肾脏组织。

第二节　主要代谢场所、代谢途径与排泄

有机溶剂对人体的危害与其种类、脂溶性、反应性、含杂质情况、人体吸收方式及途径、人体的代谢速率、个体敏感性、暴露时间等密切相关。不同溶剂的代谢各异,有些可被充分代谢,有些则几乎不被代谢而以原形排出体外。

一、芳香烃

肝脏是芳香烃类化合物最重要的代谢场所。苯在体内的代谢主要在肝脏中进行,近年研究认为骨髓也参与苯的代谢。代谢过程主要由肝微粒体上的细胞色素 P450 催化,细胞色素 P450(cytochrome P450,CYP450)至少有 6 种同工酶,其中 CYP2E1 和 CYP2B2 与苯代谢有关。在 CYP 的作用下苯被氧化为环氧化苯,然后进一步羟化形成氢醌或邻苯二酚;或在谷胱甘肽 S-转移酶的催化下与谷胱甘肽结合,形成巯基尿酸前体;或与鸟嘌呤的第 7 位氮原子结合,失去 1 个水分子而发生苯环的芳构化,随后 DNA 分子发生脱嘌呤反应,生成 N7-苯基鸟嘌呤。苯形成酚的另一条途径是 CYP 作为还原型辅酶Ⅱ(nicotinamide adenine dinucleotide phosphate,NADPH)的氧化酶,产生 H_2O_2,由此形成羟基自由基,后者将苯羟基化为酚。苯的中间代谢产物邻苯二酚等可进一步转化成黏糠酸。上述任何一种酚类代谢物都可与硫酸盐或葡萄糖醛酸结合经肾脏由尿排出体外。甲苯 80%~90% 主要在肝脏迅速被微粒体混合功能氧化酶系转化为苯甲醇、苯甲酸,后者与甘氨酸或葡萄糖醛酸结合,以马尿酸(benzoylglycine)或苯甲酰葡萄糖苷酸的形式从尿中排出。亦有少量甲苯代谢后生成甲酚。在肺内,有部分被吸收的甲苯不经代谢以原形排出,一般占吸入量的 3.8%~24.8%。二甲苯主要在肝脏内被氧化为甲基苯甲酸、二甲基苯酚和羟基苯甲酸等,其中甲基苯甲酸与甘氨酸结合为甲基马尿酸,随尿排出。进入体内的萘首先经 CYP450 代谢为萘-1,2-环氧化物(naphthaline epoxide,NPO),而 NPO 的代谢有两条途径,一条途径为经环氧化物水化酶、脱

氢酶和 CYP450 催化生成 1,2-萘醌(1,2-naphthoquinone,1,2-NPQ);另一条途径为经非酶催化的重排生成 1-萘酚和 2-萘酚,通常在尿中可检测到这两种代谢产物。萘酚可经 CYP450 催化生成 1,2-NPQ,也可经 CPY450 催化并重排生成 1,4-萘醇,进一步生成 1,4-NPQ。上述代谢产物均通过泌尿系统排出体外。

二、脂肪烃类

脂肪烃类在体内的生物转化过程主要发生在肝脏,由微粒体 CYP450 及细胞色素 C 直接参与其氧化过程。代谢产物有 2-己醇、3-己醇、2-己酮和 2,5-己二酮等。

三、卤代烃类

卤代烃类在体内的代谢主要在肝脏内进行,如吸入体内的氯苯经代谢生成硫酸酚酯、葡萄糖醛酸苷和巯基尿酸,均可通过尿液排出体外。二氯乙烷的代谢主要有两条途径:一是通过 CYP450 介导的微粒体氧化,产物为 2-氯乙醛和 2-氯乙醇,随后与谷胱甘肽结合;二是直接与谷胱甘肽结合形成 S-(2-氯乙基)-谷胱甘肽,随后可被转化成谷胱甘肽环硫化离子,该离子与蛋白质、DNA 或 RNA 形成加合物。人体吸收的二氯乙烷,22%~57% 以原形和二氧化碳形式呼出。二氯乙烷及其代谢产物 51%~73% 经尿排出,0.6%~1.3% 潴留于体内。尿液中二氯乙烷的主要代谢产物为硫二乙酸和硫二乙酸亚砜。

四、醇类

甲醇在人体中主要经肝脏代谢。肝脏的醇脱氢酶(ADH)可将甲醇氧化为甲醛,然后在甲醛脱氢酶作用下氧化为甲酸,甲酸经依赖叶酸盐的途径氧化为二氧化碳和水。进入体内的甲醇氧化和排泄均缓慢,且有明显蓄积作用。未被氧化的甲醇经呼吸道和肾脏排出体外,部分经胃肠道缓慢排出。乙醇在体内的代谢过程,90%~95% 主要在肝脏中进行,少量乙醇可在进入人体之后,马上随肺部呼吸或经汗腺排出体外,绝大部分乙醇在肝脏中先与乙醇脱氢酶作用,生成乙醛,乙醛对人体有害,但很快会在乙醛脱氢酶的作用下转化成乙酸。乙酸是酒精进入人体后产生的唯一有营养价值的物质,可以提供人体需要的热量。乙醇在人体内的代谢速率是有限度的,如果饮酒过量,乙醇就会蓄积在肝脏和大脑,累积至一定程度即出现酒精中毒症状。此外,0.5%~1.5% 的乙醇经过非氧化代谢途径,生成乙基葡萄糖醛酸苷、乙基硫酸酯、乙基脂肪酸和乙基磷酸酯。这些代谢物在人体内形成后,会通过多种方式排出体外,可在血液、尿液中被检测到。异丙醇主要通过乙醇脱氢酶代谢为丙酮,后者进一步代谢为丙酮醇和甲基乙二醛、丙二醇、乙酸盐和甲酸盐。吸收的异丙醇约有 80% 在肝脏内通过醇脱氢酶代谢转化为丙酮,部分丙酮可进一步代谢并最终生成二氧化碳;少量异丙醇还可与葡萄糖醛酸结合形成异丙基葡萄糖苷酸。异丙醇的生物半衰期为 2.5~7 小时;丙酮的代谢更为缓慢,其半衰期为 7.7~27 小时。根据激素状态和代谢需求,异丙醇的次级代谢物可转化为葡萄糖和其他中间代谢产物,其中丙酮是异丙醇的主要代谢产物。原形异丙醇主要经呼气和尿液排出体外,极少量可经唾液和粪便排出。

五、醚类

醚类主要在肝脏被代谢分解。乙醚在肝脏经微粒体酶作用下转化为乙醛、乙醇、乙酸和二氧化碳。吸入的乙醚有 87% 直接由呼气排出,1%~2% 随尿液排出。环氧丙烷可在谷胱甘肽过氧化物转移酶的作用下转化为 S-(2-羟基-1-丙基)谷胱甘肽,然后生成半胱氨酸衍生物及硫醚氨酸,随尿液排出体外;环氧丙烷还可通过环氧化物脱氢酶的催化作用和非酶促作用转化为丙二醇,但其反应率较低,最后丙二醇被排出体外或进一步氧化为乳酸和丙酮酸。

六、酯类

酯类主要通过胃肠道、肾脏和肝脏代谢,如邻苯二甲酸酯类在体内代谢比较容易,皮肤、呼吸道、胃肠道、肾脏和肝脏、血清和其他组织均可水解邻苯二甲酸酯。肾脏是相对分子质量较小的邻苯二甲酸酯类体内代谢的主要器官。邻苯二甲酸单酯在肾脏生成后将直接经尿液排出体外。而亲酯性的邻苯二甲酸酯类代谢生成的邻苯二甲酸单酯还可能进一步代谢产生更多水溶性氧化产物和葡糖酸酐结合物。对于经食管进入体内的邻苯二甲酸酯类,水解作用在肠内较易发生,哺乳动物肠黏膜细胞中的肠酯酶及小肠中的细胞外酶可将邻苯二甲酸双酯水解成单酯。经皮肤或呼吸道进入机体的邻苯二甲酸酯类可在皮肤、肺、肾脏和肝脏被水解,也能在血清和其他组织中被代谢。

七、酮类及其他

丙酮进入体内主要以原形经肺和肾脏排出。苯胺经呼吸道吸入后约 90% 可以在体内滞留,在血液经氧化后可形成毒性更大的中间代谢产物苯基羟胺,然后再氧化生成对氨基酚,可与葡萄糖醛酸结合经尿排出。少量苯胺以原形经呼吸道排出。

(李成云　孙应彪)

参考文献

[1] 丁国娟,任疆,俞士梅.二甲苯中毒性脑病九例[J].中华劳动卫生职业病杂志,2014,32(9):705.

[2] 潘蕊,张龙,刘东清,等.甲苯中毒性脑病 3 例的随访观察[J].中风与神经疾病杂志,2019,36(5):446-448.

[3] 樊乃根.正己烷中毒的研究进展[J].职业与健康,2020,36(8):1150-1152.

[4] 孙晓飞,宋大贺,刘淑艳,等.甲醇对 HepG-2 细胞毒理作用的初步研究[J].现代畜牧兽医,2015(12):7-11.

[5] 孙树森,赵志刚.临床药师与药物中毒:甲醇、乙二醇和异丙醇[J].药品评价,2017,14(2):14-20.

[6] 周志文,陆春花.急性乙醚中毒 1 例报告[J].中国工业医学杂志,2018,31(1):75.

[7] 孙秀玖,吴洋,杨晓峰,等.1 例以抽搐为主症的乙腈中毒患者救治体会[J].工业卫生与职业病,2015,41(5):397-399.

[8] 孙凤霞,孟醒,孙蓉丽,等.HIF-1α 高表达对苯代谢物诱导 K562 细胞毒性的影响[J].癌变·畸变·突变,2018,30(1):47-51.

[9] 王宇华.烃类有机溶剂职业病危害的预防与控制探讨[J].世界最新医学信息文摘,2017,17(100):213.

[10] 任天羿.乙醛脱氢酶功能与酒精性肝损伤相关性的机制研究[D].长春:吉林大学,2020.

第六章

危害性

有机溶剂长期接触可导致机体消化、泌尿、生殖、神经和免疫等系统脏器结构和功能损害,本章主要从有机溶剂的急性毒性、亚急性与慢性毒性、致突变、致癌、致畸、生殖与发育毒性、免疫毒性和神经毒性等方面总结其危害性。

第一节 急 性 毒 性

有机溶剂短期大剂量接触可致职业人群急性中毒,引起消化系统、泌尿系统、心血管系统及神经系统等损伤。急性毒性试验是了解有机溶剂对机体产生急性毒性损伤能力的主要方法,也是有机溶剂安全性评价工作的第一步。急性毒性是指实验动物一次接触或24小时内多次接触一定剂量的某种外源化学物短期内所产生的健康损害作用和致死效应。通过急性毒性试验可确定受试有机溶剂的一系列急性毒性参数并对其急性毒性进行分级,可初步评价受试有机溶剂的毒性大小、毒效应特征以及确定其靶器官和剂量-反应(效应)关系等,也可为进一步的亚急性、亚慢性和慢性毒性试验以及毒作用机制研究提供依据和线索。本节将从不同暴露途径的急性毒性体内试验、体外试验和急性毒性流行病学资料三个方面总结有机溶剂的急性危害性。

一、整体动物实验

(一)腹腔注射染毒

甲醇小鼠腹腔注射染毒的最大非致死剂量(maximum non-lethal dose,LD_0)为2.61g/kg,半数致死剂量(median lethal dose,LD_{50})为3.83g/kg,绝对致死剂量(absolute lethal dose,LD_{100})为7.91g/kg。甲醇中毒除了神经精神症状和酸中毒等全身表现外,还可致眼部严重损害,如视神经炎。汽油小鼠腹腔注射染毒的LD_0为1.16g/kg,LD_{50}为2.74g/kg,LD_{100}为10.87g/kg。比例为15:85的甲醇和汽油的混合物的LD_{50}为2.19g/kg,两者的混合毒性表现未见增毒作用。氯乙醇急性腹腔注射染毒可抑制大鼠肝脏抗氧化酶活性,出现肝脏脂质过氧化并造成肝损伤。腹腔注射甲苯对小鼠具有急性毒性作用,可致小鼠心脏、肝脏不同程度的损伤。染毒后小鼠表现为短暂兴奋后转为抑制状态,且出现体重下降。腹腔注射四氯化碳(carbon tetrachloride,CCl₄)可引起大鼠肝脏发生内质网应激反应,导致肝组织葡萄糖调节蛋白 78 和 caspase12 的表达上调而诱导肝细胞凋亡。腹腔注射 1.5g/kg 的 N,N-二甲基甲酰胺(N,N-dimethylformamide,DMF)可引起大鼠肝、肾组织出现氧化应激、抗氧化能力降低以及肝、肾功能酶活性降低,导致肝、肾组织炎症和损伤。

(二)消化道染毒

甲醇小鼠经口染毒的 LD₀ 为 5.28g/kg,LD₅₀ 为 9.34g/kg,LD₁₀₀ 为 15.83g/kg。研究发现,甲醇经口、呼吸道和皮肤均可致急性中毒,且小鼠经口急性毒作用带较窄,急性中毒的致残或死亡危险性大。蔡洁等采用甲醛和甲醇联合灌胃染毒雄性昆明种小鼠,观察到随着甲醛浓度的增加和甲醇浓度的降低,氧化损伤水平呈上升趋势,且甲醛脱氢酶活性也呈现上升趋势。75%的乙醇经口灌胃染毒大鼠、小鼠的 LD₅₀ 均大于 5 000mg/kg。乙醇灌胃还可致大鼠脑内出现血管源性水肿,毛细血管周围间隙增大,内皮细胞微绒毛减少,胞质内线粒体空泡化。15mg/kg 氯乙醇一次经口灌胃染毒 12 小时后可致大鼠肝脏出现小叶中央区肝细胞脂肪变性等病理改变,肝组织匀浆中丙二醛(malondialdehyde,MDA)含量呈时间依赖性上升,而肝脏还原型谷胱甘肽含量则下降,说明氯乙醇可抑制大鼠肝脏抗氧化酶活性,导致脂质过氧化并造成肝损伤。甲基叔丁基醚(methyl tert-butyl ether,MTBE)无铅汽油的大鼠、小鼠经口染毒 LD₅₀ 分别为 15 730mg/kg 和 15 860mg/kg,属微毒类有机溶剂。卤代烃类有机溶剂三溴甲烷经口灌胃染毒雌、雄大鼠的 LD₅₀ 分别是 1 147mg/kg 和 1 388mg/kg,小鼠的 LD₅₀ 则在 450~1 550mg/kg 之间。1,2-二氯乙烷(1,2-dichloroethane,1,2-DCE)经口灌胃染毒可导致大鼠体重降低,肾脏脏器系数升高及肾小管水肿,肝脏出现中央区细胞颗粒变性等改变。CCl₄ 经口灌胃染毒大鼠可诱导细胞色素 P450 2E1(CYP2E1)过表达,导致肝组织 MDA 含量升高、超氧化物歧化酶(SOD)活性下降和自由基水平升高,同时激活肝星状细胞分泌大量胶原而致肝纤维化。此外,高活性的羟自由基与 CYP2E1 蛋白结合所激发的免疫反应也参与 CCl₄ 所致的肝损伤过程。

(三)呼吸道染毒

大鼠静式吸入乙苯的半数致死浓度(median lethal concentration,LC₅₀)为 33.0mg/L。家兔呼吸道吸入 4.80mg/L 乙苯时,出现轻度呼吸道和眼刺激症状,浓度为 7.30mg/L 时可见刺激反应。急性吸入 4 小时 1-溴丙烷(1-bromopropane,1-BP)时 SD 大鼠的 LC₅₀ 为 78 287mg/m³。环氧乙烷(ethylene oxide,EO)呼吸道吸入染毒可致大鼠平均体重降低、死亡率增加,出现骨骼肌萎缩、肌纤维变性和新生物形成。雄性大鼠分别静式吸入 2 370mg/m³ 和 9 482mg/m³ 乙酸乙酸叔丁酯(tert-butyl acetate,TBAc)染毒 4 小时,显示 TBAc 的 LC₅₀ 为 9 482mg/m³。大鼠、小鼠经呼吸道吸入染毒 MTBE 无铅汽油的 LC₅₀ 分别为 123 500mg/m³ 和 114 380mg/m³。急性吸入高浓度 DMF 气体可引起大鼠胃黏膜充血、出血、糜烂等病变,胃黏膜损害程度随染毒剂量增加而趋于严重。机制毒理学研究显示,DMF 通过抑制大鼠肾脏细胞线粒体、微粒体对 Ca^{2+} 的主动摄取,促进其被动释放,导致细胞内 Ca^{2+} 浓度持续增高,从而触发一系列生理及生化反应,最终导致细胞变性、坏死。呼吸道染毒 1,2-二氯丙烷(1,2-dichloropropane,1,2-DCP)可导致小鼠出现剂量依赖性肝损伤,CYP2E1 催化 1,2-DCP 的氧化代谢过程,而核转录因子-kappaB p52 信号通路参与 1,2-DCP 导致的肝损伤过程。

(四)皮肤染毒

MTBE 无铅汽油皮肤染毒家兔的 LD₅₀>5 000mg/kg,属微毒类有机溶剂。曲青山等用甲醇汽油染毒家兔进行皮肤斑贴试验,观察到汽油对皮肤无刺激,但甲醇具有轻度的刺激作用,斑贴后 24 小时及 72 小时均可见红斑形成。

二、体外试验

除整体动物实验外,研究者还通过体外试验研究了各种有机溶剂的急性危害性。蔡洁等研究显示,高浓度甲醇处理小鼠脑神经瘤 N2a 细胞可抑制其生长,且细胞活性氧(reactive oxygen species,ROS)含量与甲醇浓度呈线性相关。过量乙醇则对人脐静脉内皮细胞具有内皮毒性作用,表现为内皮细胞形态改变、细胞生存率降低以及内皮细胞迁移能力降低。乙醇可抑制内皮细胞与细胞外基质黏附及黏附后铺展,该过程可能与 integrin 信号通路有关。苯能诱导大鼠体外骨髓细胞凋亡并呈现剂量-反应和时间-反应关系,且 S9 微粒体酶系可增加苯的毒作用;苯还能在体外诱导与应激反应和解毒作用、DNA 合成和修复等有关的基因差异表达。乙苯对耳蜗毛细胞株 HEI-OC1 细胞的半数抑制浓度(median inhibition concentration,IC_{50})为 12.86mmol/L(R^2=99.05),可导致该细胞存活率呈剂量依赖性下降。乙苯可通过激活核转录因子 2 基因表达和诱导血红素加氧酶 1(heme oxygenase 1,HO-1)表达而致大鼠肾小管上皮细胞氧化损伤。氯苯暴露可引起体外人肺细胞 ROS 水平呈剂量依赖性升高,同时导致 HO-1、谷胱甘肽 S-转移酶 pi1(glutathione S-transferase pi1,GSTP1)、前列腺素内过氧化物合酶 2(prostaglandin endoperoxide synthase 2,PTGS2)和双特异性磷酸酶 1(dual specificity phosphatase 1,DUSP1)的表达均增加。抗氧化剂 N-(2-疏基丙酰)-甘氨酸可抑制氯苯诱导的氧化应激标记蛋白上调和炎症介质单核细胞趋化蛋白-1(monocyte chemoattractant protein 1,MCP-1)的释放。卤代烃类有机溶剂 1,2-DCE 可抑制 SH-SY5Y 细胞增殖,其机制可能与细胞膜通透性改变、氧化应激、ATP 酶活性下降以及钙超载有关。较高浓度(10mmol/L 和 20mmol/L)的 1,2-DCE 还能损伤离体培养的大鼠肝细胞。三氯乙烯(trichloroethylene/trichloroethene,TCE)可导致正常人角质形成细胞的线粒体功能和形态发生改变,出现线粒体肿胀、空泡变性、基质减少及部分嵴消失。TCE 与甲醛和三氯化铝混合处理中国仓鼠肺细胞的联合毒性表现为相加作用。房云等研究显示,DMF 可干扰体外培养的人肝细胞正常分裂,抑制细胞增殖,并呈时间-效应关系。

三、流行病学资料

人群流行病学资料在描述各种有机溶剂人群接触的急性毒作用特点的过程中发挥重要作用,同时也为有机溶剂急性中毒的防治提供可靠依据。有研究显示,人对甲醇毒性较敏感,急性中毒后果严重,易造成失明或死亡。国际化学品安全规划署(International Programme on Chemical Safety,IPCS)认为,甲醇最小致死剂量为 0.3~1g/kg,口服 4~8g(5~10mL)甲醇可致严重中毒,口服 8~12g 可致失明。经口、吸入和皮肤接触甲醇均可产生急性中毒,职业接触途径主要为吸入和皮肤接触,经口中毒多为误服。据世界卫生组织报道,妊娠期间接触二氯甲烷(dichloromethane,DCM)可增加胎儿对 DCM 的敏感性,这可能与其代谢产生的一氧化碳快速通过胎盘,胎儿的碳氧血红蛋白清除速度低于母体的清除速度有关。人体血液和尿液中的 DCM 可以快速达到平衡,所以尿液中的 DCM 浓度可很好地反映血中 DCM 的平均浓度,可作为 DCM 接触的监测指标。刘喜林等通过分析 126 例急性 1,2-DCE 中毒病例发现,其中毒潜伏期较长,为 3~5 个月,轻度中毒表现为中枢神经系统麻醉作用,可伴有恶心和呕吐,重度中毒表现为颅压增高和脑水肿等全脑性损害。朱志良等对另一种卤代烃 TCE 职业危害的人群研究发现,TCE 职业危害潜伏期为 30 天左右,可导致化学性肝损伤,病死率约为 16.9%。DMF 接触可致接触者心功能异常发病率增高,且接触时间越长,其心电图异常率越高,导致慢性中毒和心脏损害的可能性亦越大。接触高浓度 DMF 工人尿液中 β_2-微球蛋白异常检出率较高,说明 DMF 可能对肾功能造成损伤,尿 β_2-微球蛋白可作为诊断急性 DMF 中毒的检测指标之一。司徒洁等对 27 例急性 DMF 中毒患者进行血常规动态观察提示,DMF 可导致患者白细胞、嗜中性粒细胞、嗜酸性粒细胞、血红蛋白和血小板计数异常。二硫化碳(carbon disulfide,CS_2)急性中毒患者主要表现为中枢神经、心血管系统和周围神经损害。汽油易通过呼吸道和胃肠道吸收而引起接触者轻度、中度中毒,尤其儿童接触易致急性吸入性肺炎。

第二节 亚急性、亚慢性与慢性毒性

某些有机溶剂不仅可以引起急性中毒,连续重复接触或长期接触还可以导致机体出现亚急性、亚慢性和慢性毒性损害。有机溶剂的亚急性毒性作用指实验动物或人连续接触有机溶剂 28 天所产生的毒效应。亚慢性毒性是指实验动物或人连续较长期(约为生命周期的 1/10)接触有机溶剂所产生的中毒效应。慢性毒性作用指实验动物或人长期(一般规定至少 12 个月,也可终身染毒)接触有机溶剂所引起的毒性效应。通过对有机溶剂进行亚急性、亚慢性和慢性毒性试验,可观察受试物的毒效应谱、毒作用特点和靶器官,探索受试物的毒作用机制,确定长期接触受试物所致毒性作用的剂量-反应关系等。本节将从整体动物实验、体外试验和人群流行病学资料三方面阐述有机溶剂的亚急性、亚慢性和慢性毒性危害。

一、整体动物实验

(一) 亚急性毒性

乙醇呼吸道暴露 28 天可降低大鼠乳腺组织中谷胱甘肽(glutathione,GSH)、α 生育酚含量以及谷胱甘肽 S-转移酶和谷胱甘肽还原酶活性。大鼠动式吸入 1,2-DCE 可导致脑水肿、肝脏和肾脏损害,毒作用存在性别差异;提示大脑、小脑、肝脏和肾脏可能是 1,2-DCE 亚急性吸入毒性作用的靶器官。小鼠静式吸入 DCM 可引起心、肝和肺脏器系数升高,肾脏器系数降低,肝细胞出现水泡变性,心肌出现颗粒变性,免疫器官萎缩,外周 T 淋巴细胞和抗体分泌细胞剂量依赖性减少等。小鼠动式吸入 DCM 可致肝脏细胞受损,出现炎症、坏死等;DCM 诱导小鼠机体氧化应激和脂质过氧化反应增强及抗氧化能力降低,这是炎症反应、肝细胞损伤的重要原因;而氧化应激的产生可能与 DCM 进入肝脏后刺激 CYP2E1 合成增加和激活 Nrf2/ARE 信号通路有关。1,4-二氯丁烷(1,4-dichlorobutane,1,4-DCB)12mg/(kg·d) 亚急性灌胃染毒对大鼠肝脏和胰腺有影响,表现为门静脉周围肝细胞肥大和胰腺酶原颗粒减少;300mg/(kg·d) 剂量对肾脏有影响。雄性 SD 大鼠动式吸入三氯甲烷后出现可逆性的肝脏 MDA 含量增高、血清谷丙转氨酶(alanine aminotransferase,ALT)活性升高、肝细胞肿胀和肾脏轻度损伤等改变。浓度为 $10g/m^3$ 的 TCE 亚急性静式吸入染毒可导致 SD 大鼠肝、肾脏器系数增大,尿中三氯乙酸(trichloroacetic acid,TCA)含量呈剂量依赖性增加,肺部出现支气管炎,尿液中蛋白、管型增多。浓度比为 1 000:1 的 TCE 与甲醛联合静式吸入染毒对雌性小鼠脾脏造成氧化损伤,两者联合可能存在一定的交互作用。CCl_4 的亚急性毒性作用主要以肝、肾损害为主。亚急性腹腔注射 CCl_4 染毒可抑制大鼠肝脏抗氧化酶活性,导致肝脏脂质过氧化而致肝损伤。CCl_4 与二乙基亚硝胺(diethylnitrosamine,DEN)溶液联合染毒对小鼠肾脏具有损伤效应,且随着处理时间的延长,染毒小鼠肾脏组织呈现变性和坏死;当 CCl_4 与氯化镉联合灌胃染毒大鼠时,仅引起一过性的肝损害而未见任何肾功能指标的异常变化。曾昭慧等报道,乙苯的无作用浓度可能为 58mg/m³,当其浓度达到 1 027.9mg/m³ 时,经亚急性动式吸入染毒的大鼠中枢神经核下冲动增强。4,4-二甲氧基-2-丁酮(4,4-dimethoxy-2-butanone)亚急性经口染毒对雌性和雄性大鼠的 NOAEL 为 150.0mg/kg,LOAEL 为 300.0mg/kg;其对大鼠具有亚急性毒性作用,可抑制大鼠生长发育,并致肝脏损害,且上述损害在停止染毒后具有可逆性。汽油亚急性吸入染毒可致大鼠血浆 kappab 样蛋白抑制剂、GTP 结合蛋白 rab14、T 细胞受体 α 链和生长抑素转活因子-1 过表达。

(二)亚慢性毒性

乙醇蒸气亚慢性吸入染毒可致雄性 Wistar 大鼠股骨和胫骨骨密度、骨体积分数和骨表面密度降低,骨小梁数目减少而骨小梁间距增大。CCl_4 亚慢性皮下注射染毒对大鼠肝脏的毒性作用可随染毒时间的延长和染毒剂量的增加而不断加重,染毒 9 周引起肝纤维化,甚至肝硬化。F-344 大鼠三氯甲烷吸入染毒的靶器官是肾脏、肝脏和鼻腔。9.8mg/m³ 及以上浓度染毒 90 天可致大鼠筛窦萎缩,46.5mg/m³ 及以上浓度可引起肾脏近端小管皮质的上皮细胞损伤和白介素升高,465mg/m³ 浓度可诱导 F-344 大鼠肝中区和小叶中心区域损伤以及整个肝脏的 S 期细胞核百分比增加。亚慢性吸入乙苯可致大鼠肝、肾组织氧化损伤和细胞凋亡,染毒组大鼠表现为肝、肾组织中 MDA 含量升高而 GSH 含量降低并出现变性、肿胀、坏死、部分组织溶解等病理变化,肝、肾细胞呈现核皱缩、核碎片、线粒体空泡等凋亡形态学特征。雄性 Long-Evans 大鼠亚慢性吸入 37.7mg/m³、377mg/m³ 和 3 768mg/m³ 甲苯后分别出现 22 个、57 个和 94 个差异表达基因(differential expression genes,DEGs),远低于急性暴露于 3 768mg/m³ 甲苯后观察到的 3 352 个 DEGs。甲苯亚慢性灌胃染毒对雌性大鼠卵巢有毒性作用,且随着剂量的增加,雌性大鼠卵巢脏器系数降低,闭锁卵泡增加,生长卵泡和黄体数目减少。甲基正丁基酮(methyl n-butyl ketone,MnBK)亚慢性皮下注射染毒可致猫出现进行性神经功能失常。作为汽油增氧剂的甲基叔丁基醚(MTBE)喂饲大鼠后,肝脏 ALT 含量呈剂量依赖性增加;呼吸道静式吸入 MTBE 可致小鼠肝脏氧化损伤,对肾小球的滤过功能也有一定影响。DMF 亚慢性灌胃染毒可升高 ICR 小鼠血清中 ALT 含量,增加其肝脏和心肌的脂质过氧化水平。CS_2 亚慢性腹腔注射染毒不仅可通过脂质过氧化产物蓄积造成大鼠主动脉内皮细胞肿胀、细胞核变形固缩、部分染色质溶解等氧化应激损伤,还可导致主动脉平滑肌细胞出现染色质边聚并向内膜迁移等早期动脉硬化的特征性病变。5 000mg/kg 碳链碳原子数为 10~13(C_{10}~C_{13})的脱芳烃溶剂亚慢性灌胃染毒可引起 SD 大鼠肝脏肿大和肝小叶中心肥大,血清 ALT、γ-谷氨酰基转移酶(γ-glutamyltransferase,GGT)和总胆红素(total bilirubin,T-Bil)水平升高。

(三)慢性毒性

乙醇慢性灌胃染毒[6.5g/(kg·d),225g/L]可诱导青春期雌性大鼠唾液腺发生组织和形态改变,表现为腮腺重量增加,软组织区域减少,α-平滑肌肌动蛋白(α-smooth muscle actin,α-SMA)和细胞角蛋白 19(cytokeratin 19,CK19)免疫染色减少。乙醇慢性灌胃染毒所致大鼠坐骨神经中 GSH、谷胱甘肽过氧化物酶（glutathione peroxidase，GSH-Px）、MDA 的动态变化反映了对损害的代偿性保护反应，而最终的失代偿导致坐骨神经组织的损害。高剂量乙醇慢性喂饲染毒还可导致大鼠后肢肌肉萎缩，骨骼肌 μ-钙蛋白酶自溶增加，并伴随肌联蛋白和星云蛋白含量的减少，肌联蛋白过度磷酸化，肝脏视黄酸、视黄醇和棕榈酸视黄酯水平降低，激活蛋白 1（activator protein-1，AP-1）的表达水平增加 7~8 倍。乙醇通过下调视黄酸受体（retinoic acid receptors，RARs）和上调 AP-1 的表达抑制视黄酸合成可能是引起肝脏细胞恶性转化的重要机制。溴甲烷呼吸道慢性染毒可导致实验动物出现四肢瘫痪与肺部损害，且不同实验动物的耐受量不同：420mg/m³ 时豚鼠肺部无反应，大鼠则出现不同的肺部反应，直至重度肺炎，猴子则出现抽搐；250mg/m³ 时大鼠无反应，而家兔与猴子出现瘫痪与肺部损害；130mg/m³ 时仅家兔出现上述表现；65mg/m³ 时上述动物均无反应。长期静式吸入 EO 可致大鼠对饲料的利用率下降，生长发育迟缓，血清乳酸脱氢酶（lactate dehydrogenase，LDH）及 ALT 活性升高。采用吸入和灌胃染毒三氯甲烷 104 周可导致雄性 F344 大鼠肾脏嗜碱性粒细胞数量增加，尿葡萄糖阳性率升高，肾细胞腺瘤、肾细胞腺癌、非典型肾小管增生和肾小管管腔扩张的发生率升高。甲苯慢性吸入染毒可导致大鼠血清硫代巴比妥酸反应物（thiobarbituric acid reactants，TBARS）、氧化性谷胱甘肽[glutathione（oxidized），GSSG]及 GST、SOD、COX-2、caspase-3 活性升高，其中大脑皮层和小脑 caspase-3 表达水平最高，且 GSH、谷胱甘肽还原酶（glutathione reductase，GR）、GSH-Px 活性降低。甲苯慢性毒作用机制可能与氧化应激、慢性炎症变化和细胞凋亡密切相关。甲苯慢性吸入染毒（30 000~40 000mL/m³，15min/d）还可导致大鼠出现甲苯蓄积和耐受。甲苯可通过降低特异性血清素对结合位点的亲和力引起 5-羟色胺能机制改变，从而导致血清素综合征。

二、体外试验

有研究显示，乙醇可诱导人结肠腺癌细胞 COLO320-DM 和人正常结肠细胞 NCM460 凋亡和坏死，增加微核化双核细胞、核芽、核质桥的频率，导致基因组不稳定。TCE 及其代谢产物 TCA 可抑制体外培养的 B6C3F1 小鼠肝细胞间通信，对新鲜培养肝细胞的细胞间通信产生更大的抑制作用。TCE 可能需要细胞色素 P450 代谢酶活化才能抑制肝细胞间通信，而TCA 则不需要。甲苯、正己烷和甲基乙基酮均可导致神经母细胞瘤细胞系（SH-SY5Y）细胞膜损伤，增加细胞内游离钙浓度，改变 GSH 氧化还原状态，使细胞活性呈剂量依赖性下降，且正己烷和甲苯等亲脂性溶剂对细胞的毒性作用更强。

三、流行病学资料

LEAF G 等研究显示，每天接触浓度为 3 900mg/m³ 的甲醇蒸气 8 小时会因其代谢消除缓慢而在体内累积，进而引发毒性效应，建议工人最大的安全接触剂量为 390mg/m³。乙醇长期接触对作业工人血尿素氮、GSH、LDH 同工酶和转肽酶含量均无影响。苯、甲苯、二甲苯的接触水平可能与接触者神经系统症状异常有关，而与慢性中毒发生率无剂量-反应线性相关关系。苯对造血系统的毒性作用是多方面的，既可改变造血细胞数量，也可抑制其功能，并且具有一定的遗传毒性作用。白细胞计数仍是评价苯毒性作用较敏感、有效的指标之一。1,2-DCE 职业接触可能导致肝、肾、心功能相关指标的改变，相关职业病患病情况与工龄、学历、生活习惯相关。王飞霞等选择某市化工企业接触二氯乙烷的 240 名工人和同单位无二氯乙烷接触史的220名工人进行比较分析显示,长期接触二氯乙烷可对工人神经系统和肝功能造成一定程度的损害。三氯甲烷长期接触可对肝脏功能造成损伤,且指标变化以血清前白蛋白(prealbumin,PA)最敏感。据此建议,今后对三氯甲烷作业工人进行健康监护体检时应将PA增加为肝功能检测项目,以利于对工人及时采取保护措施。王小云等调查显示,在N-甲基甲酰胺接触浓度为2.1~40.2mg/m³的环境下工作2~8年,作业工人消化系统症状与神经衰弱综合征的发生率上升。长期接触汽油则可导致神经衰弱综合征、皮肤损伤及消化系统症状发生率升高,且汽油对中枢神经系统的损害随工龄延长而加重。CS_2长期接触对周围运动神经有损害,电生理损害主要表现为双侧正中神经、尺神经、腓总神经及胫后神经末端潜伏期的延长。有研究显示,较长工龄和接触高浓度CS_2是影响周围神经传导的危险因素,CS_2对神经系统、血压的影响还与劳动者的性别、年龄和所在岗位有关。职业性慢性CS_2中毒主要表现为周围神经病变、高血压、脂质代谢异常、糖代谢异常和心脑血管疾病的发病率增高。

第三节 致突变、致癌、致畸

某些有机溶剂除具有一般毒性外,还有一定的特殊毒性。特殊毒性作用是与一般毒性作用(急性、亚急性、亚慢性和慢性毒性作用)相对应的概念,包括致突变、致癌、致畸作用等。致突变作用是有机溶剂与生物体的遗传物质相互作用的结果。致癌作用是指有机溶剂引起或诱导正常细胞发生恶性转化并发展成为肿瘤的过程,具有这类作用的有机溶剂称为化学致癌物。有机溶剂引起畸形的过程称为致畸作用,而能引起畸形的有机溶剂称为致畸物或致畸原。通过体内、体外试验和人群研究可系统描述有机溶剂的致突变性、致癌性和致畸性,揭示其可能的毒作用机制并进行安全性评价,可为相关疾病的防治提供科学依据。

一、整体动物实验

(一)致突变与DNA损伤

DCM经呼吸道吸入或经口灌胃方式染毒可致小鼠骨髓细胞微核率升高。亚急性和亚慢性高浓度静式吸入EO均可提升染毒小鼠肝细胞的诱变率,EO静式吸入染毒NIH孕鼠可使胎鼠肝细胞微核率高于对照组。1 400mg/kg丙烯酸-2-乙基己酯经口灌胃染毒可诱导雄性小鼠骨髓嗜多染红细胞微核率剂量依赖性升高。687.5mg/kg乙醇胺经口灌胃染毒可致雌雄小鼠骨髓嗜多染红细胞微核率升高。1~8mg/kgN-乙基-N-亚硝基脲连续经口灌胃染毒28天可导致雄性SD大鼠成熟红细胞突变率和网织红细胞突变率升高。100mg/kg甲磺酸乙酯(ethylmethylsulfone,EMS)经口灌胃染毒可引起雄性SD大鼠外周血网织红细胞微核率升高。

有机溶剂还可引起组织细胞DNA损伤。乙醇可通过氧化应激诱发小鼠外周血细胞DNA损伤。乙醇急性染毒可引起小鼠小脑及海马脑细胞DNA损伤,提示小脑、海马、下丘脑及大脑皮质四个脑区可能是乙醇长期基因毒性作用的靶向脑区。甲苯和甲醛单独及联合静式吸入染毒引起小鼠骨髓细胞DNA损伤,肝组织和肺组织脂质过氧化损伤并引发肝脏和肺脏细胞发生DNA-蛋白质交联作用;联合染毒在低浓度时引起骨髓细胞DNA断裂作用,较高浓度时导致DNA交联作用。二氯乙烷暴露导致的DNA损伤和修复的动力学改变在器官间存在较大差异,DNA损伤明显且修复较慢的器官或组织(肺、胃和血液系统)与其致癌的靶器官有较好的一致性。暴露二氯乙烷的动物和人群外周血淋巴细胞彗星试验的尾矩可作为体内DNA损伤效应的生物标志。

(二)致癌

乙醇亚急性喂饲染毒可致雌性大鼠乳腺上皮细胞超微结构发生变化,包括染色质凝结、核孔扩张、不规则细胞核和核膜内陷增多等;乙醇及其代谢产物可激活乳腺上皮细胞中黄嘌呤氧化还原酶和脂氧合酶介导的致癌和致瘤途径,这些途径可能在乙醇促进乳腺癌发生过程中发挥作用。乙醇慢性喂饲染毒可诱发SD大鼠后代整体肿瘤发生率升高、肿瘤多样性增加和潜伏期缩短,引起子代出现更多的恶性肿瘤和雌激素受体α阴性肿瘤,且肿瘤中胰岛素样生长因子结合蛋白5(insulin-like growth factor binding protein-5,IGFBP-5)的mRNA和蛋白水平均下降;此外,乙醇可加速化学诱导的直肠癌变,其代谢产物乙醛参与这一过程;乙醇还可导致直肠黏膜的二次过度再生,提示其本身可促进癌变。产前乙醇喂饲染毒可引起子代雄性大鼠腹侧前列腺上皮内瘤变和肿瘤抑制蛋白水平下降,同时也提高增殖细胞和雄激素受体的数量;表明产前乙醇暴露会引起雄性子代大鼠前列腺的组织生理学变化,并增加成年期前列腺肿瘤的易感性。苯暴露可导致抑癌基因甲基化增加,且随着剂量的增加,抑癌基因mRNA的表达先增加后下降;抑癌基因甲基化导致的肿瘤抑制因子功能下降可能是苯血液毒性的重要机制。TCE吸入染毒对小鼠的肺具有急性毒性和致癌性,尤其对Clara细胞的毒作用最强,可致其空泡化和细胞复制增加;TCE的代谢物三氯乙醛可在Clara细胞中积累并引起染色体变异,这些变化可能与小鼠肺癌的发生发展有关。灌胃染毒TCE引起大鼠肝脏组织DNA甲基化,其中 *Uhrf1*、*Mki67*、*Jun*、*Cdkn1a*、*Ihh* 等基因的甲基化水平及mRNA的表达水平发生改变,这些基因可能在TCE致肝癌的物种特异性中发挥作用。$1\,000mL/m^3$ 四氯乙烯吸入染毒28天,可导致大鼠肝脏蛋白质液滴形成。四氯乙烯诱导的雄性大鼠肾脏肿瘤可能是慢性毒性作用、肾脏蛋白质沉积和β-裂解酶途径的基因毒性共同作用的结果。静式吸入DCM可导致雌性、雄性B6C3F1小鼠肝脏肿瘤发生率升高。$1\,800mL/m^3$ 甲基异丁基甲酮(methyl isobutyl ketone,MIBK)慢性吸入染毒可导致雄性F344/N大鼠肾小管肿瘤发病率和单核细胞白血病发病率升高,还可引起雄性和雌性B6C3F1小鼠肝细胞腺瘤、肝细胞癌增加。$1\,800mL/m^3$ 的MIBK吸入染毒10天即可诱导B6C3F1和C57BL/6小鼠肝细胞S期DNA合成增加,也可通过激活CAR和PXR核受体而致肝细胞增殖,并诱发小鼠肝脏肿瘤。MTBE在相同染毒途径下可诱发雄性F344大鼠肾小管细胞瘤和雌性CD-1小鼠肝细胞腺瘤;MTBE灌胃染毒可引起雄性和雌性SD大鼠间质细胞肿瘤、淋巴瘤和白血病的发病率增加。

(三)致畸

乙二醇染毒可引起大鼠颅面、骨骼肌和中枢神经系统异常,说明乙二醇可能具有致畸性。家兔对甲醇致畸性具有抗性,而C57BL/6J小鼠对甲醇致畸性敏感。甲醇慢性染毒家兔导致更长时间的脂肪酸(fatty acid,FA)积累,提示甲醇的致畸作用机制可能与FA积累有关。TCE呼吸道静式吸入染毒可致雌性、雄性昆明种小鼠的子代鼠出现体重降低、发育迟缓和缺肢畸形,表明TCE可能具有一定的致畸性。饮水染毒TCE和二氯乙烯可引起子代大鼠先天性心脏畸形发生率呈剂量依赖性升高,并导致多种心脏功能缺陷。怀孕前大鼠用含TCE或二氯乙烯饮水染毒,不会导致子代先天性心脏畸形的增加;而怀孕前和怀孕期间均暴露 TCE 或二氯乙烯导致子代心脏畸形的发生率增加。研究表明,胚胎器官形成期是 TCE 和二氯乙烯的心脏致畸敏感期。先后吸入 50mL/m³ 和 2 500mL/m³ 的氯乙烯(vinyl chloride monomer,VCM)对小鼠、大鼠和家兔均有一定的母体毒性作用,但不会引起胚胎或胎儿毒性,也不会致畸。15% 乙醇和 VCM 联合暴露导致的毒性效应比单独暴露于 VCM 的毒性效应更大。CCl₄ 腹腔注射染毒可导致雄性昆明种小鼠股骨骨髓嗜多染红细胞的微核率和精子畸变率均升高。与 CCl₄ 的遗传毒性作用类似,MTBE 灌胃染毒也能使昆明种小鼠骨髓嗜多染红细胞微核率、精子畸形率呈剂量依赖性增高,导致子代小鼠畸形率上升,说明两者都对小鼠红细胞和生殖细胞有一定遗传毒性。75mg/kg N-甲基甲酰胺(N-methylformamide,NMF)灌胃染毒妊娠大鼠可致胎鼠存活率降低,引起头膨出和胸骨裂等畸形发生率升高,还可引起胎鼠的体重降低和骨骼骨化延迟等发育迟缓表现。50mg/kg NMF 灌胃染毒妊娠家兔可使家兔胎儿存活率降低,出现腹裂、头膨出、穹隆状头、足屈曲、颅骨和胸骨异常等畸形。

二、体外试验

有机溶剂遗传毒性体外实验研究显示,高浓度乙醇及其代谢产物对心肌祖细胞有毒性作用,而乙醇及乙酸对组蛋白 H3K9 的表突变作用可能是酒精致先天性心脏病的发病机制之一。将器官形成期大鼠胚胎置于含 200~800mg/L 乙醇培养基中培养 48 小时后出现胚胎剂量依赖性的生长迟缓,特别是头部区域的生长迟缓。将早期器官形成期大鼠胚胎置于含 600~800mg/L 乙醇培养基中培养 6 小时后,30% 大鼠胚胎神经管关闭受阻,表明乙醇对大鼠胚胎有直接致畸作用。小鼠胚胎暴露于含 500mg/L 乙醇的培养基中 6 小时,小鼠胚胎中超氧阴离子生成增加和脂质过氧化物增加,暴露 12 小时则引起过度细胞死亡,暴露 36 小时可致前神经管未关闭等胚胎畸形的发生率高达 63%;SOD 处理小鼠胚胎可降低以上指标的变化,表明自由基可能参与介导乙醇的致畸作用。对暴露于乙醇的非洲爪蟾胚胎的组织形态学分析显示,乙醇可致胚胎脑区畸形,包括缺乏正常的前脑室,还能引起脊髓变窄而脊索前板和脊索增大;头部和眼睛尺寸伴随眼部标记物 Pax6 和 Tbx3 水平降低而减小。甲醇暴露可引起 CD-1 小鼠胚胎腭内侧上皮退化,DNA 和蛋白质含量降低,胸腺嘧啶的摄入量和腭间充质细胞的增殖减少,导致胚胎腭融合的发生率和完全性呈剂量依赖性降低,还可增加大鼠和小鼠胚胎前脑、内脏弓、耳和视基板的细胞死亡,从而导致颅脑畸形、眼耳畸形和腭裂等畸形的发生。苯代谢产物对苯二酚和苯醌可导致 HL-60 细胞核中的组蛋白 γ-H2AX 分离,出现游离型 γ-H2AX;而游离型 γ-H2AX 可能是苯代谢产物遗传毒性敏感性的判断指标。刘洋等使用基因芯片检测苯暴露工人血浆的差异表达 miRNA,筛选出 138 个差异表达 miRNA,其中 miRNA-638、miRNA-let-7f-5p 及 miRNA-233-3p 的 RT-qPCR 验证结果与基因芯片结果一致。卤代烃类有机溶剂 1,2-DCE 对小鼠各类细胞均具有遗传毒性作用,不仅可导致小鼠血淋巴细胞 DNA 损伤和骨髓细胞染色体异常,还可引起小鼠睾丸细胞彗星率和彗尾长度呈剂量依赖性和时间依赖性增加。DCM 对人单核细胞具有高度细胞毒性,可致其增殖能力下降,姐妹染色单体交换率上升,细胞有丝分裂指数随染毒剂量的增加而降低。DCM 还可与小牛胸腺 DNA 共价结合,产生加合反应和交联作用,引起 DNA 损伤和 DNA 紫外光谱最大吸收峰增加,DCM 的水平与 DNA 交联率和紫外光谱最大吸收峰的增加水平存在剂量-反应关系。TCE、PERC 及其氧化代谢产物处理全胚胎培养的 SD 大鼠胚胎 46 小时,发现大鼠胚胎呈浓度依赖性的生长和分化减少,形态学异常胚胎的发生率也增加;同时发现 TCE 和 PERC 产生了定性相似的胚胎异常模式,而两者的代谢物都引起了清晰可区分的畸形发生谱。TCE 对正常肝细胞和细胞色素氧化酶 P4502C9 基因(CYP2C9)高表达细胞株 L-02 肝细胞的凋亡相关基因 Bcl-2 的作用存在差异,提示 CYP2C9 与 TCE 在生物体内毒性存在一定关系。TCE 不仅通过诱导 DNA 损伤引起 L-02 肝细胞组蛋白中 H3K79me2 与 H3K79me3 甲基化修饰水平发生变化,而且导致 L-02 肝细胞蛋白表达谱发生变化。Ames 试验结果则表明,TCE 是需经代谢活化的致突变物而且很可能具有致癌作用。TCE 染毒实验中,小鼠骨髓嗜多染红细胞微核试验结果阴性而精子畸形试验结果阳性,表明 TCE 对雄性生殖细胞具有遗传毒性。廖静等应用胞质分裂阻滞微核法检测三卤甲烷(包括三氯甲烷、一溴二氯甲烷、二溴一氯甲烷、三溴甲烷)对人来源的肝脏肿瘤细胞株 HepG2 微核率的影响,发现除三溴甲烷外,均可使 HepG2 细胞微核率增加。BANERJI AP 等研究显示,三溴甲烷能以剂量-反应关系的方式引起人外周血淋巴细胞姐妹染色单体交换,当细胞暴露于 600ng/mL 的三溴甲烷时,姐妹染色单体交换频率远高于对照组。宣志强等研究显示,DMF 可引起人正常离体肝细胞 DNA 的损伤,并且损伤程度与剂量呈正相关。袁东等进行的 Ames 试验结果显示,无铅汽油燃烧产生的有机物对鼠伤寒沙门菌组氨酸缺陷型突变株 TA98 和 TA100 有一定的遗传毒性作用。

三、流行病学资料

有机溶剂遗传毒性的流行病学资料显示,苯接触可致作业工人白细胞 LINE-1 和 p15 基因低甲基化,苯毒性作用与 DNA 甲基化水平下降有关。加油站作业工人苯接触还可致外周血细胞全基因组发生 5-甲基胞嘧啶修饰的甲基化率下降,苯接触与 Alu、LINE-1 重复序列及全基因组甲基化的发生呈负相关。既有研究结果尚不能证实 DCM 的致癌风险,DCM 的毒性资料符合可疑人类致癌物(G2B)的范畴。长期接触 TCE 可导致作业工人淋巴细胞 DNA 损伤和细胞微核发生率升高。劳动者接触 TCE 浓度和尿中 TCA 浓度呈正相关,因此尿中 TCA 水平可作为 TCE 接触水平的评价指标。TCE 接触工人的肝功能损伤程度受遗传、生活习惯、TCE 作业综合影响,对 TCE 工人的健康监护应全面考虑。2003—2004 年北京市经氯化消毒后的再生水中三溴甲烷的浓度对职业人群和非职业人群的致癌危险度均低于美国国家环保局可接受水平。作为饮用水氯化消毒副产物之一,三溴甲烷广泛存在于生活用水中,对其致畸、致癌、致突变的流行病学研究表明,居民患膀胱癌的风险与氯化消毒水中三溴甲烷的含量相关,长期饮用含三溴甲烷>49mg/L 氯化消毒水的居民较饮用含三溴甲烷<8mg/L 氯化消毒水的居民患膀胱癌的风险增高。长期接触三溴甲烷浓度超过 40mg/L 的人群患慢性淋巴细胞白血病的风险降低,但相同条件下接触人群患慢性髓细胞性白血病的发病率增高。环氧丙烷(propylene oxide,PO)长期接触可导致作业工人的白细胞 DNA 加合物、血红蛋白加合物水平和姐妹染色单体交换(sister chromatid exchange,SCE)频率均升高,1-HP-腺嘌呤和 SCE 存在正相关关系。说明长期接触低浓度 PO 对职业人群具有遗传毒性。而与 PO 结构相似的 EO 接触者的死亡率为 19.64%(相较全国人群预期死亡率 21.13% 接近甚至偏低),各类癌症及特定类别的恶性肿瘤死亡率为 6.54%(胃癌、乳腺癌、白血病、非霍奇金淋巴瘤)。徐承敏等以某皮革厂 69 名肝功能异常的 DMF 作业人员和相似岗位、DMF 接触水平相近而肝功能正常的 125 名工人为研究对象,发现 GSTM1 阳性基因型个

体的 DMF 作业人员发生肝功能异常的风险性增加。

第四节 生殖与发育毒性

随着科学技术发展和研究的深入,人们逐渐认识到化学、物理、生物因素和不良生活习惯都可以引起人类出生缺陷。大量研究表明,有机溶剂对机体生殖系统具有危害性,对胚胎发育过程也存在有害影响。有机溶剂生殖毒性研究需要生殖医学与毒理学相结合,主要研究有机溶剂对生殖系统和生殖过程产生损害作用的原因、机制和后果。这些损害作用包括生殖器官、相关内分泌系统和各类妊娠结局的改变。有机溶剂发育毒性研究主要包括出生前暴露于有机溶剂导致的异常发育结局及有关的作用机制、发病机制、影响因素和毒物动力学等。有机溶剂的发育毒性作用主要表现为发育生物体死亡、生长改变、结构异常、功能缺陷和子代对某些疾病的易感性增加等。本节将从生殖毒性和发育毒性整体动物实验、体外实验和人群流行病学调查三方面总结有机溶剂对机体生殖系统和胚胎发育过程的危害性。

一、整体动物实验

(一)生殖毒性

猴在妊娠期重复暴露于 $2\,360mg/m^3$ 的甲醇气体,可观察到其血液中甲酸盐累积并未超过基线水平,除了不明原因的妊娠周期缩短,未见其他生殖毒性效应。有研究显示,甲醇经口染毒存活的小鼠在一周内交配仍能正常妊娠。雄性大鼠乙醇灌胃染毒后显示,长期暴露于大剂量乙醇对雄性大鼠睾丸及生精细胞有毒性作用,自然恢复 2 个生精周期后这种损害作用可改善($P<0.05$),但仍未恢复至正常水平。乙醇可直接作用于睾丸,引起生精细胞损伤和睾丸类固醇合成抑制;也可使下丘脑-垂体轴生殖内分泌功能受损,而脂质过氧化可能是乙醇致睾丸损伤的机制之一。乙醇慢性灌胃染毒可引起雌性大鼠子宫内膜 caspase-3 水平升高,子宫上皮细胞脂肪变性和萎缩,核染色质改变,线粒体破坏。乙醇还可导致雄性 Wistar 大鼠勃起功能受损,表现为脑脊液内压/平均动脉压反应降低。乙醇染毒可增加内皮素-1(endothelin-1,ET-1)诱导的阴茎海绵体的收缩反应,提高大鼠阴茎海绵体 COX-1 的表达水平及硫代巴比妥酸反应物、细胞内 ROS、超氧阴离子(O^{2-})水平和过氧化氢酶(catalase,CAT)活性,降低阴茎海绵体过氧化氢(H_2O_2)水平和 SOD 活性。乙醇和铅联合染毒可导致大鼠精子数、活动率较单独染毒大鼠降低,而精子畸变率和附睾/体重比则增高,析因分析表明铅和乙醇具有协同作用;提示铅和乙醇对大鼠精子质量具有联合增毒作用。$2\,000mL/m^3$ 甲苯亚慢性吸入染毒对雄性 SD 大鼠具有生殖毒性作用,可致其肾脏重量增加,胸腺重量下降,肾小管的嗜碱性变化和坏死程度呈剂量依赖性升高,附睾重量和精子计数下降。长期静式吸入甲苯还可引起雌性小鼠血清促卵泡生成素(follicular stimulating hormone,FSH)和促黄体生成素(luteinizing hormone,LH)含量下降,脂质过氧化产物 MDA 含量升高和卵巢组织 SOD 活性降低;同时,雌性小鼠动情周期延长,卵巢细胞周期时相发生异常改变。2-溴-5-氟三氟甲苯灌胃染毒后可见其对 Wistar 大鼠具有生殖毒性作用,且 F1 代仔鼠体长及体重比亲代更趋于异常,脏器系数异常的器官数量也高于亲代。甲苯和甲醛单独或联合吸入染毒均可致昆明种小鼠精子畸形率、骨髓细胞微核率增加,两者联合染毒具有生殖与遗传毒性的协同作用。静式吸入 DCM 可导致小鼠受精卵着床率和受孕率下降,而胎死率上升,

存在一定的剂量-反应关系。CCl_4 联合 DEN 腹腔注射能引起小鼠精巢组织损害以及精子数目减少和畸变。经腹腔注射方式染毒的三溴甲烷等自来水有机提取物能顺利通过血-睾屏障并对小鼠生精小管中的精细胞发育产生影响。亚慢性吸入低浓度 EO 可降低雄鼠生殖功能;较高浓度时能影响精子形成,引起睾丸萎缩、雄鼠性功能低下和不育,且 EO 对大鼠睾丸的损伤是进行性和不可逆的。在交配前 70 天吸入 $2\,000mL/m^3$ 的 MIBK 可引起 SD 大鼠出现适应性反应,F-0 代和 F-1 代均出现肝脏重量增加并伴有小叶中心肥大。对亲代大鼠毒作用的 NOAEL 为 $1\,000mL/m^3$,对生殖系统的 NOAEL 为 $2\,000mL/m^3$,对新生大鼠毒作用的 NOAEL 为 $1\,000mL/m^3$。$1\,000mg/kg$ 和 $1\,500mg/kg$ 的 MTBE 亚慢性灌胃染毒可导致成年雄性 SD 大鼠循环睾酮含量在数小时内下降到对照组的 38%~49%。50~100mmol/L MTBE 暴露 3 小时可引起体外培养的睾丸间质细胞(Leydig 细胞)睾酮产量下降 29%~50%。Leydig 细胞类固醇生成酶活性降低而导致的睾酮产量下降可能是 MTBE 致 Leydig 细胞癌变的机制之一。

(二) 发育毒性

给受孕雌鼠灌胃乙醇建立乙醇胚胎毒性大鼠动物模型,发现乙醇对胚胎期大鼠的听觉中枢发育有毒性作用,表现为听觉事件相关电位测出率降低或反应消失、潜伏期延长、幅值降低和波形不规则,且存在剂量-效应关系。而一定剂量乙醇导致的大鼠听觉系统发育不良、听神经细胞损伤和神经递质谷氨酸(glutamic acid,Glu)、γ-氨基丁酸(γ-aminobutyric acid,GABA)减少可能是其导致听觉功能异常的重要病理基础。有研究显示,乙醇中毒可导致子代小鼠大脑皮层和基底神经节细胞受损、颜面神经发育不全、脑干发育不全等畸形发生率升高,但对听觉周围器官的发育无影响。产前乙醇灌胃染毒还可诱导小鼠胎儿畸形、智力发育迟缓、运动能力低下和任务习得障碍,并引起小鼠胎儿大脑中 miR-10a、miR-10b、miR-9、miR-145、miR-30a-3p 和 miR-152 表达上调,而 miR-200a、miR-496、miR-296、miR-30e-5p、miR-362、miR-339、miR-29c 和 miR-154 表达下调。$1\,000mL/m^3$ 2-溴丙烷吸入染毒可在着床后诱发 SD 大鼠胚胎死亡,降低幼崽的出生数量。$125mg/(kg·d)$ 1,2-DCP 喂饲染毒可致妊娠大鼠出现体重下降等母体毒性作用;$150mg/(kg·d)$ 1,2-DCP 可引起家兔血液指标发生变化,体重增加减少。$125mg/(kg·d)$ 和 $150mg/(kg·d)$ 1,2-DCP 可分别导致大鼠和家兔子代延迟骨化的发生率升高。$65mL/m^3$ 的 PERC 吸入染毒(6 小时/天,7 天/周)未引起 SD 大鼠胎鼠发育毒性,$250mL/m^3$ PERC 可引起大鼠胎儿和胎盘重量的轻微下降;当浓度为 $600mL/m^3$ PERC 时,大鼠发育毒性效应表现为妊娠子宫、胎盘和胎儿体重减轻,胸椎椎体骨化减少。大鼠产前吸入 $1\,800mL/m^3$ 甲苯可增加子代大鼠小脑颗粒细胞层的神经元凋亡,该过程可能与甲苯诱导的胎鼠全身性生长迟缓有关。有研究显示,吸入浓度为 $1\,500mL/m^3$ 的甲苯可致妊娠期 SD 大鼠出现运动失调和高反应性,胎鼠平均胎重降低并出现骨骼元素减少或未分解的情况;$3\,000mL/m^3$ 甲苯吸入染毒可在原有临床症状的基础上出现饮水量增加和食物消耗减少。甲苯的母体毒性 NOAEL 为 $750mL/m^3$,母体毒性和发育毒性 LOAEL 为 $1\,500mL/m^3$。亚慢性吸入低浓度 EO 对子代小鼠产生显性致死和致突变作用,雌性小鼠在交配后短期暴露于 EO 可导致畸胎发生;胎鼠肝微核试验显示,EO 的水溶性化合物能通过胎盘屏障转移到胎鼠,对胎鼠肝造血干细胞染色体有损伤作用。$1\,600mg/kg$ 乙酸叔丁酯灌胃染毒妊娠大鼠 14 天对大鼠具有母体毒性和胚胎毒性,可致母体死亡率增加,摄食量减少,肾上腺和肝脏重量增加,胸腺重量减少,胎儿出现体重下降,骨骼变异和骨化延迟。

二、体外试验

常规的整体动物生殖发育毒性试验费钱、费时,很难满足对大量投入市场的化学品进行发育毒性评价的需要。目前,简单、快速的发育毒性体外试验已经趋于成熟,包括小鼠卵巢瘤试验、大鼠全胚胎培养、大鼠胚胎细胞微团培养、小鼠胚胎干细胞试验等。

体外试验显示,甲醇体外染毒对大鼠和小鼠胚胎均有发育毒性,高浓度暴露可导致胚胎畸形甚至死亡,且小鼠胚胎比大鼠胚胎更敏感。甲醇可导致 GD 10-11 大鼠胚胎细胞正常生长参数下降和生存能力丧失,且毒作用强度与剂量有关;其代谢产物甲醛暴露对胚胎的生长和活性也有不良影响;另一种代谢产物甲酸钠暴露可致胚胎高死亡率,但存活胚胎未表现出任何异常。三种物质均可导致胚胎和卵黄囊(visceral yolk sac,VYS)中 GSH 耗竭。采用 L-丁硫氨酸-S、R-磺胺嘧啶处理胚胎可抑制 GSH 合成从而加重甲醇及其代谢产物的胚胎毒性,且甲醇/R-磺胺嘧啶和甲醛/R-磺胺嘧啶共同处理导致胚胎畸形增加。1 000mg/L 乙醇体外处理大鼠胚胎,可致胚胎脑、神经管和心脏 DNA 含量下降,VYS 细胞膜脂质荧光偏振度值下降,VYS 细胞膜脂质流动性增加,流动度值升高。乙醇对大鼠胚胎有发育毒性和致畸作用,大脑和 VYS 是其毒作用靶点,其发育毒性与 VYS 细胞膜脂质流动性增加和 VYS 膜损伤有关。乙醇还可抑制离体小鼠胚胎脑细胞的增殖和分化,这可能是器官形成期乙醇脑发育毒作用的重要机制之一。乙醇对斑马鱼胚胎也有一定的毒性作用,包括致死作用和致畸作用。主要表现为乙醇既能干扰斑马鱼胚胎氧化-抗氧化系统平衡,造成氧化损伤;也能干扰斑马鱼胚胎 DNA 甲基化过程,造成胚胎 DNA 损伤并影响胚胎早期发育相关基因的表达,从而引起多个系统发育异常。hnRNPAB 蛋白可能是乙醇对斑马鱼胚胎发育毒性效应分子之一。乙醇处理体外培养的神经嵴可致其单克隆抗肌动蛋白发展成无序的肌动蛋白细胞骨架。乙醇长期处理还可抑制许多细胞的形态分化过程,而短期处理可使已经分化的细胞形态迅速改变并减少细胞间的接触。400mmol/L 乙醇能降低青鳉鱼胚胎的 RNA 和蛋白质含量,并引起部分胚胎 DNA 减少。乙醇对青鳉鱼胚胎核酸和蛋白质含量的影响可以作为胚胎发育迟缓的指标。卤代烃类有机溶剂三氯甲烷(trichloromethane)对受精后 0 小时斑马鱼胚胎的毒性大于对受精后 24 小时胚胎的毒性,斑马鱼胚胎对三氯甲烷致畸效应最敏感的终点为胚胎 48 小时无心律且出现心包囊肿。TCE 虽然对斑马鱼胚胎心脏中的脂质消耗和细胞凋亡没有影响,但其上调氧化应激相关基因 *sod2*、*ho-1*、*nqo-1* 的 mRNA 表达并抑制 *nrf2b* 的表达,降低 *gata4* 和 *hand2* 的 mRNA 表达水平并增加 *c-fos*、*sox9b* 的 mRNA 表达。TCE 体外处理 SD 大鼠精子细胞还可致其运动能力下降,精子畸形率和凋亡率增加。另一种卤代烃 CCl_4 也具有潜在的生殖毒性。CCl_4 可抑制卵母细胞第一极体的释放,影响卵母细胞的存活率并可降低体外受精率。较低剂量 CCl_4 可影响细胞集落形成并致细胞肿胀,较高剂量可导致细胞膜和亚细胞器严重损伤。CCl_4 还可使细胞脂质过氧化作用增强,并与其对细胞膜的破坏程度一致。张全新等使用甲醛、甲苯和二甲苯单独或联合处理 SD 大鼠胚胎肢芽细胞,观察到甲醛、甲苯和二甲苯均对大鼠胚胎肢芽细胞有细胞毒作用,且 3 种物质的联合毒作用呈相加作用。

三、流行病学资料

发育毒性流行病学是研究父体、母体和孕体特定的暴露与生育结局之间关联的学科。

利用流行病学研究生殖结局异常的目的主要包括:寻找导致出生缺陷的原因;通过广泛监督世界各国的出生缺陷登记,了解出生缺陷发生的趋势;引起公众注意,并保护公众健康。

有研究显示,出生前乙醇暴露并发生畸形的青少年,其听觉中枢的损伤可能小于视觉中枢,畸形组青少年的听觉刺激持续注意力要优于视觉刺激持续注意力。长期接触 DCM 的女工所生婴儿出生体重与对照组比较无差异。妊娠期接触三溴甲烷可引起足月儿出生体重降低,但此结果需要在人群大样本中加以验证。此外,三溴甲烷浓度升高与精子浓度下降存在剂量-反应关系。Kramer MD 等调查某些城镇每地 1 000~5 000 名白人(非西班牙裔)妇女,结果发现居住地居民接触≥10mg/L 三氯甲烷可使婴儿宫内发育迟缓的风险增加。张幸等调查发现,高浓度 DMF 接触作业工人血清中雄激素水平较高,而 FSH 浓度较低,且血清雄激素、FSH 水平和 DMF 接触水平有剂量-反应关系。DMF 暴露女工的月经异常发生率也高于对照组,且呈剂量依赖性增高,说明 DMF 进入机体后,可能引起神经内分泌调节失衡,并影响卵巢功能,从而使排卵受到影响。有研究表明,接触 DMF 男工之妻早期自然流产发生率增高的原因可能是 DMF 作用于男性性腺,使精子的生成出现异常或损伤精子,影响受精或胚胎的发育从而导致胚胎发育异常或死亡。

第五节 免疫毒性

免疫毒理学是研究外源性化学、物理、生物因素等对机体免疫系统的损害作用与机制、安全性评价、危险度评定与管理的一门毒理学分支学科。研究表明,某些有机溶剂可以直接损伤免疫器官的结构和功能,影响免疫分子的合成、释放和生物活性,或通过干扰神经内分泌网络等间接作用,使免疫系统对抗原产生不适当的应答,应答过低可引起免疫抑制,严重时表现为免疫缺陷;应答过高则表现为超敏反应,如自身抗原应答细胞被激活,引起自身免疫反应。目前国内外用于检测外源化学物免疫毒性的方法随着免疫学研究的发展而不断增加,本节通过总结有机溶剂的免疫抑制作用和超敏反应的体内试验、体外试验和流行病学研究结果,综合阐述有机溶剂对机体免疫系统的危害性。

一、整体动物实验

(一) 免疫抑制作用

三氯甲烷腹腔注射染毒对免疫系统具有选择毒性作用,500mg/kg 三氯甲烷可导致小鼠 T 淋巴细胞 ANAE 阳性率和脾抗体形成细胞数产量降低。250mg/kg 和 500mg/kg 三氯甲烷均不能抑制小鼠在绵羊红细胞(sheep red blood cell,SRBC)抗原刺激下所产生的迟发型超敏反应(delayed type hypersensitivity,DTH)。随三氯甲烷剂量的增加,其对机体非特异性免疫功能和特异性体液免疫功能的毒作用均增强。利用 MTT 法测定小鼠淋巴细胞转化率及小鼠耳片的肿胀度可反映三氯甲烷对机体特异性细胞免疫功能的影响。饮水方式染毒 TCE 可造成有自身免疫性疾病倾向的 $MRL^{+/+}$ 小鼠出现胸腺细胞发育改变,表现为 $CD4^-/CD8^-$ 改变,体外未成熟胸腺细胞的凋亡受到抑制;离乳后小鼠脾脏 $CD4^+$、$CD8^+$、$B220^+$ 淋巴细胞亚群数量减少,而血清中抗组蛋白自身抗体和总 IgG2a 水平以及外周血 $CD4^+$ 和 $CD8^+$ T 淋巴细胞产生的 IFN-γ 水平增加。持续呼吸道吸入 TCE 染毒抑制 $MRL^{+/+}$ 小鼠血清 IgG,刺激类淋巴母细胞的形成,且导致辅助性 T 细胞与抑制性 T 细胞的比例发生改变。TCE 还具有免疫发育毒性。饮水摄取 TCE 染毒可使小鼠子代胸腺 T 细胞亚群增加,绵羊红细胞特异性 IgM 抗体的产量和脾细胞中 B220 细胞数目均减少。单独及联合静式吸入甲醛和 TCE 对小鼠免疫系统均有一定的抑制作用,可导致昆明种小鼠血清 IgE 水平升高,并使雌性小鼠迟发超敏反应强度降低;二者联合染毒对雌性小鼠足垫肿胀度的影响存在拮抗效应。100 或 200mL/m^3 的苯吸入染毒可导致小鼠股骨 B 淋巴细胞、脾 T 淋巴细胞和 B 淋巴细胞,以及胸腺 T 淋巴细胞数目的快速和持续减少;当苯浓度为 200mL/m^3 时,股骨 B 淋巴细胞和胸腺 T 淋巴细胞凋亡率增加;苯暴露 2 周后脾脏 B 淋巴细胞数量减少可能是评估苯细胞毒性最敏感的时间点和终点。苯(150mg/kg,灌胃染毒)与甲醛(3mg/m^3,吸入染毒)联合染毒可导致 Balb/c 小鼠体重下降、外周血部分免疫细胞数量减少和血清抗体水平下降,并引起脾脏 caspase-3 水平升高,促进脾细胞凋亡,并抑制脾淋巴细胞增殖。DMF 对机体的细胞免疫和体液免疫及单核巨噬细胞系统等各种免疫功能均具有不同程度的损伤。DMF 可致小鼠胸腺和脾脏相对重量减轻,抑制小鼠 SRBC 介导的迟发型超敏反应和 ConA 诱导的淋巴细胞增殖作用,降低小鼠外周血淋巴细胞 ANAE 阳性率和脾脏 IL-2 的释放水平。皮肤涂抹火箭煤油同样具有细胞免疫抑制作用,可抑制 2,4-二硝基氟苯(2,4-dinitrofluorobenzene,DNFB)诱导的 ICR 小鼠 DTH,且存在剂量-反应关系。

(二)超敏反应

TCE 可引起 MRL$^{+/+}$ 鼠脾淋巴细胞中 CD4$^+$T 细胞增殖,体内抗 MDA-加合蛋白的抗体水平随着抗核抗体的增加而增加,且 TCE 与 MDA 加合的小鼠血清白蛋白共培养时可导致 IL-2 和 IFN-γ 的释放量增多,表明在 TCE 介导的自身免疫应答中有脂质过氧化衍生醛的作用和 Th1 细胞活化的参与。饮水摄取 TCE 染毒可使小鼠雌性后代的迟发型超敏反应增加,而雄性后代仅在较高剂量下出现迟发型超敏反应增加。戴宇飞等采用豚鼠最大值法探索 TCE 诱导过敏性皮炎发生的免疫学机制,观察到 TCE 经 S9 代谢活化后对正常淋巴细胞的毒性增强,可促进致敏淋巴细胞的增殖活性。TCE 的代谢产物可能作为半抗原诱导抗原特异性淋巴细胞的增殖转化。皮肤涂抹 TCE 染毒则可导致小鼠 Tc1 和 Tc2 细胞数量及 Tc1/Tc2 比值,以及 T-bet 和 GATA-3 的 mRNA 转录水平上升。Tc1/Tc2 细胞失衡可能在 TCE 致敏小鼠的免疫损伤过程中发挥重要作用。乙醇对机体无致敏作用,但乙醇灌胃可增加细胞炎症因子的表达从而加剧 BALB/c 小鼠的接触过敏反应和活动性皮肤过敏反应。涂抹 0.5% 的 2,4-二硝基氯苯(2,4-dinitrochlorobenzene,DNCB)可激发雌性 C57BL/6 小鼠左耳耳廓的超敏反应,表现为耳廓充血肿胀,脾脏和耳后淋巴结脏器系数升高。背部皮肤涂抹体积分数为 5% 的 DNFB 丙酮溶液可致小鼠出现接触过敏反应,引起小鼠耳后淋巴结与脾脏中 CD4/CD8 比值下降。

二、体外试验

组合检测方法、制定检测程序已成为化学物免疫毒性作用检测的发展趋势,仅靠整体动物实验还不能全面评价化学物的免疫毒性作用。目前采用的组合试验方法,即便可以弥补单项试验的缺陷,增加试验的敏感性,但仍存在一些问题。随着免疫学科的发展,对化学物免疫毒性的检测方法及评价指标也不断发展。

体外试验显示,TCE 对 Jurkat T 细胞的 NOAEL 为 2.0mmol/L。高剂量 TCE 可对初始和活化 Jurkat T 细胞造成细胞毒性损伤,低剂量 TCE 可刺激活化 Jurkat T 细胞 IL-2 分泌增高,并呈剂量-效应关系和时间-效应关系。TCE 致超敏性皮炎的病理生理过程包括炎症反应和氧化应激的增强、维生素运输的抑制、脂肪酸生物合成的抑制、细胞外肌动蛋白清除率的下降、氧运输的增加、脂质运输功能障碍、蛋白水解减少和糖酵解增加等。TCE 的主要代谢产物三氯乙醇可通过激活核因子 κB(NF-κB)通路导致 Kupffer 细胞内 IL-1α 和 IL-6 的水平呈剂量依赖性升高,该机制可能在 TCE 诱导的皮肤过敏反应中起重要作用。TCE 的另一种代谢产物二氯乙酸对外周血淋巴细胞具有较强的细胞毒性作用,可抑制淋巴细胞 SOD 活性并导致 CXCR2 和 CXCR3mRNA 过表达和 LDH 水平呈浓度依赖性升高,这可能是 TCE 药疹样皮炎的重要诱因之一。TCE 与 GSH 结合反应的代谢产物巯基烯酮类物质具有致敏活性,可能是 TCE 致敏小鼠的特异性半抗原。而 TCE 氧化通路的代谢产物是产生细胞毒性和肝损伤的主要物质。异丙醇对适应性免疫系统和先天免疫系统具有潜在的免疫抑制作用。低浓度(13~26mmol/L)异丙醇急性暴露对人离体 T 淋巴细胞和 NK 细胞具有细胞毒性作用,IPA 暴露还对 T 细胞活化核因子和 AP-1 的核转移具有剂量依赖性影响。暴露于浓度 50mmol/L 乙醛可增加肥大细胞组胺的释放量,从而促进各种过敏反应的发生。有研究证实,同时暴露于多种有机溶剂对免疫 T 细胞的毒作用可能大于其相加作用,如甲苯和正己烷联合体外染毒对 Jurkat T 细胞表现为协同作用。

三、流行病学资料

苯、甲苯和二甲苯接触可引起接触工人中性粒细胞和淋巴细胞减少,嗜酸性粒细胞、嗜碱性粒细胞、单核细胞和淋巴细胞增多,血小板减少或引起类似于 Glanzman 血栓症患者的血小板质变。甲苯对机体的免疫和遗传毒作用可能是其在体内代谢产生的酚类化合物所致。多氯联苯(polychorinated biphenyls,PCB)接触工人的外周血 PCB 含量高于对照组,且与年龄相关,单核细胞百分比和 CD4$^+$ 细胞数则降低。血清 PCB 浓度与 TCRα-β 呈正相关,与 TCRγ-δ 呈负相关。8-OHdG 可作为苯系物职业接触人群的生物标志物,甲苯接触水平和性别是影响苯接触人群外周血淋巴细胞 8-OHdG 形成的潜在因素。陈洋等研究发现,DCE 接触时间与作业工人外周血淋巴细胞微核率存在相关性,且女性工人较男性更容易受 DCE 影响。TCE 接触可引起作业工人过敏性皮炎和肝功能障碍,表现为皮肤瘙痒、红斑、皮疹、水疱等皮肤症状,还可导致肝脏肿大及血清 ALT、AST、T-Bil 水平异常等肝功能障碍,并伴随心电图异常和血清 TCA 水平升高。TCE 接触与某些人类自身免疫性疾病(如系统性硬化症和严重超敏反应综合征)有关。无论单次事故性接触还是多次累积接触 TCE,都会使系统性硬化症的发生风险升高,且男性发病风险高于女性。TCE 诱导的过敏性皮炎患者外周血 CYP1A2、CYP2E1、CYP3A4、CYP2C9、Foxp3、GATA3 和 CTLA4 的 mRNA 相对表达量均增加,而 T-bet 表达量下降,结果表明某些免疫相关基因和肝脏代谢酶基因可能在 TCE 诱导的超敏反应中发挥重要作用。在筛选出的与自身免疫性疾病相关的单核苷酸中,位于 MICA 基因的 rs2857281 位点以及位于 HLA-B 和 MICA 基因之间的 rs2523557 位点为独立的单核苷酸多态性(single nucleotide polymorphisms,SNP)位点,这两个 SNPs 组合预测疾病的准确率为 80.7%,ROC 曲线下面积评分为 0.82,可用于预测 TCE 接触诱导的全身性超敏反应综合征的发生风险。此外,等位基因 HLA-B1301 也与该病的发生风险存在强关联(OR=27.5,95%CI:13.5~55.7)。IL-2 和 IFN-γ 属于 Th1 型细胞因子,而 IL-4 和 IL-10 属于 Th2 型细胞因子,这两类细胞因子的比值在调节 T 细胞介导的免疫性炎症反应中发挥重要作用。Iavicoli I 等研究发现,TCE 接触工人血清 IL-2 和 IFN-γ 含量增高,而 IL-4 含量降低,这两类细胞因子水平的改变提示 TCE 接触可能会干扰免疫系统的正常平衡状态。TCE 导致的过敏性剥脱性皮炎患者体内人类疱疹病毒 6(human herpesvirus-6,HHV6)DNA、肿瘤坏死因子 α(tumor necrosis factor-α,TNF-α)、γ 干扰素(interferon-γ,IFN-γ)、白细胞介素-5(interleukin-5,IL-5)、IL-6 和 IL-10 的浓度均升高。HHV6 的重新激活和细胞因子水平的增加可能是 TCE 致过敏综合征的生物标志物。有研究显示,TCE 接触与新生儿脐带血 IFN-γ 浓度升高和 IL-4 浓度降低相关,TCE 等挥发性有机化合物接触可导致儿童向 Th1 型细胞因子谱转换。TCE 不仅引起接触者自身免疫性疾病的发病风险增加,还可能对机体具有免疫抑制作用;饮用 TCE 等氯化剂消毒的水可能是白血病家族成员外周血 T 细胞亚群改变、感染增加和自身抗体量减少的原因。有研究显示,TCE 接触不一定会升高人外周血淋巴细胞染色体畸变率,但接触人群尿中 TCA 含量与接触 TCE 浓度有较好的相关性,所以尿 TCA 含量可作为反映 TCE 接触水平的指标之一。Schulte 等选择 6 所美国医院和 1 所墨西哥医院的 68 名女性工作人员为研究对象,并按接触量分为低、高暴露组。有研究显示,EO 高暴露组血细胞比容和血红蛋白含量较低暴露组降低,并且淋巴细胞数增加,而嗜中性粒细胞数减少。

第六节 神 经 毒 性

有机溶剂神经毒性指某些有机溶剂引起生物体神经系统功能或结构损害。具有神经毒性的有机溶剂来源广泛、种类繁多,尤其是污染环境后会持续存在于生产和生活环境中。有机溶剂对神经元胞体、轴突、髓鞘细胞和神经递质等毒作用靶点都具有危害性。通过不同研究,观察暴露于具有神经毒性有机溶剂的实验动物和人类的反应情况,可以丰富神经毒理学和神经科学理论,为神经毒物中毒防治提供科学依据。本节将从整体动物实验、神经细胞体外试验和人群流行病学研究三方面概括有机溶剂对中枢神经和周围神经系统的危害性。

一、整体动物实验

(一) 中枢神经毒性

甲苯吸入暴露水平低于 $300mL/m^3$ 即可对大鼠条件反射产生影响。急性吸入 $7\,000mL/m^3$ 甲苯可致 SD 大鼠海马神经细胞减少,并产生短暂的异常神经体征。与未成年大鼠相比,甲苯急性高剂量($8\,000\sim12\,000mL/m^3$)呼吸道染毒可改变成年大鼠的一些神经化学参数,包括降低额叶皮质和纹状体中的胆碱和 GABA 水平及额叶皮质中谷氨酰胺和 N-乙酰天门冬氨酸水平,且成年大鼠脑内乳酸含量增加。说明未成年大鼠对甲苯的神经化学反应较弱,甲苯引起的神经化学差异可能与年龄有关。吸入高浓度甲苯还会降低昆明种小鼠的空间学习记忆功能,中等浓度可使小鼠对其产生精神依赖。小鼠的生长发育(尤其是神经系统的生长发育)与甲苯成瘾的敏感性有关,且青春期是小鼠极易形成甲苯成瘾的重要年龄阶段。吸入低浓度甲苯可能会对大鼠产生长期的行为改变,包括对热痛刺激的敏感性(热板试验)减弱和电击相关的焦虑反应增强,这些变化可能与多巴胺能系统的敏感性降低有关。甲苯亚慢性吸入染毒可导致雄性 Long-Evans 大鼠出现食欲动机获得的杠杆按压反应延迟,对运动活动、高架迷宫中焦虑相关行为、追踪恐惧条件反射及食欲动机获得的视觉辨别均无影响。甲苯慢性吸入染毒可导致雄性大鼠眶皮质基底层的神经紧张素结合减少以及伏隔核依托啡、后区和舌下核血管活性肠多肽的结合增加。慢性甲苯暴露还可导致额顶叶皮质钙诱导的反磷酸化反应增加,而环腺苷单磷酸诱导的反磷酸化反应减少。甲苯腹腔注射染毒导致大鼠中枢神经系统发生器质性病理变化,这种变化不仅表现为神经细胞的损伤,还有血管内皮细胞的损伤。有研究显示,甲苯神经毒性及成瘾性与皮层和海马乙酰胆碱转移酶、Glu 等递质改变有关。急性吸入甲苯可导致大鼠髓脑核中具有呼吸中枢调节功能的亮氨酸脑啡肽的免疫染色增加,提示脑啡肽能系统可能在大剂量急性甲苯暴露所致的呼吸抑制中发挥作用。Rebert 等通过呼吸道吸入甲苯染毒雄性 Fishcher 大鼠,观察到大鼠脑干听觉诱发电位变化与感音神经性听力损失一致,此研究结果被认为首次发现了甲苯的耳毒性。另一种苯系物乙苯经呼吸道亚慢性吸入染毒可通过上调 *Bax*、*CytC*、*caspase-9*、*caspase-3* 基因表达和下调 *Bcl-2* 基因表达而诱导大鼠神经细胞凋亡和脑组织氧化损伤。乙苯和甲醛联合腹腔注射染毒还可引起小鼠脑组织形态改变、脑组织氧化损伤和脑细胞 DNA 断裂,且存在剂量-效应关系,两者联合染毒表现为协同作用。苯、甲苯和间二甲苯(2 000~8 000mL/m³)联合吸入染毒 30 分钟可使雄性 Wistar 大鼠出现类焦虑行为和学习障碍,并导致其抗感染效应和社会交往能力呈剂量依赖性减弱;8 000mL/m³ 间二甲苯和甲苯还可降低大鼠的运动协调能力。甲苯、苯乙烯和 TCE 均可对中央前庭系统小脑-前庭回路产生影响,三者均可延长眼球震颤的持续时间。

1,1-二氯乙烷急性灌胃染毒可导致 SD 大鼠出现中枢神经系统抑制和呼吸衰竭并死亡,LD_{50} 为 8.2g/kg。2g/kg 和 4g/kg 剂量 1,1-二氯乙烷亚慢性灌胃染毒组大鼠出现中枢神经系统抑制症状。1,1,1-三氯乙烷(1,1,1-trichloroethane,1,1,1-TRI)急性灌胃染毒呈剂量依赖性抑制 SD 大鼠中枢神经系统。1,1,1-TRI 亚慢性灌胃可因为重复、长期的中枢神经系统抑制作用导致 2.5g/kg 和 5.0g/kg 剂量组大鼠死亡。另一种卤代烃类有机溶剂 1-BP 亚急性吸入染毒(1 500mL/m³,每天 6 小时,每周 5 天,连续 4 周)可导致大鼠在第 4 周出现体重下降和共济失调步态,这可能是 1-BP 暴露后大鼠小脑内浦肯野细胞变性所致。三氯甲烷和邻苯二甲酸二辛酯联合灌胃染毒可引起小鼠脑内神经递质 5-羟色胺、去甲肾上腺素、多巴胺的含量和脑内 SOD、GSH-Px 活性升高,还可导致小鼠脑细胞凋亡率增加及 DNA 损伤。采用 DCM、1,3-二氯丙烷(1,3-dichloropropane,1,3-DCP)和 1,2-二氯苯(1,2-dichlorobenzene,DCB)分别灌胃染毒成年 Long-Evans 大鼠,可见 DCM 对中枢神经快速诱发电位波形的主要作用是降低 N-30 峰的波幅[半数有效量(median effective dose,ED_{50})=326.3mg/kg],1,3-DCP 的主要作用是降低 N-30 峰(ED_{50}=231.0mg/kg)和 N-160 峰(ED_{50}=136.8mg/kg),DCB 的主要作用是降低 N-160 峰(ED_{50}=151.6mg/kg)。

1,2-DCE 染毒小鼠体内必需氨基酸(essential amino acids,EAAs)Glu 和天冬氨酸含量与脑皮质含水量的变化基本一致,且抑制性氨基酸(inhibitory amino acids,IAAs)氨基丁酸含量也呈剂量依赖性增加,说明 EAAs/IAAs 比例失衡可能是 1,2-DCE 中毒性脑水肿发生的主要原因。低浓度 1,2-DCE 可致小鼠神经兴奋性增强、脑组织中 EAAs 含量增加和 EAAs/IAAs 比值升高,而高浓度 1,2-DCE 则使 EAAs/IAAs 比值降低而致神经行为的抑制性反应。连续灌胃染毒 1,2-DCE 还可引起 SD 大鼠体重增加减慢,脑/体比增大,部分脑组织受损。1 720mg/m³ TCE 亚急性吸入染毒可引起大鼠中枢神经系统脂肪酸模式发生变化,导致大脑皮层、海马和脑干亚油酸和亚麻酸衍生的脂肪酸比例增加,大脑皮质和脑干花生四烯酸[20∶4(n-6)]含量升高,而大脑皮质和海马区二十二碳六烯酸[22∶6(n-3)]含量降低。

90 天亚慢性吸入 TCE 染毒可在大鼠大脑皮层中观察到二十二碳亚油酸衍生的脂肪酸含量变化。提示亚急性和亚慢性吸入 TCE 可通过抑制亚麻酸家族的去饱和作用和促进亚油酸家族的去饱和作用来影响大鼠脑内乙醇胺磷酸甘油脂肪酸的代谢。PERC 亚慢性灌胃染毒可增加肌阵挛性抽搐、面部和前肢阵挛的阈值,说明亚慢性 PERC 暴露会对痛觉和运动活动产生更大影响。

　　甲醇慢性喂饲染毒可引起小鼠海马神经元 tau 蛋白磷酸化和海马 CA1 神经元细胞凋亡标记物增加,并导致小鼠空间识别和嗅觉记忆受损。其代谢产物甲醛还可诱导体外培养的小鼠胚胎大脑皮层神经元和小鼠神经母细胞瘤 N2a 细胞的微管解体和 tau 蛋白过度磷酸化。乙醇灌胃染毒孕鼠可导致胎鼠海马神经结构、海马神经元增殖与凋亡、学习与记忆、糖皮质激素代谢与营养发育等发生变化,这些结构和相关功能的异常改变可能与 cAMP/EGR-1/GR/BDNF 通路改变有关。铅和乙醇联合亚慢性灌胃染毒可导致大鼠的自发性活动频率增加,刺激依赖性诱发电位(evoked potentials,EPs)振幅轻微下降,急性染毒则引起 EP 振幅增加,尾神经传导速度降低;而乙醇可增强铅的神经毒性作用。

　　28g/m³ 环己烷吸入染毒可致大鼠的条件反射速度略下降,但对中枢神经系统的影响很小。环烷烃溶剂亚慢性吸入染毒引起的全身效应与直链和支链类似物相似,可能具有中枢神经系统毒性作用。

（二）周围神经毒性

　　乙醇慢性喂饲染毒大鼠可导致神经损伤,出现肌肉单核细胞浸润、肌肉纤维萎缩、轴突丢失、再生簇状结构明显、神经内膜纤维化、轴突和髓鞘变性,表明慢性乙醇中毒对周围神经损伤修复有抑制作用,且与轴突数量减少和轴突变性增加有关。乙醇和甲苯联合染毒(1 000mL/m³ 甲苯吸入染毒,5.7%~8.0% 乙醇喂饲染毒)还可引起雄性大鼠听觉敏感度(听觉脑干反应)降低,外周神经和肌肉动作电位振幅增加。乙醇不仅对周围神经具有直接毒作用,还能加剧 CS₂ 的神经毒性作用,增强 CS₂ 引起的大鼠外周神经脂质含量的改变,导致胆固醇酯与游离胆固醇的比值增加,磷脂含量减少。乙醇还可使 CS₂ 诱导的神经细胞超微结构改变幅度增加。溴甲烷急性静式吸入染毒对家兔周围神经,特别是脊神经有一定的损害作用。环氧丙烷亚慢性吸入染毒可引起大鼠中枢-周围远端型轴索病等周围神经损害。3 000mL/m³ 正己烷亚慢性吸入染毒可干扰 Wistar 雄性大鼠运动神经和混合神经的传导速度,延长大鼠尾巴神经末梢潜伏期。光镜和电镜检查显示,暴露于正己烷的大鼠周围神经、神经肌肉接点和肌纤维均受到严重损伤。吸入正己烷还可引起大鼠坐骨神经远端特异性烯醇化酶(γ-烯醇化酶)、肌酸激酶 B 和 S100-β 蛋白减少,而对大脑和坐骨神经近端无影响,这些神经特异性标记蛋白可用于评估正己烷暴露所致的周围神经毒性。有研究证实,正己烷单独吸入染毒会严重损害大鼠周围神经功能,但正己烷和甲苯(1 000mL/m³)联合染毒只会造成大鼠周围神经轻微损伤,表明两者联合染毒对周围神经的毒性表现为拮抗作用。正己烷和二甲苯联合吸入染毒(1 000mL/m³+1 000mL/m³ 混合,18 小时/天,7 天/周,共 61 天)可导致大鼠听觉敏感度持续下降。与联合暴露组相比,正己烷单独暴露组的闪光诱发电位潜伏期较长,说明两者联合吸入染毒表现为拮抗作用。

二、体外试验

　　神经毒理学体外研究最常见的方法是从动物分离出神经细胞,在尽量模拟体内环境的体外条件下,使神经细胞保持存活、增殖、发育及分化能力,为神经毒理学研究提供材料。体外神经细胞培养类型有全胚胎、全脑、特殊脑组织块、凝集细胞、分散细胞和细胞株等。

急性和慢性乙醇暴露均可阻止树突状细胞分化和成熟,表现为长期乙醇暴露的单核细胞分化为表型和功能改变的未成熟树突状细胞。与健康受试者的树突状细胞相比,未成熟树突状细胞显示出更少的 CD1a$^+$ 细胞,更弱的 CD86 表达,HLA-DR 的过表达,并具有更低的内吞和同种异体刺激功能,但未成熟树突状细胞仍可产生大量的 TNF-α 和 IL-6。50mmol/L 和 100mmol/L 乙醇慢性染毒可通过氧化应激对大鼠神经干细胞产生毒性作用,50mmol/L 乙醇还可改变与细胞骨架、转录/翻译、信号转导和氧化应激有关的蛋白质组成。70mmol/L 乙醇可诱导 C57BL/6 小鼠神经干细胞和 CD1 小鼠神经干细胞发生整体 DNA 低甲基化,且乙醇对 DNA 甲基化的影响取决于细胞的性别和品系。CD1 小鼠神经干细胞 DNA 甲基化水平的变化与其胶质标记物抗 2′,3′-环核苷酸 3′-磷酸二酯酶、胶质纤维酸性蛋白和少突胶质细胞转录因子 2 表达的改变有关。该体外试验提示,胚胎期鼠的性别和品系可能影响乙醇对神经干细胞分化和 DNA 甲基化产生的毒作用。1,2-DCE 及其代谢产物 2-氯乙醇(2-ethylene chlorohydrin,2-CE)、氯乙醛和氯乙酸均可对人星形胶质细胞造成毒性损伤并诱导其凋亡,其中以氯乙酸毒作用最强。1,2-DCE 可导致大鼠神经细胞内 Ca^{2+} 浓度升高和神经细胞水肿坏死,且存在剂量依赖关系,提示 1,2-DCE 致神经细胞中毒性脑水肿可能与神经细胞内持续高 Ca^{2+} 有关。此外,1,2-DCE 还可造成离体培养的血脑屏障细胞损伤,引起血管源性脑水肿,随着染毒剂量加大和染毒时间延长,脑微血管内皮细胞和神经胶质细胞损伤越严重。CCl$_4$ 不但能引起原代微团培养的大鼠胚胎中脑神经细胞形态的改变和膜结构的损伤,还可引起细胞脂质过氧化作用增强,且脂质过氧化程度与其对细胞膜的损伤程度一致。CCl$_4$ 还能通过诱导蛋白质合成和脂质过氧化反应抑制体外培养的大鼠胚胎脊髓神经元的分化和增殖。2-CE 可使星形胶质细胞内蛋白激酶 A(protein kinase A,PKA)相对表达水平和 Ca^{2+} 浓度呈剂量依赖性增加,还可通过激活 NMDAR/cAMP/PKA 信号通路而诱导星形胶质细胞中水通道蛋白4(aquaporin 4,AQP4)的表达增强。有研究显示,2-CE 可通过激活星形胶质细胞内 p38MAPK 信号通路而上调 NF-κB 和 AP-1 转录激活能力,从而提升 *MMP-9*、*IL-1β* 和 *iNOS* 基因的表达水平。颜士勇等用甲苯处理神经细胞,发现甲苯不仅对神经细胞产生毒作用,而且还对血管内皮细胞产生损伤。甲苯对不同类型神经细胞的作用亦不同,神经元较神经胶质细胞敏感,不仅可以对神经元产生直接毒性作用,而且可以通过引起神经胶质细胞的变化对神经元产生间接毒作用。甲苯对神经系统的毒作用机制可归纳为以下路径:①甲苯→抑制 Glu 转运体功能→Glu 重摄取水平下降→突触间隙 Glu 升高→NMDA 受体激活→NOS 活性增高→NO 升高→自由基水平增高→损伤海马。②甲苯→神经细胞钙通道→细胞外钙离子内流增高→细胞凋亡增加→损伤海马组织。

三、流行病学资料

目前,人类暴露神经毒物的机会与日俱增,挥发性有机溶剂的大量使用或滥用,导致发生中毒事件。为预防有机溶剂导致的神经中毒,减少有机溶剂对暴露人群的神经损伤,国内外进行了大量人群研究。

流行病学研究发现,乙醇暴露能导致神经元变性及神经元死亡,引起严重的神经系统损伤。发育期的神经系统对乙醇更为敏感,产前摄入乙醇可导致胎儿酒精综合征。在成人中,慢性乙醇摄入可导致 Wernicke-Korsakoff 综合征等慢性酒精中毒性神经疾病。自噬作为乙醇毒性的保护性机制，能缓解乙醇介导的神经元凋亡及其他病理性反应。乙醇可通过介导氧化应激、内质网应激、PI3K/mTOR 及 MAPK 信号通路等多种细胞分子机制激活自噬。慢性乙醇中毒表现为额部及额前皮质功能障碍，P3a 测试结果显示慢性乙醇中毒高风险组 P3a 波幅降低。皮肤接触 IPA 可能与急性感觉运动轴突多发性神经病的发生和病程的发展有关。长期低浓度接触甲苯会使工人的短期记忆能力、注意力持久性以及感觉运动速度等神经行为功能降低。苯乙烯可被作业工人通过呼吸道或皮肤吸收，吸收量受接触水平、持续时间、工作负荷、每种溶剂的特定物理化学特性以及工作实践和防护设备使用的影响。急性大剂量接触苯乙烯可对中枢神经系统产生短暂麻醉作用，长期接触则会使周围神经病变和中毒性脑病等神经体征和症状的发生率升高。基于生理动力学的模型预测浓度 $5\sim200mL/m^3$ 的苯乙烯对四名健康男性中枢神经系统的影响，提示导致接触工人出现急性中枢神经系统损伤的苯乙烯最低浓度可能是 $20mL/m^3$。石油溶剂油、甲苯和二甲苯的联合暴露可导致油漆工人的运动和敏感神经传导速度以及桡神经和胫骨前神经终末潜伏期发生变化，且神经传导改变与尿中马尿酸和甲基马尿酸水平相关。桡神经的神经传导参数是接触早期检测亚临床周围神经变化最敏感的参数之一。DCM 接触也可对接触人群的神经行为功能和神经递质产生一定影响，包括抑制接触工人的中枢神经系统功能和 AchE 释放水平，干扰中枢神经兴奋-抑制平衡，从而对个体神经行为造成影响。一定浓度的 EO 可导致工人出现神经衰弱综合征、流泪、咽痛、食欲不振、乏力、肢体麻木等症状和跟腱反射、膝反射减退，慢性咽炎、鼻炎、面部痤疮、脱发等体征，接触工人的轻度外周神经损伤率也增加。祖爱华等采用 WHO 推荐的神经行为核心测试组合对接触正乙烷的作业工人和对照工人的神经功能进行测试，发现职业性接触正乙烷的作业工人可出现神经行为功能的改变，正乙烷接触可对神经功能产生隐匿影响。李晶玉等研究显示，CS_2 对运动神经、感觉神经、自主神经的损害作用可随接触时间的延长而加重，且运动神经比感觉神经更易受损；而接触时间≤10 年的接触者，其自主神经的损害程度比运动神经和感觉神经更严重。

第七节 其 他

对某些有机溶剂的毒作用研究显示，除一般毒性、神经毒性和致畸、致癌、致突变、免疫毒性等特殊毒性以外，某些有机溶剂对耳、眼、皮肤和心血管也具有毒性作用。本节综合大量体内试验、体外试验结果和人群流行病学资料，总结有机溶剂对耳、眼、皮肤和心血管的危害性。

一、整体动物实验

(一) 耳毒性

50% 丙二醇滴注豚鼠中耳可引起中耳肉芽组织、听泡和骨性耳蜗破坏及骨化，导致耳蜗微音减少，耳蜗微音功能恶化，还可导致耳蜗直流电电位呈剂量依赖性下降。高浓度(3%)乙醇可非特异性破坏小鼠内耳感觉上皮，而低浓度(1.5%)乙醇可引起小鼠内耳毛细胞内水肿或空泡化等特征性变化。甲苯对大鼠具有一定的耳毒性作用，甲苯灌胃染毒可引起雄性 SD 大鼠中频区域的脑干听觉诱发反应阈值升高，且大鼠听觉的改变与耳蜗毛细胞的损失有关。颈动脉注射甲苯还可降低大鼠中耳的声反射效率,这与甲苯浓度和耳朵接收噪声抑制器有关。噪声和甲苯共同暴露可对驱动中耳听觉反射的中枢听觉核产生抑制作用。乙苯吸入染毒($800mL/m^3$,每天 8 小时,连续 5 天)可导致大鼠反射矫正听力学阈值和复合动作电位阈值升高,耳蜗上基部和下中弯(对应中频区)外毛细胞丢失。苯乙烯暴露导致大鼠 Corti 器官脂质过氧化的增加模式与细胞损伤分布一致,噪声暴露主要损伤耳蜗的外毛细胞层,苯乙烯与噪声联合暴露主要损伤耳蜗的毛细胞和 Deiters 细胞层。此外,CS_2($250mL/m^3$ 及以上吸入染毒)和噪声共同暴露还可导致大鼠对 9.6kHz 频率声音的听觉缺陷,且呈剂量依赖性。

(二) 眼毒性

乙醇可通过氧化应激对大鼠视网膜产生毒性作用,引起视网膜 Bcl-2 过表达以及 GSH 浓度降低和全眼匀浆 MDA 含量升高,最终导致视网膜电流图(electroretinogram,ERG)b 波降低。家兔眼刺激实验中,环己醇和对氟苯胺可对兔眼造成中度至重度刺激,造成的角膜损伤累及上皮细胞和前间质。浓度为 0.1% 的戊二醛溶液不会对眼睛产生刺激作用,环境温度下产生的戊二醛蒸气可能对眼睛和呼吸道产生感觉刺激作用,但不会造成急性呼吸道损伤。丙酮局部染毒兔眼可引起兔角膜上皮细胞碱性磷酸酶活性升高,并一直持续至滴注后 28 天,第 14 天活性达到峰值,且碱性磷酸酶在角膜的所有上皮层均可表达。$1 000mL/m^3$ 甲苯亚慢性吸入染毒可导致大鼠在高刺激亮度值下 ERG b 波振幅降低,反复接触甲苯可能导致视觉功能的持续受损,大鼠视网膜对甲苯暴露的敏感程度可能高于视觉皮层。小剂量甲苯或苯乙烯静脉注射染毒可引起食蟹猴视网膜色素上皮中 ERG c 波振幅和静息电位水平随时间的缓慢变化。CS_2 染毒可引起兔眼 ERG b 波振幅和视网膜 SOD 总活性降低,而 MDA 含量增加,说明 CS_2 对视网膜功能的损害作用可能与其诱导的氧化应激有关。

(三) 皮肤毒性

TCE 经皮染毒可导致 BALB/c 裸鼠皮肤出现红斑和水肿、角化过度、海绵化和炎症细胞浸润等皮肤刺激反应,且随剂量的增加皮肤刺激反应的程度也越严重。在急性皮肤刺激试验和累积性皮肤刺激试验中,TCE 均能不同程度导致 BALB/c 裸鼠皮肤内氧化应激效应增加和 SOD 活性降低,而维生素 E 和银杏叶提取物能有效拮抗该过程,且该拮抗作用呈剂量-效应关系。皮肤涂抹三氯甲烷可对家兔擦伤皮肤产生轻微至中度刺激,延迟愈合。

间二甲苯经皮染毒可导致大鼠皮肤表皮-真皮分离和粒细胞浸润,IL-1α 和 iNOS 蛋白表达均增加。间二甲苯经皮染毒 2 小时后皮肤氧化物平均水平增加($P<0.05$),染毒 2 小时、4 小时和 6 小时皮肤低分子量(low molecular weight,LMW)DNA 含量高于对照组($P<0.05$)。皮肤中的氧化物和 LMW DNA 水平可作为预测间二甲苯和其他挥发性有机溶剂安全暴露水平的指标。二甲苯对皮肤、黏膜和呼吸道均有刺激作用,高浓度甲苯和二甲苯(50% 或 100%)经皮染毒可引起小鼠轻度耳肿胀和边缘炎细胞侵袭。苯酚局部刺激小鼠耳朵的最大反应时间为 1 小时,可引起小鼠耳朵较对照组增厚 0.05~1mm,提示苯酚具有一定的皮肤刺激作用。稀释水、甲基化酒精或橄榄油可增加苯酚对 Alderley Park 大鼠的经皮吸收毒性,且苯酚 1:1 或 2:1 稀释时对皮肤的损伤程度最大。环己烷、甲苯、间二甲苯三种疏水溶剂可诱导大鼠腹部皮肤血浆外渗,而亲水溶剂丙酮则不诱导血浆外渗。大鼠经皮暴露丙酮 240 分钟后,皮肤 P 物质-免疫反应神经纤维(substance P-immunoreactive nerve fibers,SP-IRNF)和降钙素基因相关肽-免疫反应神经纤维(calcitonin gene related peptid-immunoreactive nerve fibers,CGRP-IRNF)均未见改变,而环己烷、甲苯和间二甲苯在暴露 10 分钟即可降低 SP-IRNF 和 CGRP-IRNF 水平,进一步降低了皮肤免疫反应性。说明某些有机溶剂引起的皮肤炎症在严重程度和时间进程上有很大差异,这些差异与神经肽有关。急性皮肤损伤可改变豚鼠皮肤对正丁醇、甲苯和 1,1,1-TRI 的吸收模式,破损皮肤对甲苯和 TRI 的吸收减少,对正丁醇的吸收增加,吸收情况与溶剂的水溶性有关;刺激性和变应性接触性皮炎可降低皮肤对甲苯和 1,1,1-TRI 的吸收。

有研究显示,MIBK 是眼部和皮肤刺激物。MIBK 30mmol/(kg·min) MIBK 乳状液静脉注射可引起雌性大鼠前庭-动眼神经反射减弱。300mg/kg 或 600mg/kg MIBK 经皮染毒可减少大鼠毛囊细胞有丝分裂活动和毛囊活性中心的数量,而增加表皮角质和颗粒细胞层厚度。丙酮经皮暴露 24 小时可引起大鼠皮肤对 2,4-DNFB 和吡咯烷氯(pyrrolidine chloride,PCl)接触敏感性和对四氯水杨酸胺接触光敏性增强,且表皮半抗原的通透性也增加;皮肤屏障破坏时,丙酮还可使 T 细胞活化作用发生改变。

(四) 心血管毒性

75mmol/kg 乙醇急性喂饲幼龄大鼠可降低大鼠 20% 心脏蛋白质合成分数,而慢性乙醇喂饲染毒 6 周则可降低幼龄大鼠的心脏湿重、心脏蛋白质总量和 DNA 总量。喂饲乙醇还可导致 Long-Evans 大鼠心脏左室收缩压、等容期指数、主动脉最大瞬时血流量和心排血量降低。乙醇喂饲染毒后大鼠的离体心脏对乙醇灌注导致的心脏抑制作用表现出功能耐受性。静脉注射环己酮(cyclohexanone,CHX)可致大鼠全身低血压、肺动脉高压,以及心室收缩力、心率、搏出量和心排血量降低,而血管阻力升高,且平均动脉压对颈动脉闭塞的反应性减弱。6mL/kg 甲苯急性灌胃染毒可引起雄性 Wistar 大鼠心脏组织充血和水肿,血压和心率降低,血清肌钙蛋白水平升高,TUNEL 细胞阳性率和 caspase-3 蛋白水平均升高,表明大剂量甲苯急性染毒可引起心肌细胞凋亡,并导致心功能损害。急性甲苯暴露还可增加心脏灌注压,导致大鼠左心室压力和心率升高,还可改变电压门控型钠离子通道和钙离子通道的表达和功能,这可能与心脏肾上腺素能机制和心律失常的发生有关。700mg/m^{3}CS$_2$ 吸入染毒可增加雄性 SD 大鼠动脉血压和心脏指数,减少心排血量、心排血量比例以及肾和肺的血流量,增加心脏、肝脏和肾脏的脏器系数以及大脑、肺和肾脏的血管阻力。CS$_2$ 和乙醇联合染毒对心脏毒性表现为协同作用,可使心率降低,QRS 波持续时间增加。CS$_2$ 引起的早期血流动力学改变可能在其病理机制(高血压、心肌和肾脏损伤)中起重要作用。

二、体外试验

斑马鱼胚胎在发育早期暴露于乙醇可引起以视神经发育不良和光感受器外节生长抑制为特征的眼部形态学异常,并影响光感受器的功能,导致视动反应测量的视觉阈值增加,ERG a 波和 b 波减少。乙醇暴露还可导致斑马鱼胚胎眼睛体积减小。受精后第 6 天乙醇处理可使斑马鱼胚胎出现发育迟缓迹象,以及视网膜细胞异常凋亡,受精后第 9 天乙醇处理可使斑马鱼胚胎晶状体的感光层、内核和神经节层体积变小。

乙醇处理 A431 人表皮癌细胞和新生儿人原代皮肤细胞可增加促炎细胞因子 TNF-α 在细胞中的表达,并造成细胞器损伤、染色质凝结和凋亡小体形成。TCE 和 PERC 处理表皮角质形成细胞后 LDH 释放量增加,细胞活性呈剂量依赖性下降,细胞内 MDA 水平增加,而 SOD 活性下降。甲苯、丙酮、二甲基亚砜(dimethyl sulfoxide,DMSO)、乙醇和环己烷五种有机溶剂离体灌流猪皮瓣（isolated perfused porcine skin flap，IPPSF），观察到乙醇可导致 IPPSF 的累积葡萄糖利用率下降，所有溶剂处理均能使皮瓣细胞 LDH 释放量增加，且除乙醇外均可导致灌注末期血管阻力下降。DMSO、甲苯和丙酮还可导致猪皮瓣细胞水肿，DMSO 单独处理可造成基底层和棘层细胞的核膜局部起泡和粗面内质网起泡。

1~1 000μmol/L 乙醇处理 H9c2 大鼠心肌母细胞 15 天，可导致细胞凋亡率升高，并伴有 ROS 过量产生、自噬激活和 NF-κB 核转移增加。丙酮灌注兔离体心脏可致其收缩力减小，当丙酮浓度为 0.5% 和 1.0%（V/V）时，心率和冠脉流量均增加。TCE 暴露可导致 $Nkx2.5/Hand1$ 基因在心肌祖细胞中上调，$Mhc-7/cTnT$ 基因在心肌细胞中下调。TCE 还可在胚胎发育早期干扰心肌细胞 Ca^{2+} 通道，影响心脏分化。三氯甲烷可引起心动过缓或心室颤动，且三氯甲烷引起的心律失常与 L 型钙电流（ICa.L）在内的多离子电流有关，表现为三氯甲烷可缩短离体大鼠心室肌细胞的动作电位时程，增加触发动作电位的阈电流。在稳定表达心脏离子通道基因的 HEK 293 细胞中，三氯甲烷降低电压门控钠离子通道 Nav1.5、超极化激活环核苷酸门控阳离子通道 2 和人类 ether-a-go-go（hERG）相关基因通道电流，IC_{50} 分别为 8.2mmol/L、3.3mmol/L 和 4.0mmol/L。三氯甲烷处理离体心肌细胞后肌酸磷酸激酶表达水平升高，心肌杆状细胞的比例下降，且三氯甲烷对心肌细胞的毒性作用具有时间依赖性。

三、流行病学资料

（一）耳毒性

甲苯等芳香族溶剂可通过抑制传出运动神经元的胆碱能作用抑制中耳反射，造成接触工人听觉功能障碍。接触混合溶剂可降低工人右耳听力阈值，接触工人周围和中枢听觉系统功能障碍可能与溶剂暴露有关。

（二）眼毒性

在特定剂量和时间内，乙醇摄入可影响眼跳的潜伏期、速度和准确性，即使在非中毒剂量下也会对动眼肌功能产生系统性损害。苯乙烯暴露可打破视觉抑制，引起眼跳速度提高，对健康测试者视力亦造成干扰，这可能与苯乙烯阻止小脑对前庭-动眼神经系统的抑制有关。CS_2 气体被动吸入和皮肤接触均可造成工人眼组织的损伤，导致 ERG a 波和 b 波及视野改变，表明 ERG 检查可作为 CS_2 所致视网膜病变的早期诊断指标之一。

（三）皮肤毒性

甲醇可引起皮肤出现脱皮和皮炎，还可通过皮肤吸收导致视觉功能障碍等慢性毒性作用。皮肤接触乙二醇可造成局部皮肤损伤，且乙二醇经皮吸收后可抑制中枢神经系统，引起严重的代谢性酸中毒和草酸钙结晶管状沉淀导致急性肾功能衰竭。三氯甲烷职业接触可导致接触工人皮肤干燥、皮肤水疱等自觉症状的发病率升高，并且随工龄增加呈上升趋势。甲苯除了抑制中枢神经系统功能，还可致黏膜刺激症状及肝脏或肾脏功能障碍，对皮肤也具有毒性作用。甲苯全身皮肤大面积暴露最初表现为皮肤轻微损伤，随后出现水疱、大面积坏死和大量液体流失，可伴随急性肾功能衰竭和弥散性血管内凝血，甚至导致死亡。二甲苯蒸气可迅速通过肺部吸收，也可通过皮肤缓慢吸收，长期接触可导致其在脂肪和肌肉组织中大量蓄积。

（四）心血管毒性

甲苯亚慢性接触可导致接触工人的最大心率、校正低频和校正高频降低。长期接触甲苯可通过抑制交感神经活动干扰心脏自主功能,甲苯对副交感神经抑制作用也会随接触时间的延长而增强。

（李 昆 常旭红 孙应彪）

参考文献

［1］YANAGIBA Y,SUZUKI T,SUDA M,et al. Cytochrome P450 2EI is responsible for the initiation of 1,2-dichloropropane-induced liver damage［J］. Toxicology and Industrial Health,2016,32(9):1589-1597.

［2］李思,李宏玲,赵娜,等. 1,2-二氯乙烷对 SH-SY5Y 细胞毒性作用机制研究［J］. 中国职业医学,2016,43(6):652-656.

［3］许忠杰,曹晓燕,董秋,等. 职业性急性二硫化碳中毒病例特点总结［J］. 职业卫生与应急救援,2020,38(5):505-508.

［4］FANELLI S L,MACIEL M E,DÍAZ GÓMEZ M I,et al. Further studies on the potential contribution of acetaldehyde accumulation and oxidative stress in rat mammary tissue in the alcohol drinking promotion of breast cancer［J］. Journal of applied toxicology:JAT,2011,31(1):11-19.

［5］IGARASHI T,SUZUKI H,USHIDA K,et al. Initial hazard assessment of 1,4-dichlorobutane:Genotoxicity tests,28-day repeated-dose toxicity test,and reproductive/developmental toxicity screening test in rats［J］. Regulatory toxicology and pharmacology:RTP,2020(112):104610.

［6］杨秀鸿,张丽娜,吴军. 4,4-二甲氧基-2-丁酮对大鼠亚急性经口毒性研究［J］. 中国职业医学,2014,41(4):436-440.

［7］张明,王延让,杨德一,等. 乙苯亚慢性吸入染毒大鼠肝毒性效应的研究［J］. 环境与健康杂志,2012,29(9):810-812.

［8］HESTER S D,JOHNSTONE A F,BOYES W K,et al. Transcriptional responses in rat brain associated with sub-chronic toluene inhalation are not predicted by effects of acute toluene inhalation［J］. Neurotoxicol Teratol,2012,34(5):530-533.

［9］FERNANDES L M,TEIXEIRA F B,ALVES-JUNIOR S M,et al. Immunohistochemical changes and atrophy after chronic ethanol intoxication in rat salivary glands［J］. Histology and histopathology,2015,30(9):1069-1078.

［10］王飞霞,倪春辉,徐爱国,等. 某化工企业接触二氯乙烷作业人员健康状况调查［J］. 职业与健康,2010,26(16):1816-1818.

［11］张萍. 职业性慢性二硫化碳中毒远期效应观察［J］. 职业与健康,2017,33(22):3053-3056.

［12］王君霞,原福胜,王鸿,等. 甲醛和甲苯联合染毒对小鼠骨髓细胞的遗传毒性研究［J］. 环境与健康杂志,2010,27(12):1043-1045.

［13］CASTRO G D,DE CASTRO C R,MACIEL M E,et al. Ethanol-induced oxidative stress and acetaldehyde formation in rat mammary tissue:potential factors involved in alcohol drinking promotion of breast cancer［J］. Toxicology,2006,219(1/3):208-219.

［14］MURUGAN S,ZHANG C,MOJTAHEDZADEH S,et al. Alcohol exposure in utero increases susceptibility to prostate tumorigenesis in rat offspring［J］. Alcoholism,clinical and experimental research,2013,37(11):1901-1909.

［15］刘洋,张恒东,陈献文,等. 苯作业工人血浆差异表达微小 RNA 的初步筛选与分析［J］. 中华劳动卫生职业病杂志,2014,32(4):511-515.

［16］邓荣霞,任晓虎,阮嘉雯,等. 三氯乙烯对人正常肝细胞组蛋白质甲基化修饰影响的研究［J］. 中华预防医学杂志,2017(4):347-352.

［17］廖静,刘爱林,曹文成,等.应用胞质分裂阻滞微核法检测三卤甲烷和卤乙腈的遗传毒性［J］.癌变·畸变·突变,2011,24(1):42-45.

［18］徐承敏,钱亚玲,朱丽,等.GSTT1 及 GSTM1 和 CYP2E1 基因多态性与甲基甲酰胺所致肝脏损害的关系［J］.中华劳动卫生职业病杂志,2009,27(6):333-337.

［19］解丽君,赵松,胡文媛.乙醇的雄性生殖毒性［J］.中国工业医学杂志,2015,18(3):172-173.

［20］MARTINEZ M,MILTON F A,PINHEIRO P F F,et al. Chronic ethanol intake leads to structural and molecular alterations in the rat endometrium［J］. Alcohol,2016(52):55-61.

［21］管彤,何宁,李敏,等.2-溴-5-氟三氟甲苯对大鼠的两代繁殖毒性［J］.环境与健康杂志,2019,36(1):19-24.

［22］WANG L L,ZHANG Z,LI Q,et al. Ethanol exposure induces differential microRNA and target gene expression and teratogenic effects which can be suppressed by folic acid supplementation［J］. Human reproduction,2009,24(3):562-579.

［23］许慧慧,胡晓晴,董晨,等.饮水氯化消毒副产物氯仿和一溴二氯甲烷对斑马鱼胚胎发育的毒性作用［J］.环境与职业医学,2009,26(1):1-4.

［24］吴德生,杨淋清,黄遂,等.三氯乙烯致雄性大鼠精子损伤的研究［J］.中华劳动卫生职业病杂志,2013(11):811-814.

［25］WEN H,YUAN L,WEI C,et al. Effects of combined exposure to formaldehyde and benzene on immune cells in the blood and spleen in Balb/c mice［J］. Environmental toxicology and pharmacology,2016(45):265-273.

［26］纪玉青,贾强,赵雪铮,等.2,4-二硝基氯苯诱导超敏反应性皮炎小鼠淋巴细胞增殖与活化研究［J］.中国职业医学,2014,41(5):489-495.

［27］赵娜,晏程,吴洁,等.三氯乙烯对 Jurkat T 细胞免疫毒性作用［J］.中国职业医学,2016,43(6):645-651.

［28］HUANG Z,YUE F,YANG X,et al. Upregulation of calprotectin and downregulation of retinol binding protein in the serum of workers with trichloroethylene-induced hypersensitivity dermatitis［J］. J Occup Health,2012,54(4):299-309.

［29］XU X,KE Y,YUAN J,et al. Trichloroethylene-induced hypersensitivity dermatitis was associated with hepatic metabolic enzyme genes and immune-related genes［J］. Toxicology research,2016,5(2):633-640.

［30］BEASLEY T E,EVANSKY P A,BUSHNELL P J. Behavioral effects of sub-acute inhalation of toluene in adult rats［J］. Neurotoxicology and Teratology,2012,34(1):83-89.

［31］王延让,杨德一,张明,等.乙苯对大鼠脑组织氧化损伤和超微结构及凋亡相关基因表达的影响［J］.中华劳动卫生职业病杂志,2010(11):810-814.

［32］LAMMERS J H,EMMEN H H,MUIJSER H,et al. Neurobehavioral Effects of Cyclohexane in Rat and Human［J］. International Journal of Toxicology,2009,28(6):488-497.

［33］AMIRI S,DAVIE J R,RASTEGAR M. Chronic Ethanol Exposure Alters DNA Methylation in Neural Stem Cells:Role of Mouse Strain and Sex［J］. Molecular neurobiology,2020,57(2):650-667.

［34］赖关朝,罗国忠,曾丽海,等.1,2-二氯乙烷及其代谢产物对人星形胶质细胞毒性研究［J］.中国职业医学,2016,43(1):30-36.

［35］罗超红,郭静静,徐天胜,等.2-氯乙醇经 NMDAR/cAMP/PKA 信号通路致星形胶质细胞 AQP4 蛋白表达增强［J］.中国职业医学,2019,46(1):15-21.

［36］BOYES W K,BERCEGEAY M,DEGN L,et al. Toluene inhalation exposure for 13 weeks causes persistent changes in electroretinograms of Long-Evans rats［J］. Neurotoxicology,2016(53):257-270.

［37］SHEN T,ZHU Q X,YANG S,et al. Trichloroethylene induced cutaneous irritation in BALB/c hairless mice:histopathological changes and oxidative damage［J］. Toxicology,2008,248(2/3):113-120.

［38］SAITO A,TANAKA H,USUDA H,et al. Characterization of skin inflammation induced by repeated exposure of toluene,xylene,and formaldehyde in mice［J］. Environmental toxicology,2011,26（3）: 224-232.

［39］JIANG Y,WANG D,ZHANG G,et al. Disruption of cardiogenesis in human embryonic stem cells exposed to trichloroethylene［J］. Environmental toxicology,2016,31（11）:1372-1380.

［40］CHAN A P L,CHAN T Y K. Methanol as an Unlisted Ingredient in Supposedly Alcohol-Based Hand Rub Can Pose Serious Health Risk［J］. International journal of environmental research and public health, 2018,15（7）:1440.

第七章

有机溶剂职业健康风险评估

　　职业健康风险评估是对工作场所危害全面、系统的识别与分析,通过识别和分析工作场所风险因素及防护措施,量化测评职业健康风险水平,从而采取相应控制措施的过程。职业健康风险评估是控制职业病危害因素健康风险的有效依据和手段,可作为我国现有职业病防治综合策略的补充。

　　近几十年来,国际上部分发达国家或国际组织已陆续颁布了比较成熟的健康风险评估方法或模型,如美国环境保护署人体健康风险评估手册 A 部分及 F 部分的吸入风险评估补充指南、罗马尼亚职业事故和职业病风险评估方法、澳大利职业健康与安全风险评估管理导则、新加坡化学毒物职业暴露半定量风险评估方法等,这些方法为我国职业健康风险评估方法的发展提供了可借鉴的模式。

　　我国职业健康风险评估方法学研究和实践还处于起步阶段。近年来,我国部分学者陆续应用国外职业健康风险评估方法,对部分职业病危害严重的行业开展了职业健康风险评估,在初步方法学研究和大量实践基础上,2017 年我国借鉴国外方法并结合国内职业病防治实际,颁布了《工作场所化学有害因素职业健康风险评估技术导则》(GBZ/T 298—2017)。国家卫生健康委综合监督局制定了《职业卫生分类分级监督执法工作指南》,广东省卫生健康委制定了《广东省职业卫生分类监督执法指南》,两者均根据化学品的化学特性和浓度对用人单位进行分类分级,依据指南确定为甲类用人单位的条件为:①工作场所存在苯、1,2-二氯乙烷、三氯乙烯,并且其空气中浓度达到或超过接触水平(≥10% 职业接触限值);②工作场所存在《高毒物品目录与高致病化学品目录》所列职业病危害因素(除外苯、1,2-二氯乙烷、三氯乙烯),常见的高毒和高致病有机溶剂包括 N-甲基苯胺、N-异丙基苯胺、苯胺、丙烯酰胺、丙烯腈、对硝基苯胺、对硝基氯苯、二硝基氯苯、二苯胺、二甲基苯胺、二硫化碳、二氯代乙炔、二硝基苯(全部异构体)、二硝基(甲)苯、二异氰酸甲苯酯(TDI)、甲醛、硫酸二甲酯、偏二甲基肼、硝基苯、三氯乙烯、1,2-二氯乙烷、三氯甲烷、正己烷、三甲基氯化锡、四甲基氯化锡、二甲基甲酰胺、乙腈、1-溴丙烷、甲醇、四氯化碳、1,1,2,2-四氯乙烷等,并且其空气中浓度达到或超过行动水平(≥50% 职业接触限值)。对甲、乙、丙三类不同等级的用人单位将采取不同的监督执法工作。国内针对有机溶剂的分类分级,多基于风险评估等级、用人单位和有机溶剂的危害程度。各方法的综合应用对于保护工人免受有机溶剂危害将发挥重要意义。

与国外相比,我国职业健康风险评估工作基础尚有待夯实,尚未建立一系列符合我国职业病防治实践的职业健康风险评估模型和方法,相关风险评估方法学及其应用实践的书籍或教材也甚少。基层职业卫生技术人员在评估工作场所职业危害风险时,由于没有掌握相应的风险评估技术及缺乏风险评估经验,较难开展职业危害风险评估工作。另外,工作场所化学物质甚多,不是所有的化学毒物具都有相应的职业接触限值从而进行暴露评价,这给传统的暴露风险评估方法带来挑战。一些定性或半定量风险评估模型可以作为替代和筛选方法来控制职业危害,为大型企业的职业危害风险沟通和管理提供技术手段,也适用于中小企业的职业危害控制,同时也为职业卫生监管部门的监督管理提供依据。

有机溶剂是生产工作中应用广泛的有机化合物,有机溶剂职业健康风险评估是指通过全面、系统地识别和分析工作场所中有机溶剂相关风险因素及防护措施,定性或定量测评其职业健康风险水平,从而采取相应的控制措施的过程。

基于以上事实,本章介绍有机溶剂职业健康风险评估的相关内容,为职业病防治相关工作者提供工作参考,包括国内外职业健康风险评估现状、职业健康风险评估的基本框架和实施步骤,重点介绍目前国际公认的六种常用职业健康风险评估方法,并对风险管理及职业健康风险评估发展趋势进行简要分析。

第一节　国内外有机溶剂职业健康风险评估研究现状

风险(risk)指某事件导致特定结局(不幸事件或不良后果)发生的可能性,包含风险损害后果(consequence)和发生概率(probability)两个核心要素。风险评估是量化测评某一事件或事物带来的影响或损失的可能程度,是客观认识事物(系统)存在的风险因素,通过辨识和分析这些因素,判断危害发生的可能性及其严重程度,从而采取合适的措施降低风险概率的过程。

19世纪末期,德国首先建立职业接触限值的概念,但由于职业接触限值有诸多缺陷,如:具有职业接触限值的化学物质少、需要专业技术人员从事采样和检测、成本费用较高等原因,并且化学物质数量和种类随着工业化进程越来越多,目前已经无法用职业接触限值来进行暴露评估和风险管理。

风险评估起源于20世纪30年代,在50年代末期得到快速发展,并在电子、航空、铁路、公路、原子能、化工、食品安全、金融等领域进行了研究和应用。20世纪80年代,欧美国家和国际组织意识到一些定性和半定量的风险评估方法可以代替职业接触限值或作为筛选化学物质健康风险的手段之一。1976年美国环境保护署颁布的"致癌物风险评估准则"首次对风险评估这个术语进行了定义,即风险评估是一个系统方法。1983年,美国国家研究委员会(NRC)提出了危险性评估和危险度管理理论,该理论分为危害识别、剂量-反应评估、暴露评估和危险性描述4个阶段。自此,欧洲的一些国家和美国、澳大利亚、新加坡等国家针对工作场所的职业危害问题,建立了有关工作场所健康风险评估和管理方面的应用指南,形成了工作场所风险评估与管理的系统模式。

一、国外职业健康风险评估研究现状

目前国际存在的职业健康风险评估方法多达十几种,包括定性、定量和半定量评估方

法,虽然评估原理和方法学不尽相同,但核心仍是围绕风险损害后果及其发生概率两个要素进行评估。目前最常见的主要为以下六种:美国环境保护署(United States Environmental Protection Agency,US EPA)人体健康风险评估手册 A 部分及 F 部分的吸入风险评估补充指南(以下简称美国 EPA 风险评估模型)、罗马尼亚职业事故和职业病风险评估方法(以下简称罗马尼亚风险评估模型)、澳大利职业健康与安全风险评估管理导则(以下简称澳大利亚风险评估模型)、新加坡化学毒物职业暴露半定量风险评估方法(以下简称新加坡风险评估模型)、国际采矿和金属委员会(International Council on Mining & Metals,ICMM)职业健康风险评估操作指南(以下简称 ICMM 风险评估模型)以及英国化学品职业危害分类控制技术简易要素(Control of Substances Hazardous to Health Essentials,COSHH Essentials)模型(以下简称英国 COSHH 风险评估模型)。

(一) 美国 EPA 风险评估模型

据美国 EPA 最新发布的人体健康风险评估手册(F 部分,吸入风险评价补充指南),风险评估包括两个部分:致癌风险评估和非致癌风险评估,两大核心步骤如下。

1. 估算暴露浓度(exposure concentrations,ECs)

(1) 致癌风险评估的暴露浓度估算(式 7-1)

$$EC=(CA \times ET \times EF \times ED)/AT \qquad (式 7-1)$$

式中,EC($\mu g/m^3$)为暴露浓度;CA($\mu g/m^3$)为空气中污染物浓度;ET(小时/天)为暴露时间;EF(天/年)为暴露频率;ED(年)为暴露工龄;AT(期望寿命×365 天/年×24 小时/天)为一生平均时间。

(2) 非致癌危害评估的暴露浓度估算:不同调查暴露期和暴露方式,按不同公式进行估算。如果污染物暴露特征类似于急性暴露(小于 24 小时),则暴露浓度(EC)等于空气中污染物浓度;如果污染物暴露特征类似于亚慢性暴露(30 天至期望寿命 10%)或慢性暴露(期望寿命 10% 以上),则 $EC=(CA \times ET \times EF \times ED)/AT$,式中,AT(ED×365 天/年×24 小时/天)为暴露平均时间,其他与式 7-1 相同。

2. 风险评估

(1) 超额癌症风险估算:$Risk=IUR \times EC$,式中 Risk 为风险,IUR($\mu g/m^3$)$^{-1}$ 为吸入单元风险(又称斜率系数),指连续暴露于空气化学物 $1\mu g/m^3$ 所引起的超过一生癌症危险度估算值的上限值。

(2) 非致癌风险评估:主要计算危害系数(HQ),HQ=EC/RfC,式中 RfC 为吸入毒性参考值。对于普通人群,致癌风险以 10^{-6} 作为限值,如果大于 10^{-6},致癌风险高;如果小于 10^{-6},则致癌风险低。如果针对职业人群,致癌风险也可以 10^{-4} 作为限值,如果大于 10^{-4},致癌风险高;如果小于 10^{-4},则致癌风险低。危害系数(HQ)以 1 为限值,如果大于等于 1,健康风险较大;如果小于 1,健康风险较小。IUR 和 RfC 两个系数可在美国 EPA 网站查询。该方法能定量和定性评估致癌和非致癌风险水平,可评估特定暴露周期多个微环境和多个暴露周期的平均暴露浓度,也可评估多种化学物和不同暴露途径累积风险水平,但只适用于化学物质空气吸入风险评估。工作场所存在的职业病危害因素繁多,美国 EPA 网站数据库尚未完全收录所有职业危害因素的 IUR 和 RfC 值,这导致部分职业病危害因素缺乏 IUR 和 RfC 值而较难进行风险评估。

(二) 罗马尼亚风险评估模型

罗马尼亚根据欧洲标准颁发了职业事故和职业病风险评估方法,具有一定代表性。根据危害的严重性和发生可能性两个要素,提出风险可接受曲线概念(图 7-1)。在评定风险因子(职业病危害因素)对人体最大作用后果的严重性等级以及后果发生可能性等级后,应用矩阵法评估风险等级(最低、非常低、低、中等、高、非常高),最后按公式计算工作场所总体风险水平。

该方法为定性评估方法,适用于化学、物理因素的职业健康风险评估,评估工作场所每个岗位不同职业病危害因素的风险水平后,可综合计算工作场所总体风险水平。缺点在于较难判断后果发生的概率,主观性较强。

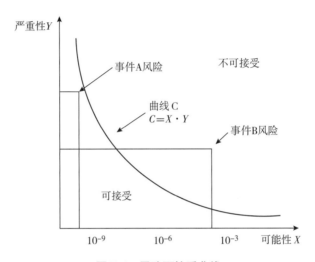

图 7-1　风险可接受曲线

(三) 澳大利亚风险评估模型

主要根据风险计算手动板或计算器来评估风险水平。风险计算手动板见图 7-2,风险因子导致的后果根据人体伤害、财产损失、生产影响、环境破坏等因素分为 6 个等级(大灾难~较小);个体接触危害因素的暴露频率根据接触时间分为 6 等级(十分罕见~连续);个体接触危害因素后出现后果的概率可分为 6 等级(几乎确定~几乎不可能)。如图 7-2 所示,后果发生的概率为"十分可能"、暴露为"连续",两点连接后直线延伸到连接线,再与后果分类中"十分严重"的点连接,延伸到风险等级直线,交叉点为"非常高"的风险等级。

该方法以手动板形式定性评估风险水平,操作简易。缺点在于后果发生概率较难判定,主观性强。

(四) 新加坡风险评估模型

根据新加坡化学毒物职业暴露半定量风险评估方法,风险水平根据危害等级和暴露等级进行计算,公式如下(式 7-2)。

$$Risk=(HR \times ER)^{1/2} \tag{式 7-2}$$

式中,HR 为危害等级,ER 为暴露等级。

化学物质的危害等级主要根据美国政府工业卫生师协会(ACGIH)和国际癌症研究机构(IARC)致癌作用分类,或根据化学物的急性毒性资料(LD_{50} 和 LC_{50})进行分类,划分为 5 级。暴露等级可根据暴露水平与接触限值的比值划分为 5 个等级,如果没有暴露浓度监测资料,可应用暴露指数(EI)来确定暴露分级,计算公式如下(式 7-3)。

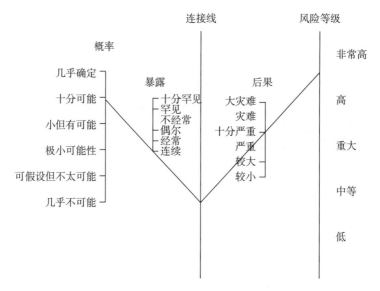

图 7-2　澳大利亚风险计算手动板

$$ER=\left[EI_1 \times EI_2 \times \cdots \times EI_n\right]^{1/n} \tag{式 7-3}$$

式中,n 为使用暴露因子个数,暴露因子包括蒸气压、嗅阈值/接触限值的比值、颗粒大小、危害控制措施、每周使用量、每周工作时间等,分别划分 5 级。该方法为半定量评估方法,危害等级和暴露等级的划分标准较客观,可操作性和实用性较强。缺点为仅限于化学物质,不适用于物理因素。

（五）ICMM 风险评估模型

按照公式（式 7-4）计算风险水平:

$$RR=C \times PrE \times PeE \times U \tag{式 7-4}$$

式中,C 为危害后果,PrE 为暴露概率,PeE 为暴露时间,U 为不确定性。危害后果根据危害因素对人体无危害、可逆或永久性健康影响给予赋值,暴露概率根据暴露浓度与职业暴露限值的比值分为低、中、高,并分别赋值,暴露时间从罕见（每年一次）到每天连续 8 小时分为 5 个级别,并分别赋值。危害后果程度和暴露评估的不确定性分为 3 个级别,并分别赋值。最后根据风险计算值来划分风险等级（可容忍的、潜在的、高、非常高、不可容忍的风险）。也可以通过矩阵法定性评估风险水平,矩阵法包括健康危害与相似暴露组、工序、任务及工作区域暴露发生可能性的矩阵组合,以及健康危害与已采取控制措施的暴露水平的矩阵组合。该方法虽然是采矿业的职业健康风险评估方法,但可以推广到其他行业。

（六）英国 COSHH 风险评估模型

英国 COSHH 风险评估模型的流程框架为:综合考虑化学物质（固体或液体）的健康危害水平和暴露水平,通过风险评估给出控制等级建议。流程图见图 7-3。

健康危害水平根据欧盟危害分类系统的危险度术语（R-phrases）进行分级,按照危害水平由小到大分为 5 级（A~E）,另有 1 级（S）体现皮肤和眼部危害。暴露水平取决于两个因素:一是物理特性,二是使用量。物理特性即物质扩散到空气中的程度,对固体物质考虑其“扬尘性”,对液体物质考虑其“挥发性”。扬尘性和挥发性都分为 3 类:低、中、高。使用量根据确定处理一批（或在 1 天内连续操作）固态或液态物质的量,以少量、适量或大量表示。基于

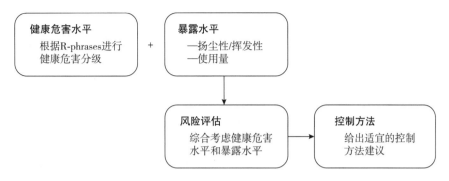

图 7-3　英国 COSHH 风险评估模型流程图

健康危害水平和暴露水平的综合判断,按照严格程度从低到高将风险分为 4 级,得出适宜的职业危害控制方法(control strategy,CS)。

确定需要实施的控制方法后,还应根据工作任务、操作过程、操作环境以及化学品性质、用量等编制相应的控制指南卡(control guidance sheets,CGS)。可按控制指南卡索引清单选择适合的控制指南卡号,查找具体的控制指南卡。控制指南可用于改善用人单位化学品管理水平。

以上六种方法的具体内容详见本章"第三节　有机溶剂职业健康风险评估方法"。

除了上述国家或组织颁发的标准外,还有许多传统的风险评估方法应用到职业危害评估中,例如"格雷厄姆-金尼"法、层次分析法 AHP 法、模糊评价法、蒙特卡罗概率法、数学扩散模式、蒙德法等。近些年,新的评估方法不断出现,例如风险评估指数法、"归因危险度-后果"半定量评估法、总风险概率法等。

二、我国有机溶剂职业健康风险评估发展现状

从 20 世纪 80 年代末期开始,风险评估在我国不同的专业领域相继得到应用。在职业卫生领域,虽然 21 世纪初就有研究人员开始探索性研究和使用,但直到 2007 年卫生部颁布实施《建设项目职业病危害预评价技术导则》(GBZ/T 196—2007)中才首次明确提出了风险评估法。至此,风险评估在职业危害评价工作中的应用开始得到政府部门和科研机构的高度重视,评估方法研究也得到了迅速发展。针对职业性接触生产性粉尘、化学毒物、高温和噪声的健康危害,我国制定了《职业接触毒物危害程度分级》(GBZ 230—2010)和《工作场所职业病危害作业分级》(GBZ/T 229—2010)等有害作业分级相关标准;此外,我国研究者还提出了综合指数法、综合指数评价方法、模糊数学法、蒙德法、集合比数法、人工神经网络方法、TOPSIS 法等评价方法,并应用到职业卫生领域,一定程度上也到达了评估目的;2017 年我国研究者参考国外方法并结合国内职业病防治实际,制定了《工作场所化学有害因素职业健康风险评估技术导则》(GBZ/T 298—2017)。但从总体看,风险评估应用系统在我国职业卫生领域还没有完全建立,需要进行系统性的方法学研究。

近几年,我国学者应用国外常用的风险评估模型进行了一系列方法学研究,可分为三个阶段:应用研究、比较研究以及优化或方法学建立研究。现阶段我国职业健康风险评估研究尚停留在应用研究或适用性研究和常用方法的比较研究阶段。

1. 应用或适用性研究　近年来,各职业健康风险评估方法的应用或适用性研究已有一

定的基础。

（1）美国EPA风险评估模型实际应用：美国EPA风险评估模型可适用于化工、冶金、建筑等急/慢性职业性化学中毒高发行业。王艳艳等将该模型应用于个体汽车维修喷漆行业，对苯及苯系物的职业健康风险进行评估，个体喷漆行业每天的工作量不固定导致风险评估的难度增大，而该模型有助于有机溶剂暴露周期的确定，对该行业风险评估有重要意义。徐守香等在应用该模型评估造漆厂接苯作业风险，发现相较于我国职业病危害作业分级标准，美国EPA模型评估结果更为保守，其结果显示各岗位出现中等到高水平的健康风险。建议重视苯接触职业人群的健康防护，综合考虑实际接触浓度的致癌性和非致癌性健康效应。张美辨等将该模型应用于某油漆机械制造商的职业健康风险评估，发现美国EPA风险评估模型技术原理的核心参数适用于工作场所的职业危害评估。冷朋波等认为该模型关注特定的健康结果，能客观反映化学吸入暴露对人体健康的风险水平。美国EPA风险评估模型能够更容易地识别职业危害和关键控制点。

（2）新加坡风险评估模型实际应用：伍波等运用新加坡风险评估模型对某橡胶生产企业各个岗位的职业健康风险进行评估分级，结果显示丁苯二车间的前工序操作岗处于高风险水平，其余岗位为中等或低风险水平。但其不能将工作场所作业条件纳入评估模型，如未能考虑到暴露时间和暴露频度以及防护措施与暴露人数对风险水平的影响，因此评估结果被认为缺乏客观性。傅红等采用该模型对草甘膦制造行业进行风险评估，主要有机溶剂甲醇的评估结果为0级（相对无害作业），新加坡风险评估模型对草甘膦制造行业风险评估较为适用，尤其是对危害因素浓度未超过接触限值或无法获得监测浓度的化学物的评价意义更大。黄广渊等以新加坡模型为基础，改进了风险等级和风险暴露等级的确定方法，选择优先的风险控制策略。

（3）澳大利亚风险评估模型实际应用：唐睿等运用澳大利亚风险评估模型准确判断出某化工企业氯乙烯为"极高风险"危害，氯化汞为"中度风险"危害，其余为"高风险"危害，认为该方法能够较为客观地得出关键控制点，可客观、综合评估职业病危害，得出针对性的管理策略，在职业病危害评价中具有广泛应用前景。

（4）罗马尼亚风险评估模型实际应用：俞爱青等应用该模型评估某汽车维修企业重点岗位的职业病危害因素，结果显示苯、甲苯、二甲苯、乙酸乙酯的风险等级为1~3级，结果与现场检测及工作场所职业病危害作业分级结果符合性较好，可为该行业职业病危害控制和风险管理提供依据。

（5）ICMM风险评估模型实际应用：谢红卫等采用ICMM模型和新加坡模型对三家印刷企业进行风险等级评估。印刷业主要的职业有害因素为苯、甲苯、二甲苯、丙酮等有机溶剂，新加坡模型评估三家企业多岗位的风险水平为高风险或极高风险；ICMM定量法评估三家企业风险水平为不可容忍风险；ICMM矩阵法评估结果则为高风险。结果显示新加坡模型被认为更能客观评估印刷行业有机溶剂的风险水平。邹树青等应用ICMM模型，对某焦化厂进行风险评估，ICMM定量法评估结果显示接触苯和甲苯的多个岗位为不可容忍风险，ICMM矩阵法评估结果为高风险，结果表明，ICMM模型定量法容易出现高估现象，矩阵法则较为准确，ICMM定量法不适用于苯的风险评估。

（6）英国COSHH风险评估模型的实际应用：邹亚玲等运用包括英国COSHH风险评估模型在内的五种评估方法对某胶黏剂生产企业12种化学毒物进行职业健康风险评估，英国

COSHH 风险评估模型评估得出甲苯、四氯乙烯、正己烷和二氯甲烷的风险水平达到最高级（5 级），相较于其他评估法，英国 COSHH 评估模型评估风险等级较高。但其对化学毒物接触水平的评估考虑不全，可能导致所得结果针对性较差。

根据目前的分析可得出以下结论：①职业健康风险评估是一套完整的职业病预防措施，可用于职业危害的评估和控制；②定性职业健康风险评估也可以作为 OEL 评估的替代或筛选方法；③每种类型职业健康风险评估方法的范围和原则不尽相同，各有其优点和局限性。因此，在进行职业健康风险评估时可以结合定量、半定量和定性方法。

2. 方法学比较研究 每种方法由于建立的技术原理不同，有其自身的优势和局限性。采用不同方法对同一危害进行评估，得出的结果并不完全一致，这很大程度上取决于各种职业健康风险评估方法之间的差异。目前对各种职业健康风险评估方法差异的研究报道很少，有必要将现有方法结合我国职业病防治重点行业危害特点开展方法学比较研究。前期研究结果提示，应用常见的六种职业健康风险评估模型（即 EPA、澳大利亚、罗马尼亚、新加坡、ICMM 和英国 COSHH 模型）进行定性和定量比较，比较结果见表 7-1。六种风险评估模型有各自的评估原理和优缺点；有潜力识别各行业职业健康风险关键点；美国 EPA 和英国 COSHH 模型具有一定独立性和易于获得较高健康风险水平，新加坡模型与其他模型具有较好的关联性。不同模型的联合使用应作为工作场所职业健康风险评估策略之一；不同模型的适用性和比较研究在发展中国家重点行业中应进一步开展；与职业接触限值评价体系

表 7-1 不同模型之间关键信息的质量差异

模型	属性	范围	评估方法	风险分类	优点	缺点
EPA 模型	定量	有机化学品	剂量响应评估	2 个等级	1. 致癌性和非致癌性评估 2. 大量实验室和流行病学资料作为支撑	1. 局限于可查 IUR 和 RfC 的化学毒物 2. 不能细分风险
澳大利亚模型	定量	有机化学品等	手册图	5 个等级	1. 可操作性强、简单易行 2. 适用范围广 3. 适用于中小型企业	1. 依赖主观判断 2. 评估需要具备专业知识
罗马尼亚模型	定量	有机化学品等	模型	7 个等级	1. 适用范围广 2. 计算总风险水平	1. 依赖主观判断 2. 难以准确判断后果发生的概率
新加坡模型	半定量	有机化学品等	半定量计算	5 个等级	1. 同时使用定量和定性方法 2. 缺乏作业场所空气中有害物质的检测资料时仍可利用暴露指数	暴露指数分类较粗糙
ICMM 模型	定量	有机化学品等	矩阵，定量评级	4 个等级	1. 适用范围广 2. 可在各种行业应用	1. 依赖主观判断 2. 定量评级方法易出现高估风险现象
COSHH 模型	定性	有机化学品等	联合	4 个等级	1. 操作简便易行 2. 适用于中小型企业	1. 易高估风险水平 2. 判断液体挥发性时易发生偏差

有益补充,尤其针对没有接触限值的化学物质的风险评价;亟需完善我国相关政策和标准体系,建立中国职业健康风险评估数据库。

第二节 有机溶剂职业健康风险评估步骤

风险评估领域广泛使用并被接受的模型/框架由美国国家科学委员会(国家研究委员会)报告提出,该框架推荐风险评估共四个步骤(图 7-4)。

(1) 危害识别(确定危害人类健康污染物的存在和存在量)。

(2) 剂量-反应关系评定(污染物浓度和健康损害发生率之间的关系)。

(3) 接触评估(确定接触条件和接触者的吸收剂量)。

(4) 风险特征描述(估计接触人群健康损害发生率及其不确定性)。

风险评估工作流程见图 7-5。

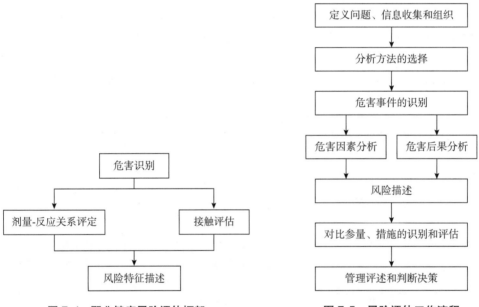

图 7-4 职业健康风险评估框架　　　图 7-5 风险评估工作流程

一、危害识别

职业病危害因素识别是识别工作场所职业病危害因素的存在或/和存在状况等,职业病危害因素可能是物理的、化学的、生物的、工效学(包括机械的)和心理学方面的。职业病危害因素识别是对工作场所是否存在这些危害因素及其分布特征的辨识过程。多采用工程分析、现场调查与检验检测法(含检查表法)、类比调查等方法。

二、剂量-反应关系评定(危害特性评估)

剂量-反应关系评定可以确定职业病危害因素接触水平与有害健康效应发生频率之间的关系,有助于发现危害因素健康效应性质,又称危害特性评估。

职业危害特性评估内容包括危害因素的理化性质、毒理学特征或危害特性(包括危害类型和程度等)、危害来源、存在场景和地点、接触场景或接触人员等。这些相关信息中的理化性质、毒理学特征或危害特性等信息一般来源于专业文献资料、毒理学相关数据库、供应商提供的危害数据信息(如使用说明等)、毒理学研究报告、人群流行病学调查报告等。

（一）化学品安全技术说明书

化学品安全技术说明书(MSDS)是化学品生产或销售企业按法律要求向客户提供的有关化学品特征的一份综合性法律文件。其提供化学品的理化参数、燃爆性能、对健康的危害、安全使用贮存、泄漏处置、急救措施以及相关法律法规等十六项内容，简要说明一种化学品对人类健康和环境的危害性并提供如何安全搬运、贮存和使用该化学品的信息。作为提供给用户的一项服务，生产企业应随化学商品向用户提供安全技术说明书，使用户明确化学品的有关危害，使用时能主动进行防护，起到减少职业危害和预防化学事故的作用。MSDS 报告信息可向化学品生产企业索取，也可在专业网站上查询。我国《化学品分类和危险性公示通则》(GB 13690—2009)附录 D 规范了安全数据表最低限度的信息。

（二）国际化学品安全卡

国际化学品安全卡(International Chemical Safety Card, ICSC)是联合国环境规划署(UNEP)、国际劳工组织(ILO)和世界卫生组织(WHO)的合作机构国际化学品安全程序(IPCS)与欧洲联盟委员会(EU)合作编辑的一套具有国际权威性和指导性的化学品安全信息卡片。卡片扼要介绍了 2 000 多种常用有毒化学物质的理化性质、接触可能造成的人体危害和中毒症状、如何预防中毒和爆炸、急救/消防、泄漏处置措施、储存、包装与标志及环境数据等数据，供工厂、农业、建筑和其他作业场所工作的各类人员和雇主使用。

国际化学品安全卡的主要内容:ICSC 共设有化学品标识、危害/接触类型、急性危害/症状、预防、急救/消防、泄漏处置、包装与标志、应急响应、贮存、重要数据、物理性质、环境数据、注解和附加资料 14 个项目。

（三）化学物质毒性数据库

化学物质毒性数据库是中国科学院生态环境研究中心利用美国 NIOSH 提供的数据源，在计算机上建成的化学物质毒性数据库。该数据库收载约 15 万个化合物(包括大量化学药物)毒理方面的有关数据，如急性毒性、长期毒性、遗传毒性、致癌与生殖毒性及刺激性数据等，并提供数据来源。可在专业网站上以英文通用名、化学名、商品名、CA 登记号、RTECS 登记号及同义名等为关键字进行检索，并支持模糊检索。

（四）化学品毒性鉴定资料

《中华人民共和国职业病防治法》第二十九条规定:国内首次使用或者首次进口与职业病危害有关的化学材料，使用单位或者进口单位按照国家规定经国务院有关部门批准后，应当向国务院卫生行政部门报送该化学材料的毒性鉴定以及经有关部门登记注册或者批准进口的文件等资料。依照《化学品毒性鉴定技术规范》，化学品毒性鉴定包括以下四个方面试验，通过毒性鉴定试验可获得较为完整的毒理学资料，为职业危害特性的识别提供依据。

1. 第一阶段(急性毒性试验、眼刺激试验和皮肤刺激试验)　主要是急性毒性参数的测定和了解受试化学品对皮肤、黏膜的刺激性以及致敏性，为毒性分级和标签管理提供依据。同时，可了解受试化学品对机体造成急性损害的可能性和严重程度，并为第二阶段各项试验的剂量设计提供依据。在测定 LD_{50} 时，一般要求用两种动物，染毒途径应包括所有人体可能的接触途径。

2. 第二阶段(亚急性毒性试验和致突变试验)　主要是了解受试化学品的亚急性毒性和遗传毒性,为第三阶段各项试验剂量设计和观察指标的选择提供依据,并对受试化学品的致癌性进行预测。

3. 第三阶段(亚慢性毒性试验、致畸试验、繁殖试验)　通过亚慢性试验进一步确定多次重复染毒的毒作用性质和靶器官,初步确定 NOAEL 或 LOAEL,为第四阶段各项试验剂量设计和观察指标的选择提供依据。通过致畸试验判断受试化学品的胚胎毒性及其是否有致畸性。通过繁殖试验,可判断受试化学品对生殖过程的损害作用。通过迟发性神经毒性试验,可判断受试化学品是否具有迟发性神经毒作用。

4. 第四阶段(慢性毒性试验和致癌试验)　通过慢性毒性试验可确定受试化学品的 NOAEL 和 LOAEL,为推算受试化学品的安全接触限值提供依据。通过致癌试验可确定受试化学品对受试实验动物的致癌性。通过代谢动力学试验可以了解受试化学品的吸收、分布、代谢和排泄特点,了解蓄积毒性作用及其可能的靶器官和毒作用机制。

(五)人群流行病学调查资料

针对化学有害因素,对于缺乏职业流行病学研究资料的,应开展流行病学调查,收集既往急性和慢性职业性化学中毒病例,并对新近健康检查中发现的职业性疾患病例进行分析。将劳动者根据接触浓度或累积接触剂量进行分组,对不同浓度或不同剂量组、对照组的劳动者健康资料运用统计学方法进行比较;对健康损害的性质、指标的特异性和灵敏性进行分析,对健康损害的程度及其与接触浓度的剂量-反应关系和生物学意义进行评估。

三、接触评估

接触评估是确定劳动者接触职业病危害剂量及接触情况的过程。为准确评估每位劳动者的接触水平,可根据研究对象的职业接触史,结合相关资料,定性或定量评估其通过各种方式接触一种或多种危害因素的程度或强度。对于较大规模生产企业,可根据工作任务、工艺流程、工作岗位等建立相似接触组,选取各组有代表性的劳动者进行接触评估。

职业接触监测是用于提供职业接触评估的重要工具。许多国家法规强制要求用人单位针对工作场所产生的职业病危害因素及其接触状况进行定期监测。定期监测有利于用人单位了解相关的接触风险,更好地评估和管理健康危害及其风险。依据监测的目的,接触评估主要包括以下三种监测策略。

1. 合规性监测(compliance monitoring)　以一组相似接触人群一天的最大检测数据是否符合职业接触限值进行推断。缺点是难以了解接触水平的日间变异,以及难以建立反映接触和健康风险的准确接触史。但可通过实施有代表性的监测,形成初步的接触评估数据。合规性监测不能对未制定职业接触限值(OELs)的因素进行接触判定,但可作为综合性策略的第一步。

2. 基础性监测(baseline monitoring)　亦称综合性监测,是以相似接触人群的检测结果对接触状况进行决策,包括:接触程度、接触水平的变异大小和接触是否是可接受水平。这种监测强调所有接触人员在所有时间内的所有接触状况。

3. 诊断性监测(diagnosis monitoring)　除了基础监测工作内容外,还对接触来源、工作任务等因素对健康危害状况的影响进行评估。

四、风险表征描述

风险表征描述是通过对危害特征评估和接触评估的结果进行分析,确定风险等级的过程,并采取相应的风险控制措施。风险表征分为定性风险评估、定量风险评估和半定量风险评估。

1. 定性风险评估　职业健康定性风险评估是对工作场所已识别的职业病危害因素可能产生的健康危害及其危害特征进行评估的过程,通过对工作场所职业病危害因素及其接触情况进行详细分析和描述,并结合工作场所的具体情况和接触场景,定性评估其可能的健康风险并明确优先等级。定性风险评估是风险评估在职业健康管理中的应用,为定量风险评估奠定基础。

进行定性风险评估时,将健康危害效应作为危害后果的严重程度,即"严重性",将人体接触职业危害因素的接触程度作为健康危害发生的"可能性",则:风险水平=(健康危害等级×接触水平等级)/2。依据风险水平,确定风险控制措施的优先级。

2. 定量风险评估　定量风险评估(quantitative risk assessment,QRA),又称概率风险评估(probabilistic risk assessment,PRA),在新评估方法中常使用,涵盖被评估现象、过程、活动和系统不确定性的系统化风险评估方法和关键工具,常用于评定和预测来自车间和设计阶段的重大危害风险。其被用于识别可能的危害及其接触(如毒物泄漏、粉尘接触、噪声接触等),分析这些危害的来源和产生的后果,并描述其风险。

3. 半定量风险评估　半定量风险评估(semi-quantitative risk assessment,SQRA)主要通过危害结果(如物质毒性的大小)与接触结果(如接触强度、接触概率)表示接触危害风险的高低,但各国对于危害结果与接触结果的评估方法不尽相同,所预估的风险及建议的风险管理方法也各有特色。如新加坡半定量风险评价指南,综合考虑工作场所化学有害因素危害现状及技术需要,可作为不同类型企业开展职业健康风险评估的一种工具,并为选择适宜的优先控制对策提供依据。职业健康风险评估的常用方法详细操作可参见本章"第三节　有机溶剂职业健康风险评估方法"相关内容。

第三节　有机溶剂职业健康风险评估方法

风险评估方法分为定性、半定量和定量风险评估方法。目前一些国际组织和部分国家已陆续发布了职业健康风险评估指南或规范,常用的职业健康风险评估方法见表7-2。

目前国际上最常见的职业健康风险评估方法主要包括以下六种:美国EPA风险评估模型、罗马尼亚风险评估模型、澳大利亚风险评估模型、新加坡风险评估模型、ICMM风险评估模型、英国COSHH风险评估模型。我国《工作场所化学有害因素职业健康风险评估技术导则》(GBZ/T 298—2017)中包含三种方法:定性、半定量和定量,分别参考英国COSHH风险评估模型、新加坡风险评估模型和美国EPA风险评估模型并结合我国职业病防治实际而建立。

本节对目前常见六种职业健康风险评估方法,结合《工作场所化学有害因素职业健康风险评估技术导则》(GBZ/T 298—2017)中三种方法进行简要介绍。

表 7-2 职业健康风险评估常用方法汇总

性质	方法名称		建立国家	应用领域
定性、半定量和定量	《工作场所化学有害因素职业健康风险评估技术导则》(GBZ/T 298—2017)		中国	产生化学有害物质的场所
定性方法	英国化学品职业危害分类控制技术简易要素模型		英国	化工等产生化学品皮肤危害的诸多行业
	国际采矿和金属委员会职业健康风险评估方法		—	矿山、火力发电等
	罗马尼亚职业事故和职业病风险评估方法		罗马尼亚	许多行业得到应用
	澳大利亚职业健康与安全风险评估方法		澳大利亚	许多行业得到应用
	职业性皮肤接触化学物质风险评估		中国	农业、产生化学品皮肤危害的诸多行业
	MES 法		中国	冶金、化工、电力、建筑、船舶、煤炭等
定性、定量方法	事件树与故障树分析法		美国	航天、核能、电力、化工、机械、交通等
	层次分析法		美国	安全科学和环境科学领域
半定量方法	新加坡有害化学物质风险评估方法		新加坡	诸多领域
	LEC 法		美国	诸多领域
	我国有害作业分级		中国	诸多领域
	模糊数学法		美国	诸多领域
定量方法	生理药代动力学(PBPK)模型		—	
	美国环境保护署吸入风险评估模型		美国	化学物质致癌和非致癌风险评估
	IC 蒙德毒性指标计算		美国	化学品生产、储存和使用企业
	蒙特卡罗模拟法		美国	诸多领域
	贝叶斯网络		英国	诸多领域
	毒性风险模型法	有毒气体半球扩散模型	—	可能产生气体急性中毒的工作场所
		气体外逸浓度计算公式	—	
工效学评估方法	姿势负荷评估方法(半定量)		英国、芬兰	纺织、汽车制造、电子、制鞋等
	体力与姿势负荷综合评估方法(半定量)		英国、芬兰	纺织、汽车制造、电子、制鞋等
	心理负荷评估方法(半定量)		英国、美国、德国、中国	心理紧张作业
	体力负荷评估方法(定量)		美国	手工搬运作业

一、美国 EPA 风险评估模型（GBZ/T 298—2017 中定量风险评估模型）

美国 EPA 风险评估模型为定量评估方法，该方法的核心步骤为：首先根据工作场所空气中化学物浓度，分别计算致癌风险的暴露浓度（EC）和非致癌风险的暴露浓度，再根据 EC、RfC 和 IUR 值，计算危害商数（HQ）（HQ=EC/RfC）和致癌风险 Risk（Risk=IUR × EC），并与界限值比较，以判定风险水平。

GBZ/T 298—2017 中定量风险评估模型是在美国 EPA 风险评估模型的基础上适当调整而建立，根据劳动者每天的接触剂量，结合劳动者的期望寿命或接触工龄计算风险指数，包括致癌风险评估和非致癌风险评估，模型的核心步骤与美国 EPA 风险评估模型相同，只是致癌风险评估 EC 的计算稍有区别。

以下对美国 EPA 风险评估模型进行简要介绍。

（一）关键术语

1. 暴露浓度（EC）　暴露浓度（EC）是指风险评估中估算每个观察对象暴露于污染物的暴露浓度，为从某场所空气中测量的或污染物浓度计算模式所推导的时间加权平均浓度，根据暴露时间特征进行校正的校正值。通常基于空气污染物浓度的估计值或测量值。

2. 吸入单元风险（IUR）　在 EPA 的综合风险信息系统（Integrated Risk Information System，IRIS）术语表中，IUR 定义为：连续暴露于空气化学物 $1\mu g/m^3$ 所引起的超过终身癌症风险估算值的上限值。EPA 致癌物风险评估指南中所推荐的预测癌症风险评估的缺省方法是一种从动物或人群职业暴露研究中所获得的线性外推法，绘制从起始点（Point of departure，POD）到原点的直线，该直线的斜率命名为斜率因子，即吸入单元风险。10% 反应的 POD（LEC_{10}）线性外推法见式 7-5。

$$IUR=0.1/LEC_{10}\ [\ HEC\ ] \tag{式 7-5}$$

式中，IUR $[(\mu g/m^3)^{-1}]$ 为吸入单元风险；$LEC_{10}\ [\ HEC\ ]$（$\mu g/m^3$）为 HEC 剂量校正后 10% 反应水平下的最低有效浓度。

3. 毒性参考值（RfC）　毒性参考值又称参考浓度，IRIS 术语表中 RfC 定义为：人群（包括易感人群）连续吸入暴露估算（可能增加一个数量级的不确定性），在整个一生中可能不会发生不良效应的风险。先综述化学物的健康效应数据库和识别大多数敏感、原始研究报道的相关健康终点，然后推导出 RfC。EPA 化学品管理人员使用 UF 来解释由实验数据外推到人群暴露过程中所带来的不确定性。由 HEC 推导的 RfC 的公式见式 7-6。

$$RfC=NOAEL\ [\ HEC\ ]/(UF) \tag{式 7-6}$$

式中，RfC（mg/m^3）为参考浓度；NOAEL $[\ HEC\ ]$（mg/m^3）为未观察到有害作用水平或周围环境中 HEC 剂量校正后等效浓度；UF 为解释实验方案特性中外推所引起的不确定系数。

4. 癌症风险值（risk）　经吸入化学毒物导致的癌症风险水平，在 IUR 和 ECs 的基础上计算得来。

5. 危害商数（HQ）　经吸入化学毒物导致的非致癌风险水平，在 RfC 和 ECs 的基础上计算得来。

（二）暴露浓度估算

暴露浓度估算分为癌症风险的暴露浓度估算和非致癌风险的暴露浓度估算。美国 EPA

吸入风险评估模型和 GBZ/T 298—2017 中定量风险评估模型对非致癌风险的暴露浓度估算方法类似,对癌症风险评估的暴露浓度估算方法稍有区别。

1. 癌症风险评估的暴露浓度估算(美国 EPA 吸入风险评估模型) 以 IUR 为特征的癌症风险评估中,EC 估算包含某场所暴露点 CA 的测量和特定场所参数,如暴露时间和频率,EC 通常基于空气污染物浓度的估计值或测量值。CA 为 EC 的主要表现形式,同时是在特定场所或专业判断中对暴露时间加权和活动方式的校正值。使用 IUR 计算 EC 的公式见式 7-7。

$$EC=(CA \times ET \times EF \times ED)/AT \tag{式 7-7}$$

式中,EC($\mu g/m^3$)为暴露浓度;CA($\mu g/m^3$)为空气中污染物浓度;ET(小时/天)为暴露时间;EF(天/年)为暴露频率;ED(年)为暴露工龄;AT(期望寿命 × 365 天/年 × 24 小时/天)为平均时间。其中:①期望寿命,采用全国平均期望寿命值。②暴露工龄,如果评价工种或岗位,取过去三年该工种的平均工龄;如果评价工人个人,则为该工人的暴露工龄。③CA 为该工种或岗位相应的 TWA 或 STEL 浓度。

2. 癌症风险评估的暴露浓度估算(GBZ/T 298—2017 中定量风险评估模型) 使用 IUR 进行计算 EC 的公式见式 7-8。

$$EC=d \times t_E/t_L \tag{式 7-8}$$

式中:d 为接触剂量,单位为 $\mu g/m^3$,每个劳动者接触化学有害因素的浓度,是工作场所空气中时间加权平均容许浓度或最高容许浓度,经接触时间特征校正后的校正值;t_E 为接触工龄,单位为年;t_L 为终身期望寿命,单位为年。

3. 非癌症风险评估的暴露浓度估算 风险评估人员使用非癌症危害指数(HQ)计算 ECs 时,应根据场所暴露持续时间与合适的 EC 公式相匹配。图 7-6 提供了用以估算每种暴露类型的 EC 推荐公式。通过 EC 估算来计算 HQ 大致包含三个步骤:①评价暴露场所的持续时间;②评价暴露场所的暴露方式;③估算特征性 EC。

(1)暴露场所持续时间的评价:图 7-6 步骤 1 推荐风险评估人员首先应判定暴露是急性、亚慢性还是慢性。暴露类别的划分取决于选择的毒性值来源。对于 EPA 发布的 IRIS 数据库获得的毒性值,急性暴露为持续 24 小时及以下;亚慢性暴露为经口、皮肤、呼吸重复暴露 30 天以上,且达到人期望寿命的 10%;慢性暴露为达到人期望寿命 10% 以上的重复暴露。风险评估人员确定了相匹配的暴露持续时间后,开始进入步骤 2,评价暴露方式。但如果选择急性暴露,评估者应直接进入步骤 3 进行急性 EC 估算。

(2)暴露场所中暴露方式的评价:详细比较某现场和一个典型的亚慢性或慢性毒性试验的暴露时间和频率。对于亚慢性期,风险评估人员应选择图 7-6 中心那条路径进行操作。该路径中步骤 2 需要确定是否有 1 个或多个暴露周期,每个暴露周期是否与亚慢性毒性试验一致(如每周 5 天,每天 6~8 小时)。如果该暴露与中心路径描述相符合,评估者应进入步骤 3 评估每个亚慢性期的亚慢性 EC。但如果暴露模型中每次暴露时间和/或暴露次数低于图 7-6 中所示的周期和频率,评估者应推导出每次暴露周期的急性 ECs;由于基线暴露水平所需时间的不确定性,评估者难以判定某一特定暴露描述能否作为亚慢性暴露或一系列单独急性暴露,评估者可使用上述两种方法分别推导 ECs。对于慢性期,风险评估人员应选择图 7-6 中右侧路径进行操作。该路径中步骤 2 需要确定暴露频率是否与慢性动物毒性试验或职业人群研究暴露频率一致(如每年 50 周,每周 5 天,每天 6~8 小时)。如果该暴露与步

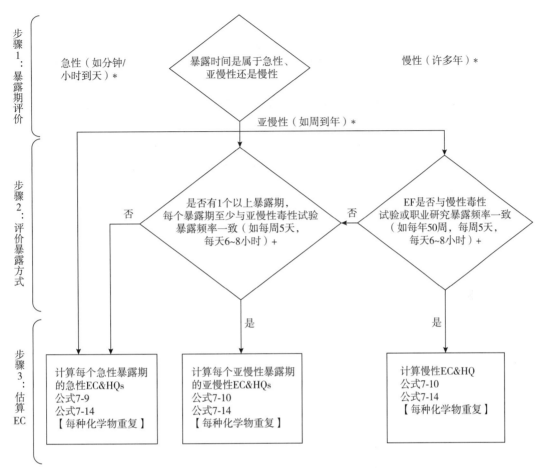

*：每个暴露期分类的详细界定随毒性值来源的改变而改变。框架1毒性值来源于IRIS：急性暴露：≤24小时；亚慢性暴露：连续暴露30天以上，达到人寿命的10%；慢性暴露：连续暴露人寿命的10%以上（EPA，2008b）。本书中IRIS把连续暴露24小时以上，达30天的短期暴露界定为亚慢性。

+：暴露方案随研究不同而改变。风险评估者应利用专业判断暴露方式是否类似于慢性或亚慢性研究方案。

图7-6 吸入暴露场景中暴露浓度和危害商数推导的参考步骤

骤2的描述相符合,评估者应进入步骤3估算单次慢性EC。但如果暴露描述不同于慢性暴露,评估者应进入亚慢性路径中的第二个问题,然后按上述描述进行操作。

(3) 特定暴露场所中EC的估算:急性暴露期,EC=CA,风险评估人员利用式7-9计算某现场每个急性周期中急性EC。对于长期暴露,风险评估人员应考虑暴露时间、频率、每个观察对象的持续时间和平均暴露时间[如计算出时间加权EC的平均时间(AT)]。如果有与亚慢性毒性试验相同持续时间的1个或多个暴露周期,风险评估人员应利用式7-10估算每个暴露周期的亚慢性EC(如暴露持续时间低于亚慢性毒性试验周期,则应按急性暴露进行估算)。如果暴露方式与职业研究中慢性毒性试验暴露持续时间相吻合,则风险评估人员应使用慢性暴露公式估算单个暴露周期的慢性EC。

急性暴露:
$$EC=CA \qquad\qquad (式7-9)$$
式中:EC($\mu g/m^3$)为暴露浓度;CA($\mu g/m^3$)为空气中污染物浓度。

慢性或亚慢性暴露：

$$EC=(CA \times ET \times EF \times ED)/AT \qquad (式 7-10)$$

式中：EC（μg/m³）为暴露浓度；CA（μg/m³）为空气中污染物浓度；ET（小时/天）为暴露时间；EF（天/年）为暴露频率；ED（年）为暴露持续时间；AT（工龄 × 365 天/年 × 24 小时/天的暴露持续时间）为平均时间。当暴露周期的持续时间低于 1 年，公式中单位进行如下转换：EF（天/周）；ED（周/暴露期）；AT（小时/暴露期）。

4. 估算多个微环境的暴露浓度　风险评估人员收集某场所中观察对象相关活动模式的详细信息，同时，利用这些信息估算非致癌或致癌作用的 EC。由于每个微环境中可能具有不同的污染物浓度水平，活动方式资料应包含不同微环境中观察对象平均消耗时间。风险评估人员能通过每个微环境中污染物浓度水平资料和活动方式资料计算每个观察对象的时间加权平均 EC。由于观察对象在不同阶段活动方式不同，美国环境保护署（United States Environmental Protection Agency, USEPA）建议风险评估人员第 1 步应计算特定活动方式下每个暴露期的时间加权平均 EC。然后，通过每个暴露期持续时间加权 EC 的计算得到更长时间或终身的平均 EC。

（1）多个微环境特定暴露期的平均暴露浓度估算：每个观察对象都有详细的暴露方式和活动过程中详细的暴露时间，可使用微环境估算平均 EC（式 7-11）。

$$EC_j=\sum_{i=1}^{n}(CA_i*ET_i*EF_i)*ED_j/AT_j \qquad (式 7-11)$$

式中，EC_j（μg/m³）：j 暴露期平均暴露浓度；CA_i（μg/m³）：i 微环境空气中污染物浓度；ET_i（小时/天）：i 微环境中暴露时间；EF_i（天/年）：i 微环境中暴露频率；ED_j（年）：j 暴露期暴露持续时间；AT_j（小时）：平均暴露时间=ED_j × 24 小时/天 × 365 天/年。

（2）多个暴露周期的平均暴露浓度估算：为了推导观察对象多次暴露周期平均 EC，需要对每个暴露周期的平均 EC 进行总时间加权（式 7-12）。例如，当评估癌症风险时，风险评估人员可通过（ED_j/年龄）加权计算终身平均 EC；而评价 HQ 时使用式 7-11 计算多次暴露非终身平均 EC。此时，平均时间为整个暴露期 EDs 的总和。

$$ECLT=\sum_{i=1}^{n}(EC_j*ED_j)/AT \qquad (式 7-12)$$

式中，ECLT（μg/m³）：长期平均暴露浓度；EC_j（μg/m³）：暴露 j 期空气中污染物平均暴露浓度；ED_j（年）：暴露 j 持续时间；AT（年）：平均时间。

当评估癌症风险时，AT=期望寿命；评价非癌症风险时，AT=每个暴露期 EDs 的总和。

（三）选择合适的毒作用参考值（危害表征）

风险评估人员描述了现场暴露场景的特点和每个观察对象的 ECs 估算后，接下来应选择每种吸入污染物的合适的吸入毒性参考值。对于癌症风险评估，应包括识别和评估已公布的致癌效应估算值；对于非致癌风险评估，应包括识别和评估与图 7-6 相匹配的暴露特征描述的参考值（如急性、亚慢性或慢性参考值）。IUR 和 RfC 等相关毒作用参考值可查询美国 EPA 官方网站的 IRIS 数据库，或参考《工作场所化学有害因素职业健康风险评估技术导则》（GBZ/T 298—2017）中"附录 H（资料性附录）常见化学有害因素的参考接触浓度、附录 I（资料性附录）常见致癌化学有害因素的吸入单位风险"。

（四）风险评估

风险评估包括两个部分，分别为癌症风险（计算癌症风险值 Risk）和非致癌风险（计算非致癌风险值 HQ）。

1. 以吸入单元风险为特征的癌症风险评估 经吸入引起的癌症风险值 Risk 的计算见式 7-13。

$$Risk=IUR \times EC \qquad\qquad （式7-13）$$

式中，IUR（$\mu g/m^3$）$^{-1}$：吸入单元风险；EC（$\mu g/m^3$）：暴露浓度。

注：IRIS 数据库中，若有些危害因素的 IUR 值为一个范围，非单个数值，则应用该范围来计算危害因素的风险范围。

2. 危害商数 经吸入引起的非致癌风险危害商数的计算见式 7-14。

$$HQ=EC/（毒性参考值 \times 1\,000\mu g/mg） \qquad\qquad （式7-14）$$

式中，HQ：危害商数；EC（$\mu g/m^3$）：暴露浓度；毒性参考值（mg/m^3）：适用于急性、亚慢性、慢性暴露的吸入毒性参考值（如 RfC）。

（五）多种化学物累积风险和危害指数的估算

1. 癌症风险 当风险评估人员估算多种污染物的癌症风险时，应先估算每种化学物的癌症风险，然后进行求和，从而得到总的癌症风险估算值，即某场所化学物的可预测的累积癌症风险，见式 7-15。

$$Risk_T= \sum Risk_i \qquad\qquad （式7-15）$$

式中，$Risk_T$：总的致癌风险，用概率来表示；$Risk_i$：第 i 种物质估计的致癌风险。

2. 危害指数 当风险评估人员通过 HQ 对多种化学物进行评价时，首先应计算每种化学物的危害商数，然后进行求和，从而得到多种化学物危害指数（HI）估算值。如果有多个暴露周期，还需分别计算每种暴露期（亚慢性、慢性、急性）各自的危害指数（式 7-16）。

$$危害指数（HI）=EC_1/RfC_1+EC_2/RfC_2+\cdots+EC_i/RfC_i \qquad\qquad （式7-16）$$

（六）风险等级评定

致癌风险以 10^{-4} 作为限值，如果 risk$>10^{-4}$，判定为致癌风险高；如果 risk$<10^{-4}$，则致癌风险低。HQ 如果>1，判定为某非致癌健康风险高；<1，则判定健康风险低。为了便于与其他风险评估方法比较，可根据 HQ 大小人为划分 5 个等级，HQ 的分级见表 7-3。根据风险等级计算风险比值，本章其他模型的风险比值计算方法均同本节。

风险比值=风险等级/总等级数

例如，某岗位工人接触某一化学物导致某种职业健康风险的 HQ 计算结果为 1.5，则风

表 7-3 HQ 风险等级分级标准

HQ	风险等级	分级	风险比值
<0.1	1	可忽略风险	0.2
[0.1,0.5)	2	低风险	0.4
[0.5,1.0)	3	中等风险	0.6
[1.0,2.0)	4	高风险	0.8
≥2.0	5	极高风险	1.0

险等级为 4,风险比值为 4/5=0.8。

（七）风险评估记录表

风险评估记录表见表 7-4 和表 7-5。

表 7-4 非致癌效应风险评估记录表

岗位	工人数	化学毒物名称	防护措施	空气浓度（μg/m³）	暴露时间（小时/天）	暴露频率（天/年）	暴露工龄（年）	平均时间（小时）	暴露浓度估算（μg/m³）	RfC（μg/m³）	危害指数

注:RfC,吸入参考剂量值;防护措施,有或无,若有需写明具体措施。

表 7-5 致癌效应风险评估记录表

车间	岗位	工人数	化学毒物名称	空气浓度（μg/m³）	暴露时间（小时/天）	暴露频率（天/年）	暴露工龄（年）	寿命平均时间（小时）	暴露浓度估算（μg/m³）	IUR[(μg/m³)⁻¹]	致癌风险

注:IUR 为吸入单元风险值。

二、澳大利亚风险评估模型

澳大利亚风险评估模型为定性风险评估方法。该评估方法主要参照澳大利亚昆士兰大学职业健康与安全风险评估和管理导则,以下将对澳大利风险评估模型进行简要介绍。

1. 风险管理基本过程 风险管理过程由 6 个基本步骤组成,如图 7-7 所示。

（1）确定环境。

（2）识别危害。

（3）分析危害可能导致的风险。

（4）评价风险。

（5）治理风险。

（6）监测与复查风险。

2. 风险管理第 1 步——确定环境

（1）工作流程是什么?

（2）对该项工作需要进一步理解。

（3）这部分进程是必须描述的。

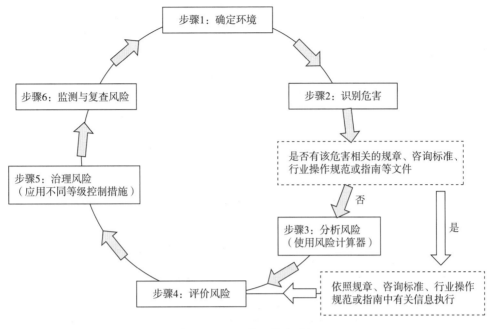

图 7-7 风险管理基本过程

3. 风险管理第 2 步——识别危害

(1) 什么是危害?

(2) 作业场所危害相关知识将有助于判定。

(3) 与危害相关的风险是否明显属于较低风险,或该危害是否容易被纠正?

如果回答是,应将其记录为对这个风险的评价,和/或立即纠正该危害。记录好风险评估人员的发现或行为,然后在预定的时间内监测和重新评估风险评估人员的发现。

如果不是较低风险,作业场所健康与安全部门是否已经为该危害制定规章、咨询标准或行业操作规范?

如果有相关规章、咨询标准、行业操作规范和/或指南,则参考这些文件中的建议执行。

4. 风险管理第 3 步——分析风险　分析风险涉及以下定义。

(1) 后果:事故的结局。

(2) 暴露:与危害相互作用。

(3) 概率:一旦个体暴露后出现后果的可能性。

(4) 过程:使用风险等级计算器分析和评估风险,其目的在于确定受评估的风险是否可以接受。风险等级计算器是一个定性测量工具,有助于确定风险优先顺序,其原理是通过定义后果、暴露和概率三者来确定风险水平。

5. 风险等级计算器的应用

(1) 第 1 步 识别后果:识别潜在事故最有可能的结局,包括伤害、财产损失和/或环境破坏,然后从后果条线上选择最合适的结局类别(见表 7-6)。

(2) 第 2 步 估计暴露:估计个体暴露于危害的频率,然后从暴露条线上选择最合适的暴露类别(见表 7-7)。

表 7-6　后果

类别	人体伤害	财产损失	工作状况	环境
大灾难	几乎 100% 致命	巨额财产损失(>500 万美元)	大面积停产	很大范围破坏
灾难	大多数致命	重大经济损失(100 万~500 万美元)	大面积停产	大范围破坏
十分严重	有一定致命性	重大经济损失(50 万~100 万美元)	生产受到重大影响	重大破坏
严重	严重伤害(永久残疾,截肢)	大量的财产损失(5 万~50 万美元)	生产受到一定影响	严重破坏
较大	引起伤残,需要医学处理	显著的财产损失(0.5 万~5 万美元)	生产受到轻微影响	轻微破坏
较小	急救处理,较小的切割伤口、擦伤或肿块	忽略不计的财产损失(不足 0.5 万美元)	没有影响	可忽略不计

表 7-7　暴露

类别	暴露频率
十分罕见	无暴露于该危害的资料
罕见	很少暴露,但曾暴露过
不经常	每月 1 次与每年 1 次之间
经常	约每天 1 次
连续	每天大部分时间都暴露于该危害

(3) 第 3 步　估计概率:估计出一旦个体暴露于某危害后出现后果的可能性,然后从概率条线上选择最合适的概率类别(见表 7-8)。

表 7-8　概率

类别	后果发生概率
几乎确定	危害事故一旦发生,极大可能出现预期结果
十分可能	十分有可能,很平常,甚至有 50% 的概率
小但有可能	小但可能有关联或巧合
极小的可能性	极小可能性的巧合
可假设但不太可能	可能暴露多年后一直未发生,但理论上有可能
几乎不可能	几乎不可能,之前从未发生过

(4) 第 4 步　确定风险:在风险等级计算器(图 7-8)对应的条线上选择或标记出合适的后果、暴露和概率等值。电子版风险等级计算器能自动画线确定风险水平。如果使用手工版本,先从概率点值到暴露点值画一条直线并延长至中间连接线,标出两条线的交点,然后

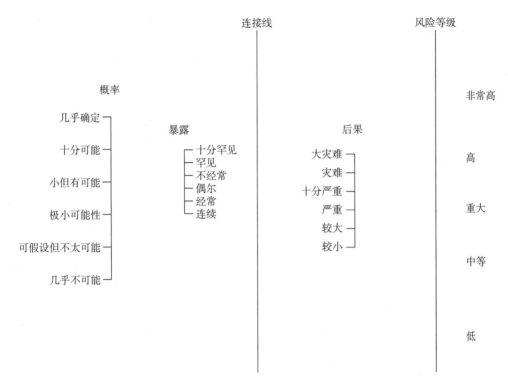

图 7-8　风险等级计算器

从交点到后果点值画线并延长到风险等级线上,以此来确定风险水平。

6. 风险管理第 4 步——评估风险　根据风险等级计算器得出的分值等级,按表 7-9 确定优先治理的风险。

表 7-9　风险治理分级

等级	行动
高或非常高	立即采取治理措施
重大或中等	尽早采取治理措施
可接受的风险	可能不需要立即关注

7. 风险管理第 5 步——治理风险　很多情况下,必须采取多项控制措施来管理风险暴露。例如,为了减少某种化学品相关风险的暴露,采取的控制措施可能包括用低毒化学品替代、执行更安全的作业程序和使用通风柜等。

在问题彻底解决之前,可能需要一直实施一些较低级别的控制措施。例如,可能已经决定购置保护装置较好的安全型机器,作为管理风险暴露的最佳方法;同时,必须采取加强监管、改变工作程序以及设置临时护栏等措施来减少风险暴露。

无论选择何种控制措施,必须考虑其优先等级。应从最高的消除级别逐渐降低至最基本的个体防护设施来考虑控制措施。

(1) 控制措施的不同级别:首选消除危害。理想的解决办法是完全去除危害,这是应该首先考虑的最有效的控制措施。如果危害不能完全消除,则需要设立以下控制选项来预防或减少风险暴露:①用危险性较低的材料、工序或装置替换;②重新设计装置或工作流程;③利用工程防护隔离危害,做到工人与危害相隔离;④通过应用操作规范或作业指导等行政管制措施以减少风险暴露,包括限制对某种特定危害,如噪声或辐射的暴露时间来降低风险。

个体防护装备(PPE)是风险暴露不能(或不可能)通过其他措施来减少时才采取的最后办法。PPE 是工人与危害之间的最后一道防线。虽然这项措施不能控制危害源,但可以通过行为调整来达到目的。此项控制措施的成功实施取决于正确选择、穿戴、使用以及维护PPE。

PPE 的管理和使用在控制措施列表中属于最低级别,除非其他更高级别的控制措施均已用尽,才可以将其作为风险控制的主要手段来实施。这些控制措施必须与行为改变同时管理、实施和委任。

(2) 执行控制措施:必须制定与新的控制措施有关的操作规范,明确管理方、监督员和工人的职责;必须向所有相关人员告知即将执行的控制措施,尤其是变更的原因;充分监督以核实新控制措施的正确执行与应用。

控制措施相关的维护工作也是风险管理过程的重要部分。操作规范中应细化维护要求,定期维护核查,确保控制措施有效运行。

8. 风险管理第 6 步——监测与复查风险 这是风险管理过程的最后一步,旨在监测与审查控制措施的有效性。询问并记录以下内容是否完成:

(1) 已按计划执行所选择的控制措施。

(2) 已选择的控制措施是否到位?

(3) 这些控制措施正在执行吗?

(4) 这些控制措施是否正确执行?

(5) 所选的控制措施正在运行。

(6) 针对控制风险暴露所做的变更是否已达到预期目的?

(7) 已评估的风险暴露是否已经消除或充分减少?

(8) 有新的问题出现。

(9) 执行的控制措施是否导致新的问题?

(10) 执行的控制措施是否导致已存在的问题进一步恶化?

9. 风险评估记录表 风险评估记录表模板见表 7-10。

表 7-10　澳大利亚风险评估记录表

岗位	工人数	职业病危害因素	防护措施	后果	暴露频率	后果发生概率	风险水平

注:防护措施:有/无,若有写明具体措施;后果:大灾难、灾难、十分严重、严重、较大和较小;暴露频率:十分罕见、罕见、不经常、经常、连续;后果发生概率:几乎确定、十分可能、小但有可能、极小的可能性、不太可能、几乎不可能;风险水平:非常高、高、重大、中等、低。

三、罗马尼亚风险评估模型

罗马尼亚职业事故和职业病风险评估模型为定性评估方法。该方法的核心步骤为:根据作业场所职业病危害因素的种类、浓度或强度、暴露时间和控制措施等,分析风险因子(职业危害因素)对人体可能造成的最严重后果和发生概率,评定其严重性等级和后果发生可能性等级,应用矩阵法评估风险等级。

1. 基本原理　该方法的实质在于识别受检体系(工作场所)内的所有风险因子,基于事先制定的检查表和对危害程度的定量测定,综合考虑最大可预见后果的严重性和发生频率。工作场所安全水平与风险水平成反比关系。

在工作过程中,发生工作相关事故或疾病的可能性,后果带有一定频率和严重性。如果假定一个风险水平,可以根据后果发生的严重性和可能性作图,得到纵向的矩形 F1,也可用横向的正方形 F2 或矩形 F3 来表示,三者面积相等(见图 7-9)。这三种情况,风险是一样的。因此,可以选出一些严重性-可能性的组合来表示相同的风险水平。

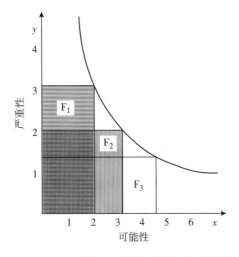

图 7-9　不同严重性和可能性组合表示相等风险图

将三个矩形中与坐标轴对立的顶点连接起来得到一条曲线,用来描述严重性和可能性这两个变量之间的联系。依据严重性和可能性作出风险图,这条曲线定义为"风险可接受曲线"(图 7-1)。这条曲线可以区分可接受风险和不可接受风险。事件 A 发生的风险,后果严重但发生频率低,位于可接受曲线下方,被认为是可接受的,如原子能发电厂发生原子事件的风险,后果极其严重,但发生频率极低;相反,事件 B 危害较轻但频发,位于曲线之上,被认为是不可接受的,如交通事故,虽然这类事件后果较原子事件轻微,但却相当高发,故司机的工作场所认为是不安全的,为不可接受风险。

2. 方法步骤　该方法包括以下必需步骤。

(1) 任命评估组成员。

(2) 确定评估的体系(工作场所)。

(3) 识别体系内的风险因子。

(4) 工作相关事故和疾病风险评估。

（5）形成风险等级，确定预防的优先次序。

（6）提出预防措施。

3. 使用的工具 使用的工具包括：①后果严重性和可能性等级表（表 7-11）；②风险评估表；③风险水平/安全水平等级表；④工作场所评估卡；⑤建议措施卡。

表 7-11 风险因子对人体作用后果的严重性和可能性等级表

严重性等级	后果	后果严重性
1	可忽略	后果小且可逆，功能丧失 3 天以内，可自愈
2	轻微	后果可逆，功能丧失 3~45 天，需要医学治疗
3	中等	后果可逆，功能丧失 45~180 天，需要医学治疗包括住院
4	重大	后果不可逆，劳动能力削弱 50%（三级残疾）
5	严重	后果不可逆，劳动能力丧失 50%~100%，但有自理能力（二级残疾）
6	非常严重	后果不可逆，劳动能力完全丧失，无自理能力（一级残疾）
7	最严重	死亡
可能性等级	发生	后果可能性
1	极罕见	可能性极低，$P<10^{-1}$/年
2	非常罕见	可能性非常低：10^{-1}/年$\leqslant P< 5^{-1}$/年
3	罕见	可能性低：5^{-1}/年$\leqslant P<2^{-1}$/年
4	低频率	平均可能性：2^{-1}/年$\leqslant P<1$/年
5	频繁	可能性高：1/年$\leqslant P <1$/月
6	非常频繁	可能性非常高：$P\geqslant1$/月

风险评估表为表格的形式，横向代表严重性等级，纵向代表可能性等级。表格以发生频率/严重性的组合形式，有效表示受检体系内存在的风险（表 7-12）。

表 7-12 风险评估表

严重性等级	后果		可能性等级					
			1	2	3	4	5	6
			极罕见 $P<10^{-1}$/年	非常罕见 $P\geqslant10^{-1}$/年，$P< 5^{-1}$/年	罕见 $P\geqslant5^{-1}$/年，$P<2^{-1}$/年	低频率 $P\geqslant2^{-1}$/年，$P<1$/年	频繁 $P\geqslant1$/年，$P<1$/月	非常频繁 $P\geqslant1$/月
7	最严重	死亡	(7,1)	(7,2)	(7,3)	(7,4)	(7,5)	(7,6)
6	非常严重	一级残疾	(6,1)	(6,2)	(6,3)	(6,4)	(6,5)	(6,6)
5	严重	二级残疾	(5,1)	(5,2)	(5,3)	(5,4)	(5,5)	(5,6)
4	重大	三级残疾	(4,1)	(4,2)	(4,3)	(4,4)	(4,5)	(4,6)

严重性等级	后果		可能性等级					
			1	2	3	4	5	6
			极罕见 $P<10^{-1}$/年	非常罕见 $P≥10^{-1}$/年, $P<5^{-1}$/年	罕见 $P≥5^{-1}$/年, $P<2^{-1}$/年	低频率 $P≥2^{-1}$/年, $P<1$/年	频繁 $P≥1$/年, $P<1$/月	非常频繁 $P≥1$/月
3	中等	临时性功能丧失45~180天	(3,1)	(3,2)	(3,3)	(3,4)	(3,5)	(3,6)
2	轻微	临时性功能丧失3~45天	(2,1)	(2,2)	(2,3)	(2,4)	(2,5)	(2,6)
1	可忽略		(1,1)	(1,2)	(1,3)	(1,4)	(1,5)	(1,6)

风险水平/安全水平等级表根据风险评估表制定,是评估预期风险水平即安全水平的有用工具。与风险水平有关的严重性-可能性组合见表 7-13。

表 7-13 风险水平/安全水平等级表

风险水平	严重性-可能性组合	安全水平
1 最低	(1,1) (1,2) (1,3) (1,4) (1,5) (1,6) (2,1)	7 最高
2 非常低	(2,2)(2,3)(2,4)(3,1)(3,2)(4,1)	6 非常高
3 低	(2,5)(2,6)(3,3)(3,4)(4,2)(5,1)(6,1)(7,1)	5 高
4 中等	(3,5)(3,6)(4,3)(4,4)(5,2)(5,3)(6,2)(7,2)	4 中等
5 高	(4,5)(4,6)(5,4)(5,5)(6,3)(7,3)	3 低
6 非常高	(5,6)(6,4)(6,5)(7,4)	2 非常低
7 最高	(6,6)(7,5)(7,6)	1 最低

工作场所评估卡是识别和评估工作相关事故和疾病风险的主要工具(表 7-14),该表格包括:

- 工作场所识别资料:企业、部门(车间)和工作场所。
- 评估员识别资料:姓名和职务。
- 工作体系的组成类别。
- 识别的风险因子特征。
- 识别的风险因子实际形式的详细描述(类型、参数和功能特性)。
- 风险因子作用的最大可预见后果。
- 严重性等级和预期可能性。
- 风险水平。

表 7-14 工作场所评估卡

作业场所	工作场所风险评估			暴露人数 暴露时间		
岗位	风险因子 (职业危害因素)	风险因子发生的实际情况(描述,参数)	最严重可预见后果	严重性等级	可能性等级	风险水平
合计						

建议措施卡是源于工作场所工作相关事故和疾病风险评估,将必须采取的预防措施集合起来而建立的表格(表 7-15)。

表 7-15 建议措施卡

序号	作业场所/风险因子	风险水平	建议措施		
			措施名称	权限/职责	期限

4. 方法应用

(1) 分析和评估组的组织:方法应用的第一步是建立分析和评估组,包括职业卫生专家(授权的评估员)、技术专家和有资质的专家。评估开始前,团队成员必须详细了解评估方法、使用的工具和具体的工作程序。同时,还需要对工作场所和生产工艺进行简单的预调查,包括将检查和评估的工作场所和技术过程。

(2) 描述分析系统:需要对工作场所进行具体分析,目的在于:①识别和描述系统的组成和运转模式:如体系的目标、加工工艺、操作描述、仪器设备(参数和功能特性)和工具等;②工作场所在岗工人工作任务详细描述(职位说明、书面任务布置和口头交代的任务等);③现场环境条件描述;④安全生产规范和其他标准规范。

需要获取企业信息(工艺过程、仪器操作手册、工人的工作状况、技术条件、环境因子检测报告、标准规范和安全生产指南),同时与受检工作场所内的工人进行交谈获取补充信息。

(3) 风险因子识别汇总:识别的风险因子(职业病危害因素)罗列在工作场所评估卡中,卡中必须规定其发生的具体形式,同时也要描述和测量各个评估因子的参数。

(4) 风险评估:风险因子作用的可能后果的严重性和可能性判定见表 7-11。可能性等级的判断依据事件发生的时间间隔(日、周、月、年等),通过统计和计算得到。将各自的时间间隔转化为可能性等级,以每年发生可能事件的次数表示。

依据表 7-12 和表 7-13 确定风险/安全水平等级。通过风险/安全水平等级测定每个风险因子的水平,从而得到工作场所风险等级,再根据风险因子的最高风险水平,制定优先预防保护措施。

工作场所总体风险水平(N_r)是由识别的风险因子加权平均计算得到。获得的结果必须尽可能准确反映实际情况,因此需要使用风险水平的权重风险因子等级,与风险等级值相同。总体风险水平计算公式见式7-17。

$$N_r=\frac{\sum_{i=1}^{n}r_i\cdot R_i}{\sum_{i=1}^{n}r_i}$$（式7-17）

其中,N_r为工作场所总体风险水平;r_i为风险因子"i"的等级,与风险等级值相同;R_i为风险因子"i"的风险等级;n为工作场所识别的风险因子的数量。

根据风险水平和安全水平的反比例原则,确定工作场所的安全水平(N_s)。

总体风险水平和安全水平记录在工作场所评估卡中(表7-14)。

对于较大系统(系、部门、企业)的评估,为了获得被调查的车间/部门/企业的总体工作安全水平,计算每个工作场所平均安全水平的加权平均(类似的工作场所被认为一个工作场所),见式7-18。

$$N_g=\frac{\sum_{p=1}^{n}r_p\cdot N_{sp}}{\sum_{p=1}^{n}r_p}$$（式7-18）

式中,r_p为工作场所"p"的等级(与工作场所的安全水平值相等);$p=1,\cdots,n$;n为已经分析的工作场所的数量;N_{sp}为工作场所"p"的平均工作安全水平。

(5)制定预防措施:预防措施的分类等级包括:①源头预防措施;②集体预防措施;③个人保护措施。

方法的应用应以分析报告结束,该报告为非正式文书,必须简明扼要包含以下方面:①分析模式;②涉及的人;③评估结果,即各工作场所的风险水平评估卡;④预防措施卡。

四、新加坡风险评估模型(GBZ/T 298—2017中半定量风险评估模型)

新加坡有害化学物质职业暴露半定量风险评估模型为半定量评估方法,可对工作场所存在的化学毒物进行半定量风险评估。该方法的核心步骤包括:首先根据美国政府工业卫生师协会(ACGIH)和国际癌症研究机构(IARC)致癌作用分类,或根据化学物的急性毒性资料(LD_{50}和LC_{50})确定风险因子的危害等级,以暴露水平与接触限值的比值确定暴露等级,通过危害等级和暴露等级确定风险等级。

GBZ/T 298—2017中半定量风险评估模型是在新加坡有害化学物质职业暴露半定量风险评估模型的基础上适当调整而建立,增加了综合指数评估法,增加了每日工作时间超过8小时职业接触限值的换算,并对部分内容如根据化学有害因素毒性进行危害特性分级表、接触指数分级表有所修改。

新加坡风险评估模型的基本评估步骤见图7-10。

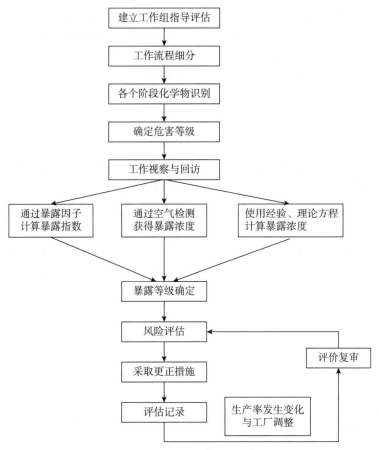

图 7-10 新加坡化学物质半定量风险评估流程图

1. 形成工作小组 管理者和员工代表及能胜任者组成评价小组,并对暴露因素进行危险度评价,或由安全顾问或企业卫生从业人员执行该项工作。

2. 工作程序的细目分类 包括生产工艺流程、暴露人群归类、现场调查。

3. 化学品的识别 识别使用或生产中的所有化学品,包括原材料、中间品、主产品和副产品等。化学品的存在形式可以是固态、液态、气态、蒸气、尘、雾或烟。

4. 危害分级的确定 化学品的危害主要取决于其毒性、暴露途径及其他因素。根据化学品的毒作用对其进行危害分级(新加坡有害化学物质职业暴露半定量风险评估方法见表7-16,GBZ/T 298—2017 中半定量风险评估模型见表 7-17)。此外,也可根据化学品急性毒性试验的半数致死剂量(LD_{50})和半数致死浓度(LC_{50})进行化学品的危害分级(表 7-18)。化学品的毒效应信息(LD_{50}、LC_{50})可通过 SDS 获得。

表 7-16 危害分级(新加坡有害化学物质职业暴露半定量风险评估方法)

危害等级	危害描述/分类	化学物举例
1	未知有害健康作用	氯化钠,丁烷,醋酸丁酯,碳酸钙
	ACGIH[a] A5 级致癌物	
	未被列为有毒或有害物质	

危害等级	危害描述/分类	化学物举例
2	对皮肤、眼睛或黏膜可逆作用,不产生严重的健康损伤	丙酮,丁烷,醋酸(10% 浓度),钡盐,铝粉尘
	ACGIH A4 级致癌物	
	皮肤致敏与皮肤刺激性	
3	可能的人类或动物致癌物或诱变物,但资料不足	甲苯,二甲苯,氨,丁醇,乙醛,醋酸酐,苯胺,锑、电焊烟尘等其他粉尘
	ACGIH A3 级致癌物	
	IARC[b] 2B 类物质	
	腐蚀性(pH3~5 或 pH9~11),呼吸道过敏物,有害化学物	
4	潜在人类致癌物、诱变物或基于动物研究的致畸物	甲醛,镉,亚甲基,氯化物,环氧乙烷,丙烯腈,1,3-丁二烯
	ACGIH A2 级致癌物	
	IARC 2A 类物质	
	高度腐蚀性(pH0~2 或 pH11.5~14)	
	有毒化学物	
5	已知的人类致癌物、诱变物或致畸物	苯,联苯胺,铅,砷,铍,溴,乙烯,氯化物,汞,晶体硅、矽尘、石棉、木粉尘
	ACGIH A1 级致癌物	
	IARC 1 类物质	
	高度有毒化学物	

注:[a]ACGIH,美国政府工业卫生师协会;[b]IARC,国际癌症研究中心,官方网站查询 http://monographs.iarc.fr/ENG/Classification/index.php.

表 7-17　危害分级(GBZ/T 298—2017 中半定量风险评估模型)

危害分级(HR)	作用影响/危害分类的描述
1	不确定的健康危害影响及未归类的有毒或有害物质 ACGIH[a]　A5 级致癌物 IARC[b]　G4 类物质 未按有毒或有害分类
2	对皮肤、眼睛、黏膜可逆的影响,或并未造成严重的健康损害 ACGIH　A4 级致癌物 IARC　G3 类物质 皮肤过敏和刺激物质
3	可能为人类或动物致癌物或致突变物,但尚无充足证据 ACGIH　A3 级致癌物 IARC　G2B 类物质 腐蚀性物质(pH 3~5 或 pH 9~11),呼吸性敏感物质,有害化学毒物

续表

危害分级（HR）	作用影响/危害分类的描述
4	基于动物研究的很可能人类致癌物、致突变物或致畸物 ACGIH　A2 级致癌物 IARC　G2A 类物质 高腐蚀性物质（pH 0~2 或 pH 11.5~14） 有毒化学物质
5	已知人类致癌物、致突变物或致畸物 ACGIH　A1 级致癌物 IARC　G1 类物质

注：[a]A1，确定人类致癌物；A2，可疑人类致癌物；A3，对动物致癌；A4，未分类的人类致癌物；A5，尚不能确定为人类致癌物。

[b]G1，确认人类致癌物；G2A，可能人类致癌物；G2B，可疑人类致癌物；G3，对人类及动物致癌性证据不足；G4，未列为人类致癌物。

表 7-18　根据急性毒性试验进行危害分级

危害等级	大鼠经口 LD_{50} （mg/kg）	大鼠或兔经皮 LD_{50}（mg/kg）	大鼠吸入气体和蒸气 LC_{50}［mg/(L·4 小时)］	大鼠吸入气溶胶颗粒 LC_{50}［mg/(L·4 小时)］
2	>2 000	>2 000	>20	>5
3	(200,2 000]	(400,2 000]	(2.0,20]	(1,5]
4	(25,200]	(50,400]	(0.5,2.0]	(0.25,1]
5	≤25	≤50	≤0.5	≤0.25

5. 工作视察及调查　根据的信息对工作环境"步行视察"并对员工进行调查。调查目的是明确是否将所有的任务均纳入工作过程分解表中。

6. 获得暴露频率及持续时间的信息　对于那些暴露或有可能暴露于有毒有害化学品的工人，应考虑其暴露的频率、持续时间及不同的暴露途径来估计其暴露程度。当某项作业的空气监测结果可以获得时，可以采用暴露等级的确定（有空气监测结果）；当空气监测结果不可获得时，用暴露等级的确定（无空气监测结果）进行替代。

如果暴露于 2 种或 2 种以上的具有相似健康效应的化学物，那么在暴露等级的确定表中"具有相似效应化学物"一栏中填"Y"。化学品健康效应的信息可以通过 SDS 获得。

决定暴露分级的因素包括蒸气压、危害控制措施、化学品使用剂量、每周工作持续时间等。然而，在危险度评价中，并非每个因素都必须使用，这取决于这些参数是否能够被获得。

7. 暴露分级的确定

（1）实际暴露水平计算法

1）每周暴露浓度计算：在空气监测结果可知的区域，通过以下指标估计每周暴露的水平：E，每周暴露浓度（mg/m³）；F，每周暴露的频率；M，暴露浓度（mg/m³）；W，每周平均工作时间（40 小时）；D，每次暴露的平均持续时间（小时）。

2）暴露分级（ER）：以暴露浓度（E）与容许接触限值（PEL，可用 PC-TWA 代替）之比确定暴露等级（表 7-19）

表 7-19 暴露等级

E/PEL	暴露等级（ER）
<0.1	1
[0.1,0.5)	2
[0.5,1.0)	3
[1.0,2.0)	4
≥2.0	5

3）联合暴露：当暴露于 2 种或 2 种以上具有相似健康效应的化学物时，就需要考虑联合暴露剂量（$E_{combined}$），通过式 7-19 估计每周暴露的水平。

$$E_{combined} = \frac{E_1}{PEL_1} + \frac{E_2}{PEL_2} + \cdots\cdots + \frac{E_n}{PEL_n}$$ （式 7-19）

式中，E 为暴露浓度，PEL 为容许接触限值（GBZ/T 298—2017 中半定量风险评估模型中为 OEL 为职业接触限值，单位为 mg/m^3）。

4）暴露时间超过 8 小时/天（GBZ/T 298—2017 中半定量风险评估模型中有规定）：如果每天工作时间超过 8 小时，则职业接触限值（OEL）为降低因子 f 乘以 OEL 值（TWA）（式 7-20）。

$$f = \frac{8}{H} \times \frac{(24-H)}{16}$$ （式 7-20）

式中，H 为每天接触的时间（小时）。

5）暴露时间超过 40 小时/周：当每周工作时间超过 40 小时，PEL 值应乘以一个权重因子 f（式 7-21）。

$$f = \frac{40}{H} \times \frac{(168-H)}{128}$$ （式 7-21）

式中，H 为每周暴露的时间（小时）。

6）短时间暴露：对于短时间的暴露，暴露浓度应与 PEL（短时程，可用 PC-STEL 代替）值相比。

（2）暴露指数法（新加坡有害化学物质职业暴露半定量风险评估方法）：当空气监测结果不能获得时，可以根据暴露指数（EI）进行暴露分级。暴露指数分为五级，1~5 级暴露剂量逐渐增加，1 级代表极低暴露水平，5 级代表极高暴露水平，3 级代表中等暴露水平（表7-20）。

当化学物为固体时，其吸入危害取决于固体颗粒的大小，颗粒的大小与空气动力学直径有关，可由式 7-22 换算。

$$Da = Dp\sqrt{s \cdot g}$$ （式 7-22）

式中，Da 为空气动力学粒径，Dp 为颗粒直径，s·g 为块状化学物的特殊重力。

（3）暴露指数法（GBZ/T 298—2017 中半定量风险评估模型）：当无法获得工作场所空气中化学有害因素检测结果或某些化学有害因素尚未制定相应的职业接触限值时，可根据接

表 7-20 暴露因子及暴露指数(EI)

暴露因素	暴露指数				
	1	2	3	4	5
蒸气压/mmHg	<0.1	[0.1,1)	[1,10)	[10,100)	≥100
颗粒大小(空气动力学直径)	粗,块状或潮湿物质	粗,干燥物质	干燥,小颗粒直径>100μm	干燥,细颗粒直径10~100μm	干燥,细粉末状物质直径<10μm
*OT/PEL 比例	<0.1	[0.1,0.5)	[0.5,1)	[1,2)	≥2
危害控制措施	控制措施充分且定期维护	控制措施充分但不定期维护	控制措施充分但无维护,有适量粉尘	控制不充分,有粉尘	完全无控制措施,很多粉尘
每周使用量	几乎可忽略不计(<1kg或1L)	较少使用量(1~10kg或10L)	中等使用量,工人受过化学物处理培训(10~100kg或100L)	大量使用,工人受过化学物处理培训(100~1 000kg或1 000L)	大量使用,工人未经化学物处理培训(>1 000kg或1 000L)
每周工作时间	<8 小时	8~16 小时	16~24 小时	24~32 小时	32~40 小时

注:* 气味阈值(OT)除以容许暴露水平(PEL)。

触指数(EI)进行分级。接触指数主要取决于化学有害因素的蒸气压或空气动力学直径、职业病危害控制措施、使用量和接触时间,具体见表 7-21。

根据式 7-23 进行接触等级计算:

$$ER = \left[EI_1 \times EI_2 \cdots\cdots \times EI_n \right]^{\frac{1}{n}} \qquad (式 7\text{-}23)$$

式中,n 为接触因素的个数;ER 为接触等级;EI 为接触指数,根据接触剂量的增加分为 5 级,1 级为极低接触水平,2 级为低接触水平,3 级为中等接触水平,4 级为高接触水平,5 级为极高接触水平。

相比新加坡有害化学物质职业暴露半定量风险评估方法中的暴露指数法,GBZ/T 298—2017 中半定量风险评估模型中的暴露指数法考虑了更多的接触因素,如职业病防护用品、应急救援措施、职业卫生管理等,至于两者得出的结果是否有差异,还需进一步进行验证,感兴趣的读者可以进行相关尝试。

(4) 综合指数法(GBZ/T 298—2017 中半定量风险评估模型):当可获得工作场所空气中化学有害因素检测结果且已制定相应的职业接触限值时,综合考虑职业防护及管理措施情况,按照前文"(1)实际暴露水平计算法"计算 E/OEL,根据前文"(2)暴露指数法"接触指数 EI 进行分级,具体见表 7-22。

8. 风险水平评定 风险水平可以用式 7-24 表示如下。

$$Risk = \sqrt{(HR \times ER)} \qquad (式 7\text{-}24)$$

式中,HR 为危害等级(1~5 级,见表 7-17);ER 为暴露等级(1~5 级);公式中的平方根将危险度值限制为 1~5 个等级。当危险度分级为非整数时,四舍五入。

表 7-21　接触指数分级

接触因素		接触指数（EI）				
		1	2	3	4	5
蒸气压或空气动力学直径		<13.3Pa；粗糙的块状或湿材料	[13.3,133)Pa；粗糙和干燥的粒状材料	[133,1330)Pa；干燥,小颗粒,>100μm	[1330,13300)Pa；干燥,10~100μm 材料	≥13300Pa；干燥,<10μm 材料
危害控制措施	工程防护措施	防护措施充分且定期维护	防护措施充分但不定期维护	防护措施充分但无维护	防护措施不充分	完全无防护措施
	应急救援设施	设施充分且定期维护	设施充分但不定期维护	设施充分但无维护	设施不充分	完全无设施
	职业病防护用品 a	6分	5分	4分	3分	≤2分
	应急救援措施 b	4分	3分	2分	1分	0分
职业卫生管理 c		10~12分	7~9分	4~6分	1~3分	0分
日使用量		几乎可以忽略的使用量(<0.2kg 或 0.2L)	小用量(0.2~2kg 或 0.2~2L)	中等用量(2~20kg 或 2~20L),使用者接受过培训	大用量(20~200kg 或 20~200L),使用者接受过培训	大用量(>200kg 或>200L),使用者未接受过培训
日接触时间		<1小时	[1,2)小时	[2,4)小时	[4,6)小时	≥6小时
周使用量		几乎可以忽略的使用量(<1kg 或<1L)	小用量(1~10kg 或1~10L)	中等用量(10~100kg 或10~100L),使用者接受过培训	大用量(100~1000kg 或100~1000L),使用者接受受过培训	大用量(>1000kg 或>1000L),使用者未接受过培训
周接触时间		<8 小时	[8,16)小时	[16,24)小时	[24,32)小时	≥32小时

注：a 职业病防护用品包括质量保证、符合性、有效性,按时佩戴,领用记录,培训记录 6 项,每项 1 分,总分为 6 分。

b 应急救援措施包括应急救援预案,机构和人员培训、演练,维修保养 4 项内容,每项 1 分,总分为 4 分。

c 职业卫生管理制度共包括职业病危害防治责任制度、职业病防治宣传教育培训制度、职业病防护设施维护检修制度、职业病防护用品管理制度、职业病危害监测及评价管理制度、建设项目职业病防护设施"三同时"管理制度、劳动者职业健康监护及其档案管理制度、职业病危害事故处置与报告制度、职业病危害应急救援与管理制度、岗位职业卫生操作规程 12 项,每项制度建立 0.5 分,制度执行良好 0.5 分,某项制度未建立则为 0 分,总分 12 分。

表 7-22　综合指数法接触指数分级

接触因素		接触指数（EI）				
		1	2	3	4	5
蒸气压或空气动力学直径		<13.3Pa	[13.3,133)Pa	[133,1330)Pa	[1330,13300)Pa	≥13300Pa
		粗糙的块状或湿材料	粗糙和干燥的粒状材料	干燥的,小颗粒,>100μm	干燥的,10~100μm材料	干燥,<10μm材料
E/OEL		<0.1	[0.1,0.5)	[0.5,1)	[1,2)	≥2
危害控制措施	工程防护措施	防护措施充分且定期维护	防护措施充分但不定期维护	防护措施充分但无维护	防护措施不充分	完全无防护措施
	应急救援设施	设施充分且定期维护	设施充分但不定期维护	设施充分但无维护	设施不充分	完全无设施
	职业病防护用品	6分	5分	4分	3分	≤2分
	应急救援措施	4分	3分	2分	1分	0分
职业卫生管理		10~12分	7~9分	4~6分	1~3分	0分
日使用量		几乎可以忽略的使用量（<0.2kg或0.2L）	小用量(0.2~2kg或0.2~2L)	中等用量(2~20kg或2~20L),使用者接受过培训	大用量(20~200kg或20~200L,使用者接受受过培训	大用量（>200kg或>200L），使用者未接受过培训
日接触时间		<1小时	[1,2)小时	[2,4)小时	[4,6)小时	≥6小时
周使用量		几乎可以忽略的使用量（<1kg或<1L）	小用量(1~10kg或1~10L)	中等用量(10~100kg或10~100L),使用者接受过培训	大用量(100~1000kg或100~1000L),使用者接受受过培训	大用量（>1000kg或>1000L），使用者未接受过培训
周接触时间		<8小时	[8,16)小时	[16,24)小时	[24,32)小时	≥32小时

风险的重要性:根据表 7-23 判断每项任务的风险并进行分级。或者,也可采用矩阵图(图 7-11)来确定风险水平。

表 7-23 风险分级

风险等级	分级
1	可忽略风险
2	低风险
3	中等风险
4	高风险
5	极高风险

风险等级矩阵

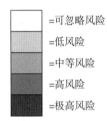

ER \ HR	1	2	3	4	5
1	1	1.4	1.7	2	2.2
2	1.4	2	2.4	2.8	3.2
3	1.7	2.4	3	3.5	3.9
4	2	2.8	3.5	4	4.5
5	2.2	3.2	3.9	4.5	5

图例
=可忽略风险
=低风险
=中等风险
=高风险
=极高风险

图 7-11 风险等级矩阵图

危险度随着等级的增加而增加(1~5 级),1 级表示该风险可以忽略不计,5 级表示风险很高。根据风险分级,可以指导行为计划的优先次序以便更好地减少暴露的风险。

9. 采取纠正措施 应该采取适当的措施减少作业的风险。措施包括:选择有效的措施消除或降低危险度,如:有毒化学物的替代、局部排气通风设施(或稀释通风设施)的安装、个人防护设施的使用和管理等;职业卫生培训;健康体检;空气监测;按需要建立急救和应急预案等。

10. 记录评估 所有评定都应正确、详尽地记录在永久性表格或计算机中,记录内容应包括:评价团队的名称,作业单元的描述,参与的人员,工作区域及时间,在作业时使用或产生的危害物质列表,并用符号标记出能否在 SDS 中找到相关信息,危害信息,危害识别,风险结论,建议,评估团队的签名、日期及职务,接受评估的管理者的签名、日期及职务等。

11. 评估的复审 以下情况中的任何一项发生,风险评估需要复审:生产量、原材料、生产过程或控制措施(管理的改变)发生明显变化;工作相关疾病被报道;近期由于控制措施不恰当而导致事故的发生;监测或健康监护显示控制措施失效;由于获得某些物质危害性的新证据,可能造成对该化学物的评价标准或其相关指标值发生改变;新的或改进的控制手段。

12. 风险评估记录表 相关评估表格见表 7-24 至表 7-27。

表 7-24 工作过程分解表

车间	岗位	任务描述	工人数量	化学物	危害等级

表 7-25 暴露等级的确定(有空气监测结果)

车间	岗位	化学物质名称	暴露时间(小时/天)	暴露频率(次/周)	化学物质是否有相似效应(是/否)	暴露水平	暴露等级

表 7-26 暴露等级的确定(无空气监测结果)

车间	岗位	化学物质名称	蒸气压力或颗粒大小	危害控制措施	每周使用量	每周工作持续时间(小时)	暴露指标,EI	暴露等级,ER

表 7-27 风险评估报告结果

车间	岗位	危害等级	暴露等级	风险水平	后续措施

五、ICMM 风险评估模型

国际采矿和金属委员会(ICMM)职业健康风险评估方法是一个定性风险评估模型,涉及四个关键因素:危害识别、潜在健康影响调查、暴露测量和风险特征说明。

1. 健康风险评估步骤 健康风险评估是一个不断重复的循环过程,如图 7-12 所示,由以下步骤组成。

(1) 识别健康危害因素及其对健康的不良影响。

(2) 识别暴露的个体和人群(如相似接触组)。

(3) 识别可能产生危害暴露的工艺、工种和区域。

（4）估计、测量或核实暴露。

（5）分析现有控制措施的效果。

（6）分析危害暴露的潜在健康风险（如与职业接触限值相比较）。

（7）健康风险分级（高、中、低）。

（8）预测新的潜在健康风险。

（9）建立风险登记表。

（10）确定优先行动。

（11）建立、执行并监测风险控制行动计划，或检查现有风险控制行动计划。

（12）保持正确、系统的健康风险评估记录，或修改现有的风险控制行动计划，并使用替代和/或附加控制措施。

（13）定期检查或修订风险控制行动计划，如果工艺改变或准备开发新产品，则应提早进行检查和修订。

图 7-12 提供了以上健康风险评估流程图，该流程适用于新的和已有的作业场所。

2. 问题识别

（1）识别健康危害

1）初步分析：分析档案资料，例如事件报告、健康危害预评价、职业伤害和疾病的报告、卫生监督记录、材料安全数据表（SDS）等。

2）现场视察：现场视察调查的区域，通过亲身感受，判断是否存在潜在的健康危害。

3）危害等级：危害系数可以根据对健康的影响划分。准确评估风险的优先次序，才能突出那些可能造成人员重大损害的危害，危害等级见表 7-28。

表 7-28　危害等级表

危害定级	定义
1. 轻微健康影响	该级别的暴露较少导致伤害
2. 可逆的健康影响	非危及生命的可逆健康影响
3. 不良健康影响	对健康的不利影响是永久性的，但并不显著影响生活质量或寿命，表现为较轻微活动受限或能力缺失，可能导致职业和生活方式的变化
4. 明显和严重的健康影响	对健康的不利影响是永久性的，可能会显著降低生活质量和/或寿命，持续暴露可能导致永久性的身体或精神残疾或长期性疾病

（2）确定暴露工人：实际上，不是每个工人都存在接触风险。在这种情况下，对相似暴露水平的工人群体进行分类将更有效，这种分类可定义为相似暴露组（SEGS）。可按工种或工作区域划分类似暴露组别。

（3）识别工作和区域具有潜在危险的过程：系统识别和评估生产中的流程、工作和区域是否暴露于危险物质，并按相似暴露组归类。

3. 评估

（1）评定暴露水平：评估暴露水平的目的是描述 SEGS、流程、工作和区域接触风险的强度和持续时间。暴露可间接估计和定性或直接测量量化。所有暴露测量都应遵循有效的统计抽样和评估方法以及质量控制程序。

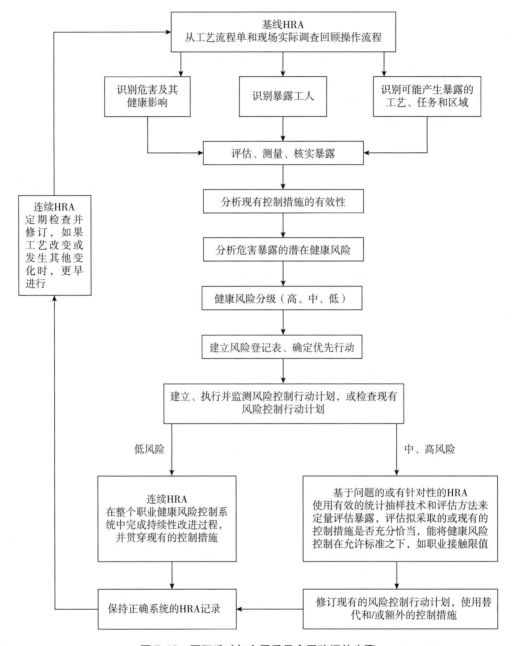

图 7-12　国际采矿与金属委员会风险评估步骤

　　1）间接定性暴露评估:间接定性暴露评估可以通过走访调查识别潜在的健康危害,或根据以往的定量测量结果判断,也可以两种方法结合应用。可以通过已确定的危害、已定义的相似接触组,根据资料考虑的工序、工作任务和区域以及与管理人员和工人讨论,进行暴露等级评定。

　　2）直接定量暴露评估:直接测量健康危害因素的暴露水平时应考虑多个因素:是否符合公认的接触限值、过度暴露可能引起严重的健康损害、需采取有效的控制措施、控制措施的选择取决于暴露水平、需对控制措施的有效性进行评估等。

（2）风险分级：风险分级或描述是评估由于实际或预测暴露于工作场所健康危害而可能发生的不良健康影响的发生率和严重程度的过程，其是健康风险评估（HRA）的最终产物，可用于开发优先控制措施以及显示风险。风险分级可用定性、定量或半定量来定义评估。

1）定性风险分级：使用低、中或高的简单排序机制。这在进行基线型风险评估时尤其有用，其目标是简单识别重大健康风险，然后更全面地测量和/或分析风险。该方法很难确定干预措施的优先次序。

表 7-29 使用了定性/简单的暴露分级系统进行说明。在实践中，暴露等级可以从低、中等/适度、高。

表 7-29　定性/简单暴露评级系统

暴露分级	暴露水平	定义	风险分类	处理措施
低	低于接触限值的 50%（<0.5×OEL）	频繁接触低浓度的有害因素，或偶尔接触中等浓度的有害因素 频繁接触低于 10%OEL，或偶尔接触超过 10%OEL 但低于 50%OEL 的有害因素 暴露水平控制在 OEL 值以下，超限可能性较低，这种暴露水平很少或不会对健康造成不良影响	C	监督 不需要主动控制；定期验证；采样策略旨在常规检查
中等/适度	50%~100%OEL ＞(0.5~1)×OEL	频繁接触中等浓度的有害因素，或偶尔接触高浓度的有害因素 经常接触超过 10%OEL 但低于 50%OEL 的有害因素，或偶尔接触超过 50%OEL 但低于 100%OEL 的有害因素 暴露水平控制在 OEL 值以下，但偶尔有超过接触限值的可能性，有可能对部分易感工人造成健康损害	B	控制 需要主动监控以确保暴露低于 OEL；工作场所采样策略旨在质量控制和检查控制；对接触超过 50%OEL 的工人进行医学监护
高	≥OEL	频繁接触高浓度的有害因素，或偶尔接触极高浓度的有害因素 频繁接触超过 100%OEL 的有害因素 暴露水平高于或不在 OEL 范围内，很可能导致绝大多数工人的健康受到短暂或长期影响	A	干预 采取主动的控制措施，将暴露水平降至 OEL 以下；控制可能被认为是关键的

2）定量风险分级：使用延伸了低、中、高情景的数学方程，并将风险描述为发生伤害或损害的严重后果和暴露于危害中的时间。

风险等级=后果×暴露概率×暴露时间

分配给各个元素的值如表 7-30 所示。根据表 7-30 风险分类数值计算风险等级，并采取适当措施（表 7-31）。应当指出的是，方程式得到的数值可能会导致大量问题被认定为"不可容忍"，这可能会妨碍优先控制关键风险。

3）半定量风险分级：使用基于暴露后果和暴露可能性的矩阵，基于职业接触限值（OEL）或其他健康标准对暴露进行分级。表 7-32 提供了一个改编自 ICMM 公司成员的示例矩阵，以说明如何得出风险等级。

表 7-30　定量方法中使用的风险因素值示例

危害因素		数值
暴露概率 (超过 OEL 的可能性)	连续超过	10
	间歇性	6
	不常见,但可能	3
	只有极小可能(发生在某个地方)	1
	可以想到,但不可能发生	0.5
暴露时间	每个工作班 8 小时连续暴露	10
	每个工作班连续暴露 2~4 小时	6
	每个工作班连续暴露 1~2 小时	3
	短时间暴露(每月几次)	2
	较少(每年几次)	1
	极少(每年一次)	0.5
后果	一人或多人死亡	100
	重大残疾	50
	严重疾病-缺勤超过 14 天	15
	重大疾病-缺勤超过 7 天但少于 14 天	7
	小病-缺勤 7 天或更少	1

表 7-31　根据计算的风险采取适当措施示例

风险分级	风险类型	行动内容
400 或以上	不可容忍风险(MUE)	考虑停止
200~399	极高风险(MUE)	需要立即采取行动
70~199	高风险	需要更正
20~69	潜在风险	需要注意
低于 20	可容忍风险(低风险)	监测

表 7-32　半定量 5×5 风险矩阵

风险矩阵	后果(如果一个事件有多个"后果类型",请选择评级最高的后果类型)				
后果类型	1-轻微	2-小	3-中度	4-高	5-严重
	接触健康危害导致暂时不适	暴露于健康危害中导致需要医疗干预,可完全康复(无时间损失)	暴露于健康危害/因素(超过 OEL)导致对健康的可逆影响(损失时间)或永久性改变,但不会残疾或生活质量下降	暴露于健康危害/因素(显著超过 OEL)对健康造成不可逆的影响,生活质量下降或 1 人死亡	暴露于健康危害/因素(显著超过 OEL)对健康造成不可逆的影响,大多数人生活质量下降或多人死亡

续表

风险矩阵		后果（如果一个事件有多个"后果类型"，请选择评级最高的后果类型）				
可能性		风险分级				
5- 几乎确定 1年	意外事件频繁发生，每年发生一次或多次，可能在一年内再次发生	11 （中）	16 （严重）	20 （严重）	23 （高）	25 （高）
4- 可能3年	意外事件很少发生，每年不到一次，可能在3年内再次发生	7 （中）	12 （中）	17 （严重）	21 （高）	24 （高）
3- 可能10年	意外事件在10年内会发生	4 （低）	8 （中）	13 （严重）	18 （严重）	22 （高）
2- 不可能 30年	意外事件在30年内会发生	2 （低）	5 （低）	9 （中）	14 （严重）	19 （严重）
1- 很少超过 30年	从未发生过意外事件，或在30年内不太可能发生	1 （低）	3 （低）	6 （中）	10 （中）	15 （严重）

（3）确定健康风险可接受性：职业健康危害的控制遵循职业接触限值和标准，已知每个限值和标准代表工作场所中特定刺激物的浓度，该浓度几乎对所有工人不会造成不良健康影响或过度不适。如果超过标准，则风险被视为不可接受。

暴露限值可分为三类：①时间加权平均值（TWA）；②职业接触限值-短时间接触限值（OEL-STEL）；③职业接触限值-最高限值（OEL-C）。

职业接触限值是职业卫生专业人员进行职业危害控制的准则，不应将其视为区分安全与危险浓度或刺激物水平的精确界限。职业接触限值不是相对风险的衡量标准，也不应应用于控制社区空气污染。需要理解的是，暴露标准不是划分安全和不安全暴露的界限，应视为目标浓度。暴露标准确实是控制潜在健康问题的指南，因此真正的目标应该是零。最终目的是消除或控制所有可能对健康产生不利影响的职业健康应激物。应用于规范之外的情况，如12小时工作班，可能会导致疾病、残疾或死亡。

（4）评估控制措施的有效性

1）控制措施等级：为了提高可靠性、有效性以及降低有害接触的可能性，把接触风险的控制措施分为多种层次，包括：消除、更替、工程（包括隔离）、管理（包括教育和培训）、个人防护设备。

2）控制措施有效性分级：控制措施定级的方法可以参照暴露水平定级。

六、英国COSHH风险评估模型（GBZ/T 298—2017中定性风险评估模型）

英国COSHH模型为定性风险评估模型。其综合考虑化学物质（固体或液体）的健康危害水平和暴露水平，通过风险评估给出控制等级建议。流程图见图7-3。

GBZ/T 298—2017 中定性风险评估模型是在英国 COSHH 模型的基础上建立。模型的核心步骤和评估方法与英国 COSHH 模型相同。

1. 健康危害水平(危害表征) 健康危害水平根据欧盟危害分类系统的危险度术语(R-phrases)进行分级,按照危害水平由小到大分为 5 级(A~E),另有 1 级(S)体现皮肤和眼部危害,见表 7-33。C 类物质较 A 类和 B 类物质更危险,E 类物质最危险。S 类表示,该物质如果沾到皮肤上或眼睛里是危险的。与危害较小的化学品相比,对可能造成较严重危害化学品的控制要求应更为严格,以避免人或环境受到更严重损害。危险度术语及其含义见表 7-34。

表 7-33 健康危害分级

健康危害分级	接触浓度范围	危险度术语
A	粉尘:>1~10mg/m^3 蒸气:>50~500ppm	R36,R38,所有粉尘和蒸气未分入另一级
B	粉尘:>0.1~1mg/m^3 蒸气:>5~50ppm	R20/21/22,R40/20/21/22
C	粉尘:>0.01~0.1mg/m^3 蒸气:>0.5~5ppm	R48/20/21/22,R23/24/25,R34,R35,R37,R39/23/24/25,R41,R43
D	粉尘:<0.01mg/m^3 蒸气:<0.5ppm	R48/23/24/25,R26/27/28,R39/26/27/28,R40 Carc. Cat. 3,R60,R61,R62,R63
E	寻求专家建议	R40 Muta. Cat. 3,R42,R45,R46,R49
S:皮肤和眼部接触	避免或减少皮肤和/或眼部暴露	R34,R35,R36,R38,R41,R43

注:ppm 与 mg/m^3 在气温为 20℃、大气压为 101.3kPa(760mmHg)条件下的换算公式为 1ppm=(24.04/Mr) mg/m^3,其中 Mr 为该气体的分子量。

表 7-34 部分危险度术语、危险度组合术语及含义

危险度术语	解释	危害分组
R20/21/22	吸入、与皮肤接触和吞食是有害的	B
R21	与皮肤接触是有害的	S
R23/24/25	吸入、与皮肤接触和吞食是有毒的	C
R24	与皮肤接触有毒	S
R26/27/28	吸入、与皮肤接触和吞食有极高毒性	D
R27	与皮肤接触有极高毒性	S
R33	有累积作用危险	B
R34	引起灼伤	C,S
R35	引起严重灼伤	C,S
R36	刺激眼睛	A,S
R37	刺激呼吸系统	C

续表

危险度术语	解释	危害分组
R38	刺激皮肤	A,S
R39/23/24/25	有毒的:经吸入、与皮肤接触和吞食有极严重不可逆作用危险	C
R39/24	有毒的:与皮肤接触有极严重不可逆作用危险	S
R39/27	极高毒性:与皮肤接触有极严重不可逆作用危险	S
R40	可能有不可逆作用风险	S
R40/20/21/22	有害的:经吸入、与皮肤接触和吞食可能有不可逆作用风险	B
R40/21	有害的:与皮肤接触可能有不可逆作用风险	S
R41	对眼睛有严重损害的风险	C,S
R42	吸入可能引起过敏	E
R43	皮肤接触可能引起过敏	C,S
R45	可能致癌	E
R46	可能造成不可逆的遗传损害	E
R48/20/21/22	有害的:经吸入、皮肤和吞食长期接触有严重损害健康的危险	C
R48/21	有害的:经皮肤长期接触有严重损害健康的危险	S
R48/23/24/25	有毒的:经吸入、皮肤和吞食长期接触有严重损害健康的危险	D
R48/24	有毒的:经皮肤长期接触有严重损害健康的危险	S
R49	吸入可能致癌	E
R60	可能损伤生育力	D
R61	可能对未出生婴儿造成危害	D
R62	可能有损伤生育力的危险	D
R63	可能有损害未出生婴儿的危险	D
R64	可能对哺乳婴儿造成危害	D
R65	有害的:吞食可能造成肺部损害	A
R66	反复接触可能造成皮肤发干或裂口	A,S
R67	蒸气可能造成困倦和头晕	B
R68	可能有不可逆后果的危险	E
Carc. Cat. 3	原分类列入第三类的致癌物,即人类致癌作用证据有限的物质现为ⅡB组物质,可疑人类致癌物	D
Muta. Cat. 3	分类列入第三类的生殖细胞致突变性物质,即生殖细胞致突变作用证据有限的物质,可疑人类生殖细胞致突变性物质	E

2. 暴露水平评估　暴露水平取决于两个因素:一是物理特性;二是使用量。

(1) 物理特性:即物质扩散到空气中的程度,对固体物质考虑其"扬尘性",对液体物质考虑其"挥发性"。扬尘性和挥发性都分为3类:低、中、高。

扬尘性分类:①低:不会破碎的固体小球,使用时几乎不产生粉尘,如 PVC 颗粒、蜡片;②中:晶体、粒状固体,使用时能见到粉尘但很快落下,使用后粉尘留在表面,如肥皂粉;③高:细微而轻的粉末,使用时可见尘雾形成,并在空气中停留几分钟,如水泥、炭黑、粉笔灰。

挥发性分类(操作温度为 20℃ 时):① 低:沸点>150℃;②中:沸点为 50~150℃;③高:沸点<50℃。随着操作温度升高一般会增加挥发性。如果使用两种或两种以上不同沸点物质组成的制品,按沸点最低的来确定其挥发性。综合化学品沸点和操作温度判断挥发性,见图 7-13,纵坐标为液体沸点,横坐标为操作温度,横、纵坐标在图上的交汇点即为挥发性,如果两者相交点落在高挥发性区与中挥发性区的分界线,或中挥发性区与低挥发性区的分界线上,选择较高的挥发性。随着操作温度升高一般会增加挥发性。

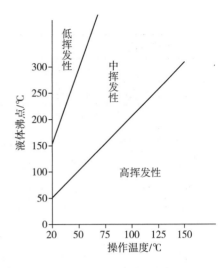

图 7-13 挥发性的判断
注:操作温度为 20℃ 时,低挥发性:沸点>150℃;中挥发性:沸点为 50~150℃;高挥发性:沸点<50℃。

(2) 使用量:要确定处理一批(或在 1 天内连续操作)固态或液态物质的量,以少量、适量或大量表示,按供应商提供的物质的重量/体积和类型来确定使用量的分类,见表 7-35。

表 7-35　确定使用量及分类

使用量	单位	供应商的包装	体积
少量	克	袋或瓶	毫升
适量	千克	桶	升
大量	吨	散装	立方米

注:如果不能确定数量,选择较大的量。

3. 风险评估　综合考虑物理特性和使用量,可以分别对固体和液体形成暴露分级,均分为 4 级,固体物质暴露分级(exposure predictor band solid,EPS)见表 7-36,液体物质暴露分级(exposure predictor band liquid,EPL)见表 7-37。

表 7-36　固体物质暴露分级表

暴露分级	使用量	扬尘性
EPS1	少量	中/低
EPS2	少量	高
EPS3	适量/大量	低
	适量	中/高
EPS4	大量	中/高

注:根据固体物质的使用量和扬尘性,将暴露水平由低到高分为 4 级(EPS1~EPS4)。

表 7-37　液体物质暴露分级表

暴露分级	使用量	挥发性
EPL1	少量	低
EPL2	少量	中
EPL3	适量/大量	低
	适量	中/高
	大量	中
EPL4	大量	高

注:根据液体物质的使用量和挥发性,将暴露水平由低到高分为 4 级(EPL1~EPL4)。

4. 风险控制　基于健康危害水平和暴露水平的综合判断,可以得出适宜的职业危害控制方法(CS),按照严格程度从低到高分为 4 级,见表 7-38。

表 7-38　控制方法分级表

分级	控制方法
CS1	全面通风:使用良好操作规程和全面通风
CS2	工程控制:采用接近危害源的半密闭式的局部通风,也包括冷却等其他工程控制手段
CS3	密闭控制:封闭或密闭危害源、危害物,只允许微量泄漏
CS4	寻求专家建议

英国 COSHH 模型通过大量研究,在暴露水平和健康危害水平评估与控制方法之间建立起联系,见表 7-39 和表 7-40。通过暴露水平和健康危害水平的评估,可以推导出适宜的控制方法,以便更好地保护劳动者职业健康。当短时接触有害物质时,可酌情将控制方法降低一个级别。

表 7-39　基于健康危害水平和暴露水平的控制方法(固体)

健康危害分级	EPS4	EPS3	EPS2	EPS1
A	CS2	CS1	CS1	CS1
B	CS3	CS2	CS1	CS1
C	CS4	CS3	CS2	CS1
D	CS4	CS4	CS3	CS2
E	CS4	CS4	CS4	CS4

注:根据固体类职业病危害因素的健康危害水平和暴露水平分级,形成矩阵,判定适宜的职业危害控制方法。

表 7-40　基于健康危害水平和暴露水平的控制方法(液体)

健康危害分级	EPL4	EPL3	EPL2	EPL1
A	CS2	CS1	CS1	CS1

续表

健康危害分级	EPL4	EPL3	EPL2	EPL1
B	CS2	CS2	CS1	CS1
C	CS3	CS3	CS2	CS1
D	CS4	CS4	CS3	CS2
E	CS4	CS4	CS4	CS4

注:根据液体类职业病危害因素的健康危害水平和暴露水平分级,形成矩阵,判定适宜的职业危害控制方法。

确定需要实施的控制方法后,还应根据工作任务、操作过程、操作环境以及化学品性质、用量等编制相应的控制指南卡(CGS)。可按控制指南卡索引清单选择适合的控制指南卡号,查找具体的控制指南卡。控制指南可用于改善用人单位化学品管理水平。

第四节 有机溶剂职业健康风险管理与对策

一、风险管理

所有的组织在某种程度上都在管理风险。近年来,许多行业为满足不同的需求,已经开展了风险管理实践。国际上建立了《风险管理 原则和指南》(ISO 31000:2009)用于规范风险管理的相关原则和指南,我国颁布了《风险管理 原则与实施指南》(GB/T 24354—2009)、《风险管理 风险评估技术》(GB/T 27921—2011)。

风险管理是一个系统化过程,通过考虑不确定性及其对目标的影响,采取相应措施,为组织的运营和决策及有效应对各类突发事件提供支持。风险管理是一个重复的循环过程(见图 7-14),遵循 PDCA(Plan-Do-Check-Act)方法学。按照 GB/T 24354—2009 界定的风险

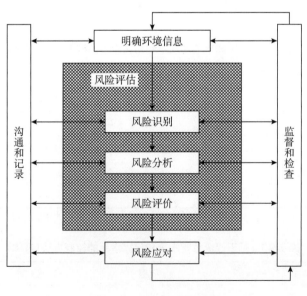

图 7-14 风险管理循环图

管理过程包括以下要素：明确环境信息、风险评估（包括风险识别、风险分析、风险评价）、风险应对、监督和检查、沟通和交流。

1. 明确环境信息　通过明确环境信息，组织可明确其风险管理的目标，确定与组织相关的内容和外部参数，并设定风险管理的范围和有关风险准则。

2. 风险评估　风险评估包括风险识别、风险分析和风险评价3个步骤。风险评估有助于决策者对风险及其原因、后果和发生可能性有更充分的理解。

3. 风险应对　风险应对是在完成风险评估后，选择并执行一种或多种改变风险的措施，包括改变风险事件发生的可能性和/或后果。

风险应对是一个递进的循环过程，实施风险应对措施后，应依据风险准则，重新评估新的风险水平是否可以承受，从而确定是否需要进一步采取应对措施。

4. 监督和检查　作为风险管理过程的组成部分，应定期对风险与控制进行监督和检查，以确认以下情况。

（1）有关风险的假定依然有效。

（2）风险评估所依据的假定，包括内外部环境，依然有效。

（3）正在实施预期结果。

（4）风险评估的结果符合实施经验。

（5）风险评估技术被正确使用。

（6）风险应对是有效的。

5. 沟通和记录　成功的风险评估依赖于与利益相关方的有效沟通与协商。利益相关方参与风险管理过程将有助于：

（1）合理界定内外部环境。

（2）风险评价过程得到充分理解和考虑。

（3）汇集不同领域的专业知识以识别和分析风险。

（4）确保风险评价过程中不同的观点得到考虑等。

二、有机溶剂职业健康风险管理

在过去的很长一段时间内，人们对职业健康风险控制的研究局限在控制生产过程中职业危害发生的严重性和可能性这一问题上，或过于集中于职业健康专业性的角度。而风险管理科学将解决人类社会所存在的各种不确定性问题的规律进行了系统总结，形成了更为全面的解决不确定问题的理论和方法。在职业健康领域，应运而出了职业健康安全风险管理标准体系，适用于企业安全管理和健康管理。

职业健康风险管理是应用风险科学理论和风险控制技术，实现职业健康风险管理的一种科学方法，其过程是对职业病危害风险的辨识、分析、评估和控制，以及妥善处理风险所致损失的后果。

国际范围内广泛采纳和应用职业健康安全管理体系标准《职业健康安全管理体系 要求》（OHSAS18001：2007），国内建立了相应的标准体系：《职业健康安全管理体系 要求》（GB/T 28001—2011）和《职业健康安全管理体系实施指南》（GB/T 28002—2011）。

（一）职业健康安全管理体系运行模式

现代职业健康安全管理是一种系统化管理模式，强调用系统思想理论管理职业健康安全及其相关事务,以达到预防和减少生产事故和劳动疾病的目的。

为适应现代职业健康安全管理的需要,职业健康安全管理体系运行模式采用了系统化的戴明循环。戴明循环PDCA在职业健康安全管理体系运行模式中(图7-15),具有以下特定含义。

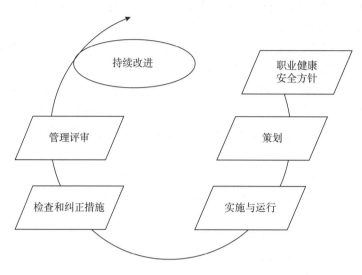

图 7-15 职业健康安全管理体系运行模式图

(1) 策划:建立所需的目标和过程,以实现组织的职业健康安全方针所期望的结果。

(2) 实施:对过程予以实施。

(3) 检查:依据职业健康安全方针、目标、法律法规和其他要求,对过程进行监视和测量,并报告结果。

(4) 改进:采取措施以持续改进职业健康安全绩效。

(二) 职业健康安全管理体系构成

在系统理论中,通常将体系(系统)的组成部分称为体系的单元、元素或要素。在现有的质量、环境和职业健康安全管理体系标准中,体系被视为相互关联或相互作用的一组要素,因此,一般将体系的组成单元称为体系要素。因为质量、环境、职业健康安全管理体系标准均为认证标准,因此,体系要素实质上就是上述管理体系所规定的各项具体要求,管理体系认证就是审核组织的管理体系能否符合这些具体要求。

职业健康安全管理体系标准,将体系的建立和运行过程确定为5大环节:①职业健康安全方针;②策划;③实施和运行;④检查;⑤管理评审。

为了确保每个体系环节更具有可操作性,能够正常运行并有效,职业健康安全管理体系标准对策划、实施和运行、检查这三个环节作了进一步分解,确定了16个体系要素,并对每个分解出的要素提出了具体要求。这样,没有作进一步分解的两个体系要素(职业健康安全方针和管理评审),加上这16个体系要素,构成了职业健康安全管理体系的完整要求,通常也称为18个职业健康安全管理体系要素。

(1) 职业健康安全方针。

(2) 危险源辨识、风险评价和风险控制的确定。

（3）法规和其他要求。

（4）目标和方案。

（5）资源、作用、职责、责任和权限。

（6）能力、培训和意识。

（7）沟通、参与和协商。

（8）文件。

（9）文件和资料控制。

（10）运行控制。

（11）应急准备和响应。

（12）绩效测量和监视。

（13）合规性评价。

（14）事件调查。

（15）不符合、纠正措施和预防措施。

（16）记录控制。

（17）内部审核。

（18）管理评审。

三、企业职业卫生管理实践

企业可将职业卫生管理作为一个独立的项目进行管理。项目管理是管理学的一个分支学科，指在项目活动中运用专门的知识、技能、工具和方法，使项目能够在有限资源限定的条件下，实现或超过设定的需求和期望的过程。项目管理包括五大过程组、十大知识领域和47个项目管理过程，具体见表7-41。

项目管理五大过程组分别为启动过程组、规划过程组、执行过程组、监控过程组和收尾过程组。启动过程组包含定义一个新项目或现有项目的一个新阶段，授权开始该项目或阶段的一组过程，主要目的是保证干系人期望与项目目标的一致性；规划过程组包含明确项目范围，定义和优化目标，为实现目标制定行动方案等内容；执行过程组包含完成项目管理计划中确定的工作，以满足项目规范要求的一组过程；监控过程组包含跟踪、审查和调整项目进展与绩效，识别必要的计划变更并启动相应变更的内容；收尾过程组包含完结所有项目管理过程组的所有活动，正式结束项目或阶段的一组过程，标志着项目或项目阶段正式结束。由于过程组极少是独立的或一次性事件，而是在整个项目期间相互重叠，因此各个项目管理过程都被归入大多数活动所在的过程组，例如在规划过程组开展的活动，即使在执行过程组因干系人干涉等原因导致需调整规划，仍将被划分在规划过程组。

项目管理十大知识领域包括项目整合管理、项目范围管理、项目时间管理、项目成本管理、项目质量管理、项目人力资源管理、项目沟通管理、项目风险管理、项目采购管理和项目干系人管理。项目整合管理是为满足各方需求而进行协调以达到预期目的的过程；项目范围管理是为了保证项目能按要求的范围完成所涉及的所有过程；项目时间管理是使项目有效率地按时完成所涉及的所有过程；项目成本管理是为确保项目在批准的预算内更好地完成而进行管理的过程；项目质量管理是保证产品或服务满足项目需求的程度而进行管理的过程；项目人力资源管理包括组织、管理与领导项目团队的各个过程；项目沟通管理包括确

表 7-41 项目管理过程组与知识领域

| 知识领域 | 项目管理过程组 | | | | |
	启动过程组	规划过程组	执行过程组	监控过程组	收尾过程组
1. 整合管理	1.1 制定项目章程	1.2 制定项目管理计划	1.3 指导与管理项目工作	1.4 监控项目工作 1.5 实施整体变更控制	1.6 结束项目或阶段
2. 范围管理		2.1 规划范围管理 2.2 收集需求 2.3 定义范围 2.4 创建工作分解结构		2.5 确认范围 2.6 控制范围	
3. 时间管理		3.1 规划进度管理 3.2 定义活动 3.3 排列活动顺序 3.4 估算活动资源 3.5 估算活动持续时间 3.6 制定进度计划		3.7 控制进度	
4. 成本管理		4.1 规划成本管理 4.2 估算成本 4.3 制定预算		4.4 控制成本	
5. 质量管理		5.1 规划质量管理	5.2 实施质量保证	5.3 控制质量	
6. 人力资源管理		6.1 规划人力资源管理	6.2 组建项目团队 6.3 建设项目团队 6.4 管理项目团队		
7. 沟通管理		7.1 规划沟通管理	7.2 管理沟通	7.3 控制沟通	
8. 风险管理		8.1 规划风险管理 8.2 识别风险 8.3 实施定性风险分析 8.4 实施定量风险分析 8.5 规划风险应对		8.6 控制风险	
9. 采购管理		9.1 规划采购管理	9.2 实施采购	9.3 管理采购	9.4 结束采购
10. 干系人管理	10.1 识别干系人	10.2 规划干系人管理	10.3 管理干系人参与	10.4 控制干系人参与	

保项目信息及时适当地产生、收集、传播、保存和最终配置所必需的过程;项目风险管理指对项目风险进行识别、分析,并采取应对措施的系统过程;项目采购管理指为达成项目目标而从组织外部获取货物或服务所需要的各项过程;项目干系人管理主要是识别能影响项目或受项目影响的全部人员、群体或组织,并通过沟通上的管理来满足其需要、解决其问题的过程。

在主导项目管理的时候,为了实现项目目标,需对整个项目有全面的了解,并整合一系列项目所需资源,进行统一规划管理,这是整合管理内容,其贯穿整个项目管理的各个阶段。为促进项目成功,避免项目失败,需要对各过程进行监控,实施风险管理。范围管理是定义能使项目成功完成而必须进行的工作,是对各项工作进行工作分解的过程,简而言之就是确定在什么时间范围内,以核定成本按什么样的标准完成该项目的各项工作。具体来讲,为了在固定期限内完成项目,必须对项目进行时间管理,明确各时间节点的任务;为了在一定成本前提下完成项目,需要合理估算各项费用,进行成本管理;质量管理则是衡量该项目是否达到要求的保证,选择什么样的标准就会达成什么样的项目目标。范围管理、时间管理、成本管理以及质量管理将项目中需要开展的工作进行了全面管理。在明确项目管理要做的事情后,应该确定谁来做项目,涉及四方面内容:人力资源管理强调内部成员的管理;采购管理侧重与外部组织的互动交流;干系人管理则会综合考虑组织内外部利益体系;为保证项目各实施团队协调工作,需要对干系人进行沟通管理。人力资源管理、采购管理、干系人管理以及沟通管理协调了项目的各方,最终达成共赢目标。

对企业而言,职业卫生管理最主要的目的是为劳动者营造一个安全健康的工作环境。为达成该目标,从建设期初始设计起,到日常运行管理工作的开展,需制定一系列项目管理方案,通过工程改善及管理手段达成职业卫生管控目的。例如,为降低有毒有害物质对劳动者身体的影响,将无毒化学品替代有毒化学品的改善方案作为一个项目进行管理;为避免高温对劳动者身体的影响,将自动化代替方案作为一个项目进行管理等。

四、有机溶剂职业健康风险控制对策措施

职业健康风险应对措施旨在预防和控制企业员工接触危害。对于已知的接触,风险管理者应根据现有的立法和标准要求,采取相应的控制措施,并随着标准和法规的更新,适当调整控制措施。对接触的预防和控制手段通常包括以下内容:基于风险评估,制定安全的工作系统、标准操作规程、工作许可制度并严格执行,明确在作业中可能存在的风险和防护措施、发生接触时的处理、登记和报告方法。开展制度培训,使工人了解各项规章制度,明确工作中可能发生的接触,提升风险意识和风险预见性。加强职业接触防护知识培训,强化接触防护知识和技能,提高个体防护能力。提供必需的防护装备和设施,包括工作服、手套、工作鞋、眼部和面部防护用品等,在工作场所安装通风除尘设施,在必要的实验室配备生物安全柜、洗眼装置和冲淋装置等。加强防护技能考核及各级督导和检查,保证培训取得实效,将防护措施和操作规程的执行落到实处。

《工作场所化学有害因素职业健康风险评估技术导则》(GBZ/T 298—2017)对定性风险评估、半定量风险评估及定量风险评估结果均提出了相应的风险控制对策。

(一)定性风险评估的风险控制对策

基于健康危害水平和接触水平的综合判断,得出适宜的职业病危害风险控制对策,按照

严格程度从低到高分为 4 级,分别为全面通风、工程控制、密闭控制和特殊方法,具体见表 7-42。

表 7-42　定性风险评估职业病危害风险控制对策

风险等级	职业病危害风险控制对策
1	全面通风:通过全面通风和使用良好操作规程进行控制,其主要控制原则如下: (1) 加强工作场所出入口管理,尽量让无关人员远离作业场所,保证无人在下风向附近工作 (2) 完善设计和设备,优先选择室外作业,在室内作业时,通过自然通风和/或机械通风,如在墙上安装风机,并使用天窗、屋顶通风口让新鲜、清洁的空气进入室内,确保气流畅通,每小时换气次数不少于 5 次 (3) 加强现场清洁,每天对生产设备和工作场所进行清洁,对固体物质尽可能使用湿布或吸尘器清除 (4) 配备合格的个体防护用品,并及时维护或更换 (5) 加强培训和监督,使劳动者按操作规程进行作业,并自觉正确地佩戴个体防护用品
2	工程控制:主要采用接近危害源的半密闭式的局部通风手段加以控制危害源,其主要控制原则如下: (1) 加强工作场所出入口管理,使非作业人员远离作业区 (2) 完善设计和设置防护装置,尽可能封闭粉尘或蒸气发生源,阻止其扩散,并在污染源处使用局部通风装置,同时需避免让工人在污染源和局部通风之间的中间地带进行作业 (3) 作业场所只存留当天需要使用的化学品,每天对生产设备和工作场所进行清洁,对泄漏物及时清除,清除固体物质时尽可能使用湿布或吸尘器 (4) 配备合格的个体防护用品,并及时维护或更换 (5) 加强培训和监督,使劳动者按操作规程进行作业,自觉正确地佩戴个体防护用品,并培训如何安全处置化学品
3	密闭控制:通过封闭或密闭危害源进行控制,其主要控制原则如下: (1) 加强工作场所出入口管理,在产生化学有害因素的工作场所和设备处应设置职业病危害警示标识,只有经过培训、必须进入的工人才能进入该工作场所 (2) 完善设计和设备,处理物料要在密闭系统中进行,尽量保持密闭设备处于负压状态,以减少泄漏 (3) 加强对设备维护,必要时每周检查一次所有设备,看是否有损坏征象,是否需要修理,至少每年对系统进行一次全面检查和测试 (4) 每天对生产设备和工作场所进行清洁,对泄漏物及时清除,清除固体物质时尽可能使用湿布或吸尘器 (5) 配备合格的个体防护用品,日常工作可不佩戴呼吸防护装备,但在清洁、维护和处理泄漏时必须使用;如需进入密闭空间作业,在没有足够纯净的空气供呼吸时可能需要佩戴供气式呼吸防护装备 (6) 加强培训和监督,使劳动者按操作规程进行作业,自觉正确佩戴个体防护用品,培训如何安全处置化学品,并建立预防措施实施的检查系统
4	特殊方法:通过专家诊断、专题讨论,寻求更多具体和专业的职业病危害控制建议

(二) 半定量风险评估的风险控制对策

1. 根据半定量风险评估结果,不同等级的风险应采取不同的控制措施。风险的优先预防和管理必须从工程技术措施、职业卫生管理措施和操作规程、应急救援预案、健康监护策略、职业卫生培训等方面进行。即使得到的风险等级是可接受的,仍有可能会随时间等情况而发生变化,应对潜在有害接触风险等级进行定期评估,按周期实施监督管理。

2. 对于标注致癌性标识、(敏)标识、(皮)标识的化学有害因素,应重点提示用人单位采取工程控制措施和个体防护措施以有效减少或消除接触机会,尽可能保持最低接触水平。

3. 处于高风险等级时,用人单位应提供并督促劳动者使用有效的个人防护用品,但个人防护用品应只在其他形式的控制措施不能取得有效控制的情况下使用,而不能作为风险管理中降低风险的手段。

4. 半定量风险评估职业病危害风险控制对策见表 7-43。

表 7-43　定性风险评估职业病危害风险控制对策

风险等级	风险控制对策
可忽略风险	—
低风险	可继续维持现行的预防和控制措施,应定期开展职业病危害因素检测,定期进行培训和职业健康检查,每 5 年进行一次风险评估,以确保风险等级不会发生变化。如职业病危害因素浓度超标或工艺、材料、设备等发生变化时,应重新进行风险评估
中等风险	可继续维持现行的预防和控制措施,应定期开展职业病危害因素检测,定期进行培训和职业健康检查,每 3 年进行一次风险评估。如职业病危害因素浓度超标或工艺、材料、设备等发生变化时,应重新进行风险评估
高风险	应首先执行有效的职业病防护措施,严格执行职业卫生管理制度,每年至少委托具有资质的机构开展一次职业病危害因素检测,每年至少进行一次培训和职业健康检查,提供个人使用的合格的职业病防护用品,建立职业病危害事故应急救援预案。每年进行一次风险评估,必要时进行定量风险评价
极高风险	如职业病防护措施不可行,应立即改进或重新设计工艺和设备,重新设计职业病防护措施或使用低毒物质代替高毒物质,必要时采取密闭措施隔离操作或使用机器代替人工操作,改进后需对这类风险重新进行评价,必要时应进行定量风险评价。当极高风险降低一个等级后,方可进行作业

(三) 定量风险评估的风险控制

根据我国职业病防治法律法规标准体系的要求,对风险不可接受的岗位应采取替代、工程技术、职业卫生管理、培训、个体防护等化学有害因素危害的综合防控措施,使化学有害因素的职业健康风险控制在可接受水平。

第五节　有机溶剂职业健康风险评估发展趋势

职业健康风险评估已经被广泛应用于企业的职业病防治、职业卫生技术服务机构的建设项目职业卫生评价和卫生监督部门的职业卫生监督管理工作。但迄今为止,尚未有被广泛承认的评估方法和标准。

目前,风险评估方法种类繁多,每种模型由于其建立的技术原理不同,各有其自身的优势和局限性,采用不同的模型对同一危害进行评估会导致不同的评估结果。ZHOU 等系统审查了 EPA、新加坡、澳大利亚、罗马尼亚、ICMM 以及英国开发的模型,这些评估模型的范围和原则并不完全相同,每一个都有各自的优势和局限性。因此,在进行职业健康风险评估时可以组合应用定量、半定量和定性方法。能否选择最合适的职业健康风险评估模型,取决于对各种职业健康风险评估模型之间差异的了解。我国于 2017 年发布了《工作场所化学有害因素职业健康风险评估技术导则》(GBZ/T 298—2017),该方法包括定性、定量和半定量三种模型,在实际应用中如何选择最合适的模型,指南未给出明确答案。

我国职业健康风险评估方法的研究尚处于起步阶段,目前少量文献报道集中在将国外方法套用于我国职业病危害严重或较重行业验证方法的适用性,我国职业健康风险评估尚需研究发展。根据我国目前职业病防治现状,可从以下几方面着手开展推进职业健康风险评估工作。

一、政策监管层面

1. 评估能力　将职业健康风险评估工作作为评估职业病防治工作能力建设的一部分,作为核心能力来要求。

2. 政策依据　以重点行业或重点因素为主题,以技术蓝皮书形式出台本辖区内风险评估综合性报告。

3. 信息化建设　建立职业健康风险评估子系统,搭建在区域全民健康信息平台中,并与其他职业卫生子系统衔接,在职业健康风险预测预警中发挥作用。

二、GBZ/T 298—2017 完善与推广

1. 完善标准　根据实际应用情况,进一步细化标准半定量、定性评估方法,例如增加皮肤接触评估、细化粉尘及化学毒物危害分类,进一步提高标准的科学准确性。

2. 标准应用　在企业和基层进行推广,推动风险评估结果作为监督执法分级分类管理的依据。

三、开展有机溶剂职业健康风险评估学术研究

1. 研究国外成熟的职业健康风险评估方法在我国职业病危害严重或较重行业的适用性,建立各行业不同方法职业健康风险评估数据库,丰富目前单一的职业病危害风险评估策略。

2. 建立方法学比较的理论框架,对目前国外成熟的职业健康风险评估方法进行比较,研究各方法之间的差异,为实际应用中选择合适的方法提供科学依据。

3. 结合我国职业病防治实际,研究职业健康风险评估方法建立的理论基础,探索建立符合我国职业病防治实际的简单、易操作的职业健康风险评估方法。

(苏世标　张美辨　徐秋凉)

参考文献

[1] USEPA. Risk Assessment Guidance for Superfund Volume I:Human Health Evaluation Manual(Part F,

Supplemental Guidance for Inhalation Risk Assessment, EPA-540-R-070-002-OSWER 9285.7-82January 2009）［A］. Office of Superfund Remediation and Technology Innovation Environmental Protection Agency, Washington, DC, 2009.

［2］Ministry of Occupational Manpower Safety And Health Division. A Semi-quantitative Method to Assess Occupational Exposure to Harmful Chemicals［EB/OL］.［2022-07-28］. https://www. wshc.sg/files/wshc/upload/cms/file/2014/A%20Semiquantitative%20Method%20to%20Assess%20 Occupational%20Exposure%20to%20Harmful%20Che.pdf.

［3］RUSSELL R M, MAIDMENT S C, BROOKE I, et al. An introduction to a UK scheme to help small firms control health risks from chemicals［J］. Ann Occup Hyg, 1998（6）: 367-376.

［4］University of Queensland（Australia）. Occupational Health and Safety Risk Assessment and Management Guideline［R］. Occupational Health and Safety Unit, 2011.

［5］PECE S, DASCALESCU A. Risk Assessment Method for Occupational Accidents and Diseases［EB/OL］.［2022-07-28］. http://www.protectiamuncii.ro/pdfs/risk_assessment_method.pdf.

［6］International Council On Mining And Metals. Good practice guidance on occupational health risk assessment［EB/OL］.［2022-07-28］. https://www.icmm.com/gpg-occupational-health.

［7］丁钢强，张美辨. 国外职业健康风险评估指南［M］. 上海：复旦大学出版社，2014.

［8］张美辨，唐仕川. 职业健康风险评估方法学实践应用［M］. 北京：人民军医出版社，2016.

［9］王忠旭，李涛. 职业健康风险评估与实践［M］. 北京：中国环境出版社，2016.

［10］张美辨，邹华，袁伟明，等. 职业危害风险评估方法研究进展［J］. 中华劳动卫生职业病杂志，2012，30（12）: 972-974.

［11］ZHOU L F, TIAN F, ZOU H, et al. Research Progress in Occupational Health Risk Assessment Methods in China［J］. Biomed Environ Sci, 2017, 30（8）: 616-622.

［12］国家卫生和计划生育委员会. 工作场所化学有害因素职业健康风险评估技术导则：GBZ/T 298—2017［S］. 中华人民共和国国家卫生和计划生育委员会，2017.

［13］全国风险管理标准化技术委员会. 风险管理 风险评估技术：GB/T 27921—2023［S］. 北京：中华人民共和国国家市场监督管理总局，2023.

［14］中国标准化研究院. 职业健康安全管理体系-要求：GBT 28001—2011［S］. 北京：中华人民共和国国家质量监督检验检疫总局，2012.

［15］王艳艳，田宏飞，邵小翠. 美国 EPA 吸入风险评估模型在个体喷漆行业应用的探讨［J］. 中国卫生工程学，2018，17（5）: 785-786.

［16］徐守香，王博深，韩磊，等. 我国职业病危害作业分级和 EPA 吸入风险模型在接苯作业健康风险评估中的应用［J］. 环境与职业医学，2020，37（4）: 379-384.

［17］伍波，程秀荣，张高峰，等. 应用两种风险评估模型评估 1,3-丁二烯暴露的职业健康风险［J］. 职业与健康，2018，34（7）: 865-868.

［18］傅红，俞爱青，张磊，等. 新加坡职业暴露半定量风险评估模型在草甘膦制造行业中的应用研究［J］. 中国预防医学杂志，2016，17（12）: 916-920.

［19］唐睿，杨跃林，崔方方，等. 澳大利亚风险评估模式在职业病危害评价中的应用［J］. 现代预防医学，2015，42（24）: 14-17.

［20］俞爱青，杨勇，胡春容，等. 罗马尼亚风险评估方法在某汽车维修企业的应用［J］. 中国卫生检验杂志，2019，29（12）: 1510-1514, 1518.

［21］周莉芳，张美辨，邹华，等. 两种风险评估模型在多个行业职业健康风险评估的应用［J］. 预防医学，2017，29（12）: 1217-1222.

［22］谢红卫，张美辨，周莉芳，等. 两种风险评估模型在印刷行业中的应用研究［J］. 环境与职业医学，2016，33（01）: 29-33.

［23］邹树青.两种评估模型在某焦化厂风险评估中的应用［D］.唐山:华北理工大学,2019.

［24］邹亚玲,陆利通,汤小鸥,等.定性与半定量职业健康风险评估法在某胶黏剂生产企业的应用比较［J］.中国职业医学,2018,45(6):770-774,778.

［25］徐秋凉,张美辨,邹华等.六种常用职业健康风险评估模型在小型印刷企业中的定量比较［J］.环境与职业医学,2020,37(2):131-137.

［26］丁俊.4种职业健康风险评估方法在化工企业中的应用研究［D］.广州:广东药科大学,2019.

第八章

临床表现

第一节　发病特点和特殊临床表现

有机溶剂是在生活和生产中广泛应用的一大类有机化合物,分子量不大,主要存在于涂料、黏合剂、漆和清洁剂中。大多数有机溶剂作用于人体可引起局部皮肤黏膜刺激反应、急性中毒或变态反应,也可通过参与人体某些代谢过程,引起某些慢性病发病增加、新生儿缺陷、肿瘤的发生等。是否引起中毒以及中毒的严重程度,则由毒物及其代谢产物的毒性是否超过或多大程度超过其引起机体损伤的"临界水平",即与剂量-效应相关。引起中毒的毒物,部分有明确的阈值,低于内暴露阈值的不会引起中毒。但有些中毒,特别是慢性中毒很难确定阈值。机体变态反应如三氯乙烯引起的药疹样皮炎也无确定阈值。

有机溶剂急性中毒的早期临床表现往往不具有特征性,但也有一定的共同毒性表现,如刺激性、麻醉性等,多出现头晕、头痛、乏力、畏光、流泪、咳嗽等,大量吸入可产生先兴奋后抑制的麻醉作用,短时间内高浓度接触还可能出现猝死。长期低浓度吸入则可引起神经衰弱综合征甚至脑白质脱髓鞘改变。但随着病情进展,部分有机溶剂引起的健康异常可出现特征性的临床表现,有明确的靶部位,如慢性苯中毒所引起的造血系统异常,慢性正己烷中毒引起的周围神经损害,急性三氯甲烷中毒引起肝、肾损害,急性 1,2-二氯乙烷引起中毒性脑病等。

有机溶剂对人体脏器的损伤将在后续章节中进行描述。

第二节　各脏器(系统)损伤的临床表现

一、神经系统

(一) 病因

根据损伤定位,可分为中枢神经系统损害和周围神经系统损害,其中,引起中枢神经系统损害的常见有机溶剂有汽油、苯、甲苯、二甲苯、二硫化碳、三氯乙烯、甲醇、乙醇、乙二醇、环氧乙烷、氯乙醇、四氯化碳、二氯乙烷、四溴乙烷等;引起周围神经系统损害的常见有机溶剂有二硫化碳、三氯乙烯、正己烷、甲基正丁基甲酮、汽油、乙醇等。同一神经毒物在不同暴露条件下,对神经系统的毒性作用部位具有选择性。如短期接触大量或高浓度的溶剂主要损害中枢神经系统;而长期密切接触,主要选择性地损害周围神经系统;另外,由于中枢神经系统与周围神经系统在结构、功能及传导过程中存在某种程度上的相似,同一毒物可同时损害中枢、周围神经系统,如二硫化碳中毒等。

（二）发病机制

目前发病机制仍未完全阐明。研究显示有机溶剂对中枢神经系统的急性损害,主要是通过破坏血脑屏障或使其通透性增加、使细胞膜钠-钾离子泵功能障碍、细胞内钙离子超载、超氧化物产生等机制,从而导致血管源性脑水肿、细胞毒性脑水肿或脑白质病变(脑白质髓鞘减少、脱失、坏死为主要特征)。对于周围神经系统,有机溶剂可通过影响轴浆能量代谢酶的功能、轴索内神经细丝共价交联、神经病靶酯酶的抑制、激酶介导的骨架蛋白磷酸化作用增强等,引起轴浆运输障碍、轴浆内管囊状物聚集等使轴索发生变性。部分有机溶剂可抑制施万细胞的蛋白质合成,并阻碍其与髓鞘类脂结合,导致节段性脱髓鞘,从而引起脱髓鞘性周围神经病。

（三）临床表现

因接触浓度不同,潜伏期可存在差异。急性中毒临床特点为急性脑水肿表现,伴神经-精神障碍,主要症状为头痛、头晕、恶心、呕吐、视物模糊、步态蹒跚、烦躁、激动等。随颅内压增高,症状逐渐恶化,头痛、呕吐加重,并出现躁动不安,意识改变,甚至脑疝形成,生命体征异常等。额叶、颞叶、丘脑前部受损时(如有机锡、二硫化碳、汽油急性中毒),精神障碍十分突出,表现为癔症样、类精神分裂症或类狂躁抑郁症等症状,严重者可出现神志不清、昏迷。个别毒物尚可引起脑局灶损害,如皮质性失明、小脑性共济失调、帕金森综合征继发性癫痫和自主神经失调症状(如高热、多汗、流涎、血压不稳定及瞳孔改变等)。慢性中毒临床表现复杂多样,主要表现为神经衰弱症状、兴奋症状、情绪失常、睡眠障碍等。周围神经病发病多呈渐进性,临床表现主要为早期出现肢体远端麻木、疼痛或感觉异常,继而出现感觉消失并向肢体近端发展;随后或同时出现肢体无力,无法远行、登楼困难、不能持重、不能完成精细动作及手掌足底湿冷等。

（四）实验室检查及特殊辅助检查

中枢神经系统检查可行脑电图及脑电地形图、CT、MRI、脑脊液等检查;周围神经系统可选择神经-肌电图检查。

二、呼吸系统损害

（一）病因

某些有机溶剂可直接经呼吸道吸入或经其他途径吸收,再随血液循环到达肺,对呼吸系统产生损害。常见经呼吸道进入的有甲醛、甲醚、二氯乙醚、苯酚等酯类、醚类、酮类有机溶剂;经其他途径吸收的有丁基羟基甲苯等。有机溶剂对呼吸系统的损伤主要包括直接损伤、免疫损伤及诱发肺部肿瘤等。

（二）发病机制

某些有机溶剂对组织细胞有直接刺激腐蚀作用,还可通过诱导炎症细胞的聚集,释放花生四烯酸、白三烯等炎症介质;白介素-1、集落刺激因子、肿瘤坏死因子等细胞活性因子引起呼吸道炎症。不少有机溶剂本身是活性氧,或可在呼吸道迅速产生氧自由基,引起脂质过氧化反应,造成细胞结构破坏,导致呼吸道炎症反应;也可通过免疫毒性作用,或作为抗原、半抗原引起人体的变态反应。部分有机溶剂如氯甲醚诱发肺部肿瘤的机制仍不清楚。

(三)临床表现

主要出现咳嗽、咳痰、咯血、胸痛、低热等支气管炎、支气管肺炎临床表现,双肺呼吸音粗,可闻及干、湿性啰音;严重时可出现喉痉挛、喉水肿、肺水肿、急性呼吸窘迫综合征。长期低剂量吸入甲酸、乙酸、丙酸、丁酸、甲胺等有机溶剂蒸气或其酸雾可引起气道慢性炎症、哮喘和慢性阻塞性肺部疾病,临床表现为不同程度的咳嗽、咳痰、胸闷、气短、伴或不伴喘息,有时咳出少量血痰,双肺可闻及干、湿性啰音。哮喘的特点是接触该物质后,即可出现发作性呼吸困难、胸闷、咳嗽等症状,双肺可闻及哮鸣音,不接触时不发作,再接触时可再诱发。肿瘤则可出现刺激性咳嗽、发热、胸痛、咯血、消瘦等症状。

(四)实验室检查及特殊辅助检查

一般可行胸部 X 线检查、CT、血气分析、肺功能检查等。若考虑免疫性损伤,可选择支气管舒张试验或支气管激发试验、抗原皮肤试验(皮内试验、点刺试验、斑贴试验等)、特异性 IgE 抗体测定、诱导痰检测、FeNO 检测、呼出气冷凝液检测等。如考虑肿瘤必要时可加做纤维支气管镜、PET、CT 引导下胸部穿刺活检等检查协助诊断。

三、消化系统损害

(一)病因

消化系统是人体吸收、生物转化、排泄和经肝肠循环再吸收的场所,尤以肝脏功能受损为突出表现,胃肠道损伤则更多表现为经消化道摄入的有机溶剂对黏膜的直接刺激腐蚀损伤,部分有机溶剂可诱发肝脏肿瘤。常见的消化系统毒性有机溶剂有卤代烃类、芳香族氨基及硝基化合物类,如四氯化碳、三氯乙烯、氯丁二烯、苯胺等。

(二)发病机制

某些有机溶剂对消化道组织细胞具有直接刺激腐蚀作用。对肝脏功能的损伤则可能是通过影响肝细胞代谢,使其发生障碍,在细胞内、间质中出现异常物质或正常物质发生质和量的改变,从而使细胞功能改变;通过某些作用使肝细胞或肝脏的一部分发生病理性死亡;还可通过免疫毒性破坏肝细胞,如三氯乙烯除本身对肝细胞有毒性作用外,尚可通过免疫反应使肝细胞受损。氯乙烯诱发肝血管肉瘤的机制仍不清楚。

(三)临床表现

直接刺激腐蚀损伤会出现口腔、咽喉、胸骨后及上腹部疼痛,唾液增多,下咽困难、呕血等表现,严重时可出现食管、胃穿孔并发纵隔气肿、气胸等。肝脏损伤时可出现乏力、胃纳变差、上腹饱胀、恶心、呕吐,皮肤、黏膜黄染等;一旦肝脏功能出现衰竭失代偿可继发出现凝血功能异常、肝性脑病等。

(四)实验室检查及特殊辅助检查

血清转氨酶、血清胆红素、凝血功能,胃镜、肠镜,腹部 B 超、CT、MR,必要时可行肝穿刺活检病理学检查。

四、心血管系统损害

(一) 病因

以心血管系统作为主要损害靶器官的毒物不多,大多是急性中毒伴发或继发的心血管损害,一般轻度中毒或中毒早期心血管系统损害表现多不突出或不明显。常见的有机溶剂有苯、甲苯、汽油、四氯化碳、卤代烃类(如氯乙烯、四氯乙烯、三氯乙烷、三氯甲烷)等。

(二) 发病机制

某些有机溶剂可通过干扰心肌细胞膜离子通道,抑制 Na^+-K^+-ATP 酶活性及 Na^+、K^+ 通道功能,破坏心肌细胞膜稳定性并导致心肌细胞膜损伤和裂解;干扰三羧酸循环,抑制乌头酸酶活性,影响心肌代谢;增加心肌对肾上腺素或去甲肾上腺素的敏感性,使心肌应激性增强,诱发心律失常,甚至心搏骤停等。

(三) 临床表现

主要临床表现为心悸、胸闷、气短、无力,可出现心前区隐痛、呼吸困难,重者可有呼吸窘迫、端坐呼吸、四肢湿冷、猝死;查体时可发现心界扩大,心率及心律改变,心音低钝,可闻第三、第四心音或舒张期奔马律,严重者可出现休克;心肌损伤或伴有严重心律失常,可出现心源性休克、充血性心力衰竭。心律失常如影响血流动力学,可有因供血不足导致的头晕、耳鸣、心悸、气短、无力、昏厥等,严重可出现阿-斯综合征。有时可出现房室传导阻滞、异位心律、心室颤动、心脏停搏。

(四) 实验室检查及特殊辅助检查

心肌损伤血清标志物(血清肌红蛋白、肌酸激酶同工酶、谷草转氨酶、乳酸脱氢酶、心肌肌钙蛋白T和I、心型脂肪酸结合蛋白、超敏C-反应蛋白),评价心脏功能的检测指标(脑钠肽、脑钠肽前体),心电图、动态心电图、超声心动图、心脏MR、冠状动脉造影等。

五、血液系统损害

(一) 病因

某些有机溶剂可引起造血抑制,血液系统恶变。常见的有机溶剂有苯、四氯化碳、有机氯、萘、石油等。

(二) 发病机制

某些有机溶剂可通过自我氧化、微粒体混合功能氧化酶细胞色素 P450 产生自由基等机制,阻碍造血细胞 DNA 合成,干扰微管集合,从而抑制造血干细胞的增殖。苯的代谢产物还可抑制骨髓基质的巨噬细胞和成纤维细胞,减少集落刺激因子、生长因子和细胞外基质成分的生成,造成造血微环境异常,干扰造血干细胞的分化成熟,最终导致周围血中各类血细胞减少、骨髓增生异常综合征和白血病等。此外,乙醇可引起维生素 B_{12} 和叶酸缺乏,影响 DNA 合成,产生巨幼细胞性贫血,还可影响维生素 B_6 代谢障碍,使磷酸吡哆醛转化不足,出现铁幼细胞性贫血。萘等有机溶剂则可在细胞内形成 Heinz 小体导致溶血性贫血。

(三) 临床表现

仅白细胞减少的患者可无临床症状,只在检查时发现,或出现乏力、易患呼吸道感染等。贫血患者可出现活动后心悸、气促、乏力、黏膜苍白等表现。血小板减少或功能异常者可出现皮肤黏膜出血点、瘀点、瘀斑,外伤后出血不止等。当病情加重至再生障碍性贫血、骨髓增生异常综合征时,前述症状可同时出现。血液肿瘤患者还可出现骤发高热、消瘦,淋巴结、肝、脾肿大等。

(四) 实验室检查及特殊辅助检查

可选择血常规、血小板抗体检测、骨髓细胞学检查、外周血/骨髓染色体检查、腹部 B 超、肝脾 ECT 等检查。

六、泌尿系统损害

(一) 病因

肾脏是人体代谢废物、药物和外来化学物质的主要排泄器官,具有血流量丰富(约占全身 25%),高度浓缩、回收和排泄功能,巨大的内皮细胞网等生理及解剖特点,因此容易受到化学性损伤。常见肾毒性有机溶剂有卤代烃(三氯甲烷、四氯化碳、二氯乙烷等)、芳香烃(苯、甲苯、二甲苯、萘等)、脂肪烃(汽油、柴油、煤油等)、脂环烃(润滑油、松节油等)。

(二) 发病机制

某些有机溶剂可对泌尿系统产生直接损伤作用,与生物膜结构结合或与必需元素竞争配体,造成膜功能及结构损伤;通过与酶蛋白结合或与酶竞争受体,导致酶活性抑制;也可通过激活 Ca^{2+} 介导的某些生化过程,造成细胞内钙超载,以及激活自由基的生成或转化,致使细胞受损。研究发现,有机溶剂可通过直接或间接作用使肾血管痉挛,引起肾脏的血液循环障碍,致使肾小管重吸收障碍。还可引起肾脏的免疫损伤,以及通过诱发染色体点突变、染色体易位、DNA 重排等诱发泌尿系统癌症。

(三) 临床表现

急性损伤可出现大量肾小管上皮细胞、红细胞及管型尿,尿渗透压、尿比重下降,尿钠升高等肾小管损伤表现。有机溶剂引起的急性肾炎主要为免疫损伤所致,主要导致急性间质性肾炎、急性肾小球肾炎,出现血尿、蛋白尿、尿频、尿急、少尿、无尿等表现。慢性损伤随着肾脏功能减退则出现肾小管功能障碍、无症状性蛋白尿、间质性肾炎,除了前述表现外,尚可出现多尿、贫血、高血压、低血钙、低血磷、软骨病等。肾肿瘤则可出现血尿、腰痛、肾区肿块症状。

(四) 实验室检查及特殊辅助检查

可行尿常规、血清肌酐、血清尿素 α_1-微球蛋白、β_2-微球蛋白、视黄醇结合蛋白、尿微量白蛋白、胱抑素 C 检测,泌尿系 B 超、X 线、CT、MR 检查,膀胱镜检查等协助诊断。

七、皮肤损害

(一) 病因

有机溶剂的直接接触、免疫毒性均可对皮肤造成损伤。常见引起皮肤损伤的有机溶剂有醇类(甲醇、乙醇、戊醇、烯丙醇)、酮类(丙酮、丁酮、甲基环己酮等)、不饱和脂肪烃类(三氯乙烯等)、卤代芳香烃、芳香烃、以及卤代烃等。

(二) 发病机制

直接损伤多为直接接触刺激作用,更多为免疫机制损伤。化学物本身或其代谢产物作为抗原或半抗原,诱发免疫紊乱,体内抗体生成,发生免疫损伤,如三氯乙烯;也可通过堵塞毛孔引起局部皮肤发生毛囊炎、角化、黑变病等。

(三) 临床表现

有机溶剂所致的接触性皮炎多表现为红斑、丘疹、水疱、大疱、坏死、溃疡等。慢性损伤出现皮肤糜烂、皮疹、皲裂、脱屑、皮肤色素沉着等,伴瘙痒、疼痛,部分患者可出现发热及其他脏器损伤。光接触性皮炎为光敏物质受日光或紫外线照射引起,与接触性皮炎类似。药疹样皮炎多见于接触三氯乙烯、硫酸二甲酯等,表现为剥脱性皮炎、多形红斑、重症多形红斑及大疱性表皮坏死松解症等,伴有发热、肝功能损害等。煤焦油、汽油、柴油等引起的黑变病可分为红斑期、色素沉着及毛孔角化期和皮肤异色症期。氯痤疮主要是接触多氯苯、多氯萘、多氯酚、某些溴代芳烃及聚氯乙烯热解物引起,表现为密集的针尖大小的黑点、粉刺。

(四) 实验室检查及特殊辅助检查

皮肤斑贴试验,血常规、血清 IgE、自身抗体、肝功能检查,皮肤组织病理学检查等。

八、生殖系统损害

(一) 病因

生殖系统的健康将影响人类的繁衍和人口质量,受关注程度越来越高,常见生殖系统损伤的有机溶剂有芳香烃类、卤代烃、二硫化碳等。

(二) 发病机制

某些有机溶剂中毒引起男性睾丸生精细胞、间质细胞、支持细胞及女性卵巢细胞等生殖细胞凋亡。当机体受到毒物刺激所引起的脂质过氧化作用,造成细胞内蛋白质及酶变性或引起 DNA 氧化损伤,破坏核酸及染色体,最终导致机体损伤。还可通过引起生殖细胞能量代谢和生理功能障碍,以及干扰"下丘脑-垂体-性腺轴"分泌而对机体生殖系统产生损害。

(三) 临床表现

引起男性睾丸萎缩及前列腺、附睾重量减轻,导致精液质量异常、性欲减退、性交次数减少、勃起和射精障碍、阳痿、早泄、生育力下降或不育。女性主要表现为月经异常,如经期及经血异常、经前紧张症、痛经、闭经及绝经期提前等;或因内分泌失调干扰生殖功能,导致受孕力下降、延迟怀孕,甚至不孕等。

(四) 实验室检查及特殊辅助检查

精液、性激素水平、性功能及遗传学检查等。

九、其他

(一) 病因

部分有机溶剂可影响人的骨骼健康和引起电解质紊乱,如氯乙烯引起的肢端溶骨症,三甲基氯化锡引起的低钾血症。

(二) 发病机制

氯乙烯所致肢端溶骨症机制仍未完全阐明,但发现与指动脉血管病变有关及有循环免疫复合物参与。三甲基氯化锡通过抑制肾脏集合管部位的肾小管上皮细胞 H^+-K^+-ATP 酶活性,造成 K^+ 重吸收下降,在尿液中大量丢失。

（三）临床表现

氯乙烯中毒患者可出现雷诺氏综合征的表现；三甲基氯化锡导致的低钾血症患者可出现乏力、心律失常症状。

（四）实验室检查及特殊辅助检查

血清离子、尿常规及 X 线检查等。

（梁伟辉　吴奇峰）

第九章

院内救治

第一节　诊断和分级

有机溶剂中毒的诊断原则是确定病因（有机溶剂）与疾病（中毒）之间存在因果关系，可分为急性中毒（含亚急性中毒）和慢性中毒。除变应性疾病，中毒的轻重程度常与接触有机溶剂的量、时间和浓度呈剂量-反应关系。

一、有机溶剂接触史

疾病发生前均应有明确的有机溶剂接触史，可通过了解现场环境，所接触有机溶剂的性状、气味及用途等协助判断。若无明确接触史，诊断需慎重，必要时可行流行病学调查、生物标志物检测协助诊断。

二、临床症状及体格检查

需认真观察患者，做好全身体格检查，避免漏查。如通过有机溶剂气味及体表、呼出气味道等可协助排除某些疾病，如硝酸异戊酯有水果香味、硝基苯有鞋油味、甲醇有酒味等。若毒物通过皮肤接触，需先观察接触部位皮肤的颜色、有无糜烂、皮疹等，如皮肤颜色发绀，可能为苯胺、硝基苯胺等急性中毒，乙醇中毒可见皮肤潮红，三氯乙烯引起的药疹样皮炎可见剥脱性皮炎、多形红斑等；若毒物首先通过呼吸道接触，需认真听诊心率、心律、肺部呼吸音等；以消化道摄入为主的，则应先观察嘴唇、口腔黏膜，再按步骤、规范做好全身体格检查。

神经系统毒物可导致神志、精神改变，生理反射减弱或消失，病理征出现；呼吸系统毒物可导致呼吸频率、呼吸音改变，如呼吸急促，呼吸音增粗，出现干、湿性啰音等；心血管毒物可导致血压、心率变化，心律不齐；消化系统毒物可导致皮肤、黏膜糜烂、黄染，腹部压痛，肝、脾肿大，肝区叩击痛，腹水征阳性等；血液系统毒物可导致黏膜苍白，皮肤见出血点、瘀点、瘀斑等。

三、实验室检查

生物标志物的检测包括毒物本身或其代谢产物，如尿三氯乙酸、尿 2,5-己二酮及血中

1,2-二氯乙烷、甲醛、甲酸含量检测等,需注意并非所有有机溶剂均可检出或有生物接触限值作为参考,接触毒物的时限也是重要影响因素。故不能仅凭某次检测结果作出临床诊断,需根据病情发展或毒物的靶器官选择相应检查及标本。

四、鉴别诊断

需与临床表现相似的疾病进行鉴别。有机溶剂中毒往往损伤的并非单一脏器,而是累及多脏器,且不同脏器损伤表现的出现时间可有所不同。早期临床表现可能不存在特异性,如神经毒物引起的中枢神经系统早期症状多为头晕、头痛、乏力等;但随着病情进展相对特异性临床症状可逐渐出现,如顽固性脑水肿、对称性脑白质病变、肌力下降、生理反射减弱或消失等。

五、病情分级

可依据我国职业病诊断标准进行分级;若无相应毒物诊断标准,则可参考脏器损伤的职业病诊断标准进行病情分级,如《职业性急性化学物中毒的诊断 总则》《职业性急性化学物中毒性呼吸系统疾病诊断标准》《职业性急性化学物中毒性心脏病诊断标准》《职业性急性化学物中毒性神经系统疾病诊断标准》《职业性急性化学物中毒性多器官功能障碍综合征的诊断》《职业性化学源性猝死诊断标准》《职业性急性化学物中毒性血液系统疾病诊断标准》《职业性急性中毒性肾病的诊断》《职业性刺激性化学物致慢性阻塞性肺疾病的诊断》《职业性慢性化学物中毒性周围神经病的诊断》《职业性化学性皮肤灼伤诊断标准》等。

第二节　应急处置

一、阻止毒物吸收

在保证施救者自身安全的情况下,尽快将患者移送至空气新鲜处或加强现场通风。脱下可能污染的衣物。若皮肤、黏膜有沾染,应予大量清水冲洗或擦洗干净,清洗时要注意皮肤皱褶及其他容易遗漏的部位,如腋下、指甲缝、腘窝、会阴及头发等。

二、加强毒物清除

口服中毒者若意识清晰,早期可进行催吐。催吐简便易行,让患者饮水 200~300mL,然后用手指、压舌板或筷子刺激咽后壁或压舌根部,以引起呕吐。但需注意,若为刺激性毒物,勿剧烈催吐,避免加重消化道黏膜的损伤。

三、现场急救

中毒患者应保持呼吸道通畅及注意保暖,一旦出现心搏骤停,在确保安全的环境下,予以心肺复苏(cardiopulmonary resuscitation,CPR)、自动体外除颤仪(automated external defibrillator,AED)治疗,并及时通知医护人员。若为群体中毒事件,医护人员到达现场时,应首先进行检伤分类,优先处理危重患者。

第三节 治 疗 原 则

一、减少毒物的吸收并促进已吸收毒物排出

毒物进入体内后,减少和清除血中毒物,亦即"净化血液"是中毒治疗之核心,其主要临床途径如下。

1. 脱离现场,清洗污染皮肤,更换清洁衣物 口服中毒者给予洗胃、导泻、灌肠等。一般在摄入毒物4~6小时内洗胃效果好,越早效果越好。考虑到有些有机溶剂摄入吸收及胃排空较慢,故即使12~18小时也可考虑给予洗胃。洗胃时应注意洗胃液的选择及用量,避免加重消化道黏膜损伤,一般可采用温清水或生理盐水作为洗胃液。口服强腐蚀剂的患者插胃管时,有可能引起消化道穿孔或大出血,一般不宜进行。

2. 吸附胃肠道内毒物 误服可灌服活性炭(1~2g/kg,60~100g/次),必要时可多次灌服(每2~3小时灌服50g,持续24~36小时)。

3. 补液利尿 鼓励饮水、补液等均有助于稀释血中毒物,加速排出。利尿则有助于加速毒物排出及防治某些并发症(如脑水肿、肺水肿),常用呋塞米、依他尼酸钠等。

4. 改善肾灌注,保护肾功能,加强毒物排泄。

5. 血液净化疗法

(1)血液透析:利用血液与透析膜侧透析液溶质的浓度差,经渗透、扩散等作用使血液净化。毒物需有较小分布容积、蛋白质结合力及分子量,较大水溶性才行。目前临床主要用于乙醇、乙二醇、甲醇等有机溶剂中毒。

(2)血液滤过:在血液净化过程中不使用透析液,而是在血管通路中持续补充一定量的置换液,与血液充分混合,再以相同的速度进行超滤,以达到清除体内过多的水和毒素的目的。分布容积小、活性炭吸附的物质可被清除;清除水、脂溶性化合物及分子量较大物质优于血液透析。

(3)血液灌流:将患者血液引入灌流吸附装置,使其中的毒物、废物被吸附。能清除脂溶性化合物和分子量更大的物质,与蛋白质结合并不干扰其清除力,但不能去除尿素、水分及电解质。目前使用更为广泛,是中毒解救的有力武器。

(4)血浆置换:指将患者血液分离出的血浆弃去,补充一定的新鲜血浆或代用品。最适于清除分子量较大的毒物或免疫复合物,如砷化氢中毒、苯的硝基或氨基化合物中毒等。

(5)腹膜透析:利用腹膜作为半透膜,透析液经导管灌入患者腹腔,血液中高浓度溶质向低浓度腹膜腔一侧扩散,水分则向高渗的血液侧渗透,可达到清除体内代谢产物、毒性物质及纠正水、电解质失衡的目的。

二、药物治疗

有解毒药物的有机溶剂中毒,应尽早、足量使用解毒药物,但需注意是否存在超用药说明的用药,必要时应做好备案并取得知情同意。但目前大部分有机溶剂中毒缺乏特效解毒药物,应以对症治疗为主。

1. 特异性解毒药物的使用 如甲醇、乙二醇中毒,通常用乙醇治疗。乙醇可口服或

将其混溶于 5% 葡萄糖溶液中,配成 10% 浓度静脉滴注,使血液中乙醇浓度维持在 21.7~32.6mmol/L(1 000~1 500mg/L)。首次剂量为 600mg/kg,维持量一般为每小时 66mg/kg(对非饮酒者)或每小时 154mg/kg(对长期饮酒者)。如同时进行血液透析治疗,则维持量要加大为每小时 169mg/kg(对非饮酒者)或每小时 257mg/kg(对长期饮酒者)。当临床表现消失、动脉血 pH 恢复正常和血液甲醇浓度<6.24mmol/L,可停用乙醇。在无条件透析时,乙醇治疗一般需维持几天。

苯胺、硝基苯等有机溶剂引起的高铁血红蛋白血症可用亚甲蓝治疗,亚甲蓝剂量为 1~2mg/kg 加 50% 葡萄糖溶液 40mL,缓慢静脉注射;如果在 1~2 小时内发绀无减退,可重复亚甲蓝全量或半量 1 次。

2. 非特异性解毒治疗 主要是充分利用机体非特异性解毒机制来进行治疗。①增强肝的解毒功能:外来化合物主要在肝内进行代谢转化,多数经代谢转化后毒性减弱,水溶性增大,易于排出。临床常用的增强肝生物转化功能药物有还原型谷胱甘肽、乙酰半胱氨酸、葡萄糖醛酸、硫代硫酸钠、ATP、葡萄糖、维生素 C 等。②抑制肝的不良转化路径:设法阻遏此类毒物的不良代谢路径。如甲醇摄入后需在肝内代谢为甲醛、甲酸才能发挥毒性作用,临床可使用醇脱氢酶抑制剂 4-甲基吡啶,或注射乙醇与其竞争醇脱氢酶,阻遏甲醇代谢,有助于缓解甲醇毒性。

3. 阻遏炎症反应 炎症反应是许多疾病包括中毒性疾病共同的病理基础,如刺激性气体引起的气道和肺损伤、严重中毒引起的多系统器官功能衰竭等均是过度炎症反应所致,有效阻遏炎症反应将能有力防控疾病进展和损伤程度。临床常用抗炎疗法主要包括:①甾体抗炎药,如泼尼松、地塞米松、泼尼松龙等,要点是早期投用、用量充足、疗程合理、及时停药。②非甾体抗炎药,如阿司匹林、对乙基氨基酚、吲哚美辛、萘普生、萘丁美酮等,该类药物通过抑制环氧合酶来阻断前列腺素的合成,从而抑制白细胞聚集、减少缓激肽形成、阻滞血小板凝集等发挥作用。③其他抗炎药物,如抑制白细胞与血管内皮吸附药物、TXA2 合成酶抑制剂或直接抑制 TXA2 药物、炎症介质清除剂、TNF、IL-1 或其受体拮抗剂、白三烯抑制剂、蛋白酶活性抑制剂、α 抗胰蛋白酶活性增强剂、血小板活化因子拮抗剂等。

4. 维持微循环功能 研究表明,微循环障碍不仅是许多疾病的基本病理基础,也是不少中毒性损伤的重要致病环节,如化学性急性窘迫综合征、急性 CO 中毒迟发性脑病等发病机制的关键均是肺或脑内微血栓形成。其重点是合理脱水、缓慢补液、血管扩张剂、抗栓药物,也可用血液稀释疗法(如低分子右旋糖酐等),高危患者宜早期使用抗凝药,必要时可给予溶栓治疗(如尿激酶或重组型纤溶酶原激活剂等)。

5. 清除活性氧及自由基 内环境失衡危害机体最重要的分子机制是体内大量"活性氧"生成,中毒情况下甚至可能有自由基或可在体内转化为自由基的化合物(如四氯化碳、三氯甲烷等)摄入,故应防止和干预此种"氧化损伤",即"抗氧化"措施。常用药物即为"抗氧化剂",如维生素 C、维生素 E、超氧化歧化酶(SOD)、还原型谷胱甘肽、辅酶 Q_{10}、依达拉奉、乌司他丁、α 硫辛酸等。

6. 稳定内环境 及时纠正机体急性应激状态下出现的各种异常病理生理后果,保持内环境稳定。主要包括积极防治缺血缺氧、能量耗竭、酸碱失衡、水钠潴留,防治细胞内钙超载等。

三、其他治疗

1. **防止机体缺氧** 防止机体缺氧是防止机体重要器官损伤的重要原则,其主要理论基础是防止由此造成的氧自由基损伤,主要措施是给氧、通气、激活呼吸酶、防治心肺衰竭等。

2. **防止过量给氧** 目的在于防止由此产生的氧自由基损伤。过度给氧的毒性机制尚未完全明确,多认为高浓度氧对组织、器官有直接毒性作用,故治疗中应着力强调合理用氧。

3. **脑水肿治疗** 1,2-二氯乙烷等有机溶剂所致脑水肿常同时存在细胞内、外水肿,建议根据病情酌情联合使用甘露醇、糖皮质激素及利尿剂,同时给予高压氧治疗。有研究发现,高压氧可降低颅内压,且对昏迷患者有促醒作用。

4. **注意治疗药物的副作用** 如糖皮质激素可能引起血压、血糖升高,甘露醇、呋塞米可引起肾功能损伤等。

5. **营养、康复及心理干预** 对于中毒患者亦应关注其营养、疾病后期康复及心理健康。

（梁伟辉 吴奇峰）

第十章

环境和机体中有机溶剂的检测

第一节　空气中有机溶剂的检测

一、有机溶剂在空气中的存在状态

有机溶剂能溶解一些不溶于水的有机化合物,在溶解过程中,溶质与溶剂的性质均无改变,被广泛应用在工业生产和日常生活中,需对空气中有机溶剂进行检测的主要有工作场所空气、公共场所空气、室内空气和环境空气等。有机溶剂在常温常压下呈液态,具有易挥发性,在空气中主要以蒸气态存在。

二、空气中有机溶剂的采样方法

采集空气中有机溶剂的方法主要有固体吸附剂富集法、液体吸收富集法和容器收集法。固体吸附剂是最常用的采集有机溶剂方法,其具有采样通用性好、能进行长时间采样、个体采样和样品稳定性较好的优点。固体吸附剂一般分为非极性和弱极性固体吸附剂以及极性固体吸附剂。常见的非极性和弱极性固体吸附剂为活性炭,主要用于采集非极性和弱极性的烷烃类、芳烃类和卤代烃类等有机溶剂。常见的极性固体吸附剂为硅胶,主要用于采集极性的醇类、胺类和醛类等有机溶剂,有机溶剂在固体吸附剂中一般比较稳定,采样后样品在常温下一般可稳定保存 7 天。对于一些难以用固体吸附剂管富集但易溶于水的有机溶剂,可用液体吸收法进行采集,如甲醛和草酸等有机溶剂,可用水作为吸收液的吸收管采集,有机溶剂在吸收液中稳定性较差,采样后一般需要当天完成检测。对于无法用固体吸附剂管或液体吸收富集的有机溶剂,可用容器法收集,常用的空气采样容器有采气袋和真空采气罐等,采气袋采样一般适用于对容器壁吸附较小、稳定性较好的有机溶剂,如在工作场所空气中采用气袋采集二氯甲烷、甲基丙烯酸甲酯、氯丁二烯、环氧氯丙烷等有机溶剂,有机溶剂在气袋中稳定性较差,采样后一般需要当天尽快完成检测。真空采气罐采样一般应用在环境空气中采集有机溶剂,环境空气中的挥发性有机物测定可用真空采气罐采集苯、正己烷、丙酮等常见挥发性有机物,有机溶剂在真空采气罐中稳定性较好,采样后样品在常温下可保存 20 天。

三、不同领域空气中有机溶剂的采样方式和检测浓度类型

不同领域空气中有机溶剂的采样方式不同,报告的检测浓度也不同。在工作场所空气检测领域,主要关注劳动者的接触浓度,一般在劳动者的呼吸带进行个体长时间采样,检测劳动者当日的时间加权平均接触浓度(exposure concentration of time weighted average, C_{TWA})。在公共场所空气和室内空气检测领域,主要关注室内空气的情况,一般在房间内用对角线或梅花布点,在 0.5~1.5m 高度进行定点采样不少于 45 分钟,检测得到的空气中有机溶剂浓度即为室内空气中有机溶剂的 1 小时均值浓度。在环境空气检测领域,主要关注对环境空气中臭氧造成影响的臭氧前体有机物,一般在空气自动监测站顶部 1.5~2m 高度进行定点采样 24 小时,检测得到的空气中有机溶剂浓度即为环境空气中有机溶剂的日平均浓度。

四、空气中有机溶剂的检测方法

(一) 样品前处理方法

检测有机溶剂时,所用的空气收集器不同其样品处理方法也不同,采用固体吸附剂采样时,样品处理方法主要有溶剂解吸法和热解吸法。溶剂解吸法是用溶剂将固体吸附剂中吸附的有机溶剂溶解出来,一般按"相似相溶"的原则选择合适的解吸溶剂,非极性和弱极性的有机溶剂用非极性和弱极性溶剂进行解吸,极性的有机溶剂则用极性溶剂进行解吸。溶剂解吸法对绝大多数有机溶剂均具有较高的解吸效率,是一种通用型解吸方法。热解吸法是利用有机溶剂在高温下可以从固体吸附剂中发生热脱附的原理,通过高温加热固体吸附剂管,并通入载气,让有机溶剂重新解吸到载气中,热解吸法只适用于可以热脱附的有机溶剂,只对部分有机溶剂具有较高的解吸效率。采用液体吸收采样时,主要的样品处理方法为有机溶剂萃取法,或衍生后萃取法;采用容器采集有机溶剂时,一般不需要样品处理,直接进样测定。

(二) 样品检测方法

实验室分析有机溶剂常用的检测方法为气相色谱(gas chromatography, GC)法或气相色谱-质谱(gas chromatography-mass spectrometry, GC-MS)法,部分有机溶剂也采用液相色谱(liquid chromatography, LC)法或液相色谱-质谱(liquid chromatography-mass spectrometry, LC-MS)法。气相色谱技术适用于易汽化、热稳定性好且沸点比较低的有机溶剂分析;液相色谱技术适用于可溶解制成溶液的有机溶剂,不受样品挥发性和热稳定性的限制,对高沸点、大分子、挥发性差、强极性、热稳定性差的有机溶剂检测具有优势。气相色谱法与液相色谱法在检测时主要通过保留时间对有机溶剂进行定性,在空气中有机溶剂组分较多时容易存在干扰,而气相或液相色谱与质谱联用法除可通过保留时间定性外,还可以通过不同有机溶剂的质荷比不同进行定性,可排除干扰,定性更加准确。

第二节 其他环境介质中有机溶剂的检测

一、生活饮用水中有机溶剂的检测

我国针对生活饮用水制定了包括卤代烃类、芳烃类、腈类、氯苯类、硝基苯类、石油类等

有机溶剂标准检测方法。检测生活饮用水中有机溶剂的方法主要有 GC 法、GC-MS 法、LC 法、LC-MS 法和分光光度法等。生活饮用水中有机溶剂的样品前处理方法最常用的是顶空法和液液萃取法,其次为固相萃取法和吹扫捕集法。固相微萃取技术也可应用于检测生活饮用水中有机溶剂,固相微萃取技术集取样、萃取、富集、进样为一体,具有无溶剂、可直接进样、操作简便、灵敏度高等特点。生活饮用水中大多数有机溶剂的样品前处理技术能够实现与检测设备联用,可以在线一体化操作,有利于生活饮用水中有机溶剂的精准检测。

二、土壤中有机溶剂的检测

我国制定了土壤中芳香烃类、卤代烃类、挥发性酚类、酮类、醛类、石油烃类、酰胺类等有机溶剂的标准检测方法。检测土壤中有机溶剂的方法主要有 GC 法、GC-MS 法、LC 法、LC-MS 法和分光光度法等。土壤中有机溶剂常用的样品前处理方法有顶空法、吹扫捕集法、超声波萃取法和加压流体萃取法等。土壤样品基质较为复杂,部分有机溶剂的样品前处理方法较为烦琐耗时,样品处理不当易影响检测结果的准确性,应用全自动化、智能化,能与检测设备联用的前处理设备是发展的方向。

第三节　人体生物样品中有机溶剂的检测

在职业卫生领域,我国制定了劳动者职业接触苯、甲苯、二甲苯、乙苯、苯乙烯、二氯甲烷、三氯乙烯、四氯乙烯、丙酮、正己烷、1-溴丙烷、二硫化碳、甲苯二异氰酸酯、N,N-二甲基甲酰胺、N,N-二甲基乙酰胺等有机溶剂的生物接触限值。有机溶剂进入人体后会分布在血液中,部分通过呼出气排出,部分以原形或代谢产物通过尿液排泄。由于尿样最容易采集,样品处理简便,在生物样品检测时,常采用尿样作为生物检测样品,上述已制定生物接触限值的有机溶剂,绝大部分以尿样作为检测样品。也有小部分以血样或呼出气作为生物检测样品,如接触四氯乙烯时,检测血中四氯乙烯;接触甲苯时,除可检测代谢产物尿中马尿酸外,也可检测呼出气中甲苯浓度。选择生物监测指标时,常用尿中代谢产物作为生物监测指标,也有小部分以有机溶剂原形作为生物监测指标,如接触苯时,检测尿中苯的代谢产物苯巯基尿酸或反-反式粘糠酸;接触丙酮、二氯甲烷或 1-溴丙烷时,检测尿中丙酮、二氯甲烷或 1-溴丙烷原形。

检测尿样或血样中有机溶剂原形时一般采用顶空 GC 法或顶空 GC-MS 法检测,顶空法包括静态顶空法、动态顶空法和顶空-固相微萃取法。检测呼出气中有机溶剂一般通过离线富集后用 GC 法或 GC-MS 法检测,富集法包括固相微萃取富集和固体吸附剂管富集等,也可采用实时在线的质子转移反应质谱仪、选择离子流动管质谱仪或二次电喷雾电离/萃取电喷雾电离质谱仪等方法检测。检测尿样或血样中有机溶剂的代谢产物一般采用萃取后 GC 法、GC-MS 法、LC 法或 LC-MS 法检测,萃取包括液液萃取法、固相萃取法和固相微萃取法等。

在职业卫生领域,目前我国尚未制定组织与器官中有机溶剂的生物接触限值和相应标准检测方法。文献报道的组织与器官中有机溶剂的检测方法,主要用于有机溶剂的毒理学机制研究或法医和刑事侦查的检测。检测组织与器官中有机溶剂时,要确保采集的组织与器官具有代表性,同时要避免采样和样品处理时有机溶剂的损失;另外,由于组织与器官基质复杂,在实际检测过程中需要格外关注可能导致影响检测结果的基质效应。组织与器官中有机溶剂原形或代谢产物一般采用 GC 法、GC-MS 法、LC 法或 LC-MS 法检测。

（吴邦华 戎伟丰）

参考文献

［1］中华人民共和国卫生部.工作场所空气中有害物质监测的采样规范:GBZ 159—2004［S］.中华人民共和国卫生部,2006.

［2］中华人民共和国国家卫生健康委员会.工作场所有害因素职业接触限值 第1部分:化学有害因素:GBZ 2.1—2019［S］.中华人民共和国国家卫生健康委员会,2019.

［3］环境保护部.环境空气质量手工监测技术规范:HJ/T 194—2017［S］.北京:中国环境出版社,2018.

［4］国家环境保护总局.环境空气质量自动监测技术规范:HJ/T 193—2005［S］.北京:中国环境出版社,2016.

［5］国家环境保护总局.室内环境空气质量监测技术规范:HJ/T 167—2004［S］.北京:中国环境出版社,2005.

［6］国家市场监督管理总局,国家标准化管理委员会.室内空气质量标准:GB/T 18883—2022［S］.北京:中国标准出版社,2022.

［7］林强.人体血尿中挥发性有机物检测方法建立及应用［D］.北京:中国疾病预防控制中心,2017.

［8］黄磊.人体呼出气中挥发性有机物直接质谱分析装置组建及表征［D］.广州:暨南大学,2017.

［9］中华人民共和国国家卫生健康委员会.生活饮用水标准检验方法 第2部分:水样的采集与保存:GBT 5750.2—2023［S］.北京:中国标准出版社,2023.

［10］中华人民共和国国家卫生健康委员会.生活饮用水标准检验方法 第8部分:有机物指标:GB/T 5750.8—2023［S］.北京:中国标准出版社,2023.

［11］中华人民共和国国家卫生健康委员会.生活饮用水卫生标准:GB 5749—2022［S］.北京:中国标准出版社,2022.

［12］环境保护部.土壤和沉积物 有机物的提取 超声波萃取法:HJ 911—2017［S］.北京:中国环境出版社,2018.

［13］环境保护部.土壤和沉积物 有机物的提取 加压流体萃取法:HJ 783—2016［S］.北京:中国环境出版社,2016.

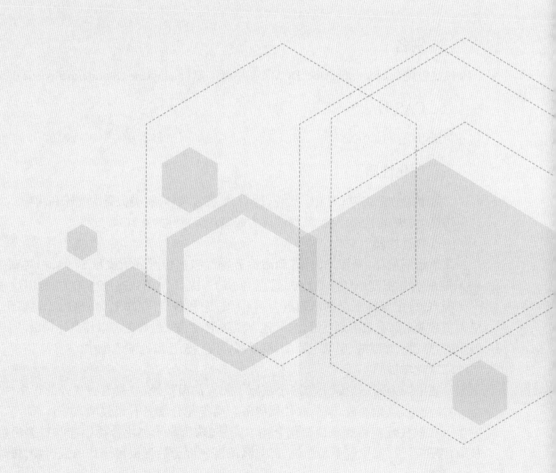

第二篇

各论

第十一章

卤代烃类

第一节　二　氯　甲　烷

一、别名

二氯甲烷(dichloromethane,DCM);亚甲基二氯(methylene chloride/methylene dichloride)。

二、CAS 号

二氯甲烷:75-09-2。

三、理化性质

二氯甲烷分子式为 CH_2Cl_2,无色、透明、易挥发液体,有类似醚的气味和甜味。二氯甲烷是甲烷氯化物中毒性最小的,其毒性仅为四氯化碳毒性的 0.11%。

（一）物理性质

无色透明液体,易挥发,具有刺激性芳香气味。相对分子质量 84.94,相对密度(水=1)1.33,相对蒸气密度(空气=1)2.93,熔点–96.7℃,沸点(101.3kPa)39.8℃,二氯甲烷常温常压下无闪点,特定条件下已测出闪点为–14.1℃,饱和蒸气压(20℃)46.5kPa。微溶于水,可与绝大多数常用的有机溶剂互溶,与其他含氯溶剂、乙醚、乙醇也可以任意比例混溶;可快速溶解于酚、醛、酮、冰醋酸、磷酸三乙酯、甲酰胺、环己胺、乙酰乙酸乙酯中。

（二）化学性质

二氯甲烷为同一个碳上与两个氯原子相连的卤代烃,故具有卤代烃的很多性质,如发生 M-X 交换、氧化加成、亲核取代反应等。膦类化合物具有很强的亲核性,能与二氯甲烷发生亲核取代反应得到季磷盐化合物。此外,磷负离子类化合物也能与二氯甲烷发生亲核取代反应。二氯甲烷不易燃烧,但与高浓度氧混合后形成可爆炸的混合物,爆炸极限为12%~19%。

四、使用历史与接触机会

(一) 使用历史

二氯甲烷主要用作三醋酸纤维电影胶片的溶剂,少量用于医药。自 20 世纪 30 年代工业化生产以来,其已成为氯碱工业后加工的一个重要有机耗氯产品。随着近年二氯甲烷应用领域不断拓展,开始应用于金属清洗、油漆剥离、聚氨酯树脂发泡、化工及化妆品行业。其消费构成为:胶片 30%~40%,发泡及油漆剥离等 20%~35%,医药 10%~20%,化工 12%,金属清洗 8%。

(二) 接触机会

二氯甲烷主要通过吸入和经口摄入等途径进入人体,由于其具有强挥发性,因此通常皮肤吸收并非入侵人体的途径,但在意外事故情况下,衣着被浸泡、手套内残留等,使二氯甲烷易经皮肤吸收并发生中毒。二氯甲烷是优良的有机溶剂,常用来代替易燃的石油醚、乙醚等。因二氯甲烷具有溶解能力强和毒性低的优点,大量用于制造电影胶片和聚碳酸酯,还用作涂料溶剂、金属脱脂剂、气烟雾喷射剂、聚氨酯发泡剂、脱模剂、脱漆剂、石油脱蜡溶剂、有机合成萃取剂等;还可用于谷物熏蒸和低压冷冻机及空调装置的制冷,在聚醚型尿烷泡沫塑料生产中用作辅助发泡剂,以及挤压聚砜型泡沫塑料的发泡剂。工作车间出现泄漏或操作不当,有可能通过吸入或皮肤接触,导致中毒。

五、代谢

二氯甲烷在体内主要有两个代谢途径:混合功能氧化酶(mixed-function oxidase,MFO)途径和谷胱甘肽 S-转移酶 T1(glutathione S-transferase T1,GSTT1)途径。

1. MFO 途径 二氯甲烷代谢的氧化途径由细胞色素 P450(cytochrome P450,CYP450)催化,最终转化为一氧化碳和二氧化碳,并引起一氧化碳中毒。此途径会形成活性中间产物甲酰氯。

2. GSTT1 途径 二氯甲烷代谢的谷胱甘肽-依赖性途径由谷胱甘肽 S-转移酶介导,最终生成二氧化碳而非一氧化碳。二氯甲烷谷胱甘肽 S-转移酶途径会先形成氯甲基谷胱甘肽,之后再形成活性中间产物甲醛。

甲酸是二氯甲烷在体内代谢的最终产物。因此,尿中甲酸可作为接触二氯甲烷的参考指标。

六、危害性

二氯甲烷接触途径主要包括吸入、食入、经皮吸收途径。流行病学研究发现二氯甲烷的致癌性主要集中在肝脏和肺。工人接触二氯甲烷可使部分神经行为功能下降,抑制中枢神经系统功能,干扰中枢神经兴奋-抑制平衡。人体吸入二氯甲烷后可引起心律失常,严重时可导致心脏出血,此外还可降低血清乙酰胆碱酯酶的水平。二氯甲烷对肺有刺激作用,严重时可导致肺水肿。

1. 急性毒性

(1) 大鼠急性经口半数致死剂量(LD$_{50}$)为 1 600~2 000mg/kg。小鼠急性经口 LD$_{50}$ 为 2 600mg/kg。人经口 100~150mL 致死,经口摄入者,初期有恶心、呕吐、腹痛、腹泻等胃肠道症状,随后可出现中枢神经系统抑制。发病3~4天后可出现肝肿大、肝触痛、黄疸及肝功能异常等。

(2) 大鼠急性吸入 LC_{50} 为 $88.0g/m^3$(30分钟吸入)。小鼠急性吸入 LC_{50} 为 $56.2g/m^3$(8小时吸入),绝对致死浓度(absolute lethal concentration, LC_{100})为 $67.4g/m^3$(67分钟吸入)。人吸入 $2.9~4.0g/m^3$(20分钟)眩晕,可很快出现中枢神经系统受累症状,但随后可较快恢复,临床表现先兴奋后抑制,兴奋期有欣快、兴奋、自制力差、共济失调、步态蹒跚等症状;抑制期可出现木僵、抽搐、昏迷、呼吸抑制甚至死亡。此外,尚可伴有头晕、头痛、咳嗽、颜面潮红及流涎等表现。高浓度大量吸入可发生肺水肿。

(3) 急性皮肤刺激性/腐蚀性:急性接触二氯甲烷可能导致皮炎、皮肤刺激和轻度烧伤。严重的长时间暴露或浸泡可能会发生烧伤;浓度超过 $175\,000mg/m^3$ 会立即危及生命。

(4) 急性眼刺激性/腐蚀性:直接溅到眼睛里,有疼痛感,有腐蚀作用。个别来自动物实验和人类的报道显示,暴露后角膜上皮脱落。

2. 亚急性毒性和慢性毒性　大鼠吸入 $4.69g/m^3$,8小时/天,75天,无病理改变;暴露时间增加,有轻度肝萎缩、脂肪变性和细胞浸润。

长期接触较高浓度的二氯甲烷对人体健康的不良作用,主要表现为神经衰弱综合征,有头痛、乏力、眩晕、动作迟钝、嗜睡、震颤、酩酊感、焦虑等神经精神症状,双手感觉减弱、痴呆和共济失调等;可导致食欲消失、失眠、心动徐缓;还可致皮肤损害,如出现皮肤脱脂、干燥、脱屑和皲裂。对肝肾损害通常较轻,停止接触可以恢复。

3. 生殖发育毒性　孕大鼠吸入 $1\,250mg/kg$(7小时/天,孕6~15天),引起仔鼠肌肉骨骼发育异常,泌尿生殖系统发育异常。雌性小鼠在静式吸入浓度为 $0~10\,372mg/m^3$(2小时/天,连续6天)的范围内,随暴露剂量的升高,受精卵着床率下降,受孕率下降,胎死率上升;雄性小鼠连续吸入浓度 $3\,790mg/m^3$(6小时/天,连续6周),精子肉芽肿变性,生精小管萎缩发病率升高。

4. 遗传毒性　污染物致突变性检测试验显示,在有或无体外代谢活化系统(S9或-S9)条件下,二氯甲烷与鼠伤寒沙门菌 TA98、TA100 共同作用均可诱发基因突变。二氯甲烷 $>1\,700mg/m^3$,小鼠骨髓细胞微核率升高明显。二氯甲烷可与小牛胸腺 DNA 共价结合,产生加合反应和交联作用,引起 DNA 损伤,且 DNA 交联率与二氯甲烷的水平存在剂量-反应关系。从健康男性体内分离的外周血单个核细胞(peripheral blood mononuclear cell, PBMC)暴露于二氯甲烷72小时后,有丝分裂指数随染毒剂量的升高而降低,细胞增殖能力下降,姐妹染色单体交换率上升。人群研究发现,接触二氯甲烷的作业工人微核异常率高于对照组,长期低水平接触二氯甲烷可能诱发工人染色体断裂,存在潜在的遗传危险性,且存在着明显的剂量-效应关系。提示长期低水平接触可能诱发工人染色体断裂,存在潜在的遗传危险性。

5. 免疫毒性　二氯甲烷对动物和人的免疫功能均有抑制作用,家兔持续每天吸入二氯甲烷6~8个月后,肺泡巨噬细胞的吞噬率和吞噬指数均有下降。昆明种雌性小鼠每天静式吸入二氯甲烷,结果显示随着染毒剂量的增高,小鼠腹腔巨噬细胞的吞噬率和吞噬指数均呈下降趋势,提示二氯甲烷对机体免疫系统敏感。人群研究显示,接触二氯甲烷的作业工人免疫球蛋白 G 水平较对照组升高,淋巴细胞转换率和免疫球蛋白 M 水平则较对照组降低。

6. 致癌性　长期接触可能具有致癌作用。小鼠吸入 $15\,000mg/m^3$(6小时/天,每周5天,连续102周),雌性和雄性小鼠肝脏肿瘤的发生率均显著升高。流行病学调查显示,接触二氯甲烷与人群脑肿瘤、肝脏和胆道癌、非霍奇金淋巴瘤和多发性骨髓瘤在内的几种特定癌症发病风险上升有一定关系。国际癌症研究机构(International Agency for Research on Cancer, IARC)将二氯甲烷归在2A类致癌物清单中(对人类致癌性证据有限,对实验动物致癌性证据充分)。

七、作用机制

1. 二氯甲烷致肝毒性机制 二氯甲烷在肝细胞内质网经羟化酶作用产生自由基,自由基可与细胞内和细胞膜的大分子发生共价结合,酶功能失活导致脂质过氧化,改变膜结构完整性,导致溶酶体破裂和线粒体损伤及细胞内钙流失控,进而引起肝细胞损害。

2. 二氯甲烷的遗传毒性机制 体内二氯甲烷代谢活化转变为甲醛从而产生毒性作用。二氯甲烷的C^+具有较强的正电性,可进攻DNA分子碱基上富含-NH_2的N原子,从而引起二氯甲烷与受体DNA产生加合作用。

3. 二氯甲烷神经毒性作用机制 二氯甲烷与γ-氨基丁酸(γ-aminobutyric acid, GABA)和甘氨酸受体、神经元钙通道、钠通道和烟碱乙酰胆碱受体的相互作用,阻断钠通道和电压敏感钙通道功能。

八、风险分级

按《全球化学品统一分类和标签制度》(Globally Harmonized System of Classification and Labelling of Chemicals, GHS)进行风险分类。

(一)人体健康危害

1. 对皮肤的腐蚀、刺激 类别2。

2. 对眼有严重的损伤、刺激 类别2。

3. 急性经口毒性 类别4。

4. 特定目标靶器官、全身毒害性(多次/反复接触) 类别2。

5. 致癌性 类别2。

危害说明:吞咽有害,对皮肤有刺激,刺激眼睛,由于长期或反复接触,可能引起肝脏损害,怀疑致癌。

(二)物理化学危害

二氯甲烷与明火或灼热的物体接触时能产生剧毒的光气。遇潮湿空气能水解生成微量的氯化氢,光照亦能促进水解而对金属的腐蚀性增强。

(三)环境危害

二氯甲烷可能对环境有危害,对水生生物有害,可能对水体环境产生长期不良影响。

九、院内救治

二氯甲烷毒性为四氯化碳毒性的0.11%。中毒后苏醒较快,不会引起持久性损害。其是典型的麻醉剂,可引起呼吸和循环中枢麻痹。对呼吸道有刺激作用,可发生肺水肿。急性中毒主要表现为中枢神经症状和眼、呼吸道刺激症状,出现疼痛、眩晕、恶心、呕吐、咳嗽、胸闷、呼吸短促、流鼻涕、眼痛。严重者可引起结膜炎、支气管炎、肺水肿,并呈现神智昏迷等麻醉症状。

(一) 诊断

因目前尚无职业性二氯甲烷中毒诊断标准,诊断时可参考《职业性急性化学物中毒的诊断 总则》(GBZ 71—2013)。结合临床表现及血液和呼出气中二氯甲烷浓度、血中碳氧血红蛋白浓度、尿中甲酸浓度的测定,参考现场卫生学调查资料,排除一氧化碳中毒、酒精中毒和其他原因引起的肝脏疾病,方可诊断。

1. 急性中毒 诊断原则为有明确的短时间高浓度二氯甲烷接触史,急性发生的眼、皮肤、呼吸系统刺激症状,结合现场卫生学调查及空气中二氯甲烷浓度测定资料,排除其他原因引起的中枢神经系统受累症状即可诊断。

2. 慢性中毒 根据明确的较长时期的二氯甲烷接触史,以眩晕、震颤、酩酊感、焦虑等神经精神症状,尚可有失眠、心动徐缓、皮肤发红、双手感觉减弱、痴呆和共济失调等临床表现,结合实验室检查及现场卫生学调查资料,排除其他疾病后可诊断。

(二) 实验室检查

1. 肝功能检查 包括谷丙转氨酶(alanine aminotransferase,ALT)、谷草转氨酶(aspartate aminotransferase,AST)、胆汁酸、甘胆酸、胆红素、凝血酶原时间及活动度等。

2. 尿常规及肾功能检查 包括肌酐、尿素氮等。

3. 心电图及心肌酶检查。

4. CT、MRI 检查 对于出现严重神经精神症状或拟为中毒性脑病者,可有助于诊断及处理。

5. 二氯甲烷原形、代谢物(尿中甲酸浓度)的检测作为参考。

(三) 应急处置

1. 皮肤接触 脱去被污染的衣服,用肥皂水和清水彻底冲洗皮肤。

2. 眼睛接触 提起眼睑,用流动清水或生理盐水冲洗或就医。

3. 吸入 迅速脱离现场至空气新鲜处,保持呼吸道通畅。如呼吸困难给予输氧。如呼吸停止,立即由受训过的人施以人工呼吸,但不要使用口对口人工呼吸,应使用单向给气式之口袋型面罩和其他医疗器材来执行人工呼吸。若心跳停止应施行心肺复苏术,迅速将患者送至紧急医疗机构。

4. 经口摄入 饮足量温水,催吐,就医。

(四) 治疗

1. 目前尚乏特效解毒剂。主要采取一般急救措施和对症、支持治疗:将患者移离现场至空气新鲜处,注意保暖,静卧休息,密切观察病情,减少外界刺激;去除被污染的衣物,用肥皂水或清水彻底清洗被污染的皮肤;经口摄入者,在清除毒物时,还须注意误吸,防止吸入性肺炎;保持呼吸道通畅,必要时吸氧纠正缺氧;有呼吸心跳停止者,应立即行心肺脑复苏。

2. 密切观察 3~7 天,及早发现病变,及时进行相应处理。

3. 积极防治脑水肿、肺水肿,注意保护心脏、肝脏、肾脏。

4. 血液净化疗法对伴有严重肝、肾损害的患者有一定疗效。

5. 高压氧治疗对降低血中碳氧血红蛋白有效。

6. 忌用肾上腺素类药物,以避免诱发或加重心律失常。

十、病例报告

（一）案例一

二氯甲烷泄漏事故发生时，值班人员在没有个人防护的情况下试图关闭二氯甲烷生产阀门，在紧急处理过程中吸入泄漏的二氯甲烷而昏迷，另外 2 名值班人员发现后（也未佩戴个人防护用品）立即将其拖到紧急逃生口处，并联系市急救中心，3 名劳动者均未佩戴个人防护用品，到现场关闭阀门，随后 2 人亦出现昏迷。

【查体】

患者 1，男，30 岁，入院抢救时浅度昏迷，呼吸困难、呕吐、口唇发绀，双肺细小水泡音，无血压，呼吸 28 次/分，脉搏 158 次/分，后背及右臂外侧红肿，诊断：二氯甲烷中毒合并脑水肿、肺水肿、接触性皮炎。患者 2，男，36 岁，入院时出现晕厥、呼吸困难、恶心、呕吐、咳嗽，其他未见异常，诊断：二氯甲烷中毒合并肺水肿。患者 3，男，41 岁，入院时出现晕厥、咳嗽、咳痰、痰中带血、呼吸困难，其他未见异常，诊断：二氯甲烷中毒合并肺水肿。

【评论】

3 例患者在二氯甲烷泄漏现场，均吸入二氯甲烷蒸气，可以推断少量二氯甲烷蒸气通过患者呼吸道和皮肤接触吸收进入人体。职业流行病学调查和临床检查排除了其他疾病，病情符合急性二氯甲烷中毒。

（二）案例二

患者尚某某，女，于 2005 年 12 月 4 日下午工作时不慎被以二氯甲烷为主要成分的化学药剂溅入双眼，当即出现双眼刺痛、畏光、溢泪、视物模糊等症状。受伤后即自行以自来水冲洗双眼，然后前往当地医院医治。经 1 天多的治疗，患者双眼刺激症状明显舒缓，但视力无明显提高。追问病史，患者诉以往双眼视力良好。

【查体】

视力右眼 0.8，左眼 0.12。双眼睑轻度红肿，结膜充血，角膜雾状浑浊，以左眼较严重。双眼前房轴深 3CT，房水清，双瞳孔圆，直径 3mm，光反射灵敏。晶状体右眼透明、左眼窥不清。眼底窥不清，视觉诱发电位（visual evoked potential，VEP）示：双侧 N75、P100、N145 分化一般，P100 峰潜伏期延长，N75、N145 各波峰潜伏期均延长，波幅正常范围。结论：双视神经通路受累。诊断：双眼化学伤，双眼二氯甲烷中毒性视神经病变。

【评论】

二氯甲烷造成的眼化学伤临床上并不多见，也未见视神经损伤的报道。本例虽然痊愈后未复查 VEP 以了解视神经的情况，但由于视力已恢复到双眼 1.2，且以往双眼视力良好，结合二氯甲烷接触史，认为视神经的损害由二氯甲烷所引起。

（三）案例三

患者，男，24 岁，石家庄某厂车间操作工人。由于其所在作业车间内蒸馏管道密闭阀门破损，泄漏大量二氯甲烷气体而接触，1 小时后，出现头晕、呕吐、四肢无力等症状时离开现场休息。8 小时后，患者出现意识模糊、步态蹒跚，在当地县医院门诊口服吡拉西坦、维生素 C 治疗，症状逐渐加重，3 天后到石家庄市职业病防治所就诊。

【查体】

体温 36.9℃、脉搏 70 次/分、呼吸 22 次/分、血压 120/95mmHg，意识模糊，心脏听诊未见异常,两肺呼吸音粗,未闻及干、湿啰音,肝于肋下 2cm,质软无压痛,肌力 5 级,肌张力增强,腱反射亢进,巴氏征(−)、克氏征(−)。实验室检查:血常规、肝功能、尿素氮、血钾、血钠、血氯、二氧化碳结合力均正常。心电图、胸部 X 线片,肝、胆、脾、双肾 B 超均未见异常。诊断:急性二氯甲烷中毒。给予高压氧、头孢噻肟钠、能量合剂、脑活素等静脉滴注。24 小时后,患者双眼向右上方斜视,呼之不应,瞳孔直径 4mm,对光反射迟钝,呼吸深大 28 次/分,呼吸三凹征(+)。给予甲泼尼龙、甘露醇静脉滴注,上呼吸机维持 1 周后,患者生命体征平稳,给予对症、支持、营养等治疗,3 周后患者痊愈出院。

【评论】

自发生管道泄漏二氯甲烷气体后,患者没有及时脱离现场,而是继续工作 1 个多小时出现症状方才离开,致使吸入了大量二氯甲烷气体,对中枢神经系统造成损害。

(四) 案例四

患者,男,27 岁,个体作坊工人。于 1998 年 10 月 6 日长时间用二氯甲烷作溶剂(戴薄纱口罩)制作烟花火药后感头昏、头痛、恶心未在意,继续工作,于当日下午 3 时突然意识丧失、口吐白沫、双眼上翻、四肢抽搐、尿失禁,即送附近医院治疗。此后反复发作抽搐 6 次,次晨发热伴呼吸困难,病后 20 小时急诊入福州总医院。职业环境场所调查,个体作坊窗户小且少,通风设备极差。

【查体】

体温 39℃、脉搏 160 次/分、呼吸 32 次/分、血压未测出。深昏迷、呼吸急促、重病容、口唇发绀,口鼻溢出大量粉红色泡沫痰,瞳孔对光反射迟钝。心率 160 次/分,律齐,未闻及病理性杂音;两肺满布湿啰音。腹平软,肝脾肋下未触及。生理反射消失,病理征未引出。实验室检查:白细胞 $15.8×10^9/L$,中性粒细胞 $0.90×10^9/L$,淋巴细胞 $0.10×10^9/L$,血红蛋白 175g/L,红细胞 $6.31×10^{12}/L$;尿常规:pH 6.5,尿蛋白(+),白细胞(+),红细胞(+++),尿糖(−),尿酮体(−);血钾 3.4mmol/L,血钠 138mmol/L,血氯 99mmol/L,血钙 1.88mmol/L,尿素氮 16.1mmol/L,肌酐 157μmol/L,二氧化碳结合率 16mmol/L,血糖 20.4mmol/L;动脉血气分析 pH 7.29,pCO_2 32mmHg,pO_2 58mmHg,HCO 17.8mmol/L,BE-6.1mmol/L,SO_2 9.9%;肝功能:ALT 58U/L,AST 130U/L。心电图示低血钾。胸部 X 线片显示双肺纹理增多及模糊斑片状影。头颅 CT 未见异常。诊断:急性二氯甲烷中毒,急性肺水肿,多脏器功能衰竭。

【评论】

患者有二氯甲烷接触史,工作地点通风不良,气温高,加之防护措施差,二氯甲烷容易以蒸气形式进入呼吸道造成中毒。人体中毒后主要损伤神经系统,轻症为恶心、呕吐和头痛,严重者可导致肺水肿、心律不齐、呼吸停止、中枢神经系统抑制。

(五) 案例五

患者,男,29 岁,石家庄某化工厂车间工人。工龄 1 月余,日常接触溴素、甲醇、二氯甲烷等化学品,主要以二氯甲烷为主。10 天前出现步态不稳、四肢无力、右下肢明显,伴四肢肌肉疼痛、咳嗽、咳痰及声音嘶哑,无头晕、头痛、恶心及呕吐,无间歇性跛行、四肢肿胀,无发热、抽搐,于医院就诊。门诊查乳酸脱氢酶 505U/L,磷酸肌酸激酶 58U/L,门冬氨酸转氨酶 97U/L,α-羟丁酸脱氢酶 385U/L,当天被收治入院。

【查体】

心、肺、腹部检查未见异常。专科检查:神清语利,声音嘶哑,步态蹒跚,四肢肌力 5 级,

Romberg 征(+),其他病理征未引出。查血、尿、便常规及血肾功能、钾、钠、氯均正常,肝功能中仅谷丙转氨酶61U/L,余项均正常。心电图、胸部 X 线片、腹部 B 超未见异常。MRI 检查示:双顶后部对称性等 T1 稍长,T2 异常信号影,考虑脱髓鞘改变;右顶部上颌窦炎及筛窦炎。视觉诱发电位及听觉诱发电位未见异常,体感诱发电位示:左下肢波形变异,波幅降低。诊断为二氯甲烷中毒致神经系统损害。给予营养神经、预防感染、保肝、补充能量治疗 2 个月后,步态不稳症状基本好转,仍遗留轻度声音嘶哑和四肢无力,随访 1 年症状基本好转。

【评论】

根据患者二氯甲烷接触史与临床表现可确诊二氯甲烷中毒,主要表现为神经系统症状与谷丙转氨酶升高。

(黄振烈　林　茜　钟怡洲)

参考文献

[1] 王海兰. 二氯甲烷的职业危害与防护[J]. 现代职业安全,2013(8):107-109.

[2] 张明,闫欢,刘保峰. 二氯甲烷毒性及生物监测的研究进展[J]. 环境与健康杂志,2015,32(12):1108-1112.

[3] 谈伟君,田子颖,焦石. 二氯甲烷遗传毒性的体外实验研究[J]. 环境与职业医学,2006,23(1):54-55.

[4] 杨飞飞,张海东,王瑞. 二氯甲烷毒性研究进展[J]. 中国职业医学,2015,42(6):692-694,699.

[5] 杨飞飞. 二氯甲烷肝脏毒性的实验研究[D]. 济南:济南大学,2016.

[6] 崔丽萍. 对甲烷氯化物精制及其废水处理的研究与应用[D]. 济南:齐鲁工业大学,2012.

[7] GARGAS M L,CLEWELL H J,ANDERSEN M E. Metabolism of inhaled dihalomethanes in vivo:differentiation of kinetic constants for two independent pathways[J]. Toxicol Appl Pharmacol,1986,82(2):211-223.

[8] AHMED A E,ANDERS M W. Metabolism of dihalomethanes to formaldehyde and inorganic halide. I. In vitro studies[J]. Drug Metab Dispos,1976,4(4):357-361.

[9] BALE A S,BARONE S,SCOTT C S,et al. A review of potential neurotoxic mechanisms among three chlorinated organic solvents[J]. Toxicol Appl Pharmacol,2011,255(1):113-126.

第二节　二氯乙烯

一、别名

二氯乙烯(dichloroethylene/dichloroethene)有三种异构体,1,1-二氯乙烯($CH_2=CCl_2$,不对称体)、顺-1,2-二氯乙烯($CHCl=CHCl$,对称体)、反-1,2-二氯乙烯($CHCl=CHCl$,不对称体)。

别名:1,1-二氯乙烯(1,1-dichloroethylene);偏二氯乙烯(unsym-dichloroethylene);亚乙烯基二氯(vinylidene chloride,VDC);1,2-二氯乙烯(1,2-dichloroethylene);均二氯乙烯(sym-dichloroethylene);二氯化乙炔(acetylene dichloride)。

二、CAS 号

1,1-二氯乙烯:75-35-4。

1,2-二氯乙烯:540-59-0。

三、理化特性

(一) 1,1-二氯乙烯

相对分子质量96.94。

1. 物理性质　沸点31.56℃(101.3kPa),熔点−122.5℃,相对密度1.213 2(20℃/4℃),折射率1.424 68(20℃),介电常数4.67(16℃,液体),偶极矩5.64×10⁻³⁰C·m(25℃,苯),黏度0.330 2mPa·s(20℃),闪点−15℃(开杯)、12.78℃(闭杯),燃点570℃,蒸发热(b.p)26.197kJ/mol,熔化热6.519kJ/mol,生成热25.1kJ/mol(25℃,液体),燃烧热1 096.64kJ/mol(25℃,液体),比热容1.155kJ/(kg·K)(25.15℃,液体,定压),临界温度222℃,临界压力5.20MPa,爆炸极限7.3%(体积)(28℃,下限)、16%(体积)(28℃,上限),蒸气压66.0kPa(20℃),聚合热60.7kJ/mol。

2. 化学性质　1,1-二氯乙烯无色,有似三氯甲烷的刺激气味,易挥发,极度易燃,易发生加成聚合反应,常作为共聚物原料。1,1-二氯乙烯化学性质活泼,在空气中易氧化生成过氧化物,后者缓慢分解为甲醛、光气和氯化氢等气体。在40~50℃条件下与氯作用,生成1,1,2,2-四氯乙烷。在无水氯化铁或三氯化铝存在下,与氯化氢反应生成1,1,1-三氯乙烷。在光或催化剂作用下,易与氯乙烯或丙烯腈发生共聚。

(二) 1,2-二氯乙烯

相对分子质量96.94。

1. 物理性质　沸点(101.3kPa)60.63℃(顺式)、47.67℃(反式);熔点−80.0℃(顺式)、−49.8℃(反式);相对密度(20℃/4℃)1.283 7(顺式)、1.254 7(反式);折射率(20℃)1.449 0(顺式)、1.446 2(反式);介电常数(20℃)9.31(顺式)、2.15(反式);偶极矩7.74×10⁻³⁰C·m(顺式)、0(反式);黏度(20℃)0.467mPa·s(顺式)、0.404mPa·s(反式);表面张力(20℃)28mN/m(顺式)、25mN/m(反式);闪点(闭杯)3.9℃(顺式)、3.9℃(反式);蒸发热(b.p)30.25kJ/mol(顺式)、28.91kJ/mol(反式);熔化热7.211kJ/mol(顺式)、11.99kJ/mol(反式);燃烧热(18.7℃)1 093.42kJ/mol(顺式)、1 095.39kJ/mol(反式);比热容(20℃)1.18kJ/(kg·K)(顺式)、1.16kJ/(kg·K)(反式);临界温度271.0℃(顺式)、243.3℃(反式);临界压力5.87MPa(顺式)、5.53MPa(反式);电导率(25℃)8.5×10⁻⁹S/m(顺式);体膨胀系数(15~45℃)0.001 27K⁻¹(顺式)、0.001 36K⁻¹(反式);蒸气压(30℃)33.33kPa(顺式)、54.66kPa(反式)。

2. 化学性质　1,2-二氯乙烯无色易燃,微溶于水,易溶于乙醇、乙醚等有机溶剂。常用于萃取剂、冷冻剂与其他有机物的合成。常加入胺、酚等作为稳定剂防治水解。1,2-二氯乙烯有顺式、反式两种异构体,反式异构体化学性质较为活泼。

(1) 封闭管内加热至360℃可完全分解为碳和氯化氢。

$$CHCl=CHCl \longrightarrow 2C+2HCl$$

(2) 与活泼锌在高温加热时发生脱卤,生成乙炔和氯化锌。

$$CHCl=CHCl+Zn \longrightarrow CH\equiv CH+ZnCl_2$$

(3) 与强碱一起加热时也可发生脱氯化氢反应。

$$CHCl=CHCl \longrightarrow CH\equiv CCl+HCl$$

四、使用历史、接触机会及健康损害

(一) 使用历史

二氯乙烯可用于化工原料、有机溶剂、萃取剂等。1830 年法国化学家 Regnailt 首次发现 1,1-二氯乙烯。1,1-二氯乙烯均聚物性能差,1940 年美国道化学公司推出名为 Saran 的聚偏二氯乙烯合成纤维,其为 1,1-二氯乙烯与丙烯腈(AN)、丙烯酸甲酯(MA)、甲基丙烯酸甲酯(MMA)等单体形成的共聚物。1948 年,Simpson 用其作为一种麻醉剂。1986 年日本聚 1,1-二氯乙烯产量 38 548 吨。聚偏二氯乙烯的用途十分广泛,被大量用于食品行业,日化制药行业,以及需防潮防锈的五金制品、机械零件、军用品等各种需要有隔氧防腐、隔味保香、隔水防潮、隔油防透等有阻隔要求的产品包装。

(二) 接触机会

在二氯乙烯的生产和使用过程中,人们与其接触后可能产生损害。二氯乙烯的工业用途有限,但其作为四氯乙烯/三氯乙烯与氯乙烷在厌氧环境下的还原代谢产物,常为二次污染物污染地下水,生产工人和群众均有可能通过相关途径接触,发生中毒。1988 年曾报道南通市树脂厂发生 1 例工人因清除二氯乙烯单体贮槽内自聚垢物而导致的急性重度 1,1-二氯乙烯中毒。中毒途径主要经呼吸道吸入,引发机体中毒性肝损害、急性肾功能衰竭和中毒性胃炎,治疗时间长。

(三) 健康损害

Muller(1925 年)提出,动物实验中二氯乙烯可产生肝脏和肾脏的脂肪性变。Heppel 与其他作者(1946 年)在进一步的动物研究中发现,豚鼠、小鼠、大鼠和兔,比狗更为敏感。至于动物接触高浓度二氯乙烯后的真正死亡原因,仍然不能确定。任何器官都无严重病变,而且不能见到像四氯化碳和三氯甲烷中毒特有的肝脏损害。但他们注意到了先前一些研究者所记录的事实:狗接触二氯乙烯蒸气后,曾引起角膜混浊;反复多次的接触,可以产生对蒸气的耐受性,所以最后并不发生混浊。

五、代谢

职业性二氯乙烯暴露以呼吸道和皮肤吸收为主,一般人群也可通过饮水暴露经消化道吸收,1,2-二氯乙烯大量吸入超过机体代谢能力后可引起神经系统、肝、肾损害,主要在肝脏代谢。肺可排出毒物原形及其代谢产物 CO_2,其他代谢产物由肾脏排出。

二氯乙烯在体内需经两步完成代谢。

1. 经细胞色素 P450(CYP450)氧化代谢为具有亲电子性的环氧化物,即 2,2-二氯乙醛和 2-氯乙酰氯。此代谢产物与体内生物大分子形成共价结合,产生致细胞毒性、致突变性与致癌性。

2. 环氧化物、2,2-二氯乙醛和 2-氯乙酰氯在体内的代谢转归如下。

(1) 环氧化物经环氧化物酶水解转化为氯乙醇和 CO_2 而灭活。

(2) 环氧化物经谷胱甘肽硫转移酶(glutathione S-transferase,GST)催化,与谷胱甘肽(glutathione,GSH)结合生成巯基尿酸而灭活。

(3) 2,2-二氯乙醛和 2-氯乙酰氯通过非催化作用与谷胱甘肽结合生成巯基尿酸而灭活。

六、危害性

1,1-二氯乙烯属低毒类,具有麻醉作用,可引起职业性和生活性中毒。主要靶器官为中枢神经系统和肝脏。1,2-二氯乙烯属低毒类。两种异构体对中枢神经系统均有抑制作用,迄今未见其致人体损害的病例报道。动物中毒初期表现为兴奋,继而出现共济失调、呼吸不规则,0.5小时后出现朦胧状态、呼吸慢而不规则、抽搐和痉挛,2小时后失去知觉。停止染毒后慢慢恢复。

(一) 急性、亚急性与慢性毒性

1. 急性毒性

(1) 1,1-二氯乙烯:①最低中毒浓度(TC_{Lo}):人吸入,99.12mg/m³。②半致死剂量(LD_{50}):经口 LD_{50} 大鼠为200mg/kg,小鼠为194mg/kg。③半致死浓度(LC_{50}):大鼠为25 210mg/m³(4小时吸入),小鼠吸入25 209.5mg/m³浓度可致死亡。④急性皮肤刺激性/腐蚀性:接触高浓度的1,1-二氯乙烯可出现灼伤样反应。⑤急性眼刺激性/腐蚀性:对眼有中度刺激性,接触后出现疼痛、结膜刺激感和短暂的角膜损害。⑥吸入高浓度的1,1-二氯乙烯蒸气时,引起中枢神经麻痹、昏迷。长期吸入低浓度蒸气时,对肝、肾有损害,对动物和人有致瘤作用,故使用时应注意通风。

(2) 1,2-二氯乙烯:①半致死剂量(LD_{50}):大鼠经口 LD_{50} 为770mg/kg(顺式)、1 235mg/kg(反式),小鼠经口 LD_{50} 为2 122mg/kg(反式)。②半致死浓度(LC_{50}):大鼠为54 317mg/m³(顺式)、95 551mg/m³(反式)。③急性皮肤刺激性/腐蚀性:家兔皮肤刺激。④急性眼刺激性/腐蚀性:暂无数据。⑤人吸入3.3g/m³,15分钟,可出现中度眩晕;吸入3.8~8.8g/m³,2~3分钟,有恶心反应,脱离环境80分钟后仍有恶心。

2. 亚急性毒性

(1) 1,1-二氯乙烯:大鼠连续吸入1,1-二氯乙烯1 586mg/m³(6小时/天,5天/周)2周后变得慵懒,出现共济失调、肝细胞小叶中心细胞质改变、肝小叶中心坏死、肾脏质量增加、肾小管管型。大鼠在0~396mg/m³的浓度范围内吸入1,1-二氯乙烯(6小时/天,5天/周)3个月,随着染毒浓度的升高,雄性和雌性大鼠鼻腔上皮的病变如嗅上皮萎缩、矿化、坏死和鼻甲萎缩的严重程度增加;396mg/m³组中可见肝细胞细胞质空化,雄鼠精子活力降低、精子数减少;第23天可出现血清中谷丙转氨酶(alanine aminotransferase,ALT)活性显著升高。

连续吸入1,1-二氯乙烯396mg/m³(6小时/天,5天/周)2周,可见小鼠肝小叶中心坏死;雄性小鼠出现体重降低、嗜睡、呼吸异常、近端肾小管坏死和管型;雌性小鼠的肺质量高于对照组。连续吸入1,1-二氯乙烯198mg/m³(6小时/天,5天/周)3个月,雌性小鼠的红细胞数量减少、血红蛋白浓度和血细胞比容值降低。

(2) 1,2-二氯乙烯(顺式):大鼠连续吸入1,2-二氯乙烯793mg/m³(8小时/天,5天/周)16周后,可导致白细胞总数降低,肝肺损害。

3. 慢性毒性

(1) 1,1-二氯乙烯:连续吸入浓度0~396mg/m³的1,1-二氯乙烯(6小时/天,5天/周)2年,所有暴露组雄性大鼠恶性间皮瘤发生率均显著增加,可出现与暴露相关的呼吸道上皮腺瘤。暴露浓度与雄性和雌性大鼠鼻甲萎缩和肥厚、嗅上皮呼吸上皮化生、呼吸道上皮增生和慢性活动性炎症的发生率有关,随着暴露浓度的增加,病变的严重程度一般增加;几只雄鼠出现肾小管癌。

(2) 1,2-二氯乙烯:低浓度长时间吸入,能引起人严重中毒,表现为剧烈呕吐,严重腹泻,胃、肠、肺及胸腔出血,心率减低,体温增高,由痉挛转入静止,失去知觉或死亡。在慢性动物实验中,对未见显著毒作用的动物解剖,可见肝脏有轻度营养不良性改变和肾小管上皮细胞肿胀、脾髓滤泡增大等改变。

(二) 致癌、致畸、致突变性

1. 致癌性

(1) 1,1-二氯乙烯:1,1-二氯乙烯动物致癌证据尚不充分,有研究表明呼吸暴露于1,1-二氯乙烯会使雄性小鼠肾细胞腺瘤和肾细胞癌的发生率增加。虽有研究报道呼吸暴露于1,1-二氯乙烯能使小鼠肺腺癌、乳腺癌发病率增加,但未见剂量-反应关系,研究人员也并未将上述肿瘤的发生归结于1,1-二氯乙烯暴露;经口暴露未见肿瘤发生率显著增加。人类致癌性证据尚不充分。国际癌症研究机构(International Agency for Research on Cancer, IARC)将1,1-二氯乙烯归未2B类致癌物清单中(对人类致癌性证据有限,对实验动物致癌性证据并不充分;或对人类致癌性证据不足,对实验动物致癌性证据充分)。

(2) 1,2-二氯乙烯:无相关数据资料。

2. 致畸性

(1) 1,1-二氯乙烯:用 White Leghorn 鸡蛋进行二氯乙烯胚胎致畸试验,鸡蛋孵化的第3天下午在胚胎上方6mm处打孔,注射溶解在矿物油中的二氯乙烯(5、20、25μmol/L),第18天取胚检查。试验组胚胎死亡率显著增加,外形异常率(眼球突出、眼睑下垂、脑膨出、胸腹裂)、心脏异常率(室间隔缺损、二尖瓣发育异常、大血管分支异常、升主动脉发育异常)显著升高。二氯乙烯可导致鸡胚胎外部畸形。孕前与孕期通过饮水型二氯乙烯暴露也可使大鼠胚胎心脏缺陷增多。大鼠孕后的6~15天连续吸入最低中毒剂量(TC_{Lo})317mg/(m^3·7h),可导致胎鼠肌肉骨骼系统发育畸形。

(2) 1,2-二氯乙烯:无数据资料。

3. 致突变性

(1) 1,1-二氯乙烯:在细菌回复突变试验中,鼠伤寒沙门菌在5%1,1-二氯乙烯浓度下有致突变作用。

(2) 1,2-二氯乙烯:经体外代谢活化系统(S9)活化的偏二氯乙烯对鼠伤寒沙门菌菌株TA1535、TA1537、TA98、TA100与TA92有致突变作用。来自中国仓鼠与小鼠肝S9对VDC的活化性最强。一般情况下,GSH能减少VDC致突变能力的20%~50%。微核试验中,人淋巴细胞在20mmol/L的1,2-二氯乙烯浓度下即可出现阳性结果。

(三) 遗传与生殖毒性

1. 遗传毒性

(1) 1,1-二氯乙烯:大鼠吸入40mg/m^3的1,1-二氯乙烯可导致DNA损伤。小鼠经口给予200mg/kg的1,1-二氯乙烯可引起程序外DNA合成;但对HIS小鼠进行经口暴露的1,1-二氯乙烯(25.75mg/kg、51.5mg/kg、103mg/kg)的微核试验、骨髓细胞和睾丸初级精母细胞染色体畸变试验发现,VDC对小鼠体细胞和雄性生殖细胞无致突变性。仓鼠肺细胞的细胞遗传学分析中,250mg/L浓度的1,1-二氯乙烯可致阳性结果。

（2）1,2-二氯乙烯：人淋巴细胞在 2mmol/L 的 1,2-二氯乙烯浓度下，可导致 DNA 损伤。

2. 生殖毒性 发育毒性：大鼠在妊娠 7~16 天，每天吸入 6 小时反-1,2-二氯乙烯（0、7 930mg/m³、23 789mg/m³、47 578mg/m³），妊娠第 22 天进行检查，发现在 23 789mg/m³、47 578mg/m³ 浓度时母鼠进食减少、脱发、嗜睡、流涎。47 578mg/m³ 组母鼠体重增加缓慢。所有观察组出现眼部刺激征，流泪。47 578mg/m³ 组母鼠所产胎儿平均体重显著降低。反-1,2-二氯乙烯未发现特殊毒性。

（四）其他损伤

未见报道。

七、作用机制

1,2-二氯乙烯属低毒类物质，目前未见其单独引起人体中毒的报道。

1,1-二氯乙烯引起的急性与慢性中毒的靶器官主要为肝脏和肾脏。病变表现为肝细胞小叶中心细胞质改变，肝小叶中心坏死，肾脏质量增加，肾小管管型。

1. 致肝功能损伤机制 1,1-二氯乙烯抑制肝微粒体细胞色素 P450 2E1（cytochrome P450 family 2 subfamily E member 1，CYP2E1）蛋白的表达，以及 1,1-二氯乙烯通过诱导线粒体通透性改变（mitochondrial permeability transition，MPT）引起细胞色素 C（cytochrome C）释放到胞浆中并激活半胱氨酸蛋白酶（caspase）导致肝细胞凋亡。1,1-二氯乙烯能在肝内转化为氯乙酰氯后进一步转化为氯乙酸，抑制肝线粒体氧摄取与三羧酸循环，最终导致肝细胞破坏。

2. 致肾功能损伤的机制 1,1-二氯乙烯在肝内与 NADPH 细胞色素 P450 形成可与 GSH 结合的活性物质，转移到肾脏，经 γ-谷氨酰转肽酶（γ-glutamyl transpeptidase，GGT）活化后产生肾毒性。

八、风险分级

按《全球化学品统一分类和标签制度》（GHS）进行风险分类。

（一）人体健康危害

1. 对皮肤的腐蚀、刺激 类别 2。

2. 对眼有严重的损伤、刺激 类别 2A。

3. 急性经口毒性 类别 4。

4. 急性吸入毒性 类别 4。

危害说明：吞咽有害，可造成皮肤、眼刺激，吸入有害。

（二）物理化学危害

易燃，其蒸气与空气可形成爆炸性混合物，遇明火、高热能引起燃烧爆炸。受高热分解产生有毒的腐蚀性烟气。与氧化剂接触猛烈反应。其蒸气比空气重，能在较低处扩散到相当远的地方，遇火源会着火回燃。

（三）环境危害

资料暂缺。但其作为四氯乙烯/三氯乙烯与氯乙烷厌氧环境下还原反应的代谢产物，常为地下水的二次污染物。

九、院内救治

(一) 诊断与分级

目前尚无二氯乙烯中毒的诊断标准,诊断可参见《职业性急性化学物中毒性神经系统疾病诊断标准》(GBZ 76—2002)、《职业性中毒性肝病诊断标准》(GBZ 59—2010)、《职业性急性中毒性肾病的诊断》(GBZ 79—2013)、《职业性急性化学物中毒的诊断 总则》(GBZ 71—2013)。根据短时间内吸入较高浓度二氯乙烯的接触史、临床表现和实验室检查结果,结合现场卫生学调查及空气中本品浓度的测定资料,排除其他疾病,可作出急性中毒诊断。

(二) 应急处置

1. 保证中毒患者生命体征稳定 接诊医护人员应密切观察中毒患者的意识、瞳孔、呼吸、脉搏、血压、体温等指标变化,出现危及生命体征的情况时应及时进行相应对症处理。

2. 结合患者接触化学物的具体情况决定是否需要进行入院后的洗消和处理

(1) 眼睛接触:立即提起眼睑,用大量流动清水或生理盐水彻底冲洗至少 15 分钟。

(2) 皮肤接触:立即脱去被污染的衣物,用大量流动清水冲洗,至少 15 分钟。

(3) 吸入:迅速脱离现场至空气新鲜处。保持呼吸道通畅。如呼吸困难,输氧;如呼吸停止,立即进行人工呼吸。

(4) 经口摄入:用水漱口,饮牛奶或蛋清。

3. 积极按照对症和支持治疗的原则,维持生命体征的正常,并根据病情的严重程度将患者送往不同的科室进一步救治。同时,把收治中毒患者的情况向上级部门汇报。

(三) 治疗

二氯乙烯中毒目前尚无特效解毒药,故治疗仍以对症和支持疗法为主。①吸氧:给予氧气或含有二氧化碳的氧气吸入。出现呼吸变浅、变慢时可给予呼吸兴奋剂。②口服中毒者可催吐,并以温水彻底洗胃,导泻。③改善脑细胞代谢:可使用能量合剂、胞磷胆碱、脑活素、钙离子拮抗剂等。静脉缓慢注射 10% 葡萄糖酸钙 10~20mL。④积极护肝治疗,可予谷胱甘肽、葡醛内酯、肌苷等。⑤如呼吸、心搏骤停,应立即进行心肺复苏术,及时给予机械通气治疗呼吸衰竭;出现休克者,在补充血容量后如血压仍无改善,可酌情给予血管活性药物,如多巴胺或间羟胺;抗心律失常治疗;出现少尿或无尿,可按急性肾功能衰竭原则处理;积极防治继发感染,加强营养支持,加强护理。忌用吗啡和肾上腺素。

十、病例报告

二氯乙烯引起的中毒报告较少,迄今未见由 1,2-二氯乙烷单独引起中毒的报道。

(一) 案例一

Bridge 于 1933 年曾记录一例接触二氯乙烯蒸气后引起急性症状的患者。患者在乙二醇车间组装电线时,出现呕吐、腹泻、眩晕、嗜睡和轻度呼吸困难。1939 年 Writsohafter 等报告 3 例二氯乙烯中毒患者,患者在针织厂洗纱时接触到盛有二氯乙烯的开放槽,4 小时后出现眩晕、恶心、呕吐、腹痛、无力和震颤,出现症状 1 小时后送入医院。有一例患者肝脏肿大、有压痛,但无黄疸;血糖急剧下降,亦显示肝脏受损。3 例患者均出现白细胞增多;双手严重皮炎,呈灼伤样,考虑为二氯乙烯对皮肤脂肪的溶解作用;未发现肾脏损害迹象。

入院后,对患者予以 10% 葡萄糖酸钙注射,立即缓解腹痛和呕吐。所有患者均于一周后恢复出院,建议摄食高钙和高碳水化合物食物。

(二)案例二

Hueper 等在 1935 年曾叙述一名经口摄入二氯乙烯后 22 小时死亡的病例。患者口服二氯乙烯后,出现眩晕、木僵、发绀、脉搏增速和心力衰竭。尿中有蛋白和糖,尸体解剖肾脏显示严重的肾小管坏死和钙化,与砷、汞中毒所见病变类似。该病理改变可能由于二氯乙烯本身或其分解产物可能是草酸,由肾排出所致。肝脏显示脂肪性变。此外,伴有严重的出血性肠炎。1946 年 Bloch 报告的一例因饮下致死剂量二氯乙烯而死亡的尸体解剖亦显示肝脏脂肪性变。因此,摄入二氯乙烯后可能产生肝脏损害,其产生的肝毒性作用比四氯乙烯或四氯化碳轻。

(三)案例三

患者,男性,37 岁,工人。1988 年 11 月 12 日早晨 6 时在 1,1-二氯乙烯单体贮槽内清除自聚垢物 2 小时,事后即感头昏、乏力、上腹部剧烈疼痛。厂保健站疑诊"急性二氯乙烯中毒"转送当地医院。次日患者出现面部浮肿、皮肤黄染、牙龈出血、呕吐 2 次,吐出物为咖啡样,收住院治疗。患者既往无相关病史。入院时查体体温 36.5℃,呼吸 16 次/分,血压 101/56mmHg。神志清,全身皮肤黄染,颜面部浮肿,巩膜黄染,左球结膜出血,瞳孔两侧等大等圆。扁桃体不肿大,颈软,呼吸平稳,未闻及干、湿啰音,心率 96 次/分,心律齐,未闻及杂音,腹部平软,无压跳痛,剑突下压痛,肝肋下 1.5cm,触痛,脾未扪及,肝区、肾区明显叩痛,下肢不浮肿,神经系统检查无异常。实验室检查血常规:红细胞 $4.44×10^{12}/L$,血红蛋白 129g/L,白细胞 $9.6×10^9/L$;尿常规:肉眼血尿,蛋白(+++),红细胞(++++),白细胞(+);肝功能:麝香草酚浊度试验(TTT)1U,硫酸锌浊度试验(ZnTT)5U,谷丙转氨酶>200U/L,总胆红素 200mmol/L,血尿素氮 25.7mmol/L;CO_2CP 21.1nmol/L。入院诊断急性重度 1,1-二氯乙烯中毒,急性肾功能不全,中毒性肝炎,中毒性胃炎。入院后立即给予利尿合剂、保肝药物治疗,患者病情日渐加重,呕吐咖啡样物愈频繁,牙龈出血,尿量自每日 150mL 逐渐减至 5mL,以至无尿。于 11 月 15 日行腹膜透析,同时给予抗感染、皮质激素和输血等治疗。12 月 15 日尿量开始超过 500mL,至 1989 年 1 月 16 日停止腹膜透析,B 超显示双肾体积正常。患者渐进入多尿期,体温持续在 38~38.8℃,血常规:白细胞 $19.8×10^9/L$,中性粒细胞百分比 80%,淋巴细胞百分比 20%。腹膜透析液培养出腐生葡萄球菌。经多种抗生素联合应用,并纠正电解质紊乱,顺利渡过肾衰竭和感染期,于 3 月 29 日好转出院。出院时血常规、大便常规正常,尿常规:蛋白(+),红细胞(+),白细胞(+++),血尿素氮 15.7mmol/L。两年内随访,各项化验指标均已正常。1,1-二氯乙烯单体为无色易挥发液体,毒性较强。目前国内二氯乙烯生产厂家较少,急性中毒资料很少,本例为急性吸入中毒,导致明显的肝、肾损害和消化道出血,病情十分严重,故应引起注意和深入研究。

（黄振烈 叶嵘义 钟怡洲）

参考文献

[1]江朝强.有机溶剂中毒预防指南[M].北京:化学工业出版社,2006.

[2]段明春.偏二氯乙烯的制造和应用[J].齐鲁石油化工,1989,17(3):62-65.

[3]张传国,管东玲.PVDC:软包装主导高阻隔材料[J].出口商品包装:软包装,2005(3):41-45.

[4] 李定宇. 急性重度 1,1-二氯乙烯中毒 1 例报告[J]. 化工劳动保护　工业卫生与职业病分册,1992(6):293.

[5] 常元勋,刘世杰,江泉观. 氯代烯烃类化合物的代谢及其毒理学意义[J]. 化工劳动保护　工业卫生与职业病分册,1986(2):5-7.

[6] 袁振华. 偏二氯乙烯遗传毒性研究[J]. 卫生毒理学杂志,1989(3):191.

[7] MATTES T E,ALEXANDER A K,COLEMAN N V. Aerobic biodegradation of the chloroethenes: Pathways,enzymes,ecology,and evolution [J]. FEMS Microbiol Rev,2010,34(4):445-475.

[8] National Toxicology Program. Toxicology and carcinogenesis studies of vinylidene chloride in F344/N rats and B6C3F1/N mice (inhalation studies)[J]. Natl Toxicol Program Tech Rep Ser,2015(582): NTP-TR-582.

[9] HAYES S A,PANDIRI A R,TON T V,et al. Renal Cell Carcinomas in Vinylidene Chloride-exposed Male B6C3F1 Mice Are Characterized by Oxidative Stress and TP53 Pathway Dysregulation [J]. Toxicol Pathol,2016,44(1):71-87.

[10] ROBERTS S M,JORDAN K E,WARREN D A,et al. Evaluation of the carcinogenicity of 1,1-dichloroethylene(vinylidene chloride) [J]. Regul Toxicol Pharmacol,2002,35(1):44-55.

[11] GOLDBERG S J,DAWSON B V,JOHNSON P D,et al. Cardiac teratogenicity of dichloroethylene in a chick model [J]. Pediatr Res,1992,32(1):23-26.

[12] DAWSON B V,JOHNSON P D,GOLDBERG S J,et al. Cardiac teratogenesis of halogenated hydrocarbon-contaminated drinking water [J]. J Am Coll Cardiol,1993,21(6):1466-1472.

[13] MATHEWS J M,ETHERIDGE A S,RAYMER J H,et al. Selective inhibition of cytochrome P450 2E1 in vivo and in vitro with trans-1,2-dichloroethylene [J]. Chem Res Toxicol,1998,11(7):778-785.

[14] MARTIN E J,FORKERT P G. Evidence that 1,1-dichloroethylene induces apoptotic cell death in murine liver [J]. J Pharmacol Exp Ther,2004,310(1):33-42.

第三节　二　氯　乙　烷

一、别名

二氯乙烷(dichloroethane)有两种异构体,1,1-二氯乙烷($CHCl_2CH_3$,不对称体)和 1,2-二氯乙烷(CH_2ClCH_2Cl,对称体)。

别名:1,2-二氯乙烷(1,2-dichloroethane);均二氯乙烷(sym-dichloroethane);对称二氯乙烷/二氯化乙烯(ethylene dichloride,EDC);1,1-二氯乙烷(1,1-dichloroethane);偏二氯乙烷/乙叉二氯(ethylidene chloride);亚乙基二氯(ethylidene dichloride)。

二、CAS 号

1,1-二氯乙烷:75-34-3。
1,2-二氯乙烷:107-06-2。

三、理化特性

（一）1,2-二氯乙烷

1. 物理性质　沸点 83.483℃(101.3kPa),熔点−35.4℃,相对密度 1.256 9(20℃/4℃),折射率 1.444 9(20℃),介电常数 10.45(20℃,液体),偶极矩 $6.20×10^{-30}$ C·m(25℃,苯),黏

度 0.840mPa·s(20℃),表面张力 32.23mN/m(20℃),闪点/17℃(闭杯)、21℃(开杯),燃点 449℃,蒸发热(b.p)323.6J/g,熔化热 88.41J/g,燃烧热 1 112.22kJ/mol(25℃,液体),生成热 157.4kJ/mol(液体)、122.7kJ/mol(气体),比热容 1.290kJ/(kg·K)(20℃),临界温度 288℃,临界压力 5.37MPa,电导率 3×10^{-8}S/m(25℃),热导率 1.427 8W/(m·K)(20℃),爆炸极限 6.20%(体积)(下限)、15.90%(体积)(上限),体膨胀系数 0.001 17K^{-1}(0~30℃,平均),NMRδ 为 3.69×10^{-6}(CCl_4,TMS 基准)。

2. 化学性质

(1) 1,2-二氯乙烷常温干燥状态下稳定,但在空气、水分及光照下逐渐分解,酸度增加,颜色变深。加入少量烷基胺可完全防止分解发生。加压下 160~175℃水解生成乙二醇,碱性水溶液可促进水解反应。

$$CH_2ClCH_2Cl + 2H_2O \longrightarrow CH_2OHCH_2OH + 2HCl$$

(2) 1,2-二氯乙烷在高温加热时发生热裂解反应,生成氯乙烯和氯化氢。与强碱一起加热时也可发生脱氯化氢反应。

$$CH_2ClCH_2Cl \longrightarrow CH_2{=\!=}CHCl + HCl$$

(3) 在光照或氯化铁的催化作用下,发生液相氯化,生成 1,1,2-三氯乙烷,继续氯化生成四氯乙烷等多氯衍生物。

(4) 1,2-二氯乙烷中的氯原子富有反应性。例如与氨在加压下加热至 120℃生成乙二胺;与氰化钠反应生成丁二腈;在 Fridel-Crafts 型催化剂存在下与苯反应,生成二苯乙烷。

(二) 1,1-二氯乙烷

1. 物理性质 沸点 57.28℃(101.3kPa),熔点 -97.6℃,相对密度 1.175(20℃/4℃),折射率 1.416 6(20℃),介电常数 10.9(20℃,液体),偶极矩 6.60×10^{-30}C·m(25℃,苯),黏度 0.498 3mPa·s(20℃),表面张力 24.75mN/m(20℃),闪点 -8.5℃,燃点 457.8℃,蒸发热(b.p) 28.60kJ/mol,熔化热 7.88kJ/mol,生成热 152.4kJ/mol(20℃,液体),燃烧热 118.3kJ/mol(20℃,液体),比热容 1.28kJ/(kg·K)(25℃,液体,定压),临界温度 250℃,临界压力 5.07MPa,电导率 <1.7×10^{-8}S/m(25℃),爆炸极限 5.9%(体积)(下限)、15.9%(体积)(上限)。

2. 化学性质 1,1-二氯乙烷在液相按自由基历程进行氯化反应时,大致以 3:1 的比例生成 1,1,1-三氯乙烷和 1,1,2-三氯乙烷。脱氯化氢生成氯乙烯。在氯或水蒸气存在下与金属钠加热至 300℃以上生成乙烯。在三氯化铝存在下与苯反应生成 1,1-二苯基乙烷。

四、使用历史与接触机会

(一) 使用历史
早在 1848 年二氯乙烷曾用作麻醉剂,1927 年发现有杀虫作用,用作熏蒸剂。

美国 1,2-二氯乙烷产量 1975 年占化学产品的第 16 位,1978 年估计年产量为 450 万吨。1980 年以后国际上主要用作化学合成(如制造氯乙烯单体等)的原料、工业溶剂和黏合剂;也用于纺织、石油、电子工业的脱脂剂,金属部件的清洁剂,咖啡因等的萃取剂以及汽油的防爆剂等。目前国内主要用作有机溶剂与黏合剂。

(二) 接触机会
在二氯乙烷的生产和使用过程中,生产工人和使用人员必然接触它,有接触就有可能引起损害。1935 年美国 Hueper 与 Smith 等首次报告 1,2-二氯乙烷误服中毒的死亡病例；1941 年 McNally 等报告 2 例生产胆固醇工人，使用二氯乙烷作溶剂而致慢性中毒；1978 年美国 Drury 等报道二氯乙烷急性中毒病例 100 例。我国高杰臣等（1973 年）首次报道了 3 例口服二氯乙烷急性中毒；魏少征（1974 年）报道 7 例职业性急性中毒。至 1989 年，我国报道的二氯乙烷中毒中文文献 10 篇，中毒病例 79 例，其中口服中毒 29 例、职业性中毒 50 例。1992—2012 年，广东省发生了四次职业性群体性发病事件：第一次（1992—1995 年），珠海、东莞、中山、深圳等地发生中毒事件 8 宗，260 多人住院，中毒 41 例，死亡 9 例，致残 8 例；第二次（2000 年），东莞发生中毒事件 1 宗，中毒 3 例，无死亡，致残 1 例；第三次（2009—2010 年），惠州发生中毒事件 4 宗，中毒 6 例，死亡 1 例，致残 2 例；第四次（2011—2012 年），广州发生中毒事件 35 宗，中毒 38 例，死亡 4 例，致残 20 例以上。这些中毒事件与过去报道的职业性中毒患者临床表现不同，主要为中毒性脑病，且发生之频繁、病情之重、致死致残率之高、康复过程之长是罕见的。同期国内不少省份也有职业性中毒的报道，使 1,2-二氯乙烷中毒成为我国严重的职业病之一。

美国 EPA 估计 1974 年大约有 740 吨二氯乙烷逸入环境，在工业地区附近河流 204 个表面水样品中的 53 个水样测出二氯乙烷（占 26%）。在 Delaware 河流域的 Pennsylvania 地段水样中二氯乙烷浓度最低为 10^{-9}mg/L，最高达 $9×10^{-8}$mg/L，证实了环境的二氯乙烷污染。同时，有报道已在乳母的乳汁和呼出气中检出二氯乙烷，引起广泛注意。

五、代谢

1,2-二氯乙烷以呼吸道和消化道吸收为主，也可经皮肤吸收，吸收后迅速分布至全身，尤以脂肪丰富的器官为主。二氯乙烷在体内有主要两种代谢途径。

1. 经细胞色素 P450（cytochrome P450，CYP450）氧化代谢为比二氯乙烷毒性更大的 2-氯乙醛和 2-氯乙醇，最终形成氯乙酸随尿排泄。硫撑双乙酸也是二氯乙烷的代谢产物之一。

2. 在细胞色素 P450 氧化代谢途径饱和后，二氯乙烷中间代谢产物 2-氯乙醇和 2-氯乙醛通过谷胱甘肽轭合代谢，最终产物谷胱甘肽环硫化离子与 DNA 形成加合物。二氯乙烷毒性产生于生物代谢酶饱和后，每天经消化道 25mg/kg、经呼吸道 202mg/m³ 能引起生物代谢酶饱和。

六、危害性

1,2-二氯乙烷属高毒类，可引起职业性和生活性中毒。

1,1-二氯乙烷属低毒类，具有麻醉作用，迄今未见其致人体健康损害的病例报道。

（一）急性、亚急性与慢性毒性

1. 急性毒性

（1）1,2-二氯乙烷：①最低中毒浓度（TC_{Lo}）：人（男性）吸入，17.7g/(m^3·h）。②最低致死浓度（LD_{Lo}）：人经口，286~714mg/kg。③半数致死剂量：经口 LD_{50}，大鼠为 670~770mg/kg；小鼠为 413mg/kg；人经口 15~20mL 可致死。④半数致死浓度：吸入毒性随接触时间增加而增高。大鼠吸 30 分钟吸入，LC_{50} 为 48.6g/m^3；大鼠连续 5 日吸入（每天 6 小时），LC_{50} 为 2.06g/m^3；大鼠 LC_{50} 为 4 047mg/(m^3·7 小时）。⑤小鼠吸入 LC_{Lo} 为 5g/(m^3·2 小时）；雌

性 NIH 小鼠 LC_{50} 为 $1.47g/m^3$；雄性 NIH 小鼠 LC_{50} 为 $1.32g/m^3$。⑥兔经皮半数致死剂量为 $2\,800mg/kg$，小鼠经皮为 $2\,800mg/kg$。⑦急性皮肤刺激性/腐蚀性：1,2-二氯乙烷对家兔皮肤刺激属轻度刺激性；对人皮肤、黏膜有刺激作用，皮肤接触可引起皮炎。⑧急性眼刺激性/腐蚀性：1,2-二氯乙烷对家兔眼睛刺激属轻度刺激性；人接触可使眼结膜、鼻黏膜充血，分泌物增多。⑨人吸入 1,2-二氯乙烷致急性中毒的主要靶器官为中枢神经系统，表现为中枢神经系统的麻醉和抑制作用，其麻醉作用较四氯化碳深而长，但对肝功能损害较四氯化碳轻。

(2) 1,1-二氯乙烷：大鼠经口 LD_{50} 为 $725mg/kg$，大鼠 LC_{50} 为 $64.8g/m^3$。

2. 亚急性毒性和慢性毒性

(1) 亚急性毒性：大鼠连续 7 天（8 小时/天）吸入 1,2-二氯乙烷 $1\,800mg/m^3$，出现大脑皮质和周围血管空泡化、小脑颗粒细胞坏死等脑水肿病变，肝脏可见肝细胞水肿，肾脏可见肾小管蛋白沉积、肾小管上皮细胞水肿、肾小管扩张、肾小管上皮细胞异型。小鼠连续 28 天（6 小时/天）吸入 $0\sim700mg/m^3$ 1,2-二氯乙烷，随着染毒浓度的升高，大脑皮质和周围血管出现空泡化、神经细胞凋亡；小脑颗粒细胞出现坏死和凋亡，且小鼠的学习记忆能力和自主活动能力呈剂量-效应性降低；小鼠肝组织出现不同程度病理性损伤，血清谷丙转氨酶（ALT）活性显著升高。

亚急性 1,2-二氯乙烷中毒的临床表现与急性中毒显著不同，主要见于较长时间吸入较高浓度中毒的患者，以中毒性脑病为主，突出表现为脑水肿，出现头痛、恶心、呕吐、乏力、失语、步态蹒跚、肢体震颤和不同程度的意识障碍，严重时可出现剧烈头痛、频繁呕吐、谵妄、癫痫大发作样抽搐及昏迷等；部分重度中毒者可有脑局灶性受损的表现，肝、肾损害及肺水肿较少见。脑水肿可持续两周左右，且可反复或突然加重；有的患者可在昏迷后清醒一段时间，再度出现昏迷、抽搐甚至死亡，其主要原因为严重脑水肿造成颅内压增高，导致脑疝；部分患者颅压增高表现可反复出现，即使已进入"恢复期"，仍可因脑疝形成而突然死亡。部分重症患者还可在病程中出现小脑功能障碍，表现为共济失调、肌张力降低、步态异常、震颤、构音困难等。我国职业病临床专家共识把亚急性中毒合并到急性中毒。

大鼠、豚鼠连续 3 个月吸入 1,1-二氯乙烷 $4\,047mg/m^3$（6 小时/天，5 天/周），出现肾损伤，尿素氮量增高。

(2) 慢性毒性：虽然 1941 年国外有 2 例慢性中毒的报道，且动物实验也有慢性影响的资料，但在临床上，国内没有大多数人认可的慢性中毒病例的报道。因此，二氯乙烷慢性中毒目前尚缺乏必要的资料。

(二) 致癌、致畸、致突变性

1. 致癌性 1,2-二氯乙烷动物致癌证据充分，能诱发动物纤维瘤、乳腺纤维瘤、腹膜间皮瘤、腺癌、细支气管肺癌等良恶性肿瘤，肿瘤发生率随受试物剂量增加而升高，但人类致癌性证据还不充分。国际癌症研究机构（IARC）将二氯乙烷归在 2B 类致癌物清单中。

2. 致畸性 未见致畸报道。

3. 致突变性 Rannug 等认为 1,2-二氯乙烷有很弱的直接致突变作用，加入代谢活化系统 S9 混合物可增强致突变作用。人体细胞基因突变试验结果表明，在无 S9 活化下人外周血 B 淋巴细胞（AHH 细胞系）和人类淋巴母细胞（TK6 细胞系）突变阳性。此外，工人接触 1,2-二氯乙烷引起淋巴细胞姐妹染色单体交换率和淋巴细胞 DNA 损伤率显著升高。

King 等用黑腹果蝇进行伴性隐性致死试验,1,2-二氯乙烷具有致突变性。试验用 Berkink 雄性果蝇(1~2 天),喂养 5%(50mmol/L) 1,2-二氯乙烷(溶于蔗糖溶液) 3 天,可使Ⅱ 窝(相当处理后 4~6 天)果蝇产生 3.5% 的致死性突变。1,2-二氯乙烷处理后 4~6 天,正好 为精子发生期。精细胞和精母细胞比成熟精子对 1,2-二氯乙烷敏感。

Nylander 等报道,1,2-二氯乙烷可增加眼色素体细胞致突变频率。试验用稳定系统和 具有白色位点的遗传不稳定系统两种果蝇,1,2-二氯乙烷对不稳定的基因型有高度致突 变性。

(三) 生殖毒性

大鼠和小鼠在孕期接触 1,2-二氯乙烷,可在胎仔组织中检测出 1,2-二氯乙烷;大鼠和 小鼠在孕期接触 1,2-二氯乙烷,增加了胚胎死亡率和着床前丢失。NIH 雄性小鼠连续吸入 28 天(6 小时/天)0~700mg/m³ 1,2-二氯乙烷,小鼠的睾酮、黄体生成素在血浆和睾丸组织中 的水平升高;小鼠的附睾内精子减少、精子畸形率均增加;睾丸脏器系数升高、睾丸生精上皮 细胞数量减少、呈空泡化;睾丸生精细胞凋亡增加。

(四) 免疫毒性

雌性 CD-1 小鼠吸入浓度分别为 0~40mg/m³ 的 1,2-二氯乙烷 3 小时后,以链球菌进行 激发,动物的死亡率明显增加;以肺炎杆菌激发时,肺的细菌清除能力下降,表现为机体的抵 抗力下降;但未影响肺泡巨噬细胞对红细胞和肿瘤细胞的体外吞噬能力或抑制能力。

(五) 其他损伤

未见报道。

七、作用机制

1,1-二氯乙烷属低毒类,迄今未见由 1,1-二氯乙烷单独引起中毒的报道。

1,2-二氯乙烷中毒的中枢神经系统典型表现为脑水肿,包括血管源性和细胞毒性脑水 肿,但以血管源性为先,混合性为主。1,2-二氯乙烷中毒性脑水肿的发生机制主要包括以下 七个方面。

1. 血脑屏障损伤机制 血脑屏障是有害物质进入脑组织的第一道屏障,毛细血管内 皮细胞间的紧密连接是血脑屏障的主要结构基础。动物实验表明,二氯乙烷能破坏脑微 血管内皮细胞和神经胶质细胞的正常形态学结构,造成血脑屏障的损伤,引起血管源性脑 水肿。

2. 自由基损伤机制 自由基的脂质过氧化作用可导致细胞毒性脑水肿和血管源性脑 水肿。1,2-二氯乙烷能引起自由基增加,导致脑组织细胞膜或脑微血管内皮细胞的脂质过 氧化而引起或加快脑水肿的发生。

3. Ca^{2+} 超载机制 Ca^{2+} 超载是引起脑水肿的主要原因之一。1,2-二氯乙烷代谢产物之 一 2-氯乙醇可使 Ca^{2+}-ATP 酶活性下降,从而引起细胞内 Ca^{2+} 超载,导致蛋白质和脂质破坏, 使脑细胞死亡。

4. 神经递质机制 兴奋性氨基酸(excitatory amino acids,EAAs)的大量释放是引起脑 组织损伤的一个重要因素。1,2-二氯乙烷能引起 EAAs 大量释放,随着细胞外液 EAAs 含 量的不断升高,脑组织的损害程度逐渐加重。

5. 能量代谢障碍 1,2-二氯乙烷可引起 ATP 酶活力下降,导致脑组织能量代谢障碍。

6. 神经细胞损伤机制　1,2-二氯乙烷可使星形胶质细胞发生进行性破坏,表现为细胞体积的缩小、破裂、染色质聚集,突起变短,甚至破坏消失。

7. 表观遗传调控机制　1,2-二氯乙烷通过 circBCL11B 下调 miRNA-29b,促进星形胶质细胞水通道蛋白 4(aquaporin 4,AQP4)表达上调,促进大脑皮质细胞水肿和血脑屏障破坏,最终诱发 1,2-二氯乙烷中毒性脑水肿;1,2-二氯乙烷还可通过 miR-182-5p 抑制磷脂酶 D1(phospholipase D1,PLD1)激活星形胶质细胞线粒体凋亡通路介导大脑皮质损伤。

1,2-二氯乙烷致肝肾功能损伤机制:与 1,2-二氯乙烷诱导肝微粒体细胞色素 P4502E1(cytochrome P450 family 2 subfamily E member 1,CYP2E1)蛋白的表达及肝组织氧化损伤有关;肾功能损伤的机制与 1,2-二氯乙烷引起细胞内钙稳态失调有关。

1,2-二氯乙烷致生殖毒性作用机制:1,2-二氯乙烷通过抑制环磷酸腺苷反应元件结合蛋白[cyclic adenosine monophosphate(cAMP)responsive element binding protein,CREB]/cAMP 反应元件调节因子(cAMP responsive element modulator,CREM),诱导促凋亡分子抑癌基因 53(tumor protein p53,*p53*)、B 淋巴细胞瘤-2 基因相关调节 X 蛋白(BCL2-associated X protein,Bax)的表达,抑制抗凋亡分子 B 淋巴细胞瘤-2 基因(B-cell lymphoma-2,*Bcl-2*)的表达,引起睾丸生精细胞凋亡,进而引起睾丸损伤。

八、风险分级

依据《职业性接触毒物危害程度分级》(GBZ 230—2010),职业性接触 1,2-二氯乙烷的危害程度分级为高度危害(Ⅱ级)。

1992—1995 年,广东调查接触工厂 40 余家,40% 的工厂发生中毒;中毒工人有 40% 死亡或丧失劳动力。

按《全球化学品统一分类和标签制度》(GHS)进行风险分类。

(一) 人体健康危害

1. 对皮肤的腐蚀、刺激　类别 2。

2. 对眼有严重的损伤、刺激　类别 2。

3. 急性经口毒性　类别 4。

4. 急性经皮毒性　类别 5。

5. 急性吸入毒性　类别 3。

6. 特定目标靶器官毒性(单次接触)　类别 3。

7. 致癌性　类别 2。

危害说明:吞咽有害;接触皮肤可能有害,造成皮肤刺激、严重眼刺激;吸入会中毒,可能引起呼吸道刺激,可能引起昏睡或晕眩,可能致癌。

(二) 物理化学危害

二氯乙烷易燃,其蒸气与空气可形成爆炸性混合物。遇明火、高热能引起燃烧爆炸。受高热分解产生有毒的腐蚀性烟气。与氧化剂接触发生反应,并放出有毒气体。其蒸气比空气重,能在较低处扩散到相当远的地方,遇明火会引着回燃。

(三) 环境危害

由于其挥发性,容易蒸发,是空气污染物之一,可能在环境中迁移。

九、院内救治

(一) 诊断与分级

患者到达医院后,由负责医生与救护车负责转运的医生进行中毒患者交接。交接完毕后,负责医生应当立即向中毒患者或陪同人员询问病史并对患者进行体格检查、检验,按《职业性急性 1,2-二氯乙烷中毒的诊断》(GBZ 39—2016)进行诊断并分级。

(二) 应急处置

1. 保证中毒患者生命体征稳定　接诊医护人员应密切观察中毒患者的意识、瞳孔、呼吸、脉搏、血压、体温等指标变化,出现危及生命体征的情况时应及时进行对症处理。

2. 结合患者接触化学物的具体情况,决定是否需要进行入院后的洗消和处理,如经口中毒者,应立即以灌胃或催吐、导泻。

3. 积极按照对症和支持治疗的原则,维持患者生命体征正常,并根据病情的严重程度将患者送往不同的科室进一步救治。同时将收治中毒患者的情况向上级部门汇报。

(三) 治疗

1,2-二氯乙烷中毒目前尚无特效解毒药,故治疗仍以对症和支持疗法为主。

以防治中毒性脑病为重点,强调"密切观察、早期发现、及时处理、防止反复",且治疗观察时间一般不应少于两周。在院内救治方面要积极防治可能发生中枢神经的损害,如合理氧疗,保持呼吸道通畅,积极使用脱水剂、利尿剂,早期、适量、短程应用肾上腺糖皮质激素预防脑水肿的发生。

短时间接触高浓度 1,2-二氯乙烷者,应进行 72 小时医学观察,重点观察中枢神经系统的临床表现,做到早期、及时处理。

十、病例报告

(一) 案例一

方某,女,19 岁,湖南人,珠海某玩具厂工人。从事 ABS 塑料黏合,使用 3435 胶等,工龄 2 个月。近 1 个多月来连续加班,每天工作 12~16 小时。自诉头痛、头晕伴呕吐 2 天,自服感冒清等药物无效,病情加重,1992 年 2 月 15 日上午 11 时门诊诊断病毒性脑炎入院。既往身体健康,无特殊病史。

【查体】

入院检查神清,体温 36℃,脉搏 72 次/分,血压 127/90mmHg,发育正常,营养良好,耳鼻喉及眼未见异常,颈稍抵抗,气管居中,胸廓对称,呼吸平顺,心脏未闻杂音,腹软,肝脾未扪及,肠鸣音正常,脊柱及四肢无异常,病理反射未引出。化验结果:血常规红细胞 4.45×10^{12}/L,血红蛋白 127g/L,白细胞 8×10^9/L,中性粒细胞百分比 67%,淋巴细胞百分比 33%;脑脊液无色透明,糖 40~50mmol/L,蛋白+,氯化物 124mmol/L,红细胞 23×10^6/L,白细胞 2×10^6/L。初诊为病毒性脑炎,给予抗病毒及脱水治疗。下午 5 时病情加重,出现抽搐、呼吸不畅、神志不清,经抢救无效,于当晚 20 时 30 分死亡。

尸体解剖所见:尸体经福尔马林防腐,于死后 63 小时解剖。体表检查未见特殊。剖开胸腹腔及心包均未见积液。右侧胸膜有纤维素性粘连,并有一处 12cm×7cm 的胸膜增厚。心脏无肥厚,瓣膜未见异常。气管腔内有较多泡沫状液体,气管黏膜未见出血。肺切面有水肿液体流出。其他胸腹内脏未见病变。头皮及颅骨无外伤,脑膜无出血,蛛网膜下血管普遍扩张淤血,脑沟变窄,脑回扁平变宽,见小脑幕切迹疝及小脑扁桃体疝,尤以右侧小脑扁桃体压迹明显,但均未见出血(图11-1)。

组织学检查所见:脑组织各处切片见蛛网膜下血管广泛淤血,脑内血管周围间隙明显增宽,脑膜及脑实质均未见炎症反应,锥体细胞和胶质细胞周围出现较大空隙,脑组织疏松化,脑内未见出血。脑桥及延髓均见明显水肿,中脑下段有围管性出血。肺泡壁毛细血管及肺间质毛细血管扩张淤血,多数肺泡腔内充满粉红色水肿液,部分肺泡呈代偿性肺气肿,少数肺泡间隔有白细

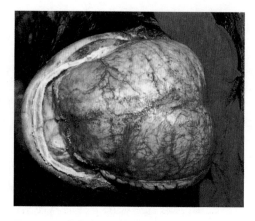

图 11-1　脑沟变窄,脑回扁平变宽,见小脑幕切迹疝及小脑扁桃体疝

胞渗出。肝细胞内水肿,并见广泛的点状坏死,伴有白细胞浸润。脾脏急性充血,水肿。肾脏近曲小管上皮细胞细胞内水肿。其余各内脏除淤血外未见明显病变(图11-2,图11-3)。

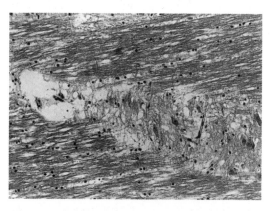

图 11-2　延髓上段脑间质水肿

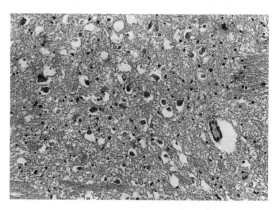

图 11-3　脑下段围管性出血

该患者所在玩具厂有两个黏合车间,每个车间70人左右,均为女工。1992年2月14日,A车间一名女工因头痛、头晕未能上岗,中午发现死于宿舍;2月15日上午同一车间另一名女工也感头痛、头晕,11时送进医院,病情急剧恶化,恶心、抽搐、昏迷,当晚20时30分呼吸和心跳停止死亡(本例);2月17日又有二名女工出现同样症状被送市人民医院抢救,死亡1人。截至2月28日共有29人入院,死亡4人,均表现为头痛、乏力、恶心、呕吐、烦躁、意识障碍,进而抽搐、昏迷,最后呼吸和心跳停止死亡。病因识别研究如下:

(1)理化测定:3435胶含68.75%的挥发性组分,挥发性组分中含97.0%的1,2-二氯乙烷。

(2)现场调查:①车间环境空气中1,2-二氯乙烷的浓度在事故后测定(已增加通风设备、敞开门窗、减少生产岗位、缩短加班时间),6个采样点中有4个超过最高容许浓度(MAC,15mg/m³),最高超过7倍。②以3435胶用量估算(以车间面积最大的某厂为例),1,2-二氯乙烷的最高计算浓度可达3.70g/m³。③接触时间:发病前1个多月,经常加班,每天工作

14~16 小时。

(3) 动物实验:取自事故发生的粘胶工种使用的 3435 胶,实验动物为大鼠,用动式染毒柜染毒 4 小时,观察 1 周。高浓度时($88g/m^3$)即见动物活动异常,骚动奔窜,5 分钟后全部昏迷、抽搐,25 分钟内全部死亡。$10~20g/m^3$ 染毒 30 分钟活动减少,1 小时躁动不安,1.5~2.5 小时开始步态蹒跚,侧卧,大部分动物昏迷,部分死亡,停止染毒后 20 小时内,全部死亡。$1~5g/m^3$ 染毒中、后期,部分动物活动减少;停止染毒后,未见明显中毒症状,而 4 小时后部分动物活动减少、精神萎靡、昏迷、死亡。低于 $1g/m^3$ 染毒,未见明显中毒表现。3435 胶挥发性组分 LC_{50} 为 $1.630g/m^3$。

大鼠病理改变:脑的小静脉和毛细血管淤血,脑白质稍疏松,部分动物脑水肿;肝小静脉淤血,肝细胞普遍脂肪变性;肾小静脉淤血,肾小球上皮细胞肿胀;肺小静脉和毛细血管淤血(图 11-4,图 11-5)。

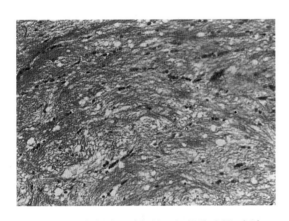

图 11-4 大鼠脑延脑部位组织间隙疏松,水肿

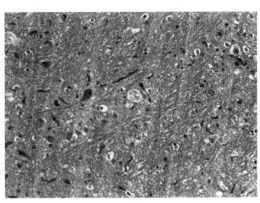

图 11-5 大鼠脑见神经元坏死,细胞空泡变性和出血灶

(4) 文献显示:1,2-二氯乙烷毒性随接触时间增加而增大(如接触 30 分钟,LC_{50} 为 $48.6g/m^3$;每天接触 6 小时,连续 5 天 LC_{50} 为 $2.055g/m^3$);1,2-二氯乙烷口服急性中毒具有中毒性脑病的表现。

(5) 结论:1,2-二氯乙烷职业性中毒。①共同接触 3435 胶(3435 胶挥发性组分中含97.0% 的 1,2-二氯乙烷)。②车间空气中的 1,2-二氯乙烷浓度较高。③临床表现为中毒性脑病,病理主要为脑水肿,与报道的 1,2-二氯乙烷中毒相似;与动物实验的表现和病理相似。④发病前 1 个多月,经常加班,每天工作 14~16 小时,因 1,2-二氯乙烷毒性随接触时间增加而增大,增加了中毒的可能性。

【评论】

本例病因诊断资料翔实、系统,依据充分,职业病诊断准确。广东 1992—2012 年发生多起 1,2-二氯乙烷职业中毒事件,表现以中毒性脑病为主。广东省有关职能部门及研究机构三十年来开展了一系调查研究,极大丰富了 1,2-二氯乙烷中毒临床和毒理学内容,提出了有效的职业卫生干预措施,提升了二氯乙烷职业卫生管理水平。

(二) 案例二

患者李某某,女,26 岁,湖南人。1993 年 5—6 月在珠海市南屏镇某玩具厂从事玩具塑料水枪粘胶工作(实际工龄 15 天),工作中接触 3435 胶(3435 胶含 68.75% 的溶剂,溶剂中含 97.0% 的 1,2-二氯乙烷),车间面积约 1 000 平方米,同车间工人约 200 人,同工种工人 20 人, 有 2 人出现症状。

患者因"头痛 4 天,昏迷 10 余小时,伴抽搐 3 次"于 1993 年 6 月 10 日入住珠海市人民医院。查体:浅昏迷,双眼球结膜轻度充血,双瞳孔等大等圆,直径 3mm,对光反射存在对称; 体温正常,心、肺听诊无异常,四肢肌力因检查不合作未做,肌张力正常对称,各腱反射存在, 病理征未引出。化验结果:血、尿常规和脑脊液检查无异常。入院诊断:中毒性脑病? 病毒性脑炎?

经现场流行病学调查,结合患者病史、查体及辅助检查结果,于 6 月 11 日确诊为"职业性 1,2-二氯乙烷急性中毒"。给予脱水、镇静、利尿、止抽、护肝、营养神经等对症支持治疗,6 月 21 日患者神志恢复,但仍有头痛、头晕、四肢阵发性颤动,继续住院治疗六个月后,患者病情无明显改善,基本不能行走,生活不能自理。

【查体】

神清,对答切题,颈软,无抵抗,心、肺、腹查体无异常,四肢肌张力不高,肌力Ⅲ级伴上下肢运动性震颤,对指及指鼻试验困难,站立不稳,躯体感觉对称存在,各腱反射活跃,双上肢 Rossolimo 征阳性,余病理反射未引出,其间三次脑部 CT 检查均未见明显异常。后转省职业病防治院治疗,经多次省级专家会诊,结论为 1,2-二氯乙烷职业中毒后遗症(肌阵挛和小脑损伤),继续治疗一年六个月,患者病情无明显改善,基本不能行走,生活不能自理,要求出院回家康复,嘱随时回院治疗。

【评论】

患者工作中接触 1,2-二氯乙烷明确,临床表现与同一时期当地发生的几起 1,2-二氯乙烷职业中毒患者表现相同,且经省、市专家多次会诊,排除其他疾病,诊断准确。患者的肌阵挛和小脑损伤中毒后遗症,虽经两年多住院治疗,病情无明显改善,基本不能行走,生活不能自理,对患者及其家庭和社会都是极沉重的负担。提示 1,2-二氯乙烷职业中毒防治特别是预防的重要性和迫切性。

(三) 案例三

患者郑某,女,27 岁,因"头痛胸闷 5 天,突然不省人事 5 小时"于 1993 年 11 月 13 日入院。患者为广东中山市某工厂工人,在车间使用 ABS514 粘胶剂(含 98% 的 1,2-二氯乙烷)进行工作,事后检测车间空气中 1,2-二氯乙烷浓度为 25.7~100.2mg/m³。工作 3 个月,近 5 天出现头痛、头晕、胸闷。头痛呈持续性全头胀痛,可忍受。11 月 13 日进食午餐时头痛加剧, 伴呕吐一次,1 小时后觉头痛难忍,自己下楼回宿舍,突然昏倒在地,伴四肢抽搐及呼吸停止, 经当地医院抢救后呼吸恢复,间能唤醒。

【查体】

体温 37℃,脉搏 80 次/分,呼吸 20 次/分,血压 105/90mmHg,昏睡状,双眼视乳头边界模糊,双瞳孔等圆等大,直径 3.5mm,对光反射正常,四肢肌张力低,腱反射减弱。余体格检查未见异常。脑脊液检查正常,头颅 CT 检查未见异常,脑电图检查示各区分布散在短程 2~7c/s,20~50V 慢活动,少数阵发短程 4~7c/s,20~80mV 慢活动及尖慢综合波,尖波放电波幅高达 80mV。经脱水治疗,入院 4 小时后神志较清,但入院后两周内,曾先后出现近 10 次呼吸减慢或停止。多次烦躁不安,乱语,幻视及视物模糊,经脱水及对症治疗后缓解。病情进展中曾出现震颤、手足不规则运动等锥体外系症状，对症治疗后好转。4 周后神经精神症状完全消失。住院 45 天痊愈出院。

【评论】

本例是职业性中毒，职业接触史明确，且 1993 年 11 月中旬该厂有 35 人发生程度不同的中毒症状，故诊断依据充分。本例患者中毒临床表现有其特殊性，特别是入院后两周内，曾先后出现近 10 次呼吸减慢或停止。多次烦躁不安、乱语、幻视及视物模糊，经脱水及对症治疗后缓解。提示对中毒患者，即使症状较轻，也应最少观察 2 周。本例也提示即使目前对 1,2-二氯乙烷中毒只能使用对症和支持疗法，但只要密切观察，处理得当，患者也可完全康复。

(四) 案例四

美国特拉华州 HUEPER W C 1935 年报道：患者男性，63 岁，误将 1,2-二氯乙烷认成松子酒，并将其与橙汁和姜汁汽水混合，共服用了 2 盎司(59.14mL)1,2-二氯乙烷，服用后无不适感。2 小时后该男性出现恶心和头晕，并伴有呕吐，误以为误服汞而出现中毒，家庭医生予以牛奶进行洗胃。误服 1,2-二氯乙烷 5 小时后，患者神情痛苦茫然，无法站立，呕吐出洗胃的牛奶，被送入医院。

【查体】

右臂血压 152/84mmHg，左臂血压 136/82mmHg。二头肌、三头肌和髌骨反射活跃；体表皮肤苍白，凉爽干燥；面部皮肤凉湿，嘴唇微微发青，无黄疸面容。眼外肌肉活动及调节正常，瞳孔扩大，大小相等，有对光反射，角膜透明。呼出气有类似三氯甲烷和刺鼻的味道，舌苔重度黄色。肺部基底部有粗啰音，心音薄弱，左侧桡骨脉搏无法扪及，右侧正常，脉搏 72 次/分，呼吸 20 次/分。入院后予以 750mL 的 10% 葡萄糖溶液静脉滴注。误服 8 小时后，血液学检查红细胞未见异常。对其排泄的 473mL 尿液进行分析，比重 1.028；酸性反应，黄色絮凝沉淀；白蛋白正常；糖++++；丙酮-；胆汁盐+；胆红素+；尿胆素-；有少量透明的颗粒；红细胞-；无黏液或结晶体。夜间有 7 次深褐色流质大便。

患者一直处于类似醉酒的状态。主诉腰椎疼痛，右小腹疼痛。入院后第二天早上测直肠温度 37.6℃，脉搏 108 次/分，呼吸 30 次/分。患者后续进入昏睡状，无法回答问题，皮肤和面色发青，脉搏和心音无法测得，呼吸困难，予以肾上腺素、硫酸阿托品、皮下注射安钠咖等抢救无效，于误服 22 小时后死亡。

尸体解剖所见：

(1) 胸膜除了两端有一些陈旧的粘连，整体光滑；肺扩张良好，呈灰红色。肺下叶有一处是深红色，切面上裂片红色，下裂片蓝红色。暗红色的血从伤口表面自由渗出。支气管游离，黏膜光滑。

(2) 心脏冠状血管壁有小的硬化和钙化灶，主动脉中度硬化；腹膜光滑，有光泽，没有游离液体。

(3) 胆囊、胰腺、肾上腺、睾丸、前列腺、精囊及股骨、肋骨、腰椎骨髓均正常。

(4) 肝脏重 1 600g，体积 26cm×22cm×6.5cm，表面光滑，右侧上方有几个沟，有一个红褐色斑驳与一些明显的黄色区域。血从切面自由渗出，可见许多不规则的、黄色小区域。

(5) 脾脏重 200g，体积 13cm×3.5cm×8cm，囊呈灰色、光滑。

(6) 肾脏中度囊肿，右侧肾脏重 170g，体积 13cm×5cm×3.5cm；左重肾脏 180g，体积

13cm×6cm×4cm,灰红色皮质内有许多小囊肿,切面呈红灰色,带有细小的红色辐射条纹,界限分明。

(7)胃内残留大量灰黄色混浊液体,其中含有油滴和白色絮凝体,黏膜轻度折叠、肿胀,呈灰红色,没有出血或溃疡。

(8)十二指肠、空肠和回肠黏膜表现相似,回肠黏膜下部可见小红斑。盲肠充血程度增加,肠腔内充满红褐色液体。大肠呈红紫色,含浅棕色半流体物质,盲肠、上行结肠、横结肠和下行结肠上部黏膜明显肿胀,呈深红色。

(9)脑重 1 450g,蛛网膜血管明显充血,脑切面充血,有大量渗出,侧脑室积液量有所增加。

病理组织学检查:

(1)心肌呈中度弥漫性浸润伴淋巴细胞浸润,部分在血管周围形成小的聚集;肌细胞表现正常。

(2)肺泡局部膨胀,可见肺泡间隔破裂而形成较小的空腔;肺血管中充满血液,较大的血管中含有大量白细胞。

(3)肝脏血管和毛细血管扩张,充满红细胞和大量白细胞,可见小出血,小叶周围有一定数量脂肪变性的细胞。

(4)胰腺正常,组织中可见散在分布的脂肪组织。

(5)脾窦和髓腔明显扩张,红细胞增多。

(6)肾皮质可见少量动脉硬化瘢痕,皮质区部分管状上皮细胞核丢失,粉红色颗粒状物质填充管腔。乳头状部分完全坏死,细胞碎片呈强烈的蓝色,可见钙盐结痂。周围的管状弹性膜(以卷曲状结构部分填充塌陷的腔管)和邻近较小血管的弹性膜也钙化。部分肾小管上皮细胞胞浆中可见蓝色粗颗粒,提示周围肾组织钙化的发生机制。此外,明显保存良好的小管上皮细胞也含有粗糙的、颗粒状的棕色色素。

(7)肾上腺及睾丸正常。

(8)结肠切片显示上皮内膜完全缺失,只有腺体内陷处才保存完好。黏膜结缔组织疏松,红细胞明显渗出,白细胞数量适中,以单核和未成熟中性粒细胞为主。黏膜下层血管充盈,含有大量白细胞。黏膜下层有弥漫性红细胞浸润。肌层出现明显的空泡和颗粒变性,失去正常的纵纹和细胞结构。回肠切片显示黏膜有明显的白细胞浸润和广泛的颗粒状肌层变性。黏膜下层充血水肿。回肠和结肠神经丛细胞正常。

(9)脑基底神经节切片显示许多小血管周围出血。血管充血,一些小血管周围的小胶质细胞数量适度增加。小脑正常。

(10)腹壁的骨骼肌包含间质性淋巴细胞浸润,呈明显弥漫性。在间质组织中发现一个小的卵球形囊肿,被密集的淋巴细胞聚集所包围。股骨中包含正常的脂肪骨髓,其中散在少量的髓样组织。一根肋骨和两根脊椎包含正常的骨髓,但有核红细胞略有增加。

病理诊断:出血性结肠炎;肾病伴小管上皮和小管及血管弹性膜钙化;肝脏脂肪变性和充血;脾、肺充血;多发脑血管周围出血。

【评论】

本例是 1,2-二氯乙烷中毒的首例报道,因是误服,证据充分,诊断明确。提示要注意生活中二氯乙烷误服问题。案例中患者误服 1,2-二氯乙烷 59.14mL,误服 22 小时后死亡。患者临床表现的描述和尸体解剖资料较为翔实,但因年龄较大,自身基础疾病较多,故1,2-二氯乙烷口服中毒的特异表现不易识别。但1,2-二氯乙烷口服可引起中毒,60mL左右可引起中毒死亡是明确的。

（五）案例五

患者女性,37岁,因家庭纠纷争吵,于1988年7月12日12时许自服二氯乙烷150mL,20分钟后出现头痛、恶心、呕吐,随即昏迷,当即被家人发现,12时40分送至某医院就诊。该院立即给予洗胃、吸氧、输液,维持血压稳定,两小时后意识逐渐清醒。次日出现剧烈腹痛,呕出血性液体约300mL,血压下降,意识模糊,当晚急转医院。

【查体】

体温36.8℃,脉搏134次/分,呼吸24次/分,血压78/66mmHg,神志模糊,面色苍白,皮肤巩膜黄染,心率134次/分,律齐,无杂音,两肺未闻啰音,腹软,上腹有压痛,肝无肿大,四肢湿冷,神经系统无异常。心电图提示心肌轻度损害,血红蛋白150g/L,白细胞25×10^9/L,中性粒细胞百分比92%,血钾4.2mmol/L,血钠136mmol/L,血氯化物100mmol/L,血尿素氮3.57mmol/L,二氧化碳结合力4.35kPa。诊断为急性1,2-二氯乙烷中毒,合并中毒性休克。

入院后立即应用多巴胺、间羟胺升压,给予输液、吸氧、纠正酸中毒,保肝及预防感染等综合治疗措施。发病第三天血压恢复正常,但神志仍朦胧,仍有呕吐、烦躁、呻吟,复查白细胞30.3×10^9/L,血尿素氮12.85mmol/L,二氧化碳结合力6.25kPa。肝功能检查:谷丙转氨酶1 153U(Reitman法),麝香草酚浊度试验4U,黄疸值13μmol/L;血碱性磷酸酶80U(正常值25~80U),血钙2.1mmol/L,血磷0.84mmol/L,血糖7.1mmol/L。发病第四天神志转为嗜睡状态,能自诉腹痛、头晕、乏力、恶心,开始进食流质,血尿素氮下降至11.78mmol/L,肝脏B超检查正常。发病一周后症状减轻,皮肤巩膜黄染减退,肝仍无肿大。血常规基本正常,尿常规正常。复查谷丙转氨酶下降为210U,麝香草酚浊度试验4U,黄疸值20μmol/L,血碱性磷酸酶升至281U,血乳酸脱氢酶152U,血清蛋白电泳正常。发病第二周黄疸消退,谷丙转氨酶接近正常,麝香草酚浊度试验3U。第三周谷丙转氨酶恢复正常,碱性磷酸酶仍高达233U,乳酸脱氢酶正常,血糖正常。住院一个月临床治愈出院,嘱出院后2~4周内门诊复查。门诊复查时临床无阳性所见,谷丙转氨酶正常,血碱性磷酸酶仍未完全恢复正常,为136U,继续门诊随访。

【评论】

本例是口服中毒,自服1,2-二氯乙烷150mL,证据充分,诊断明确。虽口服20分钟后出现头痛、恶心、呕吐,随即昏迷,但因及时(40分钟)送至医院并立即给予洗胃、吸氧、输液,维持血压稳定,两小时后意识逐渐清醒,说明处理及时并有效。经一个月住院治疗,康复出院。本案例提示,口服1,2-二氯乙烷病例,只要处理及时得当,完全有可能康复。

（黄振烈　钟怡洲　李来玉）

参考文献

［1］李来玉,陈秉炯.职业性二氯乙烷亚急性中毒的研究概况[J].中国工业医学杂志,1996,9(1):45-47.

［2］李来玉,祝家镇,练海泉,等.二氯乙烷职业性中毒尸检两例报告[J].中国工业医学杂志,1996,9(5):284-285.

［3］李来玉,陈秉炯,黄建勋.1,2-二氯乙烷职业中毒近十年的研究概况[J].中国职业医学,1999,26(6):

44-46.

［4］贾肖辉,程浩,徐丹丹,等.水通道蛋白4在1,2-二氯乙烷中毒性脑水肿中表达研究[J].中国职业医学,2016,43(2):138-142.

［5］徐丹丹,范启明,贾肖辉,等.1,2-二氯乙烷吸入染毒对SD大鼠肝脏遗传损伤效应及代谢酶表达的影响[J].热带医学杂志,2016,16(4):440-443.

［6］张雅婷,吴洁娇,黄曼琪,等.雄性生殖毒性经典遗传和表观遗传机制研究进展[J].中国职业医学,2017,44(3):376-381.

［7］张雅婷,钟怡洲,李国樑,等.1,2-二氯乙烷对NIH小鼠学习记忆的影响[J].中国职业医学,2018,45(1):1-6.

［8］WANG T,XU D,FAN Q,et al. 1,2-Dichloroethane impairs glucose and lipid homeostasis in the livers of NIH Swiss mice［J］.Toxicology,2017(380):38-49.

［9］ZHANG Y,LI G,ZHONG Y,et al. 1,2-Dichloroethane induce reproductive toxicity mediated by CREB/CREM signaling pathway in male NIH Swiss mouse［J］.Toxicol Sci,2017,160(2):299-314.

［10］ZENG N,JIANG H,FAN Q,et al. Aberrant expression of miR-451a contributes to 1,2-dichloroethane-induced hepatic glycerol gluconeogenesis disorder by inhibiting glycerol kinase expression in NIH Swiss mice［J］.J Appl Toxicol,2018,38(2):292-303.

［11］ZENG N,ZHANG Z,JIANG H,et al. LncRNA-241 inhibits 1,2-dichloroethane-induced hepatic apoptosis［J］.Toxicol In Vitro,2019(61):104650.

［12］ZHONG Y,LIANG B,HU M,et al. MicroRNA-29b-3p aggravates 1,2-dichloroethane-induced brain edema by targeting aquaporin 4 in Sprague-Dawley rats and CD-1 mice［J］.Toxicol Lett,2020(319):160-167.

［13］HUANG M,ZHONG Y,LIN L,et al. 1,2-Dichloroethane induces cerebellum granular cell apoptosis via mitochondrial pathway in vitro and in vivo［J］.Toxicol Lett,2020(322):87-97.

［14］HUEPER W C,SMITH C. Fatal ethylene dichlorid poisoning［J］.The American Journal of the Medical Sciences,1935,189(6):778-784.

第四节　二氯五氟丙烷

一、别名

二氯五氟丙烷(dichloropentafluoropropane)别名:五氟二氯丙烷;HCFC-225;AK-225。

二氯五氟丙烷,分子式为$C_3HCl_2F_5$,具有多个同分异构体,主要包括:

1,1-二氯-1,2,2,3,3-五氟丙烷(1,1-dichloro-1,2,2,3,3-pentafluoropropane,HCFC-225cc);

1,1-二氯-1,2,3,3,3-五氟丙烷(1,1-dichloro-1,2,3,3,3-pentafluoropropane,HCFC-225eb);

1,2-二氯-1,1,2,3,3-五氟丙烷(1,2-dichloro-1,1,2,3,3-pentafluoropropane,HCFC-225bb);

1,2-二氯-1,1,3,3,3-五氟丙烷(1,2-dichloro-1,1,3,3,3-pentafluoropropane,HCFC-225da);

1,3-二氯-1,1,2,2,3-五氟丙烷(1,3-dichloro-1,1,2,2,3-pentafluoropropane,HCFC-225cb);

1,3-二氯-1,1,2,3,3-五氟丙烷(1,3-dichloro-1,1,2,3,3-pentafluoropropane,HCFC-225ea);

2,2-二氯-1,1,1,3,3-五氟丙烷(2,2-dichloro-1,1,1,3,3-pentafluoropropane,HCFC-225aa);

2,3-二氯-1,1,1,2,3-五氟丙烷(2,3-dichloro-1,1,1,2,3-pentafluoropropane,HCFC-225ba);

(R,S)-(+/-)-2,3-二氯-1,1,1,2,3-五氟丙烷[(R,S)-(+/-)-2,3-dichloro-1,1,1,2,3-pentafluoropropane,HCFC-225ba];

3,3-二氯-1,1,1,2,2-五氟丙烷(3,3-dichloro-1,1,1,2,2-pentafluoropropane,HCFC-225ca)。

二、CAS 号

1,1-二氯-1,2,2,3,3-五氟丙烷:13474-88-9。

1,1-二氯-1,2,3,3,3-五氟丙烷:111512-56-2。

1,2-二氯-1,1,2,3,3-五氟丙烷:422-44-6。

1,2-二氯-1,1,3,3,3-五氟丙烷:431-86-7、141563-84-0。

1,3-二氯-1,1,2,2,3-五氟丙烷:507-55-1。

1,3-二氯-1,1,2,3,3-五氟丙烷:136013-79-1。

2,2-二氯-1,1,1,3,3-五氟丙烷:128903-21-9。

2,3-二氯-1,1,1,2,3-五氟丙烷:422-48-0。

(R,S)-(+/-)-2,3-二氯-1,1,1,2,3-五氟丙烷:111512-55-1。

3,3-二氯-1,1,1,2,2-五氟丙烷:422-56-0、127564-92-5。

三、理化特性

二氯五氟丙烷为无色无味液体,分子量为 202.93,不同同分异构体的理化性质略有差异。

(1) 1,1-二氯-1,2,2,3,3-五氟丙烷:常压下沸点为 60.9℃,密度为 1.578g/cm³,LogP 为 2.987 70。

(2) 1,1-二氯-1,2,3,3,3-五氟丙烷:常压下沸点为 55.6℃,密度为 1.578g/cm³,折射率为 1.331,25℃下蒸汽压为 248mmHg,LogP 为 2.987 70。

(3) 1,2-二氯-1,1,2,3,3-五氟丙烷:常压下沸点为 61.2℃,密度为 1.578g/cm³,折射率为 1.331,25℃下蒸汽压为 200mmHg,LogP 为 2.987 70。

(4) 1,2-二氯-1,1,3,3,3-五氟丙烷:常压下沸点为 50℃,密度为 1.560g/cm³,折射率为 1.320 8,LogP 为 2.987 70。

(5) 1,3-二氯-1,1,2,2,3-五氟丙烷:常压下沸点为 58.1℃,熔点为-96.9℃,密度为 1.578g/cm³,折射率为 1.326,25℃下蒸气压为 286mmHg,LogP 为 2.987 70。

(6) 1,3-二氯-1,1,2,3,3-五氟丙烷:常压下沸点为 56.6℃,密度为 1.578g/cm³,折射率为 1.331,25℃下蒸气压为 228mmHg,LogP 为 2.987 70。

(7) 2,2-二氯-1,1,1,3,3-五氟丙烷:常压下沸点为 60℃,密度为 1.578g/cm³,折射率为 1.331,25℃下蒸气压为 209mmHg,LogP 为 2.987 70。

(8) 2,3-二氯-1,1,1,2,3-五氟丙烷:常压下沸点为 57.4℃,密度为 1.578g/cm³,折射率为

1.331,25℃下蒸气压为231mmHg,LogP为2.987 70。

(9) 3,3-二氯-1,1,1,2,2-五氟丙烷:常压下沸点为53.3℃,熔点为-94℃,密度为1.550g/cm³,折射率为1.324 8,LogP为2.987 70。

二氯五氟丙烷不易燃,化学活性低,但与强还原剂,如活性金属发生强烈反应,在强氧化剂和极端温度下可被氧化。

四、接触机会

二氯五氟丙烷(HCFC-225)是一种氯氟烃产品,主要作为精密仪器的电子清洁剂,同时也是良好的发泡剂和冷冻介质。日本旭硝子(Asahi Glass)公司开发了以HCFC-225ca和HCFC-225cb为主要成分的混合溶剂"ASAHIKLIN AK-225",广泛用于精密零件的清洗。AK-225与醇和其他溶剂混合成类似于共沸物的混合物,适用于助焊剂的清除。

五、代谢

尚未见到二氯五氟丙烷代谢相关资料。

六、危害性

(一) 急性毒性

资料显示,小鼠急性经口 LD_{50} 雌性为20g/kg、雄性为14.7g/kg。小鼠经口染毒后,胃肠道胀气,到期处死动物,解剖组织病理学检查可发现肝细胞浊胀、水样变性。小鼠急性吸入 LC_{50} 为526 670mg/m³。小鼠在染毒柜中静式吸入2小时后,1 666 667mg/m³ 和773 333mg/m³ 组动物染毒5分钟后均出现烦躁不安;10分钟部分动物出现跳跃,管状尾;15分钟动物出现昏睡;1小时内全部动物死亡。166 667mg/m³ 和35 833mg/m³ 组动物染毒10分钟出现烦躁不安,部分动物跳跃;15分钟个别动物出现昏睡;2小时后移出染毒柜即恢复活动。死亡动物肺、肝脏轻微肿胀,到期处死动物大体解剖和组织病理学检查主要是肺轻度淤血,肝细胞浊胀、水样变性。

大鼠急性毒性试验资料显示,经口 LD_{50} 雌性和雄性均大于21.5g/kg。大鼠经口染毒后,解剖见胃肠道胀气,组织病理学检查主要是肝细胞浊胀、水样变性。大鼠吸入HCFC-225cb或HCFC-225ca异构体4小时,HCFC-225cb的 LC_{50}(雌雄合并)为305 431mg/m³,HCFC-225ca的 LC_{50}(雌雄合并)为309 580mg/m³,两种异构体的毒性均表现为麻醉样症状,如俯卧、共济失调和活动减少等,症状在染毒结束后15分钟消失。组织病理学检查显示肝细胞有丝分裂增加、空泡化及肝窦充血。

碳氟化物代替品国际共同安全性确认实验(PAFT)的研究表明,HCFC-225ca与HCFC-225cb的急性毒性较低,经口 LD_{50} 大于5 000mg/kg,4小时小鼠 LC_{50} 为307 090mg/m³,2小时小鼠 LC_{50} 为526 204mg/m³。

(二) 亚急性毒性

我国董竞武等开展的大鼠28天吸入毒性试验显示,大鼠每日静式吸入染毒2小时,12 450mg/m³、37 350mg/m³ 及112 050mg/m³ 组动物染毒5分钟可见烦躁不安;10分钟部分动物跳跃,管状尾;15分钟动物出现昏睡;2小时后移出染毒柜即恢复活动。连续经呼吸道染毒所产生的不良反应包括:体重变化,肺、肝脏、心脏、肾脏系数变化,以及血液生化指标 ALT、AST、CR、BUN、TG 的变化,配合大体解剖和病理组织学检查,大鼠最小毒作用浓度(LOEC)为 37 350mg/m³,最大未观察到毒作用浓度(NOEC)为 12 450mg/m³。

国外一项大鼠 4 周亚急性吸入毒性试验,给予雌性和雄性大鼠 0mg/m³、8 300mg/m³、41 500mg/m³ 或 124 496mg/m³HCFC-225cb 暴露,或者 0mg/m³、415mg/m³、4 150mg/m³ 或 41 500mg/m³ HCFC-225ca 暴露,每天 6 小时,每周 5 天。结果显示,染毒过程中,124 496mg/m³ HCFC-225cb 或 41 500mg/m³ HCFC-225ca 可引起大鼠的麻醉样症状和眼刺激症状;41 500mg/m³ HCFC-225ca 组雄性大鼠血清胆固醇和甘油三酯下降,肝脏重量增加,组织病理学检查显示肝细胞肥大、嗜酸性染色。另一项用猕进行的 28 天吸入试验中,观察到 HCFC-225ca 的最低毒作用浓度为 8 300mg/m³。

（三）慢性毒性

尚缺乏二氯五氟丙烷慢性毒性相关资料。

（四）致癌、致畸、致突变性

1. 致癌性 尚缺乏二氯五氟丙烷致癌性相关资料。

2. 致畸性 尚缺乏二氯五氟丙烷致畸性相关资料。

3. 致突变性 Ames 试验结果为阴性(HCFC-225cb 及 HCFC-225ca);染色体畸变试验结果为阴性(中国仓鼠肺细胞,HCFC-225cb 及 HCFC-225ca);肝细胞非程序 DMA 合成试验阴性(HCFC-225cb 及 HCFC-225ca),人淋巴细胞染色体畸变试验结果为阳性(HCFC-225ca:50 000μL/L、100 000μL/L,无 S-9 活化;HCFC-225cb:100 000μL/L,无 S-9 活化)。

（五）生殖毒性

尚缺乏二氯五氟丙烷生殖毒性相关资料。

（六）免疫毒性

尚缺乏二氯五氟丙烷免疫毒性相关资料。

（七）其他毒性

心脏敏感性(cardiac sensitization)试验显示,HCFC-225cb 对狗的 LOAEL 为 165 995mg/m³,NOAEL 为 124 496mg/m³。

七、作用机制

尚缺乏二氯五氟丙烷毒作用机制相关资料。

八、风险分级

1,3-二氯-1,1,2,2,3-五氟丙烷(HCFC-225cb)危险类别(ECHA 提供):皮肤刺激,类别 2;眼损伤/眼刺激,类别 2;急性毒性-经呼吸道,类别 4。

GHS 标签危险申明:H315,造成皮肤刺激;H319,造成严重眼损伤/眼刺激;H332,呼吸道急性毒性。

九、院内救治

（一）诊断和分级

目前二氯五氟丙烷中毒的诊断和分级尚没有明确的标准。相关中毒事件报道显示,二氯五氟丙烷急性中毒者临床表现主要以中枢神经系统和呼吸系统损害为主,病程初期多出现头晕、眼花、头痛、乏力、步态蹒跚等中枢神经麻醉的表现,可伴有恶心、呕吐,并出现急性上呼吸道炎症症状,如胸闷、咳嗽、咽痛、鼻塞、流涕、气短等,中毒严重者可出现不同程度的意识障碍,如烦躁、嗜睡、昏睡、浅昏迷等。

(二) 应急处置

首先应立即脱离接触,把中毒者转移至新鲜空气中,保持安静,保暖,立即拨打 120 或紧急医疗服务电话。如果中毒者呼吸停止,给予人工呼吸。如中毒者摄取或吸入二氯五氟丙烷,切勿使用口对口方法,可使用装有单瓣阀的袖珍口罩或其他适当的呼吸医疗装置进行人工呼吸。如果中毒者出现呼吸困难,及时给予氧气,脱去并隔离被污染的衣服和鞋子。眼部受化学物污染,必须立即彻底冲洗,以免眼部发生不可逆的严重病变。万一接触到二氯五氟丙烷,应立即用清水冲洗皮肤或眼睛至少 20 分钟,此外可用肥皂水清洗皮肤。

(三) 治疗

二氯五氟丙烷急性中毒目前还没有特效解毒药,治疗可按照《职业性急性化学物中毒性呼吸系统疾病诊断标准》(GBZ 73—2009)、《职业性急性化学物中毒性神经系统疾病诊断标准》(GBZ 76—2002)处理原则,以防治脑水肿、肺水肿为重点,强调"密切观察、早期发现、及时处理、防止复发"。早期、短程、足量使用糖皮质激素,合理应用脱水剂,同时给予吸氧、营养脑细胞、营养心肌、护肝、护肾、抗感染、维持电解质平衡等对症支持治疗。

十、病例报告

2010 年 12 月 9 日,广东省某市某光学制造公司发生一起 HCFC225 泄漏事故,6 名员工被送当地医院救治。当日凌晨约 3 点 30 分,1 台与洗净机配套的用于回收 "ASAHIKLIN AK-225" 的自动废液回收装置突发故障,导致废液无法自动回收,当班的洗净室员工未按操作规范进行手动排除废液,导致废液洒落地面,散发出强烈的刺激气味。洗净室 5 名员工闻到刺激性气味感觉不适自行离开车间,未通知离洗净室较近的镀膜室其他员工。10 分钟后,在洗净室门口过道工间休息的 6 名镀膜室员工均感车间温度越来越高,并闻到越来越浓的、强烈的刺激性气味,先后出现头晕、头痛、恶心、呕吐、胸闷、乏力、嗜睡等不适,其中 2 人昏迷,6 人均被送往当地医院救治。其间,后工程车间其他岗位员工也先后感到异常气味而离开车间。除上述被送医院治疗的 6 名镀膜室员工外,其他员工经疏散到空旷处呼吸新鲜空气后,无特殊不适。入院体格检查显示:6 例患者均呈急性病容,2 例浅昏迷状,1 例昏迷患者呼吸过速(26 次/分),1 例球结膜稍水肿,1 例咽充血,5 例呼吸音增粗,6 例四肢肌力 4 级,生理反射均存在,病理反射均未引出。2 例浅昏迷患者发病当天经抢救恢复清醒,但在意识恢复过程中分别出现昏睡、嗜睡。实验室及辅助检查显示:6 例患者入院时白细胞计数为 $7.6 \times 10^9/L \sim 10.8 \times 10^9/L$,入院后第 2 天均升高,第 3 天达到高峰,为 $12.1 \times 10^9/L \sim 20.3 \times 10^9/L$;红细胞、血小板均正常。1 例昏迷患者(孕妇)动脉血气分析显示氧偏低为 5kPa,经治疗后恢复正常。另 1 例昏迷患者入院血钾 3.3mmol/L,脑电图检查出现轻度异常(低电压改变),经治疗恢复正常。1 例患者胸部 X 线片显示:双肺纹理增多增粗,边缘模糊,未见明显实质性病变,考虑急性支气管炎。6 例患者肝功能、肾功能、心肌酶、心电图、心脏彩超、脑血流图、头颅 CT 等检查均无异常。5 例胸部 X 线片无异常患者进行胸部 CT 检查也未发现异常。入院后给予吸氧、卧床休息,肾上腺糖皮质激素预防脑水肿、肺水肿,并予护肝、护肾、营养心肌、营养脑细胞、抗感染、抗病毒、维持电解质平衡等对症支持治疗,5 例患者住院 7 天后出院,另 1 例患者因行人工流产术住院 13 天后出院。

当地职业病防治机构对"ASAHIKLIN AK-225"清洗剂进行检测,检出 HCFC-225ca、HCFC-225cb 含量分别为 45%、55%。调查分析后认定这是一起因违反操作规程而引起的职业性 HCFC-225 急性中毒事故。

(李旭东 张骁 吴茜)

参考文献

[1] 津崎真彰,李健. 替代 ODS 清洗用氟系溶剂的介绍[J]. 洗净技术,2004,2(9):60-66.
[2] 董竞武,肖萍,潘喜华,等. 二氯五氟丙烷的 28 天吸入毒性试验观察[J]. 环境与职业医学,2003,20(3):236-238.
[3] FRAME S R,CARAKOSTAS M C,WARHEIT D B. Inhalation toxicity of an isomeric mixture of hydrochlorofluorocarbon(HCFC)225 in male rats[J]. Fundam Appl Toxicol,1992,18(4):590-595.
[4] BROCK W J,SHIN-YA S,RUSCH G M,et al. Inhalation toxicity and genotoxicity of hydrochlorofluorocarbon(HCFC)-225ca and HCFC-225cb[J]. J Appl Toxicol,1999,19(2):101-112.
[5] KURATA Y,TAKECHI M,TOYOTA N,et al. Four-week repeated inhalation study of HCFC 225ca and HCFC 225cb in the common marmoset[J]. Toxicol Lett,1997,92(3):209-219.
[6] 张庆年,钟茂耀,吴木生,等. 一起职业性急性二氯五氟丙烷中毒事故调查报告[J]. 职业与健康,2011,27(24):2847-2849.
[7] 郑倩玲,陈嘉斌,梁伟辉,等. 职业性急性二氯五氟丙烷中毒临床分析[J]. 新医学,2011,42(07):436-439.

第五节 三 氯 甲 烷

一、别名

三氯甲烷(trichloromethane)别名:氯仿(chloroform),哥罗芳(formyl-trichloride)。

二、CAS 号

三氯甲烷:67-66-3。

三、理化性质

三氯甲烷分子式为 $CHCl_3$。甲烷分子中三个氢原子被氯取代而生成的化合物,为无色透明液体,有特殊气味,味甜。

（一）物理性质

三氯甲烷为无色透明重质液体,极易挥发,有特殊气味。相对分子质量 119.38,相对密度 1.50(水=1),相对蒸气密度 4.12(空气=1),熔点 -63.5℃,沸点 61~62℃(101.3kPa),饱和蒸气压 26.66kPa(25℃),微溶于水,能溶于乙醇、苯、乙醚、石油醚、四氯化碳、二硫化碳和油类等。

（二）化学性质

三氯甲烷对光敏感,遇光照会与空气中的氧作用,产生光气(碳酰氯)和氯化氢,试剂级的三氯甲烷常加入 0.5%~2% 乙醇作为稳定剂,乙醇与光气生成氯甲酸乙酯(ethyl chloroformate)。三氯甲烷与明火或灼热的物体接触时亦可产生剧毒光气。不易燃烧,易水解成甲酸和盐酸,稳定性差,450℃以上发生热分解,能进一步氯化为四氯化碳。

四、使用历史与接触机会

三氯甲烷常见于塑胶制品、有机玻璃行业,作为黏胶剂使用。近年来因使用三氯甲烷作为塑胶黏合剂导致的职业性化学中毒事故时有发生。

(一) 使用历史

三氯甲烷在 18 世纪中期曾作为麻醉剂被广泛使用,也曾用作镇静剂,因毒性较大,现已很少在医学上使用。目前三氯甲烷常被用作脂肪、橡胶、树脂、油类、蜡、磷、碘和黏合亚克力的溶剂,以及电器维修行业(特别是手机维修)的清洗剂、萃取剂、防腐剂等。三氯甲烷作为有机合成原料,还可用于制造合成纤维、塑胶、杀虫剂、防腐剂和地板蜡等。目前工业上主要用于生产氟利昂(F-21、F-22、F-23)、火箭燃料以及聚四氟乙烯化合物。

(二) 接触机会

在工业生产中,主要用于合成碳氟化合物、火箭燃料以及聚四氟乙烯化合物,作为甲基化剂的原料,也作为溶剂和萃取剂等,从事以上相关行业的人群均有机会接触三氯甲烷。若作业工人对三氯甲烷毒性认识不足,个人防护用品穿戴意识不强,加上企业对职业病防护措施不到位,车间通风设施不完善等,工人对三氯甲烷的接触量增加,发生中毒的可能性也极大提高。

五、代谢

三氯甲烷进入机体后迅速广泛分布于全身各组织,在脂肪组织、脑、肝、肾的含量相对较高,部分可随乳汁分泌,还可通过胎盘进入胎儿体内。三氯甲烷进入机体后 60%~70% 以原形从肺排出,30%~40% 在体内主要通过肝脏进行代谢转化。三氯甲烷在体内有两条代谢途径。

1. 需氧代谢途径　由微粒体酶中的细胞色素 P450 催化,生成光气,中间产物有二氯甲烷、一氯甲烷和甲醛,最终生成二氧化碳,从肺呼出。

2. 厌氧代谢途径　其量甚微。光气具有亲电性,能与某些组织细胞大分子的亲核基团反应,形成共价结合物,从而产生毒性反应。此种结合主要在离细胞色素 P450 最近的内质网中发生,也有部分发生在线粒体。

六、危害性

三氯甲烷属于中等毒性毒物,主要经呼吸道、消化道和皮肤接触进入机体,经消化道吸收快且完全被吸收。主要作用于中枢神经系统,有麻醉作用,对心、肝、肾有损害。误服中毒时,胃有烧灼感,伴恶心、呕吐、腹痛、腹泻,而后出现麻醉症状。液态三氯甲烷可致皮炎、湿疹,甚至皮肤灼伤。有致癌可能性。

(一) 急性毒性

三氯甲烷急性中毒主要作用于中枢神经系统,初期有头痛、头晕、恶心、呕吐、兴奋、皮肤湿热和黏膜刺激症状。之后呈现精神紊乱、呼吸表浅、反射消失、昏迷等,重者发生呼吸麻痹、心室纤维性颤动。同时可伴心、肝和肾损害。

1. 大鼠急性经口 LD_{50} 为 695~1 194mg/kg，雄性和雌性 ICR 小鼠经口 LD_{50} 分别为 1 120mg/kg 和 1 400mg/kg。人经口服用三氯甲烷可能会刺激咽喉、食管和胃部，可能发生呕血，此外还可出现胸骨后疼痛、吞咽疼痛和胃不适。经口摄入主要引起肝脏病变，但有案例报道人经口摄入 10mL 即可导致中枢神经系统抑制而死亡。

2. 大鼠急性吸入三氯甲烷 4 小时，LC_{50} 为 47.7g/m^3。小鼠 LC_{50} 为 150mg/m^3。人吸入 5~10 分钟 120g/m^3 三氯甲烷可以致死；吸入 30~40g/m^3 可导致眩晕感，呕吐；吸入 10g/m^3 15 分钟后可出现眩晕和轻度呕吐。

3. 急性皮肤刺激性/腐蚀性试验显示，三氯甲烷对兔子皮肤刺激属轻度刺激性，对皮肤有直接刺激和脱脂作用。通过对三氯甲烷车间工人的皮肤调查发现，接触三氯甲烷的工人皮肤干燥、剥脱、水疱、瘙痒、粗糙、发红的发生率与检出率均明显增高。当皮肤大量接触三氯甲烷时，先有烧灼感，继而发生红斑、水肿、起疱，甚至冻伤，还可引起接触性皮炎。三氯甲烷还可能通过皮肤吸收引起中毒，但只有在长时间接触后才会突显后果。

4. 急性眼刺激性/腐蚀性试验显示，三氯甲烷对兔子眼睛刺激属中度刺激性。人眼睛接触三氯甲烷可产生刺痛感、疼痛和结膜充血，上皮细胞损坏，但通常在 1~3 天内迅速恢复。

（二）亚急性毒性和慢性毒性

对动物的慢性毒性主要表现为肝肾损害，大鼠每日经口摄入 2 500mg/kg 三氯甲烷共 90 天，可见肝萎缩、肝脂肪滴形成和甲状腺病变，同时血浆天门冬氨酸氨基转移酶、碱性磷酸酶、肝鸟氨酸脱羧酶、核 RNA 聚合酶 I 活性增高，而肾鸟氨酸脱羧酶活性降低。

人长期职业接触三氯甲烷的慢性中毒症状包括呕吐、消化不良、食欲减退、神经过敏、失眠、抑郁、神经错乱。有报道显示，工人在浓度为 376~1 157mg/m^3 的三氯甲烷环境中长期工作，可出现头晕、疲劳、嗜睡、记忆减退、多梦、厌食和心悸等。

（三）生殖发育毒性

以三氯甲烷 0.012 5g/L、0.025g/L、0.05g/L 三个剂量组对小鼠腹腔注射染毒，染毒 10 天后小鼠的精子畸形率和活动度下降率均与对照组有明显差异；大鼠口服三氯甲烷同样可引起胎仔体质量减轻，而且三氯甲烷可通过血睾屏障对小鼠曲精小管中的精细胞发育产生影响。对妊娠 6~15 天的 SD 大鼠分别给予三氯甲烷 0、146mg/m^3、488mg/m^3 和 1 464mg/m^3 吸入染毒，7 小时/天，488mg/m^3 组胎仔出现无尾、肛门闭锁、腭裂等畸形发生率较对照组明显增高；1 464mg/m^3 组出现胎仔大小及体重均下降、骨化延迟、肋骨缺失及皮下水肿，且母鼠表现为早期生殖过程受阻。

有资料表明，低浓度慢性接触三氯甲烷的人群可出现性腺功能减退，受精能力和生育能力下降，精子畸形及活动度下降，还有报道称三氯甲烷可穿过胎盘，且脐带血中浓度等于或大于母体血液浓度，但在人群中是否存在致畸作用仍无定论。

（四）遗传毒性

Ames 试验证明三氯甲烷可引起 TA100 菌株回复突变的菌落数增加，且具有明显的剂量-反应关系，但并不引起 TA98 菌株的回复突变菌落数增加，提示三氯甲烷是一种碱基置换型的致突变物。三氯甲烷的小鼠骨髓中嗜多染红细胞微核试验具有明显的剂量-反应关系，提示三氯甲烷是一种染色体断裂剂，能够引起细胞发生遗传突变。但目前对研究结果仍存在争议，三氯甲烷目前暂被认为是潜在诱变剂。

（五）免疫毒性

三氯甲烷被证实对小鼠的非特异性免疫功能、特异性体液免疫功能以及特异性细胞免疫功能均有毒性作用，并呈现一定的剂量-反应关系。目前关于三氯甲烷对人体免疫毒性的研究较少。一项针对 68 名工人暴露于三氯甲烷（0.01~1mg/L）1~4 年的调查中发现，有 10 人脾脏肿大。

（六）致癌性

喂饲 60mg/kg 三氯甲烷可引起雄性大鼠肾脏恶性肿瘤；分别喂饲雄性大鼠三氯甲烷 138~277mg/kg、雌性大鼠 238~477mg/kg，可引起肝细胞癌。目前仍缺少人群致癌数据。国际癌症研究机构（IARC）将三氯甲烷归在 2B 类致癌物清单中（对人类致癌性证据有限，对实验动物致癌性证据并不充分；或对人类致癌性证据不足，对实验动物致癌性证据充分）。

七、作用机制

三氯甲烷属于细胞原浆性毒物，可以直接损害肝细胞及其细胞器（内质网为主），引起肝细胞脂肪变性及坏死，且损害程度与三氯甲烷的接触剂量密切相关。三氯甲烷对肝损害的病理生理机制：三氯甲烷在肝细胞内质网经羟化酶作用，产生自由基，致脂质过氧化，改变膜结构完整性，溶酶体破裂和线粒体损伤及细胞内钙流失控，引起肝细胞坏死，甚至损害 DNA 致细胞突变。

除直接作用外，三氯甲烷的代谢产物光气是造成机体毒性损害的主要物质。光气是高度亲电性和结合组织大分子，可以通过以下机制导致毒性损害。

（1）光气更易在肝细胞、生殖细胞、神经细胞和肾小管及肾间质细胞等细胞，通过与胞内大分子物质共价结合，造成机体细胞的损害。

（2）脂质过氧化反应：光气能大量与还原型谷胱甘肽结合，促进脂质过氧化反应，进而导致膜系统和胞内 DNA 受到攻击。

八、风险分级

依据《职业性接触毒物危害程度分级》（GBZ 230—2010），职业性接触三氯甲烷的危害程度分级为高度危害（Ⅱ级）。

按《全球化学品统一分类和标签制度》（GHS）进行风险分类。

（一）人体健康危害

1. 对皮肤的腐蚀、刺激　类别 2。

2. 对眼有严重的损伤、刺激　类别 2。

3. 急性吸入毒性　类别 3。

4. 特定目标靶器官毒性（反复接触）　类别 1。

5. 致癌性　类别 2。

危害说明：三氯甲烷吸入引起中毒，对皮肤具有刺激作用，对眼具有严重刺激作用。长期慢性接触会导致器官伤害。具有可疑的生殖毒性，可能影响生育能力或对胎儿造成伤害。具有可疑的致癌性。

（二）物理化学危害

与明火或灼热的物体接触时能产生剧毒的光气。在空气、水分和光的作用下，酸度增加，对金属有强烈的腐蚀性。

（三）环境危害

三氯甲烷对环境有危害，在地下水中有蓄积作用。破坏敏感水生生物的呼吸系统。在水环境中难以被生物降解，对食品及蔬菜造成污染，从而通过饮食对人体产生毒性。

九、院内救治

三氯甲烷具有急性和亚急性毒性，长期接触会引起慢性毒性。

（一）诊断

因目前尚无三氯甲烷的诊断标准，具体诊断可参考《职业性急性化学物中毒性神经系统疾病诊断标准》（GBZ 76—2002）、《职业性中毒性肝病诊断标准》（GBZ 59—2010）、《职业性急性中毒性肾病的诊断》（GBZ 79—2013）、《职业性急性化学物中毒的诊断 总则》（GBZ 71—2013）。

1. 急性中毒诊断原则 有明确的短时间高浓度三氯甲烷接触史；急性发生的中枢神经系统麻醉症状；结合肝、肾功能检查，现场卫生学调查及空气中三氯甲烷浓度测定资料，排除其他原因引起的中枢神经系统及肝肾损伤即可诊断。及时检测血液中三氯甲烷，有助于病因学判定及鉴别诊断。

2. 慢性中毒诊断原则 根据明确的较长时期的三氯甲烷接触史，以肝损害为主的临床表现，结合实验室检查及现场卫生学调查资料，排除其他疾病后可诊断。

（二）实验室检查

1. 肝功能检查，包括谷丙转氨酶、谷草转氨酶、胆汁酸、甘胆酸、胆红素、凝血酶原时间及活动度等。

2. 尿常规及肾功能检查，包括肌酐、尿素氮等。

3. 心电图及心肌酶检查。

4. CT、MRI 检查，对于出现严重神经精神症状或拟为中毒性脑病者，可有助于诊断及处理。

5. 三氯甲烷原形、代谢物的检查作为参考。

（三）应急处置

首先应迅速使患者脱离现场，移至空气清新处，松开衣领，保持呼吸道通畅，并注意保暖。脱去被污染的衣服和鞋子。被污染皮肤局部即用清水或肥皂水充分冲洗，若皮肤少量接触，要防止污染物的扩散；眼睛污染时，可用清水、生理盐水或 2% 硼酸溶液充分冲洗至少20 分钟。若中毒者呼吸停止，抢救时尽量采取人工呼吸器，避免用口对口人工呼吸，以防止救治者发生中毒。

（四）治疗

三氯甲烷中毒目前尚无特效解毒药，故治疗仍以对症支持为主。具体的对症治疗包括：①吸氧：给予氧气或含有二氧化碳的氧气吸入。出现呼吸变浅、变慢时可给予呼吸兴奋剂。②口服中毒者可催吐，并以温水彻底洗胃，导泻。③改善脑细胞代谢，可使用能量合剂、胞磷胆碱、脑活素、钙离子拮抗剂等。④静脉缓慢注射 10% 葡萄糖酸钙 10~20mL。⑤积极护肝治疗，可予谷胱甘肽、葡醛内酯、肌苷等。⑥如呼吸、心搏骤停，应立即进行心肺复苏术，及时给予机械通气治疗呼吸衰竭；出现休克者，在补充血容量后，如血压仍无改善,可酌情给予血管活性药物,如多巴胺或间羟胺;抗心律失常治疗;出现少尿或无尿,可按急性肾功能衰竭原则处理;积极防治继发感染,加强营养支持,加强护理。⑦忌用吗啡和肾上腺素。

十、病例报告

(一) 案例一

患者,女,39 岁,江苏省射阳县某制笔企业粘芯工段工人。主要工作是在一个共用简易通风橱内,将少量三氯甲烷倒在敞口玻璃平皿中,将塑料笔的两部分蘸适量三氯甲烷后再粘接在一起,放在通风橱内挥发干燥后取出。患者工龄为 5 个月,2006 年 2 月 20 日因乏力、纳差、尿黄一月余到县人民医院就诊,以病毒性肝炎、中毒性肝炎收住入院。入院时患者皮肤黏膜明显黄染,小便呈浓茶状。

【查体】

谷丙转氨酶 359.9U/L、谷草转氨酶 541.4U/L、碱性磷酸酶 255.4U/L、总胆红素 223.28μmol/L、直接胆红素 180.14μmol/L、乙肝表面抗原阴性。经现场职业卫生学调查,在通风橱两侧操作口工人呼吸带处测得三氯甲烷含量分别为 56.5mg/m³、47.0mg/m³,均高于《工作场所有害因素职业接触限值》(GBZ 2—2002)规定限值(PC-TWA:20mg/m³)。诊断为慢性职业性重度中毒性肝病。

患者入院后经保肝、降酶、退黄等对症支持治疗,2 月 28 日复查肝功能:谷丙转氨酶 52.9U/L、谷草转氨酶 33.3U/L、碱性磷酸酶 170.1U/L、总胆红素 53.71μmol/L、直接胆红素 56.75μmol/L,症状明显好转,同意出院,出院后继续对症治疗。

【评论】

患者接触肝脏毒物三氯甲烷 5 个月,且作业场所空气中三氯甲烷浓度超标,车间卫生条件较差,又缺乏个人防护,故可能较大量吸入三氯甲烷;同工种人群也出现类似接触反应;职业流行病学调查和临床检查排除其他疾病,其病情符合慢性三氯甲烷中毒。针对上述情况,应要求该企业立即停止粘芯工段作业,对简易通风橱进行改造,防止三氯甲烷逸散到橱外,或更换粘接剂,用无毒或低毒粘接剂代替三氯甲烷,改善作业场所劳动环境,并加强职工的个人防护工作。

(二) 案例二

患者,男,39 岁,无锡市某外资印刷企业工人。从事印刷工作,使用"橡皮布更新剂"擦洗各种残留油墨,四条印刷生产线用量达到每天 20 瓶左右,每瓶 1 000mL。患者于 6 月 4 日出现上腹部不适、乏力、食欲不振、恶心、尿黄等症状,6 月 14 日到医院就诊,被收治入院。

【查体】

意识清,精神一般,皮肤巩膜略黄,未见肝掌、蜘蛛痣,心肺正常,腹平软,肝肋下 1.0cm、剑突下 3cm,质软,有压痛,脾肋下未及,腹水征阴性,双下肢无水肿。实验室检查:谷丙转氨酶 1 105U/L,谷草转氨酶 624U/L,γ-谷氨酰转肽酶 39.2U/L,总胆红素 44.6μmol/L,直接胆红素 13.1μmol/L,白蛋白 45.5g/L,球蛋白 31.932g/L,尿素氮 6.6mmol/L,肌酐 69μmol/L。乙肝表面抗体 534.52IU/mL、乙肝核心抗体 9.12PEIU/mL。甲肝、丙肝、丁肝、戊肝抗体阴性。单纯疱疹病毒、风疹病毒、巨细胞病毒抗体阴性。经调查分析,印刷车间设备布局和印刷工艺未做重大调整,所用化学品均有固定供应商,供货渠道稳定,一般不轻易改变,以往从未出现类似中毒事件。6月1日起,企业更换了新包装的橡皮布更新剂,其主要成分为三氯甲烷,质量分数高达96.19%。诊断:职业性亚急性三氯甲烷中毒性肝病。

【评论】

在本次中毒事件发生的2周前,供应商更换了"橡皮布更新剂"批次,更换的"橡皮布更新剂"样品中检出了高纯度三氯甲烷成分。根据橡皮布更新剂的每班使用量和使用方式,以及车间整体通风不良,推断印刷工在清洗皮辊过程中,大量挥发的三氯甲烷通过操作工人呼吸道或皮肤接触吸收进入人体。同工种人群也出现类似接触反应,职业流行病学调查和临床检查排除其他疾病,其病情符合亚急性三氯甲烷中毒。

(三) 案例三

患者,女,37岁,上海某汽配件厂工人。于2008年10月入职,从事风管粘接工作,接触三氯甲烷,每天工作约8小时,每周6天。工作约一周后觉头晕、恶心,离开车间后好转。约1个月后出现胸闷、纳差、厌油、乏力。2009年元旦放假一周,自觉好转。其后继续工作至2009年1月16日,因身体不适加重,回老家就诊,诊断"胃炎"并服药3天,症状继续加重。1月21日在合肥某医院就诊,胃镜检查为浅表性胃炎,腹部B超正常,肝功能异常。其后在该院静脉滴注还原型谷胱甘肽、口服护肝片,自觉症状好转,至上海市某医院就诊前一直口服护肝片等药物。患者发病以来,精神萎靡,胃纳差,近几个月来体重减轻4kg。既往史无异常,抽烟史为3~4支/天持续1年,不适后戒烟,偶饮酒。经调查分析,患者每天接触三氯甲烷2.5kg左右。

【查体】

神清,精神略差,发育正常,营养中等,肝掌(-)、蜘蛛痣(-),巩膜无黄染,全身皮肤无黄染,无出血点,舌质红,咽略红,扁桃体不大,腹软,无压痛反跳痛,肝脾肋下未及,肝区叩痛(-),四肢肌力、肌张力正常,双下肢无水肿,膝、跟腱等生理反射存在,巴氏征等病理反射未引出。实验室检查:血常规正常;两便常规正常;血生化正常;心电图T波低平;腹部彩超正常;乙肝表面抗体和e抗体均为阳性,乙肝病毒DNA滴度正常;癌胚抗原、甲胎蛋白、糖类抗原242等肿瘤指标阴性;抗O抗体、类风湿因子、免疫球蛋白、补体C3、补体C4、抗可溶性抗原、抗核抗体、抗双链DNA抗体等免疫指标阴性;肝功能正常。因患者至上海市某医院就诊前已在外地行保肝等对症治疗,来院后肝功能已正常,故在完善鉴别诊断的同时,针对其纳差、乏力等症状给予多潘立酮、复合维生素B、谷维素治疗,因胸闷且心电图示T波低平,给予麝香保心丸对症治疗。明确诊断后,于4月24日出院。出院诊断为三氯甲烷引起的职业性急性轻度中毒性肝病。

【查体】

患者每天接触三氯甲烷2.5kg左右,每周6天,作业岗位没有配备通风排毒设施,又缺乏个人防护,故可能吸入较大量三氯甲烷,职业流行病学调查和临床检查排除其他疾病,其病情符合急性三氯甲烷中毒。

(四) 案例四

患者,男,19岁,厦门市某卫浴水箱配件制造公司装配作业员。2015年6月3日开始从事插管工作,使用三氯甲烷将塑料水管插入另一塑料底座上,未插管时则在岗位旁整理物料。工作10天后出现头晕、恶心、四肢无力、嗜睡、注意力不集中等症状,怀疑中暑及胃病,服药后未见好转,于6月24日到医院就诊。

【查体】

巩膜中度黄染、上腹部轻度压痛。实验室检查:血清丙氨酸氨基转移酶 845U/L,血清总胆红素 37.56μmol/L,以急性肝功能损害原因待查入院。

入院后实验室检查排除药物性肝病、酒精性肝病、自身免疫性肝病,以及甲、乙、丙、丁、戊等病毒性肝炎,给予异甘草酸镁、丁二磺酸腺苷蛋氨酸、水飞蓟宾护肝及其他对症治疗。经调查分析,插管作业时测得插管岗位空气中三氯甲烷 C_{STE} 为 28.2mg/m³。诊断:职业性急性三氯甲烷轻度中毒性肝病。

【评论】

患者接触三氯甲烷 10 天,虽然在插管作业时佩戴了防毒面罩,但在整理物料时把面罩置于存放三氯甲烷的开口容器中,活性炭吸附有机溶剂存在饱和现象,一旦饱和则佩戴后无防护效果;同时由于现场无抽风排毒设施,故可能吸入较大量三氯甲烷;同工种人群也出现类似接触反应;职业流行病学调查和临床检查排除其他疾病,其病情符合急性三氯甲烷中毒。

(五) 案例五

患者,男,26 岁,厦门市某公司装配车间工人。从事马桶下水阀门组装工作,使用三氯甲烷作为黏合剂。工作 22 天后,因乏力、纳差、尿黄 1 周,意识障碍 12 小时就诊入院。经调查分析,患者工作场所空气中三氯甲烷浓度为 98mg/m³。

【查体】

温度 36.5℃,脉搏 78 次/分,呼吸 20 次/分,血压 140/75mmHg,意识模糊,精神极度倦怠,急性肝病面容,皮肤、巩膜重度黄染,四肢散在针尖样充血点,压之褪色,以双下肢为多见,肝掌(-),蜘蛛痣(-)。双肺呼吸音清,未闻及干湿啰音,心律齐,各瓣膜无明显杂音,腹软,略膨隆,脐周轻压痛,肝脾肋下未触及,肝区叩痛(+),Murphy's 征(-),移动性浊音(+),双下肢无水肿,扑翼样震颤(+),Babinshi's(+),踝阵挛(+),余病理征未引出。血生化检查血清谷丙转氨酶 722U/L,谷草转氨酶 426U/L,总胆红素 346.0μmol/L,结合胆红素 149.8μmol/L;甲、乙、丙、戊 4 种病毒性肝炎血清学标志物均阴性。凝血酶原时间 41.0 秒,国际标准化比值 4.39;血常规正常。B 超示少量腹腔积液,为漏出液。经护肝、脱氨、退黄等对症支持治疗后痊愈。诊断:职业性急性重度三氯甲烷中毒性肝病。

【评论】

患者有明确的三氯甲烷接触史,工作场所空气中三氯甲烷浓度超过国家职业接触限值,且工作场所无排毒设施,患者未戴防毒口罩、手套等个体防护措施。接触 22 天后发病,主要表现为严重肝损害,症状和体征符合三氯甲烷中毒表现,临床排除各型病毒性肝炎及肿瘤的可能,其病情符合急性重度三氯甲烷中毒。

(黄振烈 江俊莹 钟怡洲)

参考文献

[1] 余黎,唐明德. 氯仿的生殖毒性[J]. 实用预防医学,2003,10(2):269-270.

[2] 江朝强. 有机溶剂中毒预防指南[J]. 防腐保温技术,2006(2):5.

[3] 王子友. 三氯甲烷职业中毒的预防[J]. 劳动保护,2010(8):84-85.

[4] 王海兰. 三氯甲烷的职业危害与防护[J]. 现代职业安全,2014(5):110-111.

［5］陈志蓉,裴新荣,张凤兰,等. 氯仿毒性的研究进展及法规管理现状［J］. 癌变 畸变 突变,2014,26(1):
71-74.

［6］SCHWETZ B A,LEONG B K J,GEHRING P J. Embryo-and fetotoxicity of inhaled chloroform in rats［J］.
Toxicol Appl Pharmacol,1974,28(3):442-451.

［7］BURKHALTER J E,BALSTER R L. Behavioral teratology evaluation of trichloromethane in mice［J］.
Neurobehav Toxicol,1979,1(3):199-205.

［8］KRAMER M D,LYNCH C F,ISACSON P,et al. The association of waterborne chloroform with
intrauterine growth retardation［J］. Epidemiology,1992,3(5):407-413.

［9］ALSTON T A. Noteworthy chemistry of chloroform［J］. J Anesth Hist,2016,2(3):85-88.

［10］WILLIAMS A L,BATES C A,PACE N D,et al. Impact of chloroform exposures on reproductive and
developmental outcomes:A systematic review of the scientific literature［J］. Birth Defects Res,2018,110
(17):1267-1313.

第六节　三 氯 乙 烯

一、别名

三氯乙烯(trichloroethylene/trichloroethene)别名:乙炔化三氯(acetylene trichloride)。

二、CAS 号

三氯乙烯:79-01-6。

三、理化特性

三氯乙烯分子结构为 $CHCl=CCl_2$,为无色、易挥发液体,具有三氯甲烷样微甜气味。分子量 131.40,密度 $1.46g/cm^3$(20/4℃),熔点–73℃,沸点 86.7℃,燃点 410℃,相对蒸气密度 4.53g/L,蒸气压 7.70kPa(20℃),折射率 1.478 2。难溶于水,可与醇、醚等有机溶剂和油类相混溶。潮湿时遇光生成盐酸。不易燃烧。在有空气存在的条件下,当温度高于 400℃时,可分解生成光气、氯化氢和一氧化碳。

四、使用历史与接触机会

三氯乙烯于 1864 年由德国 Fischer E 博士发现。1915 年至 20 世纪 70 年代,三氯乙烯曾在医学上用作麻醉剂、止痛剂和消毒剂。国外还曾报告为获得欣快感而吸入三氯乙烯蒸气者。目前三氯乙烯主要为工业用途,如五金、电子、玩具、印刷、光学等行业的脱脂去污剂,脂肪、蜡、树脂、油、香水、油脂、橡胶、油漆的溶剂,用于配制印刷油墨、脱漆剂、润滑剂、油漆、清洁剂、杀虫剂、消毒剂、除臭剂、黏合剂、打字机修正液、防霉剂和防锈剂等,还用作冷冻剂、纺织品干洗剂及传热介质。由于长期广泛使用,三氯乙烯也是空气、地下水和食品中常见的环境污染物。

五、代谢

三氯乙烯可经呼吸道、胃肠道和皮肤吸收。动物实验发现其亦可经腹腔内吸收。职业接触的主要途径是吸入三氯乙烯蒸气和皮肤接触液态三氯乙烯。一项研究中,5 名男性志愿者每天吸入 376mg/m³ 三氯乙烯 4 小时,连续 5 天,最后一次暴露 18 小时后,血液和呼出气中三氯乙烯浓度为首次暴露 18 小时后的 2 倍。

三氯乙烯在机体内分布容积较大(10L/kg),但从血液中清除较慢。急性摄入后,三氯乙烯在脂肪组织中浓度最高,并可蓄积约 6 小时。血液和其他组织(特别是神经组织)中三氯乙烯浓度依赖于其从脂肪组织的缓慢消除。三氯乙烯在脂肪组织中的浓度为血液中的 100 倍。三氯乙烯蒸气对脂肪的溶解系数远高于对其他组织的溶解系数。动物实验发现,三氯乙烯脂肪组织/血液分配系数约为 70,而其他大部分组织/血液分配系数为 1~3。对人体尸检材料检测发现,以脂肪组织含量最高,其次为肝、肾、脑、肌肉和肺等。三氯乙烯可通过血脑屏障和胎盘屏障,接触后数分钟胎儿血液中即可检出。神经组织中三氯乙烯浓度约为血液中的 2 倍,但比脂肪组织中低 50 倍,提示其不在神经组织中蓄积。中枢神经系统的高血流量会增加神经组织中三氯乙烯浓度,但吸收一旦停止,三氯乙烯便会从中枢神经系统中被清除。

吸收的三氯乙烯约 10% 以原形随呼气排出,其余绝大部分在代谢后经肾脏由尿排出,从其他途径(如粪便、汗液和唾液)排出的三氯乙烯不到总量的 10%。三氯乙烯通过吸入、皮肤接触或经口摄入后,在体内的代谢途径相似,主要通过 2 种竞争性途径在肝脏代谢。第 1 种途径为细胞色素 P450(cytochrome P450,CYP450)氧化途径。三氯乙烯被 CYP 氧化成环氧化物中间体或三氯乙烯及 P450 复合物,环氧化物中间体被氧化成乙醛酸,三氯乙烯及 P450 复合物则转化成水合氯醛(chloral hydrate,CH)。水合氯醛进一步被氧化成三氯乙酸(trichloroacetic acid,TCA)或还原成三氯乙醇(trichloroethanol,TCOH),后者可迅速与葡糖醛酸结合形成葡糖醛酸三氯乙酯;三氯乙烯还可在此代谢途径中经过分子重排,脱氯后生成少量的二氯乙酸(dichloroacetic acid,DCA)。第 2 种途径为谷胱甘肽(glutathione,GSH)结合途径。三氯乙烯在谷胱甘肽-S-转移酶(glutathione S-transferase,GST)的作用下与 GSH 结合形成 S-(1,2-二氯乙烯)谷胱甘肽[S-(1,2-dichlorovinyl)glutathione,DCVG],DCVG 由谷氨酰转移酶和二肽酶催化水解反应形成 S-(1,2-二氯乙烯)-L-半胱氨酸[S-(1,2-dichlorovinyl)-L-cysteine,DCVC]、二氯乙酰氯等中间产物。DCVC 在肾脏中经裂解酶作用后生成 N-乙酰-S-(1,2-二氯乙烯)-L-氨酸[N-acetyl-S-(1,2-dichlorovinyl)-L-cysteine,NAcDCVC]等产物。目前认为三氯乙烯的细胞色素氧化途径是其肝毒性的关键,谷胱甘肽结合途径是其肾毒性的关键。

有文献报道,人吸入浓度为 538~1 076mg/m³ 三氯乙烯时,尿三氯乙醇和三氯乙酸的排出量分别占吸收量的 30%~50% 和 10%~30%。5 名男性志愿者连续 5 天吸入 376mg/m³ 三氯乙烯 4 小时,在暴露期间血液和尿液中的三氯乙醇均增加。体内三氯乙烯的总回收率为 78%,其中 11% 以三氯乙烯原形通过肺部排出,43% 以三氯乙醇、24% 以三氯乙酸的形式从尿液中排出。尿液中三氯乙醇和三氯乙酸的排出量与体重相关。血液中三氯乙烯清除半减期为 21.7 小时;一般情况下,尿液中清除半减期为 41 小时,但某些情况下可长达 73 小时。一项关于皮肤暴露和三氯乙烯吸收的志愿者试验中发现,暴露一旦停止,肺泡空气样本中三氯乙烯浓度迅速衰减。该研究还发现,当接触局限于手和前臂皮肤时,三氯乙烯不太可能被吸收到足以引起全身中毒的量。

三氯乙醇的形成和排出较三氯乙酸快,一次接触后前者肾脏清除半减期平均为 10 小时,后者为 52 小时。在一次接触后 24 小时或长期较恒定接触后，尿中三氯乙醇与三氯乙酸排出量（mol/天）比值约为 2∶1。人接触三氯乙烯后，尿中除可检出三氯乙醇和三氯乙酸两种主要代谢产物外，尚可检出少量氯乙酸和二氯乙酸等次要代谢产物。在大鼠的血液、肾脏或尿液中均检测到三氯乙烯的谷胱甘肽结合代谢物，包括 DCVG、DCVC 和 NAcDCVC，在人的尿液中也检测到 DCVC 和 NAcDCVC。

六、危害性

（一）急性毒性

国内三氯乙烯急性中毒多因生产事故造成高浓度的急性吸入，个别为误服；国外多为麻醉意外或青少年嗜吸。潜伏期一般为数十分钟至数小时。吸入极高浓度可迅速出现昏迷而无前驱症状。口服中毒发病也较快，多在 1 小时内。

1. 吸入

（1）中枢神经系统损害：急性吸入三氯乙烯可出现与剂量相关的中枢神经系统抑制，程度从精神运动功能下降和紊乱到呼吸衰竭、昏迷和死亡不等。早期主要表现为头晕、头痛、乏力、恶心、呕吐、欣快感、步态不稳、易激动、嗜睡等。症状加重时，可出现幻觉、谵妄、抽搐、昏迷，甚至很快发生呼吸抑制、循环衰竭而死亡。接触浓度超过 80 613mg/m³ 可导致死亡。某工厂曾报告 288 例三氯乙烯中毒病例，其中 128 人有中枢神经系统症状和体征，125 人有昏迷表现；76 人有恶心和/或呕吐症状；55 人有呼吸系统症状，包括咳嗽和呼吸困难。

（2）脑神经损害：多见于国外报道，主要是三叉神经受累（一般累及感觉支），表现为角膜反射消失或减弱、面部呈三叉神经周围性或核性分布的感觉减退及咀嚼肌无力等。第 Ⅰ、Ⅱ、Ⅲ、Ⅸ、Ⅹ、Ⅻ 对脑神经亦可受累，表现为嗅觉减退、视力下降、视野缩小、复视、眼睑下垂、吞咽困难、声带麻痹及伸舌障碍等。国内王黎等曾报告 2 例急性三氯乙烯中毒患者，均出现麻醉状态、角膜及咽反射消失等三叉神经麻痹及共济失调，其中三叉神经损害较重且恢复慢。

（3）肝、肾损害：可有肝大、肝功能异常及黄疸等中毒性肝病表现。肾脏受累时可出现蛋白尿、血尿、管型尿及肾功能异常等。曾有工作场所接触三氯乙烯后出现急性肾衰竭的报告，考虑为急性变应性间质性肾炎继发肾小管坏死及肾小管阻塞所致。

（4）心脏损害：心脏受累时，可有血清心肌酶增高、心律失常、心电图 ST-T 改变等，严重时可发生心室纤颤而猝死。Pellka W 等曾报告 15 例急性三氯乙烯中毒患者心电图皆有变化，多为心律不齐，ST 段、T 波、P 波改变较少，未见传导阻滞和心肌局灶性改变。黄武报道 17 例急性三氯乙烯中毒，出现窦性心动过缓 2 例，房性及室性早搏各 1 例。王黎等报道 2 例急性三氯乙烯中毒，其中窦性心动过速 1 例，窦性心律不齐、偶发室性早搏 1 例。一名 54 岁外国男性患者因三氯乙烯职业暴露后出现轻度心力衰竭加重，并在疝气手术时用三氯乙烯麻醉后出现严重心力衰竭。志愿者暴露于 914mg/m³ 三氯乙烯 3 小时后，舒张压显著下降。较小剂量的三氯乙烯接触可因自主神经紊乱而引起窦性心律失常；高浓度、大剂量接触时可累及心脏传导系统而致心律失常，甚至猝死。急性中毒时，出现典型的呼吸、循环中枢麻醉，可使交感神经反应性及其递质生成增加，从而增加心脏对刺激的敏感性。

国外因吸入三氯乙烯或含三氯乙烯的挥发性溶剂致猝死的报道较多，多见于滥用者。FLANAGAN 等报道包括三氯乙烯在内的有机溶剂中毒多见于嗜吸黏胶液、打字机改正液、干洗液及打火机填充液等，且极易引起猝死，其中心律失常为主要死因。KING G S 等曾报道 1979—1984 年 4 例因吸入三氯乙烯打字机改正液猝死病例,认为三氯乙烯可导致隐匿的致命心律失常。

国内亦有急性三氯乙烯中毒猝死病例报道。2003—2004 年广东省曾诊断 2 例因接触三氯乙烯猝死案例。1 例在从事三氯乙烯工作 15 日后突然死亡。患者既往身体健康,仅死前数日诉有疲乏。患者死前 4 天一直工作繁忙,死亡前曾更换清洗槽中的三氯乙烯约 20L,历时 20 分钟。事故后模拟现场检测显示:患者原工作岗位采样点空气中三氯乙烯浓度(C_{STE})为 56~520mg/m³。尸检报告显示:大脑、心肌、肺和肝脏等呈不同程度的细胞变性和坏死,考虑急性有机溶剂中毒致死可能。另 1 例为一名 17 岁男性,在三氯乙烯清洗作业 12.5 小时后被发现猝死于厂门外,具体内容见本节"十、病例报告"案例二。2010 年江苏省亦报告 2 例急性三氯乙烯中毒猝死病例。2 名工人在无有效防护情况下,吸入高浓度三氯乙烯 0.5~1.0 小时后出现心搏骤停。2 名工人既往身体健康。事故 4 小时后清洗槽底部排污口附近 2 个采样点空气中三氯乙烯浓度(C_{STE})分别为 399mg/m³ 和 418.4mg/m³。

2. 皮肤接触　皮肤接触三氯乙烯后,可出现皮肤刺激和烧灼感。皮肤重度污染可导致全身中毒,出现中枢神经系统和呼吸抑制及肝酶升高。

3. 眼睛接触　三氯乙烯溅入眼睛可引起疼痛,并可能损伤角膜,但病变通常自行消退。国外曾报告吸入三氯乙烯蒸气后昏迷的患者,因摔倒而持续暴露在高浓度的三氯乙烯蒸气或液体中,有可能发生角膜上皮脱落,眼睑和结膜充血水肿。

4. 经口摄入　三氯乙烯口服中毒者可有口咽烧灼感、恶心、呕吐、腹痛、腹泻和嗜睡,严重者出现昏迷,肝损害常较突出,还可出现肾损害、血清心肌酶增高、低血压,并有出现心律失常的风险,包括二度房室传导阻滞、窦房传导阻滞、二联律和交界性心律等。严重者亦可出现呼吸抑制、发绀和肺水肿。某医院曾收治一例因三氯乙烯溅于皮肤及口内并误吞的病例,患者出现一过性意识障碍、右上腹不适及恶心等症状;血清总胆红素、间接胆红素、TBA、HBDH 稍升高,血清 CK、LDH 升高超过 2 倍,心电图正常。一名 70 岁男性误服三氯乙烯约 15mL,约 2 分钟后意识不清共 3 小时余,醒后出现急性胃肠道炎症表现,并有肝、肾损害和心肌酶升高;其肝功能损害明显,但临床恢复快,无后遗症。一名 22 岁男性口服三氯乙烯 300mL 后头痛、头晕、乏力、心悸、恶心,意识清晰,出现酱油色尿、代谢性酸中毒,血清转氨酶、胆红素、心肌酶及 BUN 均明显升高。一名 35 岁男性误服三氯乙烯约 20mL,10 分钟左右陷入昏迷、呼吸抑制,但无肝、肾及心脏损害等并发症。

(二) 慢性毒性

1. 吸入　长期接触三氯乙烯的工人可能出现疲劳、乏力、食欲不振、头痛、抑郁、记忆力减退、判断力下降、情绪不稳定、睡眠障碍、自主神经功能失调和共济失调。味觉亦可能丧失。三氯乙烯接触浓度为 537~1 075mg/m³ 时,疲劳、眩晕、头晕、头痛、记忆力减退和注意力不集中的发生率增加,还可能出现感觉异常和肌肉疼痛;接触浓度为 1 075~1 612mg/m³ 时,可能出现视觉失调和醉酒样感觉;接触浓度为 2 687~5 374mg/m³ 时,可导致头晕、眩晕、嗜睡和视觉运动反应障碍;接触浓度低于 1 612mg/m³ 时,不太可能产生显著毒性。

长期接触三氯乙烯与多发性神经病的关系尚存在争议。国外报道 30 名铁路工人接触有机溶剂(含三氯乙烯、三氯乙烷和四氯乙烯)平均 20 年,虽然接触水平达到足以引起急性中毒的程度,但未发现周围神经系统功能障碍。但亦有报道显示一组长期接触三氯乙烯的工人出现三叉神经损伤、视神经损伤、乏力、头痛和头晕。对 31 名长期(平均 16 年)低浓度三氯乙烯暴露的印刷工人和 28 名对照者进行比较,发现三氯乙烯暴露工人的腓肠神经传导速度有所减慢、不应期延长,且嚼肌反射的潜伏期有所增加,说明三氯乙烯长期暴露可能对腓肠神经和三叉神经产生影响。三氯乙烯对神经系统的其他影响也有个别报道。一名 51 岁妇女职业接触高浓度三氯乙烯 12 年,出现远端感觉异常、四肢疼痛、头痛和口周感觉异常。一名 47 岁女性职业接触三氯乙烯 7 年,出现帕金森病。一项关于有机溶剂暴露与帕金森病发病关系的研究显示,6 种有机溶剂中只有三氯乙烯显著增加帕金森病的发病风险。动物实验发现三氯乙烯处理的小鼠出现黑质病变。

职业接触三氯乙烯可能影响肝功能,尤其是胆固醇代谢。在三氯乙烯暴露浓度低于 $269mg/m^3$ 的工人中发现,血清高密度脂蛋白胆固醇升高,这些改变可能是亚临床型和可逆的。工业环境中接触三氯乙烯引起的肝炎极为罕见,但已有病例报告。接触三氯乙烯的工人中,饮酒者出现肝脏损害临床表现的风险增加。

一名 24 岁男性在嗜吸含三氯乙烯、二氯甲烷、亚甲基酮和二丙二醇的鞋油 5 年后,出现进行性心力衰竭和肺水肿;死后尸检显示充血性心肌病,肝脏肿大、硬化。一名患者滥用鞋油(含三氯乙烯、二氯甲烷、亚甲基酮和二丙二醇)5 年后出现肾衰竭。长时间接触中毒水平的三氯乙烯可能导致听力损伤。

2. 皮肤接触　工作中长期吸入三氯乙烯可导致皮炎。皮肤反复接触三氯乙烯可导致皮肤干燥和皲裂。

3. 眼睛接触　有文献报道,接触三氯乙烯后出现三叉神经和动眼神经麻痹、视神经炎或球后神经炎及视神经萎缩,但这些病变更有可能由三氯乙烯的分解产物(加热或与其他化学品混合时)造成,而非三氯乙烯本身。

(三) 致癌性

1. 肾癌　三氯乙烯可导致啮齿类动物罹患肾癌。1988 年美国国家毒理学项目(National Toxicology Program,NTP)的一项研究发现,4 种大鼠(ACI、August、Marshall 和 Osborne-Mendel)的肾癌发生率增加。1990 年 NTP 报告显示,暴露于高剂量三氯乙烯(1 000mg/kg)的雄性 F344 大鼠肾癌发生率升高有统计学意义,但雌性 F344 大鼠或 B6C3F1 小鼠中未发现此现象。高剂量三氯乙烯($3 225mg/m^3$)染毒 2 年能引起雄性和雌性 SD 大鼠肾癌,但小鼠肾癌的发生率无增加。虽然仅在三氯乙烯暴露大鼠中发现肾癌发生率增加,但啮齿类动物很少发生肾癌,因此这一发现仍有意义。

1995 年,国际癌症研究机构(IARC)认为现有动物实验证明三氯乙烯与肝癌和肾癌有关,并将其归为 2A 类,即"人类可能致癌物"。2011 年 9 月,美国环境保护署(EPA)的报告将三氯乙烯从"人类可能致癌物"升级为"人类致癌物"。2012 年,IARC 也依据三氯乙烯及其代谢产物对人类和实验动物的致癌性危害,将其升级为 1 类致癌物,即"对人致癌"。虽然 2013 年有研究显示,丹麦、芬兰和瑞典 3 个国家的三氯乙烯职业暴露并未引起肾癌发病率增加,但 2016 年挪威一项 997 名男性三氯乙烯职业暴露者的队列研究结果支持三氯乙烯与肾癌有相关性。目前研究发现,三氯乙烯在肾脏中的代谢产物 DCVG 有强致突变性,而且三氯乙烯暴露肾癌患者中 *VHL* 基因突变率高,表明三氯乙烯可能通过遗传毒性机制引起肾癌。

2. 肝癌　研究发现,三氯乙烯及其代谢产物的长期高剂量暴露对啮齿类动物肝脏具有致癌作用,但存在种属和品系差异。1975 年美国国家癌症研究所在《化学工程新闻》发表"预警备忘录",认为小鼠初步实验提示三氯乙烯可引起肝细胞癌并发生转移。三氯乙烯（1 000mg/kg）长期染毒使 B6C3F1 小鼠肝癌发病率增加,但对 F344/N 大鼠无影响。三氯乙烯吸入染毒 78 周的雄性 Swiss 小鼠肝癌发病率增加,但 SD 大鼠未发生肝癌。三氯乙烯在大鼠中引发肾癌,而在小鼠中引发肝癌,这种物种和器官特异性提示表观遗传等非遗传途径对其致癌性起重要作用。

三氯乙烯引起职业接触人群肝癌的流行病学证据尚不充分。几项设计良好的队列研究和病例对照研究表明,三氯乙烯暴露与肾癌风险增加有较强的流行病学证据,但与非霍奇金淋巴瘤和肝癌风险增加的证据很有限。目前 DNA 甲基化和 miRNA 对三氯乙烯致肝癌的贡献比较明确,但二者的相互作用以及三氯乙烯如何引起 DNA 甲基化改变仍有待研究。

3. 其他肿瘤 国外有队列研究随访了 1967—1992 年职业暴露于有机溶剂的 2 050 名男工和 1 924 名女工,发现三氯乙烯暴露组的非霍奇金淋巴瘤、胃癌、前列腺癌、肝癌和子宫颈癌的总发病率升高,但其与三氯乙烯暴露的关系多缺乏相应的动物实验数据或专门的机制研究,三氯乙烯暴露增加人类罹患这些肿瘤的证据尚不充足。

（四）致畸性

目前已有流行病学研究、动物实验和体外试验都表明三氯乙烯能引起心脏畸形,并干扰人胚胎干细胞向心肌细胞的分化。多项研究发现,三氯乙烯暴露可增加室间隔缺损、主动脉瓣狭窄和右心室流出道梗阻等多种心脏缺陷风险。流行病学研究显示,孕妇三氯乙烯暴露与新生儿先天性心脏病（congenital heart disease,CHD）之间存在相关性,发生风险可增加 2~3 倍,且母亲的年龄可能会增加其引发胎儿 CHD 的风险。有研究发现,若三氯乙烯暴露母亲的年龄在 38 岁及以上,其所生婴儿患 CHD 风险是同龄非暴露母亲婴儿的 3 倍以上;而母亲年龄小于 38 岁,三氯乙烯暴露与婴儿 CHD 无相关性。国外某病例对照研究发现,母亲在怀孕期间暴露于三氯乙烯污染的饮用水与新生儿患神经管缺陷存在相关性（$OR=2.4$,$95\%CI$:0.6~9.6）,并具有暴露-反应关系。

（五）致突变性

有研究显示,38 名男性和女性暴露于三氯乙烯（38mg/m³）、19 名男性和女性同时暴露于三氯乙烯（43mg/m³）和四氯乙烯（91mg/m³）,外周血淋巴细胞姐妹染色单体交换（sister chromatid exchange,SCE）频率无明显增加;但三氯乙烯和三氯乙烯+四氯乙烯暴露组中男性吸烟者的 SCEs 频率显著高于对照组中不吸烟者。这表明有机溶剂暴露与吸烟可能存在协同效应。

三氯乙烯在细菌试验中不能引起突变。其代谢产物三氯乙酸在细菌和真菌试验中未发现致突变性;二氯乙酸在沙门菌检测、体外小鼠淋巴瘤检测和体内微核检测中均呈现微弱的突变效应,在 Big Blue 小鼠系统中大剂量二氯乙酸才能引起突变;水合氯醛可引起较强的突变和染色体畸变,并能在哺乳动物细菌测试中引起微核产生,但其产生阳性反应的浓度远高于体内肝组织中的浓度;DCVG 在细菌诱变试验中表现出强致突变性;大多数体外试验（包括 Ames 试验）表明 DCVC 和 NAcDCVC 具有遗传毒性,DCVC 还可引起大鼠和人原代肾细胞的 DNA 断裂及微核形成。

（六）遗传与生殖毒性

流行病学研究和动物实验发现三氯乙烯暴露可对生殖系统产生显著的毒性作用,长期暴露会导致雄性精子质量下降,雌性受孕率降低和自然流产风险增高。女性在怀孕前或怀孕期间职业接触有机溶剂会导致小于胎龄儿和低出生体重儿等不良妊娠结局,但这些研究常包括其他有机溶剂的共同暴露,因此不能将结果直接归因于三氯乙烯。在大多数研究中未观察到新生儿死亡,除非产妇中毒。

三氯乙烯职业暴露浓度48~704mg/m³(平均159mg/m³)的男工正常形态精子的比例较低,精子密度随暴露浓度增加而降低,存在剂量-反应关系。雄性小鼠经三氯乙烯吸入染毒2~6周后,精子与卵子结合能力及卵子受孕率均下降。雄性SD大鼠经腹腔注射三氯乙烯染毒5天后,精子运动活力下降,精子头尾异常、断裂等畸形率显著升高,而且组织病理切片检查发现睾丸生精细胞层变薄、间质增厚。雄性大鼠吸入三氯乙烯染毒后与不染毒雌鼠交配,雌鼠生育率明显降低;组织检查发现附睾的精子生成量降低40%,精子动力下降30%。还有研究发现,三氯乙烯代谢产物CH和TCOH在体外能显著抑制精子与卵子结合,TCA、DCA和TCOH能降低小鼠卵细胞体外受孕率。

(七)免疫毒性

人群流行病学研究和动物实验研究表明,三氯乙烯暴露增加药疹样皮炎和自身免疫性疾病的风险。

1. 药疹样皮炎 三氯乙烯最显著的免疫毒性作用为引起药疹样皮炎。国外学者SCHWARTZ等在1947年就首次描述了一种由三氯乙烯所致的全身皮炎,开始表现为红斑、丘疹,接着出现大疱,最后发展为表皮剥脱。但直至1971年才有第2篇报道,迄今国外仅报道30余例,且无统一的疾病命名,病例分散在美国、泰国、新加坡、日本和西班牙等国家。我国于1994年首次报道5例,既往发病主要集中在珠江三角洲地区,之后广西、河南、北京、上海亦有报道。目前我国发病已超过500例,且每年不断有新病例。

因临床表现和治疗方法与严重药疹相似,我国于2006年将本病规范命名为"三氯乙烯药疹样皮炎(medicamentosa-like dermatitis induced by trichloroethylene)"。大量病例报告及流行病学研究显示,本病具有以下特点:①发病前有明确的三氯乙烯接触史,但发病与接触浓度间无明显剂量-反应关系,接触低浓度亦可发病;②接触人群中仅个别发病;③自第1天接触后,需经过一定诱发阶段即潜伏期才发病,一般为5~74天,平均约30天;④急性起病,常以发热或皮疹为首发症状,主要临床表现为皮肤损害、发热、肝损害和浅表淋巴结肿大,发生率分别为100%、>85%、>70%和>80%;⑤皮肤损害并不局限于接触部位,呈全身性、对称性和泛发性,原发性损害以斑疹、丘疹及水疱为主,继发性损害以糜烂、表皮抓破、皲裂、斑块及鳞屑为主;⑥若痊愈后再接触三氯乙烯常于24小时内发病;⑦三氯乙烯或其代谢产物皮肤斑贴试验可呈阳性反应;⑧外周血嗜酸性粒细胞可增高;⑨抗过敏治疗,特别是糖皮质激素治疗效果明显。

皮肤损害是本病最显著的特点,常初见于直接接触或暴露部位,如手、前臂、颜面部、颈或胸部等,之后迅速蔓延至全身,呈对称性和泛发性;偶有起病即呈泛发分布者;多伴皮肤瘙痒。病愈后可遗留色素沉着。严重者头发、指(趾)甲可脱落。病程一般为1~3个月,个别超过半年,主要死因为严重感染、急性肝衰竭或多器官功能衰竭。根据患者皮损特点及黏膜损害情况,我国将三氯乙烯药疹样皮炎分为以下四种临床类型。

(1)剥脱性皮炎:约占67%。皮疹开始为对称性、散在性红色斑丘疹,于1天至数天内发展到全身,皮疹处可肿胀,部分可融合呈片状红斑。严重病例皮疹达到高潮时,全身都有鲜红色水肿性红斑(图11-6),面部肿胀显著,常有溢液结痂,口腔黏膜间亦累及。1~2周皮疹转暗,脱屑增多。鳞屑大小不等,可从细糠状至片状,掌跖处由于皮肤较厚,脱屑可像戴破手套、穿破袜子样(图11-7);皮肤干燥绷紧,颈部、口角、关节和前胸等处皮肤常发生皲裂、渗出和继发感染。皮疹和表皮脱落可反复多次,逐次减轻,最后呈糠麸样,逐渐恢复正常。

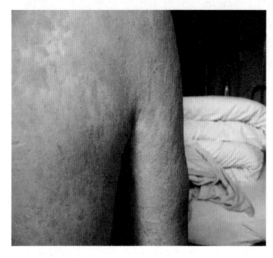

图 11-6 皮疹红斑

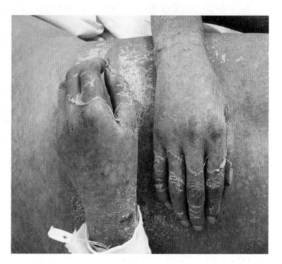

图 11-7 剥脱性皮炎

(2) 多形红斑:约占 23%。皮损为红斑、丘疹、水疱等。典型皮疹呈暗红或紫红色斑片,周围有淡红色晕,中央的表皮下可有水疱(图11-8)。除口腔外,一般不累及其他部位的黏膜。

(3) 重症多形红斑(Stevens-Johnson syndrome):约占 6%。一种严重的大疱性多形红斑,并有口、眼、生殖器黏膜损害(图11-9)。

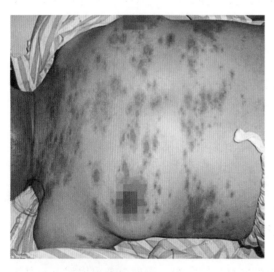

图 11-8 多形红斑

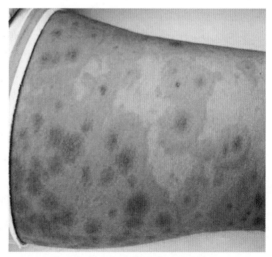

图 11-9 重症多形红斑

(4) 大疱性表皮坏死松解症:约占 4%。皮疹开始为鲜红色或紫红色斑片,很快增多扩大,融合成棕色大片,重者体无完肤,黏膜亦不例外。很快皮疹上出现巨型松弛性大疱(图11-10),发展成全身性、广泛性、或多或少呈对称性的表皮松解,形成很多 3~10cm 平行或带扇性的皱纹,可从一处推到几厘米或十几厘米以外。触之表皮极细极嫩,稍擦之即破,呈现红色腐烂面,但很少化脓(图 11-11)。眼、鼻、口腔黏膜亦可剥脱。

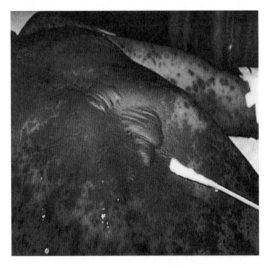

图 11-10 表皮坏死松解

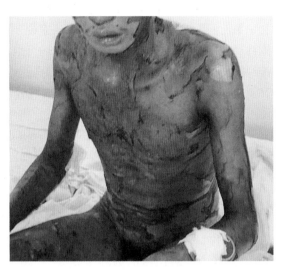

图 11-11 大疱性表皮坏死松解症

动物实验提示,三氯乙烯、三氯乙醇可使豚鼠皮肤发生过敏性改变,三氯乙烯是强致敏物,三氯乙醇为中度致敏物,三氯乙酸未见致敏作用。三氯乙烯致敏阳性组豚鼠皮肤可见中度弥漫的红斑、轻度水肿;病理检查显示表皮棘细胞层明显增厚,真皮乳头层及网织层可见淋巴细胞、嗜酸性粒细胞弥散或聚集性浸润及毛细血管轻度充血。三氯乙醇致敏阳性组豚鼠皮肤可见散在或小块红斑;病理检查显示表皮棘细胞层轻度增厚,真皮乳头层及网织层嗜酸性粒细胞弥散或聚集性浸润,夹杂少量淋巴细胞。

2. 自身免疫性疾病 B6C3F1 小鼠经饮水暴露三氯乙烯 30 周,导致自身免疫性疾病相关标志(总 IgG 水平、自身抗体和活化的 T 细胞数量)表达水平增加。在三氯乙烯慢性暴露的雌性 MRL$^{+/+}$ 小鼠中发现早期系统性红斑狼疮样症状,如肝脏、胰腺、肺和肾等器官的淋巴细胞浸润,免疫球蛋白在肾小球沉积以及血清抗核抗体浓度增加,还发现三氯乙烯与蛋白形成的加合物可作为抗原引起体液免疫应答和 T 细胞介导的肝炎。

病例对照研究显示,三氯乙烯无论是单次事故性暴露还是多次累积暴露,都会增加系统性硬化症发生风险。多项研究还提示,男性暴露者系统性硬化症发病风险高于女性。一项 Meta 分析显示,男性三氯乙烯暴露所致系统性硬化症的 *OR* 值为 2.5,而女性仅为 1.2。两性间出现相关效应差异,一方面可能是由于男性发生系统性硬化症的背景风险较低;另一方面可能是存在暴露错分,研究中一般不提供个体暴露监测。

七、作用机制

(一) 中毒

三氯乙烯属脂溶性毒物,为蓄积性麻醉剂,对中枢神经系统有强烈抑制和麻醉作用,其麻醉作用仅次于三氯甲烷。急性三氯乙烯暴露导致的大多数死亡是由于麻醉作用。乙醇可加剧其毒性。成人口服致死量为 3~5mL/kg。目前认为其毒性作用主要与活性代谢产物有关。

其代谢产物可能影响多巴胺在脑内的传递,从而导致中枢神经系统功能障碍。中间代谢产物水合氯醛及其生物转化后形成的三氯乙醇可对中枢神经产生抑制作用,水合氯醛尚可引起心律失常和肝脏损害。而在接触极高浓度或长期持续接触后,三氯乙烯代谢成三氯乙酸和三氯乙醇的途径可被饱和,导致另一途径产生的二氯乙酸浓度相应增高。二氯乙酸可致周围神经病,这可以解释长期接触三氯乙烯可致周围神经损害,但十分罕见。有研究认为,三叉神经病变更有可能是三氯乙烯代谢产物引起而非三氯乙烯本身。动物实验提示,三氯乙烯和二氯乙酸可能通过影响多烯脂肪酸的水平对三叉神经产生毒性作用。二氯乙酸和三氯乙酸还可引起心律失常。三氯乙烯亦可提高心肌对儿茶酚胺的敏感性,从而引起心律失常。

长期暴露会对中枢神经系统产生抑制和麻醉作用,导致神经衰弱,并可致成瘾或精神依赖性。有研究发现,三氯乙烯慢性暴露增加帕金森病的发生风险,其机制与线粒体损伤、黑质纹状体多巴胺能神经元丢失以及氧化应激等相关。

(二) 三氯乙烯药疹样皮炎

三氯乙烯药疹样皮炎属于变态反应,以IV型为主,与接触者特异体质有关。目前研究认为,肿瘤坏死因子-α(tumor necrosis factor-α,TNF-α)和N-乙酰基转移酶(N-acetyltransferase,NAT)的基因多态性与疾病发生相关。TNF-α启动子-308位点的杂合子基因型携带者暴露于三氯乙烯后,发生本病的风险低于纯合子基因型携带者($OR=0.40,95\%CI:0.16\sim0.97$)。与快乙酰化代谢表型相比,NAT2中/慢乙酰化代谢表型携带者患本病的风险明显增加($OR=2.01,95\%CI:1.14\sim3.54$),NAT1和NAT2均为慢乙酰化代谢表型会进一步增加患病风险($OR=2.71,95\%CI:1.29\sim5.70$)。$HLA-B*1301$转基因动物模型研究证实该基因在疾病发生过程中的重要作用,三氯乙烯主要通过影响$HLA-B*1301$与正常抗原肽的结合诱导疾病的发生。国内有研究认为,$HLA-B*1301$等位基因在中国南方人群的高分布频率可能是中国南方三氯乙烯药疹样皮炎病例多发的遗传学基础;位于$MICA$基因的rs2857281位点以及位于$HLA-B$和$MICA$基因之间的rs2523557位点可用于三氯乙烯暴露人群发生本病的风险分类。另外,感染性疾病对本病发展可能有一定影响。多项研究提示,三氯乙烯药疹样皮炎患者中发现以人疱疹病毒6的DNA拷贝数增加或抗人疱疹病毒6抗体滴度增加为特征的病毒再活化现象。

八、风险分级

依据《职业性接触毒物危害程度分级》(GBZ 230—2010),职业性接触三氯乙烯的危害程度分级为极度危害(Ⅰ级)。

九、院内救治

(一) 急性中毒

1. 诊断和分级 《职业性急性三氯乙烯中毒诊断标准》(GBZ 38—2006)可作为诊断依据。根据短期内接触较大量的三氯乙烯职业史,以神经系统损害为主并可有肝、肾及心脏损害的临床表现,结合职业卫生学调查,参考尿三氯乙酸含量的测定,综合分析,排除其他病因所致类似疾病,方可诊断。

短期内接触较高浓度三氯乙烯后出现头昏、头痛、乏力、颜面潮红、眼及上呼吸道刺激症状等表现,一般在脱离接触后24小时内可恢复正常者,为接触反应。

急性中毒根据病情轻重,可分为轻度、中度、重度三级。

(1) 轻度中毒:除接触反应症状加重外,可有心悸、胸闷、恶心、呕吐、食欲减退等,并有下列表现之一者:①轻度意识障碍;②三叉神经损害;③急性轻度中毒性肝病或中毒性肾病。

(2) 中度中毒:短期接触较大量三氯乙烯后,具备下列表现之一者:①中度意识障碍;②有两对以上脑神经损害;③急性中度中毒性肝病或中毒性肾病。

(3) 重度中毒:短期接触较大量三氯乙烯后,具备下列表现之一者:①重度意识障碍;②急性重度中毒性肝病或中毒性肾病;③心源性猝死。

2. 应急处置和治疗

(1) 现场处置:吸入中毒者应迅速将其脱离现场至空气新鲜处,评估呼吸功能。皮肤、眼污染者,立即脱去污染衣物,用清水或生理盐水彻底冲洗污染皮肤和眼。误服者予洗胃、导泻,洗胃时需注意误吸风险。

(2) 治疗:无特效解毒剂,以对症支持治疗为主。静卧保暖,注意监测心电图、肝肾功能。保持呼吸道通畅,给予吸氧。积极防治脑水肿和心、肝、肾损害。心跳呼吸停止者,迅速实施心肺复苏术。有脑神经损害者,按神经科治疗原则处理。

(3) 慎用肾上腺素和其他拟肾上腺素药物。避免使用含乙醇的药物。

(4) 接触反应者应至少观察 24 小时,并根据情况给予对症治疗。

(二) 三氯乙烯药疹样皮炎

1. 诊断和分级 《职业性三氯乙烯药疹样皮炎诊断标准》(GBZ 185—2006)可作为诊断依据。根据明确的职业接触三氯乙烯史,皮肤急性炎症性反应、发热、肝损害和浅表淋巴结肿大为主的临床表现及相应的实验室检查结果,结合现场职业卫生学调查,进行综合分析,排除其他原因所致的类似疾病,方可诊断。患者常伴有发热、肝损害和浅表淋巴结肿大,诊断须同时符合下列条件:①皮损表现为急性皮炎,多呈剥脱性皮炎,部分为多形红斑、重症多形红斑或大疱性表皮坏死松解症;②有明确职业性三氯乙烯接触史;③一般情况下需经过5~40 天或更长的潜伏期才发病,但常不超过 80 天;④同工种、同工作环境下仅个别人发病。

值得注意的是,因痊愈后再接触三氯乙烯常于 24 小时内发病,该类患者诊断时需了解其既往是否曾患过本病,不能因为接触三氯乙烯当天发病而否定诊断。

2. 应急处置和治疗 患者机体常处在高度过敏状态,不少药物尤其是抗生素和解热镇痛药等易诱发药疹,使病情复杂化,故应严格掌握用药指征,用药力求简单。

(1) 现场处置:立即脱离现场,更换污染衣物,清洗污染皮肤。患者应住院治疗,避免再接触三氯乙烯及其他促使病情加剧因素。

(2) 合理使用糖皮质激素:使用原则为及早、足量及规则减量,一般不需冲击量。密切观察患者体温、皮疹、肝功能及浅表淋巴结的动态变化,以便及时调整用量。同时注意观察糖皮质激素的副作用,保护胃黏膜,密切监测血糖、血压、大便颜色及精神状态等。

(3) 加强护肝治疗,积极防治急性肝功能衰竭。治疗原则和方法与内科处理相同。

(4) 防治感染:预防感染以加强消毒隔离和皮肤、黏膜护理为主,一般不予抗生素作预防性治疗。一旦有明确感染指征,则应根据药敏试验结果尽快选用敏感抗生素,并尽量避免选用容易导致过敏或肝损害的抗生素。

(5) 其他对症支持治疗:包括营养支持,维持水、电解质及酸碱平衡,纠正低蛋白血症等。

(6) 重组人Ⅱ型肿瘤坏死因子受体-抗体融合蛋白(rhTNFR:Fc)治疗:有文献报告治疗

有效,因治疗例数较少,且属于超说明书用药,需谨慎使用,并进一步积累经验。

3. 慢性中毒　目前尚无确切病例报告,亦无统一的诊断标准。长期接触者需注意监测肝肾功能,对症支持治疗为主。

十、病例报告

(一) 急性中毒

1. 案例一　患者男性,40 岁。2006 年 3 月 28 日—2007 年 4 月 23 日在金属制品厂做清洗工。因工作中与同事争吵,未戴防毒面具,吸入"三氯水"蒸气 10 分钟后出现双手抽搐、口吐白沫,继而昏迷,于 2007 年 4 月 23 日 20 时 55 分急送医院。入院时呈昏迷状,双上肢强直、屈曲,无自主呼吸及颈动脉搏动,以"猝死"在急诊科行心肺复苏术,22 时 15 分复苏术成功后送入 ICU。查体:体温 35.9℃,呼吸 16 次/分(呼吸机参数),脉搏 82 次/分,血压 116/80mmHg,昏迷,双侧瞳孔缩小(D=2.0mm),对光反射消失,颈软,心音低沉,腹略膨隆,肝、脾肋下未扪及肿大,肠鸣音 2~3 次/分,双上肢肌张力增高,双下肢肌张力正常,生理反射、病理反射未引出。辅助检查:ALT 108IU/L、AST 163IU/L、CK 843IU/L、CK-MB 32IU/L,颅脑 CT 平扫及胸部 X 线片正常。4 月 27 日心电图显示:ST-T 段改变、R 波上升不良(V_1、V_2 及 V_3 导联),不完全性右束支传导阻滞。4 月 28 日心电图显示:不完全性右束支传导阻滞、ST-T 段改变(考虑心肌缺血)、R 波上升不良、电轴明显右偏。5 月 11 日进行模拟现场检测,患者原工作岗位 2 个采样点空气中三氯乙烯浓度(C_{STE})分别为 307.4mg/m³ 和 106.3mg/m³。"三氯水"挥发性有机组分分析结果显示:三氯乙烯占 99.67%,三氯乙烷占 0.18%。

本病例在吸入高浓度三氯乙烯后出现意识障碍、心搏骤停。辅助检查示血清转氨酶、心肌酶升高,心电图异常。患者临床表现符合急性重度三氯乙烯中毒特征,而工作场所职业病危害因素检测资料对进一步明确病因有重要提示意义。

2. 案例二　患者男性,17 岁。2000 年 12 月 16 日起在某五金制品厂清洗车间从事三氯乙烯超声波清洗工作,平均每天工作 10 小时。车间设超声波清洗槽 3 个,通风条件差,工人无个人防护用品,三氯乙烯每月用量为 2 200kg。2001 年 2 月 25 日,该患者在从事三氯乙烯清洗作业 12.5 小时后下班,20 分钟后被发现倒在离厂门 200m 的空地上,送往医院后被确定"院前死亡"。患者既往身体健康。事故后现场检测结果显示:患者原工作场所 3 个采样点空气中三氯乙烯浓度分别为 52mg/m³、56mg/m³ 和 118mg/m³。3 月 11 日尸检结果显示:青少年猝死综合征,未发现其他可致猝死的疾病。4 月 11 日取死者脑、肝、脂肪组织进行毒物含量检测。经质谱分析均检出三氯乙烯和三氯乙酸,其中在脑组织的含量为 30.0mg/kg 和 6.0mg/kg,肝脏组织的含量为 1.4mg/kg 和 9.3mg/kg,左大腿脂肪组织的含量为 103.7mg/kg 和 1.6mg/kg。职业流行病学调查资料显示:同班组工人 4 名,心电图出现改变者 3 例,其中肢导联低电压、窦性心动过缓、窦性心律不齐各 1 例。

本病例有高浓度三氯乙烯接触史,每天超负荷工作,无任何防护措施,班后 20 分钟内死亡,符合化学源性猝死诊断,考虑为职业接触三氯乙烯所致。

3. 案例三　患者男性,70 岁。1998 年 8 月 31 日 10 时许误服三氯乙烯约 15mL,即感胸骨后刀割样疼痛,约 2 分钟后意识不清,跌倒在家门口,当即被邻居送往医院。急查 MRI 及脑 CT 显示陈旧性右脑室旁梗死,按"脑梗死"处理。患者于 3 小时后苏醒,醒后感头痛、乏力、下腹痛、恶心、呕吐(10 余次,为胃内容物及胆汁)。当晚 10 时许,患者症状好转回家。9月2日患者仍感乏力、下腹痛,伴尿少、尿痛,并排出肉眼血尿50mL,遂再到医院就诊。急查尿常规:PRO(+++),KET(±),BIL(+),URO 16μmol/L,SG≥1.030;肝功能:ALT 1 305U/L,TBA 22.7μmol/L,TBIL 74.7μmol/L,DBIL 36.0mol/L,ALP 87U/L;心肌酶:AST 1 632U/L,LDH 669U/L,CK 122U/L,CK-MB 24U/L,HBDH 414U/L;肾功能:BUN 11.6mmol/L,Cr 103μmol/L。患者既往胃大部切除20余年,高血压10余年。入院查体:体温36.5℃,脉搏88次/分,呼吸18次/分,血压155/95mmHg,意识清,皮肤轻度黄染,巩膜黄染,瞳孔等大等圆,咽充血,腹平软,下腹部(膀胱区)压痛明显,心肺及神经系统检查未见异常。9月3日以急性三氯乙烯中毒收入院。入院后即予以葡醛内酯0.4g静脉滴注,并予维生素、谷胱甘肽、抗生素、氯化钾等对症治疗。1个月后,患者各项指标均正常,痊愈出院。

本病例为误服三氯乙烯所致急性中毒。首先出现中枢神经系统抑制症状,虽然误服量少,但因年龄较大,又曾做过胃大部切除手术,致使三氯乙烯直接进入小肠,迅速吸收后昏迷。其次表现为肝、肾及心肌损害,尤以肝脏损害明显。

(二) 三氯乙烯药疹样皮炎

1. 案例四 患者男性,21岁。1997年3月3日—4月10日在某电子厂任车间门卫,车间使用三氯乙烯作去污剂,患者工作岗位采样点空气中三氯乙烯浓度为0.3~29.0mg/m³。4月8日出现发热、纳差、腹胀、腹部隐痛,次日全身出现鲜红色斑丘疹。4月14日在当地按"皮肤过敏"治疗效果不明显,18日转入上级医院。发病前4周内未服任何药物。入院查体:体温39.6℃,急性重病容,神清,全身皮肤巩膜黄染,全身可见弥漫性多形红斑、呈红皮症倾向;颈、腋下、腹股沟浅表淋巴结肿大如花生米至扁豆大;口唇糜烂致张口困难;心肺听诊正常;腹软,肝肋下约5cm、质中、触痛明显,脾肋下可及,肠鸣音减弱。实验室检查:血白细胞12.4×10⁹/L,尿蛋白+,尿胆红素+++,ALT 1 145U/L,AST 392U/L,T-BIL 118.0μmol/L,D-BIL 37.2μmol/L,I-BIL 80.8μmol/L,TP 40.38g/L,尿三氯乙酸28.3mg/L,B超示肝、脾增大。入院后经抗过敏(糖皮质激素为主)、护肝、加强皮肤黏膜护理及支持对症治疗,共住院154天痊愈出院。

本病例为职业接触所致三氯乙烯药疹样皮炎,临床类型为多形红斑。患者为车间门卫,因车间使用三氯乙烯作去污剂,而三氯乙烯的易挥发性,使其工作岗位存在低浓度的三氯乙烯。患者经呼吸道吸入接触三氯乙烯,在36天潜伏期后,出现发热、皮肤损害、肝损害及浅表淋巴结肿大等典型的三氯乙烯药疹样皮炎表现。

2. 案例五 患者男性,17岁。1998年7月8日—8月1日在某表厂用三氯乙烯清洗表链。8月1日出现高热(体温40℃)、面部红色斑丘疹,皮疹迅速蔓延至全身,在当地诊断为"麻疹",予青霉素、利巴韦林、地塞米松等治疗,但病情继续恶化,并出现浓茶色尿及巩膜黄染。8月13日晚出现烦躁、谵妄,14日转院。入院查体:浅昏迷,全身皮肤发红、肿胀、脱屑,四肢末梢表皮大片脱落,双侧腋下、腹股沟浅表淋巴结肿大如扁豆,巩膜黄染,双瞳孔等圆等大(D=2mm),对光反射存在,口唇肿胀,口角糜烂,心肺听诊正常,腹软,肝、脾肋下未扪及,腹壁反射、膝反射消失,巴氏征(+)。实验室检查:血白细胞18.8×10⁹/L,尿蛋白+,尿红细胞++,尿白细胞+,尿胆红素+++,ALT 3 560U/L,AST 2 760U/L,TBIL 566.3μmol/L,DBIL 63.3μmol/L,IBIL 503μmol/L,TBA 214.7μmol/L,血氨136μmol/L。8月16日因抢救无效死于多器官功能衰竭。

本病例为职业接触所致三氯乙烯药疹样皮炎,临床类型为剥脱性皮炎。三氯乙烯药疹样皮炎患者常以发热或皮疹为首发症状,早期易被误诊为"感冒""麻疹""猩红热"等其他疾病。误诊不仅令患者无法及时得到正规的糖皮质激素治疗,而且因该类疾病患者机体常处于高敏状态,很可能因用药不规范而诱发药疹,使病情更复杂化。

(夏丽华)

参考文献

[1] 黄培武,李绚,刘威,等.三氯乙烯非致癌性毒性研究进展[J].中华预防医学杂志,2015,49(9):844-848.

[2] 任斐,金红梅,王茹婷,等.三氯乙烯的致癌性[J].环境与职业医学,2018,35(1):1-7.

[3] 黄培武,李绚,任晓虎,等.三氯乙烯及其代谢产物致癌性研究进展[J].中华预防医学杂志,2015,49(3):284-288.

[4] 金红梅,任斐,乐聪,等.三氯乙烯的心脏发育毒性[J].环境与职业医学,2018,35(1):14-18.

[5] 黄武.急性三氯乙烯中毒17例[J].广州医药,1998,29(3):34-35.

[6] 李伟,徐希娴,关晓旭.误服三氯乙烯引起急性中毒1例报告[J].中国工业医学杂志,2000,13(4):221.

[7] 王黎,石珊珊,夏玉静.急性三氯乙烯中毒2例临床观察[J].工业卫生与职业病,1996,22(6):364-365.

[8] PELLKA W,MARKIEWICZ K. Electrocardiographic changes in acute trichloroethylene poisoning [J]. Pol Tyg Lek,1977,32(3):97-98.

[9] FLANAGAN R J,RUPRAH M,MEREDITH T J,et al. An introduction to the clinical toxicology of volatile substances [J]. Drug Saf,1990,5(5):359-383.

[10] KING G S,SMIALEK J E,TROUTMAN W G. Sudden death in adolescents resulting from the inhalation of typewriter correction fluid [J]. JAMA,1985,253(11):1604-1606.

[11] MCLEOD A A,MARJOT R,MONAGHAN M J,et al. Chronic cardiac toxicity after inhalation of 1,1,1-trichloroethane [J]. Br Med J(Clin Res Ed),1987,294(6574):727-729.

[12] 何家禧.1例三氯乙烯致猝死的报告[J].中国职业医学,2003,30(5):34.

[13] 李云霞,戴宇飞.三氯乙烯的免疫毒性[J].环境与职业医学,2018,35(1):8-13.

[14] 石家绮,鲁严.职业性三氯乙烯药疹样皮炎[J].临床皮肤科杂志,2019,48(5):311-313.

[15] 夏丽华,丘创逸,李来玉,等.《职业性三氯乙烯药疹样皮炎诊断标准》编制说明[J].中国职业医学,2006,33(5):383-386.

[16] 池毅,钦卓辉,毕静.糖皮质激素联合血浆置换治疗三氯乙烯药疹样皮炎的疗效及对炎性因子的影响[J].包头医学院学报,2018,34(8):37-38.

[17] WATANABE H. Hypersensitivity syndrome due to trichlomethylene exposure:a severe generalized skin reaction resembling druginduced hypersensitivity syndrome [J]. J Dermatol,2011,38(3):229-235.

[18] 吕玲玲,闰志华,施辛,等.重组人Ⅱ型肿瘤坏死因子受体—抗体融合蛋白治疗重症职业性三氯乙烯药疹样皮炎的疗效[J].中华劳动卫生职业病杂志,2017,35(4):257-260.

[19] 黄汉林.职业中毒应急处理[M].广州:中山大学出版社,2008:126-134.

[20] MCPARLAND M,BATES N. Toxicology of Solvents [M]. United Kingdom:Rapra Technology Limited,2002:339-354.

第七节 1,1,1-三氯乙烷

一、别名

1,1,1-三氯乙烷(1,1,1-trichloroethane,1,1,1-TRI)别名:甲基氯仿(methyl chloroform)。

二、CAS 号

1,1,1-三氯乙烷:71-55-6。

三、理化性质

1,1,1-三氯乙烷分子式为 $C_2H_3Cl_3$。

(一) 物理性质

1,1,1-三氯乙烷外观呈无色透明液体,易挥发,具有甜味的特殊气味。相对分子质量 133.41,相对密度 1.35(水=1),相对蒸气密度 4.55(空气=1),熔点–32.5℃,沸点 74.1℃(101.3kPa),饱和蒸气压 13.33kPa(20℃)。不溶于水,溶于乙醇、三氯甲烷、苯、丙酮、四氯化碳、甲醇、乙醚等有机溶剂。

(二) 化学性质

1,1,1-三氯乙烷能与强氧化剂、四氧化二氮、氧气、液氮、钠、氢氧化钠、钠-钾合金发生剧烈反应;在硫酸或金属氯化物存在下与水一起于加压下加热至75~160℃,可生成乙酰氯和乙酸;在光照下氯化得到1,1,2,2-四氯乙烷;不含稳定剂的1,1,1-三氯乙烷于高温空气中氧化生成光气。自燃温度为537℃,遇明火、高热能燃烧,并产生剧烈的光气和氯化氢烟雾。

四、使用历史与接触机会

1,1,1-三氯乙烷与其同分异构体1,1,2-三氯乙烷不同。1,1,1-三氯乙烷是氯代烃溶剂中毒性最小的溶剂之一,但吸入或经口摄入1,1,1-三氯乙烷同样对中枢神经系统有镇静的作用,其所产生影响与中毒相似,包括头昏眼花、混淆及在高浓度下失去知觉,甚至死亡。目前报道的中毒案例主要见于意外职业暴露和溶剂滥用。

(一) 使用历史

1840年,1,1,1-三氯乙烷通过氯与1,1,1-二氯乙烷的作用被首次制备,并于1946年首次商业化生产。1,1,1-三氯乙烷具有快速麻醉作用,曾作为麻醉剂在医学领域使用,但随着更安全制剂的出现而被废弃。

(二) 接触机会

1,1,1-三氯乙烷主要通过呼吸道进入体内。其常作为化学合成原料、黏合剂、医药中间体、金属和塑料模具的清洗剂以及工业溶剂,也可作为油漆、修正液的成分。它还是一种重要的化学中间体,被用作添加剂来提高许多易燃化学品闪点。工作车间出现泄漏或操作不当,有可能通过吸入导致中毒。

五、代谢

1,1,1-三氯乙烷主要经呼吸道吸入,其次皮肤和胃肠道也可吸收少许。1,1,1-三氯乙烷具有相对较低的血/空气分配系数,因此在暴露后缓慢达到稳定的组织浓度,并在呼气时以蒸气形式被快速排出。1,1,1-三氯乙烷具有较高的脂质/血液分配系数,暴露后广泛分布于人体,尤其是脑和脂肪组织等脂质含量较高的组织。其可以很容易地通过人体血脑屏障,也可以透过胎盘屏障到达胎儿。无论吸收途径如何,经肺呼出是1,1,1-三氯乙烯的主要排泄途径。1,1,1-三氯乙烷在体内几乎不会蓄积,进入体内后,绝大部分(约90%)以原形排出。其在体内主要在细胞色素 P450 依赖性单胺氧化酶作用下,氧化为三氯乙醇,三氯乙醇在尿液中与葡萄糖醛酸结合后随尿液排出。约 1.5% 吸收剂量的三氯乙醇在尿液中被进一步氧化成三氯乙酸。

六、危害性

1,1,1-三氯乙烷对中枢神经系统有抑制作用。轻者表现为头痛、眩晕、步态蹒跚、共济失调、嗜睡等。重者可出现抽搐,甚至昏迷。高浓度时引起典型的麻醉、遗忘症、痛觉和反射消失,致死浓度能导致延髓呼吸中枢麻痹,其抑制循环的作用远比其他麻醉剂强。1,1,1-三氯乙烷作用的另一主要器官是肝脏,可表现纳差、恶心、呕吐、肝区隐痛、肝大等,肝功能异常;还可能出现血压下降、心律失常。皮肤接触 1,1,1-三氯乙烷可有轻度脱脂和刺激作用,出现红斑、刺痛等接触性皮炎症状。

(一) 急性毒性

1. 大鼠急性经口 LD_{50} 为 9.6g/kg。小鼠急性经口 LD_{50} 为 6g/kg。人经口摄入 1,1,1-三氯乙烷会刺激胃肠道,随后可出现恶心、呕吐、腹痛和腹泻,并导致中枢神经系统抑制,伴有头晕、嗜睡、头痛和共济失调,可能发生抽搐,在严重的情况下会进展为昏迷和因呼吸抑制死亡,还可能发生胃内容物误吸入呼吸道,引起呼吸道刺激。

2. 大鼠急性吸入(4 小时)LC_{50} 为 98 215mg/m³。小鼠急性吸入(2 小时)LC_{50} 为 21 340mg/m³。

3. 急性皮肤刺激性/腐蚀性试验,对兔子皮肤刺激属中度刺激。皮肤长时间或反复接触 1,1,1-三氯乙烷可能导致皮炎,尽管被广泛使用,但只有几例皮肤刺激性的报道。长时间接触可能会发生皮肤水泡和红斑,甚至出现表现为严重湿疹的变态反应性接触性皮炎。

4. 急性眼刺激性/腐蚀性试验,对兔子眼睛刺激属轻度刺激性。人眼睛接触 1,1,1-三氯乙烷后,可能会引起轻微的结膜刺激和角膜损伤。

(二) 亚急性毒性和慢性毒性

对 F344 大鼠和 B6C3F1 小鼠进行了 1,1,1-三氯乙烷浓度为 0、893、2 978 和 8 933mg/m³ 的吸入染毒,每天染毒 6 小时,每周 5 天,共计染毒 2 年。结果仅发现轻微的体重下降及光镜检查所见的轻微肝毒性,也没有发现任何慢性毒性效应。

(三) 生殖发育毒性

对受孕 12~17 天的 CD-1 小鼠以 11 911mg/m³ 的 1,1,1-三氯乙烷进行急性染毒 17 小时,发现与未染毒小鼠所生仔鼠相比,染毒小鼠所生仔鼠出现体重下降、发育迟缓、运动能力下降及获得性反应较差等;用 47 643mg/m³ 的 1,1,1-三氯乙烷对受孕 12~17 天的小鼠进行间断(60 分/天)染毒,亦获得类似的结果。说明在胎儿期在 1,1,1-三氯乙烷极高的浓度下染毒乙烷可致仔鼠发育及行为的畸形,1,1,1-三氯乙烷具有发育毒性及致畸性。

(四) 遗传毒性

污染物致突变性检测试验(Ames test)表明,1,1,1-三氯乙烷可诱发鼠伤寒沙门菌 TA100 突变;可诱发大鼠胚胎细胞及 3T3BALB/c 细胞转化;用可表达细胞色素酶的细胞株进行胞质阻滞微核试验研究,亦发现 1,1,1-三氯乙烷可诱发微核,但在不同细胞株中的诱发率存在差异。

（五）致癌性

1,1,1-三氯乙烷具有诱发多发性骨髓瘤的危险，但迄今，尚无足够的资料证实其对小鼠、大鼠及人具有致癌性。国际癌症研究机构（IARC）将1,1,1-三氯乙烷在3类致癌清单中（对人类致癌性可疑，尚无充分的人体或动物数据）。

七、作用机制

1. 1,1,1-三氯乙烷的神经毒性作用机制 长期吸入会降低部分大脑区域的DNA浓度，还会影响大脑中cAMP和cGMP的浓度以及钙离子控制，可能通过对电压依赖性钙通道的作用来实现。研究表明，1,1,1-三氯乙烷的中间代谢产物可能与多巴胺形成缩合产物，最终损害多巴胺的传递。

2. 1,1,1-三氯乙烷的肝脏毒性作用机制 1,1,1-三氯乙烷可抑制肝细胞对牛磺胆酸、乌本苷及2-氨基异丁酸等物质的摄取，但不影响鹅去氧胆酸及3-O-甲基-D-葡萄糖的摄入。1,1,1-三氯乙烷特异性干扰依赖能量的肝细胞转运功能，从而发挥其肝脏毒性作用。

八、风险分级

按《全球化学品统一分类和标签制度》（GHS）进行风险分类。

（一）对人体健康危害

1. 对皮肤的腐蚀、刺激 类别3。

2. 对眼有严重的损伤、刺激 类别3。

3. 急性吸入毒性 类别3。

4. 急性经口毒性 类别3。

5. 急性经皮毒性 类别3。

6. 特定目标靶器官毒性（一次接触） 类别1。

危害说明：吞咽有害，吸入会中毒，吞咽有害，吸入有害、会中毒，对皮肤有刺激作用，对眼有刺激作用。

（二）物理化学危害

遇明火、高热能燃烧，并产生剧毒的光气和氯化氢烟雾。与碱金属和碱土金属能发生强烈反应。与活性金属粉末（如镁、铝等）能发生反应，引起分解。

（三）环境危害

对环境可能有危害，破坏高层大气中的臭氧，应特别注意对地下水的污染。在对人类重要食物链中，特别是在水生生物体中发生生物蓄积。

九、院内救治

1,1,1-三氯乙烷主要损害中枢神经系统，轻者表现为头痛、眩晕、步态蹒跚、共济失调、嗜睡等。重者可出现抽搐，甚至昏迷。1,1,1-三氯乙烷作用的另一主要器官是肝脏，可表现为纳差、恶心、呕吐、肝区隐痛、肝大、肝功能异常等，可有血压下降、心律失常。

（一）诊断

因目前尚无职业性1,1,1-三氯乙烷中毒诊断标准，诊断时可参考《职业性急性化学物中毒的诊断 总则》（GBZ 71—2013）。根据1,1,1-三氯乙烷的接触史、临床表现及参考生物监测指标,结合劳动卫生学调查,排除其他原因引起的疾病,可诊断。

(二) 实验室检查

1. 肝功能检查,包括谷丙转氨酶(ALT)、谷草转氨酶(AST)、胆汁酸、甘胆酸、胆红素、凝血酶原时间及活动度等。

2. 尿常规及肾功能检查,包括肌酐、尿素氮等。

3. 心电图及心肌酶检查。

4. CT、MRI 检查,对于出现严重神经精神症状或拟为中毒性脑病者,可有助于诊断及处理。

5. 1,1,1-三氯乙烷原形、代谢物(尿中三氯乙醇、三氯乙酸浓度)的检查可作为参考。

(三) 应急处置

1. 皮肤接触 脱去被污染的衣服,用肥皂水和清水彻底冲洗皮肤。

2. 眼睛接触 提起眼睑,用流动清水或生理盐水冲洗或就医。

3. 吸入 迅速脱离现场至空气新鲜处,保持呼吸道通畅。如呼吸困难给予输氧。如呼吸停止,立即由受训过的人进行人工呼吸。

4. 经口摄入 饮足量温水,催吐。就医。

(四) 治疗

目前尚乏特效解毒剂,主要采取一般急救措施和对症、支持治疗:①对心血管、呼吸系统的支持治疗:由于1,1,1-三氯乙烷有诱发心室颤动的风险,禁止使用肾上腺素(肾上腺素)或相关的拟交感神经刺激剂。严重者除监测肝肾功能外,还应监测意识水平、心电图和呼吸频率。有呼吸道症状的患者和疑似误吸的患者应做胸部 X 线检查。②1,1,1-三氯乙烷不慎进入眼睛时,应用盐水或清水彻底冲洗眼睛 15 分钟,然后做荧光素染色试验,如果有荧光素摄取,建议转诊至眼科就诊。③如果近期经消化道急性中毒,可以洗胃处理。大多数慢性中毒病例一旦停止接触,临床症状就会逐渐消失。

十、病例报告

(一) 案例一

患者女,40 岁,装配钳工,间断使用 1,1,1-三氯乙烷蒸气清洗零件 2 年。1986 年 7 月 17—18 日,使用 1,1,1-三氯乙烷蒸气清洗零件,回家后出现口麻,19 日继续清洗 1 小时后,口唇发麻较前明显,同时伴头晕、走路不稳、心悸、恶心。

【查体】

血压 80/60mmHg。呈嗜睡状态,皮肤黏膜未见异常,巩膜无黄染,结膜轻度充血,咽部充血。心率 100 次/分,律齐。腹软,肝、脾未扪及。四肢肌力和肌张力均正常,膝腱反射对称、活跃,病理反射未引出。手汗(+),舌颤(+),脸颤(+),手颤(+)。实验室检查:红细胞计数 3.38×10^{12}/L,血红蛋白 103g/L,白细胞计数 5.1×10^9/L,X 线胸透(−)。对症处理两天后症状完全消失。随访患者,调离原工作岗位后症状完全消失,未再发生上述情况,仅留有神经衰弱综合征。

【评论】

患者 2 年内间断接触 1,1,1-三氯乙烷蒸气,故可能吸入较大量 1,1,1-三氯乙烷蒸气;职业流行病学调查和临床检查排除其他疾病,其病情符合急性 1,1,1-三氯乙烷中毒。

（二）案例二

患者女，42岁，装配钳工，间断接触1,1,1-三氯乙烷4年。1988年9月6日，因口唇发麻、头晕、胸闷、恶心、呕吐，前往厂职工医院职业病科就诊。患者于9月5日在清洗零件前，先将1,1,1-三氯乙烷从大桶中倒进盆内，再将盆内的1,1,1-三氯乙烷倒入小桶进行搅拌，最后倒入清洗槽内，共3盆约90kg，加热80℃左右开始清洗零件，整个作业过程约2小时，患者自觉头晕、恶心，呕吐1次，似酒醉样。

【查体】

血压120/80mmHg。神志清，语言流利。暴露部位皮肤粗糙，眼球结膜充血，咽部充血。心率80次/分，律齐，心尖区可闻收缩期Ⅰ级杂音，双肺听诊（＋）。腹软、肝脾未扪及。四肢肌力和肌张力均正常，膝腱反射对称、活跃，病理反射引出。实验室检查：红细胞计数4.01×10^{12}/L，血红蛋白120g/L，白细胞计数7.3×10^9/L；尿常规阴性；胸部X线检查未见异常；心电图示窦性心律不齐。给予对症处理和休息，观察两天后症状消失。

【评论】

患者4年内间断接触1,1,1-三氯乙烷，且短期内（2小时）吸入较大量1,1,1-三氯乙烷蒸气；职业流行病学调查和临床检查排除其他疾病，其病情符合急性1,1,1-三氯乙烷中毒。

（三）案例三

某五金厂生产液晶显示屏，用1,1,1-三氯乙烷作为超声波清洗机的清洗剂。2004年1月该厂搬迁，新厂房面积约200m²，高6m，超声波清洗机安装在厂房一角，无墙体隔断。1月14日22:00超声波清洗机装机调试，因接管错误使约135L的1,1,1-三氯乙烷泄漏到地面上，顿时现场和附近空气中1,1,1-三氯乙烷气味浓烈，随即2名工人清扫现场，附近的其他工人继续上班。半小时后工人反映气味难闻，呼吸困难，故发纱布口罩佩戴。23:00 1名清扫工人晕倒，车间全体员工撤离现场。2名清扫工，以及5名离现场较近的工人因身体不适，被送医院。事故发生后第3天曾进行现场职业卫生学调查，现场已清理，无法模拟和测量事故当时1,1,1-三氯乙烷的空气浓度。

【查体】

7例患者中女性6人、男性1人，年龄18~26岁，临床症状主要有神经系统、呼吸系统、消化系统和眼部刺激症状。7名患者均意识清楚，生命体征正常，四肢肌张力和肌力正常，病理征未引出；5例双肺呼吸音粗糙，2例双侧膝反射、跟腱反射稍减弱。血常规：白细胞、红细胞、血小板计数均在正常范围，6例中性粒细胞比例增高（0.750~0.907），2例嗜碱性粒细胞比例增高（分别为0.053和0.106）；1例肝功异常，总胆红素（TITB）69.4μmol/L，直接胆红素（DITB）19.8μmol/L。7例患者乙型肝炎病毒血清标志物均阴性，大便常规、尿常规、肾功能、胸部X线片、腹部B超和心电图均未发现异常。入院后立即给予吸氧、地塞米松、能量合剂等静脉滴注，以及其他对症治疗，如止咳、化痰、保肝、安神补脑等，住院7~19天，平均11天。出院时患者一般情况好，个别患者仍有头昏、头痛、易疲劳等症状；体检无异常；血常规正常。1例入院时总胆红素69.4μmol/L，12天后降至27.4μmol/L，50天后正常。另1例入院时肝功能正常者，病后12天查AST 201U/L，ALT 313U/L，同时有纳差、恶心、呕吐，肝区隐痛，检查肝、脾不大，肝区叩痛，予保肝治疗，症状渐减轻；50天后，AST 112U/L，ALT 66U/L；90天后肝功能全部恢复正常，随访4个月，未发现有反复，患者无不适。

【评论】

7 例患者因意外事故短时间内接触大量 1,1,1-三氯乙烷,虽然无法模拟和测量事故当时 1,1,1-三氯乙烷的空气浓度,但事发现场以及附近空气中 1,1,1-三氯乙烷气味浓烈,且作业岗位缺乏隔断墙,工人装机技能不熟练,又缺乏个人防护,故可能吸入大量 1,1,1-三氯乙烷。职业流行病学调查和临床检查排除其他疾病,病情符合急性 1,1,1-三氯乙烷中毒。

（四）案例四

某院 2003 年 1 月收治泉州市某陶瓷厂车间因通风不良而致 1,1,1-三氯乙烷急性中毒的集体发病患者 19 例,其中男性 5 例、女性 14 例,年龄 23~40 岁,平均 30.5 岁。员工均在工厂食堂进餐,近期无不良饮食史。

【查体】

大多数患者以消化道症状为主,表现为纳差、上腹胀、恶心、厌油、呕吐、口干等不适,部分伴乏力、头痛、头晕、胸闷、呼吸困难等症状。临床体征以肝大,肝区叩击痛阳性为主,19 例患者均无黄疸。9 例患者肝功能异常,主要表现为 ALT 和 AST 显著升高。ALT<200U/L 者 9 例,200U/L≤ALT<1 000U/L 者 8 例,ALT≥1 000U/L 者 2 例。心电图、胸部 X 线、血常规及大小便常规、心肾功能等均正常,甲、乙、丙、丁、戊型肝炎病毒血清标志物均阴性,EB 病毒、CM 病毒血清标志物阴性。入院诊断为 1,1,1-三氯乙烷致急性中毒性肝炎。19 例患者均给予甘草酸二铵、复方丹参、水飞蓟宾等保肝治疗 2~3 周,症状消失,肝功能恢复正常,临床治愈出院。随访 3 个月,无不适,复查肝功能均正常。

【评论】

陶瓷厂车间操作人员日工作时间长,长时间暴露于高浓度的 1,1,1-三氯乙烷空气中,且车间通风情况极差,未配备抽风系统或排气扇等措施。个体防护措施不完善,操作人员未佩戴防护口罩和橡胶手套等,故可能大量吸入 1,1,1-三氯乙烷。职业流行病学调查和临床检查排除其他疾病,病情符合急性 1,1,1-三氯乙烷中毒。

为防止 1,1,1-三氯乙烷中毒事件的发生,应用 1,1,1-三氯乙烷车间应完善各项通风措施,配备防护装置,密切监测空气中 1,1,1-三氯乙烷的浓度,减少持续工作时间等。

（五）案例五

2001 年 2 月 21 日 18:00,80 名惠州某电子厂的员工饭后继续在该厂电路板印刷车间加班,18:20 左右有 2 人感觉该车间"有气味",同时出现身体不适,主要表现为胸闷、恶心、呕吐、乏力、头晕等症状。19:10 左右,相继有 28 人渐感头痛、头晕、乏力、恶心、频繁呕吐,呕吐物为少许胃内容物,症状加重。19:30 厂方将患者送往医院就诊。

【查体】

医院进行心电图、血常规、尿常规等体格检查,补糖、补盐等对症治疗。调查工人当天的饮食,结合临床症状,排除"食物中毒"的可能性。28 位工人体格检查各项结果均正常,对症治疗后症状消失。现场卫生学调查显示,车间面积约 130m²,弹簧玻璃门及铝合金窗在工作期间和平时均未打开,正常情况下车间操作工人有 60 多人,该车间负责生产电路板印刷组件,清洗工序使用 1,1,1-三氯乙烷（含量纯度大于 94%）作为清洗剂,未单独设立清洗房,操作工人也未佩戴防护口罩和橡胶手套,清洗槽上方抽风罩方位设置不合理。锡炉内使用松香和异丙醇,上方有密闭抽风系统,执锡工位没有抽风系统或吸附性排气扇,车间内有空调系统但没有整体抽风和送风系统,进入车间刺激性气味较大。经了解,当天 18:00 加班没有开启空调系统、清洗槽抽风机和锡炉抽风系统。

【评论】

操作人员当晚加班时未开启空调系统和清洗、锡炉局部抽风系统,这是引起此次事件的直接原因。工人缺乏基本的劳动安全卫生防护知识,未佩戴防护口罩和橡胶手套等个人防护用品,长时间暴露于高浓度的 1,1,1-三氯乙烷空气,故可能大量吸入 1,1,1-三氯乙烷。职业流行病学调查和临床检查排除其他疾病,病情符合急性 1,1,1-三氯乙烷中毒。

(黄振烈　张冰莉　钟怡洲)

参考文献

［1］王抗美.急性 1,1,1-三氯乙烷中毒两例报告[J].中国工业医学杂志,1993,6(4):201.

［2］刘玉清,林凡,倪祖尧.1,1,1-三氯乙烷毒性研究[J].国外医学(卫生学分册),1999,26(2):69-72,77.

［3］廖承雪.某厂 1,1,1-三氯乙烷混合性气体引起急性不良反应调查[J].预防医学情报杂志,2001,17(6):483.

［4］许正锯,张启华,杨红.1,1,1-三氯乙烷致急性中毒性肝炎 19 例[J].中华肝脏病杂志,2003,11(9):557-557.

［5］梁霄,郭少嘉,王治华,等.短期接触 1,1,1-三氯乙烷临床观察 7 例[J].职业卫生与应急救援,2004,22(4):219.

［6］NOLAN R J,FRESHOUR N L,RICK D L,et al. Kinetics and metabolism of inhaled methyl chloroform(1,1,1-trichloroethane)in male volunteers[J]. Fundam Appl Toxicol,1984,4(4):654-662.

［7］BLOHM M,BRAUN H,KASCHNY P,et al. Subacute toxicity of 1,1,1-trichloroethane,noise,and their combination in rats[J]. Ecotoxicol Environ Saf,1985,10(3):295-301.

［8］QUAST J F,CALHOUN L L,FRAUSON L E. 1,1,1-trichloroethane formulation:a chronic inhalation toxicity and oncogenicity study in Fischer 344 rats and B6C3F1 mice[J]. Fundam Appl Toxicol,1988,11(4):611-625.

［9］GEORGE J D,PRICE C J,MARR M C,et al. Developmental toxicity of 1,1,1-trichloroethane in CD rats[J]. Fundam Appl Toxicol,1989,13(4):641-651.

［10］YOU L,DALLAS C E. Effects of inhaled 1,1,1-trichloroethane on the regional brain cyclic GMP levels in mice and rats[J]. J Toxicol Environ Health A,2000,60(5):331-341.

［11］BRUCKNER J V,KYLE G M,LUTHRA R,et al. Acute,short-term,and subchronic oral toxicity of 1,1,1-trichloroethane in rats[J]. Toxicol Sci,2001,60(2):363-372.

［12］LU Y,RIETH S,LOHITNAVY M,et al. Application of PBPK modeling in support of the derivation of toxicity reference values for 1,1,1-trichloroethane[J]. Regul Toxicol Pharmacol,2008,50(2):249-260.

第八节　四氯化碳

一、别名

四氯化碳(carbon tetrachloride,CCl_4)别名:四氯甲烷(tetrachloromethane);氟利昂 10(Freon 10);卤代烷 104(Halon 104);过氯甲烷(perchloromethane);四氯碳(tetrachlorocarbon)。

二、CAS 号

四氯化碳:56-23-5。

三、理化特性

四氯化碳分子式为 CCl_4，是一种氯化烃，常温下为无色、透明、易挥发的液体，味微甜，不易燃。分子量 153.82，密度（25℃）1.594g/mL，相对蒸气密度 5.3，沸点 76.8℃，熔点–23.0℃，折射率1.460 1。四氯化碳具有正四面体结构，是一种非极性分子，微溶于水，可与乙醇、乙醚、三氯甲烷、苯、二硫化碳、石油醚和多种挥发油混溶，可溶解油脂、油漆、树脂和橡胶等多种物质。与某些金属反应（如锌、镁、铝等）有爆炸危险。在 500℃以上高温时，可与水反应产生二氧化碳和有毒的光气、氯气、氯化氢等；与热金属接触也可分解为光气。

四、使用历史与接触机会

四氯化碳是一种非自然存在的人造化学品，由于其作为溶剂性能良好，主要用作化工原料、有机溶剂、清洗剂及织物干洗剂等。四氯化碳曾被用于灭火器和作为熏蒸剂杀死谷物中的昆虫，这些用途大多在 20 世纪 60 年代中期停止使用，之后也被用作杀虫剂，也于 1986 年停止使用。日常生活中，一些家用清洁剂可能含有四氯化碳，存在吸入中毒的危险。四氯化碳曾被大量生产，用于制造制冷液和气雾罐用推进剂。由于许多制冷剂和气溶胶推进剂被发现影响地球臭氧层，这些化学物的生产正被逐步淘汰。因此，四氯化碳的生产和使用已经大大减少。

接触四氯化碳的情况一般是在有四氯化碳作业场所的特定工作地点，或化学废料场附近因控制不当而污染的空气、水或土壤。这些情况下可以通过吸入、饮水或皮肤接触。幼儿也可能通过误食污染的土壤接触。有研究表明，约 26% 的垃圾场附近水或土壤存在四氯化碳污染。

五、代谢

（一）ADME 过程

1. 吸收 四氯化碳是脂溶性的，易通过吸入、经口摄入和皮肤接触被机体吸收。吸入是主要的接触途径，据估计，吸入的四氯化碳 60% 在肺部吸收。四氯化碳也很容易被胃肠道吸收，且在肝脏有明显的首过效应，反应性代谢产物与细胞大分子结合形成加合物后再进入体循环。其液体或蒸气也可经皮肤吸收，但这种途径吸收很慢。

2. 分布 由于具有亲脂性，吸收的四氯化碳从血液迅速扩散到肝、肾、脑和其他器官，并在脂肪组织中累积。

3. 代谢 四氯化碳在人体内的代谢尚未研究，但很多代谢信息可从动物研究中获得。四氯化碳主要由肝脏代谢，在肝脏中的代谢途径为还原型辅酶Ⅰ（nicotinamide adenine dinucleotide，NADH）或还原型辅酶Ⅱ（nicotinamide adenine dinucleotide phosphate，NADPH）依赖的细胞色素 P450 同工酶还原脱卤，形成三氯甲烷自由基，以及其他一些反应生成二氧化碳、一氧化碳、六氯乙烷、三氯甲烷和光气等产物。通常认为四氯化碳代谢具有剂量依赖性和饱和性，并且在代谢过程中涉及细胞色素 P450 的破坏。四氯化碳代谢的具体过程如图 11-12 所示。

4. 排泄 四氯化碳在呼出气中的浓度以双相的方式呈指数下降，第一阶段的半衰期不到 1 小时，第二阶段的半衰期约 40 小时。对大鼠灌胃染毒后四氯化碳排泄的系列剂量研究

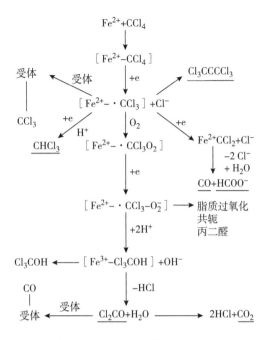

图 11-12 四氯化碳代谢路径

Fe^{2+} 和 Fe^{3+} 表示细胞色素 P450 的还原和氧化形式,方括号表示酶-底物复合物,下划线标注的是已确定的代谢产物。电子来自 NADPH 或 NADH。

表明,剂量为 50mg/kg 或更高时,绝大多数剂量组以呼出气四氯化碳原形的形式排出,仅少量以二氧化碳或三氯甲烷的形式,或作为粪便或尿液中的非挥发性代谢物排出。

(二) 代谢交互作用

四氯化碳的代谢由依赖细胞色素 P450 的单加氧酶催化。因此,可以诱导这些酶的化学物质会增强四氯化碳的毒性。相反,对细胞色素 P450 酶系统有抑制作用的化学物质可降低四氯化碳代谢活性。

1. 可以增毒的化学物质 包括乙醇、异丙醇、甲醇、丙酮、三氯乙烯及诱导肝酶升高的药物(如苯巴比妥)等,主要毒作用机制与诱导肝脏细胞色素 P450 2E1(CYP2E1)升高有关。

2. 具有保护作用的化学物质 二硫化碳可以通过破坏肝酶系统降低四氯化碳的毒作用,有研究发现在四氯化碳与二硫化碳比例为 4∶1 的复合暴露情况下,工人仅出现与二硫化碳单独作用类似的神经症状,没有发现四氯化碳所致的肝脏毒性。此外,低蛋白饮食可能通过降低混合功能氧化酶活性而具有保护作用,然而,由于谷胱甘肽等保护性巯基化合物的缺乏,在残留的混合功能氧化酶活性存在的情况下,长期蛋白质剥夺可能导致更严重的肝损伤。

六、危害性

(一) 急性、亚急性与慢性毒性

急性吸入四氯化碳可引起全身性反应,常见症状包括恶心、呕吐、头痛、腹痛、头晕、腹泻和视力模糊。中枢神经系统、肝脏和肾脏是主要的靶器官。急性皮肤接触可引起脱脂性皮炎,伴有红斑和水疱。四氯化碳液体或蒸气可引起眼睛烧灼感伴流泪。

亚急性与慢性接触四氯化碳所致毒性症状与急性毒性类似,长期慢性接触低浓度四氯化碳对肾脏和肝脏都有损伤,但研究较多的靶器官主要为肝脏。据报道,慢性暴露于高浓度的四氯化碳会引起中毒性肝炎和肝硬化。皮肤长期或反复接触四氯化碳液体可导致皮炎,严重者可导致皮肤脱脂和表面油质成分减少,引起皮肤干燥、开裂等。长期接触四氯化碳还可能引起眼部病变,包括球后神经炎、视神经炎和视神经萎缩。

(二) 致癌性

四氯化碳在国际癌症研究机构(IARC)致癌物分类中属 2B 类,是可能对人类致癌的化学物。动物实验有充足的证据表明四氯化碳可致肝癌,小鼠的肾上腺是唯一出现肿瘤发生率增加的其他组织脏器。四氯化碳对人体的致癌性可能包括肝癌、乳腺癌和白血病。

(三) 遗传毒性

尽管四氯化碳暴露可增加肿瘤的发生率,但四氯化碳是否通过遗传毒性机制,在触发环节或其他过程发挥作用尚不确定。四氯化碳的活性代谢物和脂质过氧化产物具有遗传毒性(例如可与 DNA 形成加合物),但迄今为止,几乎没有研究能够证明未经代谢的四氯化碳原形具有任何遗传毒性。

(四) 生殖与发育毒性

有研究表明,毒性剂量的四氯化碳可能导致睾丸和卵巢损伤。四氯化碳具有亲脂性,母体接触后可能很容易通过胎盘屏障进入胎儿,有研究表明,大鼠妊娠期暴露于较高剂量四氯化碳可以出现整窝吸收胎。人类胎儿在妊娠后期形成完善的四氯化碳毒性代谢所必需的混合功能氧化酶-酶系统。因此,对四氯化碳不良反应的易感性可能取决于胚胎发育阶段以及暴露持续时间和浓度。

(五) 免疫毒性

有研究分析了口服四氯化碳对免疫系统的影响,但在剂量远高于引起肝毒性的剂量时,并未观察到免疫毒性。在啮齿类动物中进行的中、长期吸入实验发现脾脏重量有所增加,但如含铁血黄素沉积所示,这种影响可能是继发于红细胞毒性,而不是免疫效应本身。但也有研究认为四氯化碳具有免疫抑制作用,可降低雌性 B6C3F1 小鼠对单核细胞增生李斯特菌和肺炎链球菌的宿主耐药性。

(六) 其他损伤

现有研究表明,中枢神经系统是四氯化碳的靶器官,最明显的急性反应是中枢神经系统抑制。虽然对动物和意外接触四氯化碳的人开展进一步研究有助于理解中枢神经系统毒性,但报告的少数四氯化碳暴露导致外周神经元局灶性损伤和变性,也值得深入探讨。吸入和口服途径的研究有助于确定神经细胞损伤的剂量-反应依赖性,并有助于确定这些效应是原发性的还是继发于肝脏或肾脏反应的。

七、作用机制

四氯化碳作为一种挥发性卤代烃,可直接抑制中枢神经系统。四氯化碳的其他毒性作用都与细胞色素 P450 酶系特别是 CYP2E1 催化的生物转化有关。故富含 CYP2E1 的肝脏和肾脏(尤其是人类)特别容易受损。四氯化碳经代谢活化导致自由基形成和脂质过氧化,随后发生一系列次级反应,导致靶部位细胞膜破裂和细胞凋亡或死亡。然而,这些反应在不同组织相互作用的确切性质和相对重要性尚未完全阐明。

四氯化碳与混合功能氧化酶系统细胞色素 P450 载脂蛋白结合后,CCl_3—Cl 键断裂,导致活性三氯甲烷自由基的形成($·CCl_3$),可进一步氧化形成活性更高的三氯甲基过氧自由基($Cl_3COO·$)。细胞色素 P450 被脂类包裹后,裂解形成的自由基引发内质网多酸脂质的过氧化分解和次生自由基的生成。这种破坏性的脂质过氧化会导致膜结构和功能的破坏,如果吸收了大量的四氯化碳,细胞内胞质钙浓度会增加,导致细胞内钙稳态的破坏,从而造成细胞死亡。脂质过氧化产生的多种具有高生物活性的物质,也会影响细胞分裂。伴随内质网结构的紊乱,细胞色素 P450 酶系和葡萄糖-6-磷酸酶等微粒体酶功能丧失。

三氯甲烷自由基可发生厌氧反应,产生多种毒素,包括三氯甲烷和一氧化碳,在有氧条件下可反应生成光气的前体三氯甲烷。光气可能在四氯化碳的肝毒性中起作用。另一种假设是四氯化碳代谢物与肝细胞核 DNA、蛋白质和脂质的共价结合,可能与四氯化碳诱发的肝脏肿瘤和肝脏毒性作用有关。有氧共价结合和肝脏毒性可能由三氯甲烷自由基或三氯甲烷过氧自由基引起,而高活性中间体卡宾(又称碳宾或碳烯,carbenes,R_2C)可能在氧张力较低时起更重要的作用。

四氯化碳肝毒性的特征性脂肪变化是由于甘油三酯的积累,其机制与肝坏死不同,但与四氯化碳的代谢有关,脂质过氧化也可能起一定的作用。

八、风险分级

四氯化碳是典型的肝脏毒物,属低毒类。人对四氯化碳的耐受性存在较大个体差异,肝酶升高或谷胱甘肽储备不足的人群风险较大。酒精可大大增强四氯化碳的肝脏毒性,大多数致命的四氯化碳肝脏毒性病例都是有严重酒精滥用史或有酒精摄入史的个体。此外,糖尿病和某些营养素缺乏也会增强四氯化碳的毒性作用。

依据《职业性接触毒物危害程度分级》(GBZ 230—2010),职业性接触四氯化碳的危害程度分级为中度危害(Ⅲ级)。

按《全球化学品统一分类和标签制度》(GHS)进行风险分类:①急性毒性-经口:类别 3*;②急性毒性-经皮:类别 3*;③急性毒性-吸入:类别 3*;④致癌性:类别 2;⑤特异性靶器官毒性-反复接触:类别 1;⑥危害水生环境-长期危害:类别 3;⑦危害臭氧层:类别 1。其中,分类信息中标记"*"的类别,是指在有充分依据的条件下,该化学品可以采用更严格的类别。

九、院内救治

(一) 诊断和分级

根据四氯化碳接触史和临床表现进行诊断。急性中毒可依据短期较高浓度的四氯化碳暴露史,较快出现的中枢神经系统麻痹和肝、肾损害,结合实验室检查和现场职业卫生调查,并注意与流行性脑脊髓膜炎和流行性乙型脑炎等疾病的鉴别诊断,排除病毒性肝炎、药物性肝病、酒精性肝病、自身免疫性肝病及其他中毒性肝、肾损害等可作出诊断。慢性中毒临床表现无特异性,缺乏可供诊断用的特异性生物标志,还可能与其他因素所致功能异常交叉重叠,诊断较为困难。

四氯化碳中毒分级标准如下:

(1) 轻度中毒:除头晕、头痛、乏力或眼、上呼吸道黏膜等刺激症状外,并具有下列一项表现者:①步态蹒跚或轻度意识障碍;②肝脏增大、压痛和轻度肝功能异常;③蛋白尿或血尿和管型尿。

(2) 重度中毒:上述症状加重,并具有下列一项表现者:①昏迷;②重度中毒性肝病;③重度中毒性肾病。

(二) 应急处置

1. 吸入　将患者搬离暴露区域,并脱掉所有污染的衣物,进一步评估呼吸系统功能。

2. 皮肤接触　脱掉衣物并用清水或盐水彻底冲洗暴露处皮肤。

3. 眼睛接触　用清水或盐水彻底冲洗眼睛 15 分钟,并到眼科进行专业检查。

4. 经口摄入　可以考虑洗胃,但考虑到有气道吸入的风险,应使用带袖套的气管插管来保护气道,如果有任何呕吐、咳嗽或气喘,需要对患者进行评估,以确定是否发生了吸入。另外,应根据情况对患者进行系统评估,包括心电图、生命体征、体液和电解质、凝血、肝功能和肾功能动态监测,并给予对症和支持治疗。

(三) 治疗

对四氯化碳中毒的救治目前尚无特效解毒剂,急性中毒可参考上述应急处置方法。慢性中毒在脱离暴露的基础上采取对症和支持治疗,主要包括以下防治措施。

1. 卧床休息,密切观察　监测肝、肾功能,及早发现肝、肾损伤,给予早期治疗。给予高热量、高维生素及低脂饮食,必要情况下给予高压氧治疗。出现少尿或无尿时应控制水分摄入,并及早进行血液净化治疗。

2. 积极防治神经系统及肝、肾损害　如给予 N-乙酰半胱氨酸或还原型谷胱甘肽,有助于防止或减轻氧化损伤。

3. 药物治疗　短程使用糖皮质激素;适当使用自由基清除剂,包括抗坏血酸和维生素 E;忌用含乙醇的药物以防加重病情。

十、病例报告

(一) 案例一　职业暴露中毒

患者男性,25 岁,为某铁路局工务大修段大型机械司机,因头晕、恶心、呕吐 2 天入院。工作时使用化油器清洗剂(主要成分为四氯化碳)擦洗机械,患者诉当日所用清洗剂为新近更换且首次使用;工作环境面积约 4m²,无窗,无主动排风设备,有通风口;仅患者一人作业,工作时佩戴口罩和牛皮手套,清洗剂未透过手套,可闻及刺激性气味,气味致患者出现头晕、恶心症状;工作持续时间约 5 小时,离开工作环境后呕吐 2 次,夜间睡眠差,至入院前,仍感觉头晕、恶心、食欲减退、周身乏力,既往进行清洗作业时未发生过类似不适症状。患者无肝病病史和家族遗传史,无饮酒史,无肝损害药物服用史,无不洁饮食史,无病毒性肝炎患者接触史。入院后查体意识清,皮肤、巩膜轻度黄染,无肝掌、蜘蛛痣,双肺呼吸音清,无啰音,心律齐,无杂音,腹软,无压痛、反跳痛,肝脾未触及,肝区叩痛阳性,双下肢无水肿。辅助检查心肌酶异常,提示并发心肌损害;丙氨酸氨基转移酶(ALT)、天冬氨酸氨基转移酶(AST)活力明显升高,凝血酶原时间(PT)轻度延长,提示肝功能受损。治疗上给予还原型谷胱甘肽、复方甘草酸单铵 S 静脉滴注,水飞蓟宾、肝爽颗粒口服,保肝、降低酶活力,磷酸肌酸钠静脉滴注营养心肌,兰索拉唑静脉滴注预防应激性溃疡,并监测肝功能、心肌酶、血凝试验,3 天血凝试验恢复正常,1 周心肌酶恢复正常,1 个月肝功能接近正常范围,出院后第 1 个月、第

3个月随访,患者肝功指标均在正常范围。

(二)案例二 误饮中毒

患者男性,42岁,石油工人。误饮四氯化碳约6mL,3小时后因恶心、吐泻、肝区不适入外院,查ALT 76U/L,第3天复查ALT 4 100U/L,总胆红素(T-Bil)121μmol/L,无病毒性肝炎患者密切接触史及家族史,诊断为"中毒性肝炎",给予甘草酸二铵等降酶治疗后,肝功能好转出院。出院后继续口服水飞蓟宾、甘草酸二铵降酶,复查肝功能异常,再次住外院治疗,予以甘草酸二铵等降酶后肝功能好转出院。出院后继续口服水飞蓟宾、甘草酸二铵降酶。7个月后,外院化验肝功能ALT 110U/L,T-Bil 33μmol/L,再次入院,查体神志清楚,精神可,面色晦暗,皮肤、巩膜轻微黄染,无瘀点、瘀斑,无出血点、肝掌及蜘蛛痣,全身浅表淋巴结未扪及肿大;心肺听诊未闻及异常,腹部平坦,未见腹壁浅静脉曲张,全腹软,无压痛及反跳痛,肝上界位于右锁骨中线第V肋间,肝右肋下及剑突下未扪及,墨菲征阴性,脾左肋下未扪及,肝、脾、双肾区无叩痛,移动性浊音阴性,双下肢无水肿,神经系统检查未见异常。进一步检查B超示:①肝回声密集欠均匀,脾厚;②肝区不均质回声结节。胸部X线检查双肺未见明确病变。心电图示"窦性心律,不正常心电图Q(Ⅱ、Ⅲ、AVF),ST改变"。无心前区不适,无心慌、胸闷等症状,肝脏合成及储备功能可,电解质、肾功能正常。转氨酶升高,予以复方甘草酸苷、复方茵陈、硫普罗宁、还原型谷胱甘肽、复合辅酶、大黄利胆等保肝、降酶、退黄治疗。7天后转氨酶降至基本正常,胆红素、肾功能、电解质均正常。

(刘莉莉 赵志强)

参考文献

[1] MCPARLAND M,BATES N. Toxicology of Solvents [M]. United Kingdom:Rapra Technology Limited,2002.

[2] NAROTSKY M G,PEGRAM R A,KAVLOCK R J. Effect of dosing vehicle on the developmental toxicity of bromodichloromethane and carbon tetrachloride in rats [J]. Fundam Appl Toxicol,1997,40(1):30-36.

[3] GUO T L,MCCAY J A,BROWN R D,et al. Carbon tetrachloride is immunosuppressive and decreases host resistance to Listeria monocytogenes and Streptococcus pneumoniae in female B6C3F1 mice [J]. Toxicology,2000,154(1/2/3):85-101.

[4] 吴迪. 接触化油器清洗剂致急性四氯化碳中毒一例[J]. 中华劳动卫生职业病杂志,2019,37(12):936-937.

[5] 李丰衣,张琳. 误饮四氯化碳致肝损伤1例报告[J]. 中西医结合肝病杂志,2010,20(3):185-191.

第九节 四 氯 乙 烯

一、别名

四氯乙烯(tetrachloroethylene)别名:全氯乙烯(perchloroethylene,PERC)。

二、CAS号

四氯乙烯:127-18-4。

三、理化特性

四氯乙烯分子结构为 CCl_2＝CCl_2，为无色、易挥发液体，气味似乙醚。分子量 165.82，密度 1.63g/cm³，熔点−22.2℃，沸点 121℃，相对蒸气密度 5.8g/L，蒸气压 2.11kPa（20℃），折射率 1.505 5。不易燃烧。不溶于水，可溶于乙醇、乙醚等有机溶剂。如遇潮湿、光或某些金属，可缓慢分解成为光气。

四、使用历史与接触机会

四氯乙烯属氯化脂肪烃类，麦可·法拉第于 1821 年首次加热六氯乙烷获得四氯乙烯和氯气。四氯乙烯曾被用作动物和人体驱虫剂，尤其是 20 世纪 20—50 年代。如以口服液或胶囊形式治疗钩虫病，剂量通常为 1~5mL（1.6~8g），单次给药，如有必要数日后可重复给药。目前主要为工业用途，如用作有机溶剂、干洗剂、金属脱脂剂、脂肪类萃取剂、灭火剂和烟幕剂等，还可用于合成三氯乙烯和含氟有机化合物等。

五、代谢

四氯乙烯可经呼吸道、胃肠道和皮肤吸收。皮肤吸收程度不如其他氯化脂肪烃类，吸入是职业暴露的主要吸收途径。经肺部吸收量约占 60%。开始吸收很快，但随着血液和组织含量饱和，吸收逐渐下降。运动状态下可增加吸收量，如 678mg/m³ 暴露浓度下做 30 分钟中等强度运动，血液中四氯乙烯浓度约比预期增加 4 倍。四氯乙烯具有良好脂溶性，脂肪含量越高的组织含量越多，大脑和肝脏中浓度最高，在脂肪与血液中比例为 90∶1。四氯乙烯代谢缓慢，长时间接触可致其在脂肪组织中蓄积。

人体吸收的四氯乙烯 80%~100% 直接经肺排出体外。体内清除过程缓慢，678mg/m³ 暴露 8 小时，需超过两周才能完全消除。在停止暴露几天后，呼气中仍可检出四氯乙烯。肺泡中四氯乙烯浓度与暴露浓度相关。一名 6 岁儿童经口摄入四氯乙烯 8~10mL（545~727mg/kg），约 1 小时后血中浓度为 22mg/L。连续 5 天（7 小时/天）暴露于 678mg/m³ 四氯乙烯，体质量越大的受试者暴露后肺泡中四氯乙烯浓度越高，暴露后 300 小时与 100 小时比较时区别更明显。呼气和尿液中四氯乙烯半减期分别为 65 小时和 144 小时。尿液中四氯乙烯浓度与暴露浓度相关。

人体吸收的四氯乙烯仅有不到 3% 可被代谢。主要通过氧化途径代谢，当此途径饱和则发生还原代谢。四氯乙烯被细胞色素 P450 酶氧化成环氧化物后转化为三氯乙酰氯，随即水解成三氯乙酸，从尿液中排出。人体吸收的四氯乙烯只有约 1% 以三氯乙酸的形式从尿中排出。四氯乙烯暴露数日后尿中即能测出三氯乙酸。该代谢物在尿液和血液中半减期为65~90 小时。动物实验发现，尿液中还能检测到二氯乙酸、草酸、草胺乙醇和四氯乙酰氨基乙醇，粪便中亦能检出少量四氯乙烯。一旦细胞色素 P450 氧化代谢途径饱和，四氯乙烯通过还原途径代谢生成 1,2,2-三氯酰基半胱氨酸和 1,2,2-三氯酰基-N-乙酰半胱氨酸。前者由四氯乙烯和谷胱甘肽结合而成，而谷胱甘肽可经乙酰化反应生成 1,2,2-三氯酰基-N-乙酰半胱氨酸。这些代谢物均能在尿液中检出。与啮齿类动物相比，谷胱甘肽结合途径在人类中效率较低。

尿液中三氯化合物浓度不能反映暴露浓度。同样是 8 小时/天、5 天/周工作，暴露浓度为 203~678mg/m³ 的 6 名男工三氯化合物半减期为 123 小时,而暴露浓度为 68~136mg/m³ 的 6 名女工其半减期为 190 小时,考虑可能与女性身体脂肪含量较高有关。

四氯乙烯可从母乳中排出。一位母亲曾因午餐时间探视丈夫而接触四氯乙烯,约 2 小时后血液中四氯乙烯浓度为 3mg/L;约 1 小时后母乳中四氯乙烯浓度为 10mg/L,24 小时后为 3mg/L;而尿液中没有检测到代谢产物。考虑母乳的亲脂性使其优先吸收了四氯乙烯。

有研究发现,同样吸入 339mg/m³ 四氯乙烯 6 小时后,高加索人组呼气中四氯乙烯平均浓度高于东方人组(约 15%),尿液中三氯乙酸平均浓度亦更高(约 25%),但两组人群血液中四氯乙烯浓度相似。

六、危害性

(一) 急性毒性

1. 吸入 研究发现,空气中四氯乙烯含量为 13.6g/m³ 时,人在数分钟发生轻度麻醉;6.8g/m³ 时有轻度酩酊感;3.4g/m³ 接触 2 小时,可出现轻度头痛、眼灼痛、前额充血、唇周麻木、协调障碍,1 小时内恢复;1.4~1.7g/m³ 接触 30 分钟,可出现轻度头痛,要一定努力才能完成正常的轮替动作试验;0.7~0.8g/m³ 时软腭有轻度刺激和干燥感;0.5~0.54g/m³ 时有轻度眼刺激和灼伤感,数分钟后适应;0.34g/m³ 时可嗅到四氯乙烯气味。曾有报道 6 名志愿者接触浓度 560~880mg/m³ 四氯乙烯时,仅观察到眼睛刺激症状,1 400mg/m³ 以上时出现可逆性中枢神经系统抑制,症状随浓度增高而加重,主要表现为头晕、嗜睡、头痛、恶心、疲劳、共济失调等。

急性吸入四氯乙烯中毒主要表现为不同程度的眼睛刺痛、视物模糊、流泪、流涕、流涎、口干、口内金属甜味,恶心、呕吐、纳差、腹痛,头晕、头痛、困倦、乏力、心悸、眩晕、耳鸣、运动失调、嗜睡,肢体、面部及口唇麻木感,严重者出现反射迟钝、抽搐、昏迷、血压下降。还可影响呼吸系统,出现咽干、咽痛、喉头堵塞感、咳嗽、气促、胸闷,甚至出现发绀、呼吸困难、喉头水肿和肺水肿。国内曾报告多起急性吸入四氯乙烯后猝死病例。

部分患者可有肾损害,尤其是高剂量暴露时。曾有报道短暂吸入四氯乙烯后出现轻度血尿和蛋白尿。一名工人昏倒在四氯乙烯池中约 12 小时,出现蛋白尿(长达 20 天)和血尿(8 天)。少数病例出现肝损害,多较轻微和短暂。但国内曾报告 1 例男性误吸四氯乙烯 12 天,出现乏力、黄疸、血清转氨酶显著升高、肝昏迷、肺水肿,最终死亡。

四氯乙烯可增强心脏对内源性儿茶酚胺的敏感性,因此还可能有潜在的心脏毒性。国内有急性吸入中毒致心肌损伤的病例报告,主要表现为心电图异常(T 波低平或倒置,ST 段压低,期前收缩等)。动物实验发现,狗吸入四氯乙烯后给予肾上腺素观察到心脏毒性。

与对照组(68mg/m³,4 小时/天,连续 4 天)相比,暴露组(339mg/m³,4 小时/天,连续 4 天)警觉性和手眼协调能力下降,视觉诱发电位潜伏期亦增加。国内还曾报告 1 例干洗店女工急性吸入四氯乙烯后出现神经性耳聋,经积极治疗后痊愈。

2. 皮肤接触 皮肤直接接触四氯乙烯 5~10 分钟即出现烧灼感。拇指浸泡 40 分钟后出现明显红斑,1~2 小时后消退。长时间皮肤接触四氯乙烯液体可出现局部麻木、水疱、烧伤和坏死。

3. 眼睛接触 眼睛接触四氯乙烯蒸气浓度 3 391~4 069mg/m³ 时有刺激感,6 782mg/m³ 时有刺痛感。

4. 经口摄入 口服四氯乙烯中毒以神经功能先兴奋、后抑制为主,同时可发生多器官损害和严重酸中毒,常见靶器官依次为胃肠道、脑、肾脏、肝脏、肺、心脏等。初期表现可为恶心、呕吐、上腹烧灼感、腹部绞痛、腹泻、头昏、头痛、眩晕、耳鸣、视物模糊、四肢麻木、嗜睡、呼吸表浅,心跳快而弱,还可出现精神障碍表现。精神障碍以运动性兴奋为主,表现为易兴奋、易激惹、多疑、防御进攻、逃跑、多语多动、答非所问、定向力障碍、幻觉、注意力不集中等,可有恐怖、紧张、哭笑无常等情感障碍。之后逐渐出现中枢神经系统抑制症状,严重者表现为昏迷、抽搐、呼吸衰竭,个别患者可发生心搏骤停。

一名体重22kg的6岁儿童摄入四氯乙烯8~10mL(12~16g),1小时内出现昏迷,未见肝肾损害。一名41岁男性口服约150mL四氯乙烯后出现急性呼吸窘迫综合征和中毒性脑病,伴有轻度肝功能异常,但无明显酸中毒和肾功能损害。一名45岁女性急性四氯乙烯中毒后发生心搏骤停,复苏成功后出现急性呼吸窘迫综合征和严重代谢性酸中毒,进一步发展为循环衰竭和急性肾衰竭,7天后死亡。尸检发现,脑部严重水肿伴广泛出血性梗死,肺部有吸入性肺炎伴肺泡弥漫性水肿和出血性损伤,肝脏弥漫性坏死,肾小管急性坏死。一名32岁男性误服75g四氯乙烯后,出现浅昏迷、少尿、急性肾衰竭和严重酸中毒;中毒第19天肾穿刺活检显示严重急性肾小管坏死的特征性表现,肾小管腔内有三角形或菱形含钙晶体沉积;经5次血液透析治疗,肾功能逐渐恢复正常。3名年轻男性口服四氯乙烯驱钩虫,服药后2小时左右出现明显精神症状,其中例1还出现一过性的迟发性肝脏肿大和压痛。一名镰刀型细胞贫血病儿童(1岁1个月)摄入含四氯乙烯成分的干洗剂后发生溶血。

(二) 慢性毒性

1. 吸入

(1) 神经损害:常见影响包括头痛、头晕、嗜睡和疲乏,其他影响还包括共济失调、意识障碍、定向障碍、睡眠障碍、易激惹、专注力和记忆力下降、易激动、坐立不安和酩酊感。长期暴露者可出现主观感觉(如黏膜刺激、头痛、气味)耐受。

慢性暴露可影响神经行为表现。对101名四氯乙烯暴露者的调查发现,与对照组相比,暴露组在神经行为测试方面有显著差异,但高浓度(平均366mg/m³)与低浓度(平均81mg/m³)暴露组间差异无特异性。另一项研究中,暴露组所有测试的反应时间都较对照组延长,但与空气(7~454mg/m³,中位数102mg/m³)或血液(12~864mg/L,中位数145mg/L)中四氯乙烯浓度或暴露时间无相关性。有研究者者曾对干洗店附近14名居民进行神经行为测试,发现警觉性、简单反应时间和视觉记忆与对照组有显著差异;视觉诱发电位潜伏期亦有差异,但无统计学意义。该组居民平均居住时间为10.6年,空气中四氯乙烯浓度为1.4mg/m³(中位数),血液中四氯乙烯浓度为(0.018 ± 0.047)mg/L。

国外曾报道2例四氯乙烯接触工人被诊断为中毒性神经炎。一例为48岁的干洗店女工,临床症状包括恶心、发绀、咳嗽和震颤,初步诊断为周围神经炎。另一例为男性,在四氯乙烯溅到右脸后出现麻木和右眼睑无法闭合,被诊断为右侧面神经中毒性神经炎。其他研究者亦报道了数例四氯乙烯接触工人的周围神经病,其中一些病例还遗留神经损伤,包括记忆和认知障碍。

(2) 肝损害:动物实验已证实四氯乙烯具有肝脏毒性。虽然多项研究均未发现四氯乙烯长期接触工人肝毒性的证据,但亦有报告干洗店四氯乙烯接触者(时间加权平均浓度109mg/m³)超声波检查提示轻度至中度肝实质改变,发病率几乎为对照组的2倍。因此,仅测定血清转氨酶活性可能会低估肝脏病变程度。该研究认为四氯乙烯可致肝脏脂肪变性。9 名工人的接触浓度为 1 573~2 611mg/m³，3 人出现肝损伤，其中 1 人为肝硬化。

(3) 肾损害：四氯乙烯长期暴露工人的肾毒性证据存在争议。虽然动物实验证实四氯乙烯高浓度暴露具有肾毒性，但多项研究均未发现四氯乙烯暴露致肾损害的证据。有研究发现，四氯乙烯接触工人尿中溶菌酶和 β-葡萄糖醛酸酶浓度显著升高。后者可能提示管状上皮细胞更新加快，但尿溶菌酶浓度升高和蛋白尿才是肾小管出现更明确病变的标志物。另一项研究发现，四氯乙烯暴露工人的其他肾功能指标(白蛋白、β2-微球蛋白、乳酸脱氢酶、总蛋白、葡萄糖)与对照组相比差异无统计学意义。50 名暴露于低浓度四氯乙烯(中位数 102mg/m³)的干洗工中发现亚临床肾病证据，层粘连蛋白片段、纤维连接蛋白和糖胺聚糖排泄增加，出现管状细胞上皮膜脱落增加和高分子量蛋白尿。提示肾脏弥散结构和功能改变，可能与有机溶剂自身或活性代谢产物引起的膜弥漫性紊乱有关。

(4) 血液系统损害：血液毒性并非四氯乙烯的特征性表现。56 名暴露于四氯乙烯(浓度 26~640mg/m³，平均 136mg/m³)的干洗工，未发现任何血液毒性证据。一对父子在间断接触多种有机溶剂(含四氯乙烯)后出现红细胞增多症，但四氯乙烯具体的致病作用不清楚。

(5) 心脏损害：少见。两组工人(9 人和 16 人)分别暴露于浓度 203mg/m³ 和超标 2~15 倍的四氯乙烯，心电图均正常。一名暴露于四氯乙烯的干洗工出现头晕和室性早搏，住院后症状消失，返岗时又出现，最终调岗。

(6) 免疫损害：一名工人长期职业性接触四氯乙烯，出现严重的肢端发绀(四肢末端呈蓝色或苍白)、轻度肝炎和多发性肌病(肌肉无力、消瘦和压痛)，手部皮肤出现水肿、增厚，多个指甲出血。该患者有斑秃和白癜风病史，IgG 水平接近正常值上限，IgA 缺失，IgM 正常。这些表现可能为特应性反应或免疫介导反应。

(7) 其他损害：有报道长期接触四氯乙烯可影响胃肠道功能，出现恶心、呕吐、腹痛、腹泻和食欲不振，还可有眼及上呼吸道黏膜刺激症状、口干、口内金属甜味、咽部充血、气促、胸闷和咳嗽。国外曾报道一名 42 岁干洗店工人因职业暴露于四氯乙烯发生过敏性肺炎。110 名四氯乙烯接触工人血清 EB 病毒抗体平均滴度为 1：13.1，对照组为 1：5.2，差异有统计学意义($P<0.05$)。另一项国外研究认为，干洗场所从业者的死亡年龄有比全国平均水平低 5~10 年倾向，原因是四氯乙烯的低剂量慢性暴露。

2. 皮肤接触 四氯乙烯具有脱脂作用，反复皮肤暴露可导致皮肤粗糙、皲裂、干燥，皮肤呈鱼鳞状。亦有接触性皮炎及皮肤灼伤的报告。

3. 眼睛接触 长期暴露于四氯乙烯可导致色觉障碍，作用机制尚不清楚。35 名干洗工四氯乙烯暴露平均浓度为 42mg/m³(2.6~212mg/m³)，亚临床型视力丧失(主要蓝-黄)比例高于对照组。2 年后对其中 33 名工人随访发现，四氯乙烯暴露水平增加的 19 名工人色觉障碍恶化，而 14 名暴露水平降低的工人色觉无明显变化。尚不清楚后一组情况无改善是由于持续暴露于四氯乙烯，还是由于四氯乙烯导致的视力丧失为不可逆性。

4. 经口摄入 有研究发现，当哺乳期妇女暴露于最高容许浓度时，母乳中四氯乙烯浓度超过美国环境保护署(EPA)规定的儿童非致癌性饮用水标准，因此可能对哺乳期婴儿构成危险。一名 6 周龄婴儿因食用的母乳含四氯乙烯，出现梗阻性黄疸和肝大。

(三) 致癌性

在动物实验中，四氯乙烯有较为确定的致癌性。多项由美国国家毒理部(NTP)和国家癌症研究所(NCI)组织的研究均已证实。四氯乙烯处理后的雄性和雌性 F344 大鼠单核细胞白血病发病率增加,但也可能与大鼠种类有关,如 Osborne-Mendel 大鼠或 Sprague-Dawley 大鼠单核细胞白血病发病率并未增加。F344 大鼠还出现肾损害(雄性>雌性),推测可能为肿瘤初期表现。雄性和雌性 B6C3F1 大鼠肝细胞癌的发病率亦增加。

四氯乙烯对人类的致癌性证据有限。1995 年 IARC 将其归入 A2 类,即"人类可能致癌物"。许多研究证明,四氯乙烯可能与喉癌、舌癌、肺癌、肝癌、肾癌、尿道癌、食道癌、淋巴和造血系统肿瘤(包括白血病)、乳腺癌及宫颈癌相关。英国学者于 1980 年中期至 1990 年对 1 701 名干洗工(男性 592 名,女性 1 109 名)进行研究,结果发现膀胱癌、食管癌和肠癌的超额死亡率较高。但其中某些研究结果(如肺癌、喉癌、食道癌和宫颈癌)可能存在混杂因素的影响,如吸烟、饮酒及不同社会经济地位的影响。国外研究发现,居住于使用四氯乙烯的干洗店附近会增加四氯乙烯暴露和肾癌风险。该研究将纽约市 1994—2004 年出院患者中肾癌患者住所的邮政编码和使用四氯乙烯干洗店的邮政编码进行匹配。在控制年龄、种族、性别和家庭收入等因素后发现,出院患者中 45 岁及以上患者肾癌的发病率与干洗店的密度有显著相关性;在拥有更高密度干洗店的邮政编码地区,该比例增加 10%~27%。对暴露水平评估的不准确性,很可能低估了四氯乙烯暴露和肾癌发病率间的真实联系。

基于 1970 年丹麦、挪威、瑞典和芬兰人口普查资料的一系列病例对照研究发现,在以四氯乙烯为主要溶剂时期的干洗作业与食管癌风险差异无统计学意义($RR=0.76$,$95\%CI$:$0.34\sim1.69$),但研究受到一些无法归类病例的影响。胃癌、肝癌、胰腺癌、肾癌和非霍奇金淋巴瘤的发病风险亦无显著增加。干洗店助理宫颈癌的超额危险接近有意义,但直接从事干洗工作的女性却无类似发现。研究还发现,膀胱癌的超额危险($RR=1.44$,$95\%CI$:$1.07\sim1.93$)与工作年限无关。癌症发病的偶然性、四氯乙烯接触水平差异及混杂因素有可能解释北欧与美国研究结果的不同。

(四) 致畸性

大鼠暴露于 2 035mg/m³ 四氯乙烯,未发现胚胎毒性、胎鼠毒性和致畸性。有报道暴露四氯乙烯后,仔鼠出现颅骨延迟骨化和胸骨裂,但因动物数量太少,且未说明每窝受影响胎鼠数量,故难以评估研究意义。

(五) 致突变性

四氯乙烯诱变试验结果多为阴性。以干洗店(四氯乙烯几何平均浓度 68mg/m³)和化工厂工人(四氯乙烯浓度为 115mg/m³、三氯乙烯浓度为 54mg/m³)为研究对象,暴露组与对照组吸烟者、暴露组与对照组非吸烟者分别比较,未发现 SCEs 发生率增加。但男性暴露组(暴露于四氯乙烯或四氯乙烯和三氯乙烯)的吸烟者与非吸烟者比较,SCEs 显著增多。推测可能是吸烟与暴露存在协同效应。

(六) 遗传与生殖毒性

四氯乙烯可能影响精子质量,但尚不清楚是否会降低生育能力。有研究发现,干洗工和对照组精子平均浓度相同,形态异常率亦相似,但干洗工精子更多为圆形,很少为狭窄形。这些影响与暴露量和呼气中四氯乙烯浓度相关。两组精子平均能动性相似,但干洗工精子以头部更大幅度位移方式游动,与呼气中四氯乙烯浓度显著相关。干洗工精子线性游泳轨迹下降,与暴露浓度呈显著负相关。有研究发现,使用干洗剂的男性异常精子风险略高,但不太可能导致不育。

一项不同物种的动物实验发现,豚鼠暴露于 10 851mg/m³ 四氯乙烯 8 次,生殖上皮有轻微退行性变,其他物种睾丸未见类似改变。多项研究表明四氯乙烯暴露与自然流产率增加有关,亦有研究提示两者之间无关联性。自然流产风险可能取决于暴露浓度。

与对照组相比,几乎所有四氯乙烯暴露女工均出现月经紊乱,主要表现为经前综合征和月经过多,但该研究样本量少且缺乏暴露水平资料。另一项针对女性的研究发现,与对照组相比,在月经周期的增殖阶段,四氯乙烯暴露女工血清泌乳素浓度增加,但两组浓度均在正常范围内。泌乳素水平的增加与空气或血液中四氯乙烯浓度或暴露时间无相关性。丹麦一项针对不孕夫妇的调查发现,职业暴露可增加荷尔蒙紊乱风险,在干洗店工作的女性会延迟受孕。

七、作用机制

四氯乙烯的毒性主要取决于其活性代谢产物。体内外试验均已证实活性代谢物可与肝脏大分子共价结合,但尚未观察到与肝脏 DNA 的结合。非酒精性脂肪性肝病(nonalcoholic fatty liver disease, NAFLD)是发达国家最常见的肝脏疾病,可导致严重的肝功能改变,包括异生化合物代谢。小鼠体内四氯乙烯的分布和代谢受 NAFLD 影响。雄性 C57BL6/J 小鼠分别被喂食低脂饮食、高脂饮食、蛋氨酸/叶酸/缺乏胆碱饮食(MCD)来建立健康肝脏、轻度 NAFLD 和重度 NAFLD 模型。不同饮食喂食 8 周后,给予小鼠四氯乙烯[300mg/(kg·d)]或 5% 水性 Alkamuls-El620 饲养 5 天。四氯乙烯诱导的肝脏效应在两个 NAFLD 模型组中均加重。无论何种饮食,四氯乙烯暴露都与异生化合物、脂质和谷胱甘肽代谢基因上调有关,并与补体和凝血级联下调有关。有趣的是,高脂饮食喂养小鼠,而不是 MCD 喂养小鼠,对四氯乙烯诱导的肝脏效应更敏感。

B6C3F1 小鼠中观察到肝癌,可能是由于毒物的反复刺激和此类小鼠本身肝脏肿瘤发病率较高而产生了交互效应,或由于三氯乙酸诱导肝脏过氧化物酶体增殖。这两种假设都涉及非基因毒性的致癌机制。虽然动物实验证实,饮用水中添加三氯乙酸可致 B6C3F1 雄性小鼠罹患肝细胞癌,但三氯乙酸不会诱导人肝细胞中过氧化物酶体增殖,灵长类动物亦不会出现与啮齿类动物类似程度的增殖。

四氯乙烯肾脏损伤机制尚不完全清楚。代谢产物 1,2,2-三氯酰基半胱氨酸可被肾 β-裂解酶裂解,三氯酰基硫醇为第三裂解产物。此化合物不稳定,可反应生成二氯乙基亚硫酰氯(dichloroethylthionyl chloride)或二氯硫代酮(dichlorothioketene)。这两种化合物都可导致 DNA 损伤和肾毒性。四氯乙烯肾毒性还与自由基有关,谷胱甘肽的消耗使细胞对自由基的攻击更敏感。四氯乙烯肾毒性在人类少见,可能与代谢饱和使肾脏中活性代谢产物浓度较低有关。

四氯乙烯代谢产物可与结节漏斗部的多巴胺能系统相互作用,形成四氢异喹诺酮(tetrahydroisoquinolones),导致多巴胺耗损,临床上可表现为神经内分泌功能和行为改变及生殖影响。体外试验提示,2,2,2-三氯乙醇(可能为四氯乙烯的代谢产物)可增强中枢神经系统神经细胞 GABA 激活剂电流,可能与其抑制作用有关。

八、风险分级

尚缺乏四氯乙烯风险分级相关资料。

九、院内救治

(一) 急性暴露

1. 应急处置　吸入中毒者应立即移离现场,评估呼吸功能。脱去污染衣物,用清水或生理盐水彻底冲洗被污染的皮肤和眼睛。误服者予洗胃、导泻,洗胃时需注意误吸风险。

2. 治疗　无特效解毒剂,以对症支持治疗为主。注意监测心电图、肝肾功能,必要时给予吸氧。

(二) 慢性暴露

对症支持治疗为主。需注意,四氯乙烯对神经系统的影响可能持续数年。

十、病例报告

(一) 案例一

皮料用四氯乙烯干洗(每75kg皮料加入175g四氯乙烯),皮料干洗后未经充分晾晒即包装。卸车开包时,在场者闻到一股特殊的刺鼻气味,并立即出现不同程度呛咳、流泪、流涕、恶心等症状。约15分钟后,69名搬运者中出现头痛30人(43.5%)、头晕45人(65.2%)、乏力22人(31.9%)、胸闷16人(23.2%)、心悸17人(24.6%)、恶心25人(36.2%)、呕吐3人(4.3%)、眼睛刺痛流泪20人(29.0%)、流清涕15人(21.7%)、咽痛19人(27.5%)、咳嗽49人(71.0%)、肢体轻度麻木感12人(17.4%)、面部及口唇麻木感4人(5.8%)。约半小时后,有3人相继晕倒,晕厥3~8分钟自行清醒。多数患者仅有呼吸急促,眼结膜及咽部充血(63人,91.3%)。3例气急明显者胸部X线检查结果符合支气管炎改变。查体均未见阳性体征。血常规和尿常规均正常。心电图检查示:5例窦性心动过速,1例不完全右束支传导阻滞,余皆正常。3例较重者吸氧,给予镇静剂、糖皮质激素、抗生素和维生素类药物治疗,症状较快缓解,留院观察12小时。其余患者带药回家治疗。所有患者眼及呼吸道刺激症状消失较快。但1周后仍有头痛15人(21.7%)、头晕24人(34.8%)、乏力12人(17.4%)、失眠10人(14.5%)。同时发现有20人(29.0%)血小板低于$100×10^9$/L,其中3例低于$50×10^9$/L。皮肤紫癜11例(16.0%),多伴有牙龈出血、月经量增多现象。发生以上情况者既往均无类似病史,实验室检查未发现其他血液系统指标异常。经对症处理,数月内血小板计数均恢复正常。但皮肤紫癜反复发作,个别患者达半年之久。

(二) 案例二

一名41岁男性,口服99.9%四氯乙烯液体约150mL,因"意识异常0.5小时"入院。查体:表情呆滞,余无异常。胸部X线检查示:双肺未见异常,发现胃部高密度影。尿常规、血气分析、心电图、头颅CT结果正常。入院13小时,患者逐渐出现意识障碍,直至昏迷,同时呼吸逐渐增快至34次/分,皮肤发绀,FiO_2 50%。胸部X线复查显示:双肺弥漫性渗出病灶,亮度明显降低。

(夏丽华)

参考文献

[1] 王燕. 干洗服装店中四氯乙烯环境污染对人体健康的影响[J]. 中国自然医学杂志,2005,7(4):345-347.
[2] 冶凤英. 抢救四氯乙烯中毒一例报告[J]. 青海医药杂志,2001,31(10):44-45.

［3］李衡贵，侯志敏.急性四氯乙烯中毒致神经性耳聋1例［J］.包头医学院学报，1998（3）：3-5.

［4］阿扎提古丽·阿卜杜热合曼.四氯乙烯中毒12例临床观察［J］.中国社区医师，2012，14（298）：103.

［5］阎永建.急性四氯乙烯中毒69例报告［J］.化工劳动保护（工业卫生与职业病分册），1990（2）：74.

［6］郑晓英，孟新科，王滨，等.口服四氯乙烯致急性呼吸窘迫综合征1例［J］.中国急救医学，2010，30（6）：574-576.

［7］黄承聪.四氯乙烯中毒引起精神障碍18例报告［J］.中华神经精神科杂志，1965，9（4）：324.

［8］杨和庭.应用四氯乙烯驱虫引起精神症状反应三例报告［J］.中级医刊，1958（3）：17-18.

［9］胡继顺.急性四氯乙烯中毒8例［J］.中华劳动卫生职业病杂志，1988（6）：362.

［10］王又方，吴爱欣.洗衣店四氯乙烯中毒死亡1例［J］.法医学杂志，2007，23（3）：230-231.

［11］KÁKOSY T，LÁSZLÓFFY M. Chronic perchloroethylene poisoning［J］. Orv Hetil，2000，141（28）：1567-1570.

［12］DEHON B，HUMBER L，DEVISME L，et al. Tetrachloroethylene and trichloroethylene fatality：case report and simple headspace SPME-capillary gas chromatographic determination in tissues［J］. Journal of Analytical Toxicology，2000，24（1）：22-26.

［13］CHOI Y H，KIM N，SEO Y S，et al. ARF requiring hemodialysis after accidental perchloroethylene ingestion［J］. American Journal of Kidney Diseases，2003，41（3）：E11.

［14］LYNGE E，ANDERSEN A，RYL L，et al. Cancer in Persons Working in Dry Cleaning in the Nordic Countries［J］. Environmental Health Perspectives，2006，114（2）：213-219.

［15］MA J，LESSNER L，SCHREIBER J，et al. Association between Residential Proximity to PERC Dry Cleaning Establishments and Kidney Cancer in New York City［J］. Journal of Environmental and Public Health，2009（2009）：183920.

［16］CICHOCKI J A，FURUYA S，LUO Y S，et al. Nonalcoholic fatty liver disease is a susceptibility factor for perchloroethylene-induced liver effects in mice［J］. Toxicological Sciences，2017，159（1）：102-113.

［17］MCPARLAND M，BATES N. Toxicology of Solvents［M］. United Kingdom：Rapra Technology Limited，2002：281-295.

第十节 四 氯 乙 烷

一、别名

四氯乙烷（tetrachloroethane）有两种异构体，1，1，2，2-四氯乙烷（$CHCl_2$-$CHCl_2$，对称体）和1，1，1，2-四氯乙烷（CH_2Cl-CCl_3，不对称体）。

别名：1，1，2，2-四氯乙烷（1，1，2，2-tetrachloroethane），均四氯乙烷（sym-tetrachloroethane），四氯化乙炔（acetylene tetrachloride），四氯醋酸，1，1，1，2-四氯乙烷（1，1，1，2-tetrachloroethane），偏四氯乙烷（unsym-tetrachloroethane），不对称四氯乙烷。

二、CAS号

1，1，2，2-四氯乙烷：79-34-5。

1，1，1，2-四氯乙烷：630-20-6。

三、理化特性

(一) 1,1,2,2-四氯乙烷

1. 物理性质 分子量 167.85。沸点 146.3℃,熔点 −42.5℃,相对密度 1.595 3(20℃/4℃),折射率 1.494 19(20℃),介电常数 8.00(20℃,液体),偶极矩 5.70×10^{-30}C·m(25℃,苯),黏度 1.77mPa·s(20℃),表面张力(20℃)36.04mN/m,闪点 142℃(闭杯)、146℃(开杯),蒸发热(b.p)229.8J/g,燃烧热 5 788.8kJ/mol(25℃,液体),生成热 149.0kJ/mol(25℃,气体),比热容 1.122kJ/(kg·K),临界温度 388℃,电导率 4.5×10^{-9}S/m(25℃),热导率 0.136 4W/(m·K),体膨胀系数 0.001 03K^{-1}(0~30℃,平均)。

2. 化学性质

(1) 无空气、水分和光存在时,1,1,2,2-四氯乙烷是稳定的物质,但与空气接触时,慢慢脱去氯化氢,生成三氯乙烯及微量的光气。

(2) 1,1,2,2-四氯乙烷在水分存在下逐渐分解释放出氯化氢。

(3) 在空气或氧气存在下,1,1,2,2-四氯乙烷经紫外线照射生成二氯乙酰氯。

(4) 1,1,2,2-四氯乙烷在沸水或水蒸气的存在下,用铁、铝、锌等金属处理,还原成 1,2-二氯乙烯。

(5) 1,1,2,2-四氯乙烷常温下不与氯反应,紫外线照射下氯化生成六氯乙烷。

(6) 1,1,2,2-四氯乙烷在活性炭等催化剂存在下热裂解反应或与石灰乳反应,都生成三氯乙烯。

(7) 1,1,2,2-四氯乙烷遇金属钠及钾有爆炸危险,与强碱加热生成极易爆炸的二氯乙炔。

(二) 1,1,1,2-四氯乙烷

1. 物理性质 分子量 167.85。沸点 129.2℃(101.3kPa),熔点 −68.1℃,相对密度 1.553(20℃/4℃),折射率 1.482 1(20℃),介电常数 5.82(20℃),偶极矩 4.00×10^{-30}C·m(苯或四氯化碳),黏度 1.38mPa·s(25℃),表面张力 32.92mN/m(20℃),蒸发热(b.p)207.33kJ/mol,比热容 0.61kJ/(kg·K)(18℃),电导率 2×10^{-9}S/m(25℃),蒸气压 0.67kPa(7.4℃)、1.33kPa(19.3℃)、2.67kPa(32.1℃)。

2. 化学性质

(1) 1,1,1,2-四氯乙烷于 550~650℃热解生成三氯乙烯和氯化氢。

(2) 在碱性溶液中脱氯化氢比 1,1,2,2-四氯乙烷困难,在氯化铁的催化下反应则较易发生。

(3) 与 97% 硫酸一起加热到 130℃以上生成氯代乙酸。

四、使用历史与接触机会

(一) 使用历史

1881 年开始,四氯乙烷可从乙炔制备出并作为化工原料。四氯乙烷是醋酸纤维、硝酸纤维膜和喷漆以及石油沥青、树脂、煤焦油沥青、焦油、橡胶和各种油脂的良好溶剂。其用于灭火剂和人造丝、安全玻璃、皮革以及人造珍珠,与苯混合用作干洗剂,有时作为杀虫药,特别用于狗毛的杀虫。四氯乙烷还用于橡胶工业、制造防毒面具、靴鞋胶合物、地板蜡以及毛

皮的胶合材料。1,1,2,2-四氯乙烷在美国作为终产品的生产在 20 世纪 90 年代停止,目前仅作为化学中间体用于其他化学品的生产,但因其广泛使用可在危险废物场所的地表水、地下水中发现。

（二）接触机会

1,1,1,2-四氯乙烷用作制造药物、虫胶、树蜡和硝酸纤维等的溶剂,以及油脂和生物碱的萃取剂,还用作杀虫剂、除草剂、干洗剂和灭火剂。1,1,2,2-四氯乙烷由于毒性大,目前除作特殊用途的溶剂外,主要作为三氯乙烯的制造原料,还用于杀虫剂、除草剂和照相软片等的制造。

1914 年 JUNGFER 报告第一批工业四氯乙烷中毒病例,发生在德国的一家飞机工厂中。有 18 人用喷雾器把醋酸纤维溶液喷在亚麻布上,后者用于覆盖机翼以防水,其中 4 人发生黄疸,1 人死亡。英国经证实的第一批病例发生于 1914 年 11 月,伦敦北部亨顿的某一飞机厂中,有 19 人发生黄疸,1 人做油漆工的工作后 11 周死亡,事后证明由四氯乙烷所致。同一时期的大批中毒,由于安装在工作场所中的电动通风系统,把有毒蒸气吹到大作业棚的每一角落所致。1917 年,LEGGE 报告 17 例患者并有 2 例死亡。我国陈景秋等（2004 年）报道 1 例误服四氯化碳致急性中毒；王翠玉（2011 年）报道某塑料厂 18 名工人四氯乙烷中毒,其中 17 例患者治愈出院,1 例患者由于肝衰竭死亡；黄清珠（2008 年）报道四氯乙烷经皮肤接触与呼吸道吸入致中毒引起肝损害的患者 18 例,患者均来自某县塑胶五金工厂,患者述作业时有一种黏合剂散发出刺鼻的三氯甲烷气味,让人感到头晕、头痛、食欲差等症状。

五、代谢

四氯乙烷可经呼吸道、消化道及皮肤吸收,主要排泄途径是肺,部分从尿和粪便排出。经呼吸道吸收后,很快分布于脑及其他含脂肪丰富的组织和器官,其吸收量与血/气分配系数相关,血/气分配系数越大,临床效应出现越快。

吸入四氯乙烷与空气混合气体半小时,在人体内约滞留 51%。经用 C 标记的四氯乙烷给小鼠腹腔注射,3 天后 45%~61% 经肺以 CO_2 形式排出,28% 经尿排出,4% 以四氯化碳原形经肺呼出,仅有 16% 仍蓄积于体内。兔吸入四氯乙烷后,在各器官中均有分布,以脑、肝、心、肾、脂肪中含量最多。尿中主要代谢产物为二氯乙酸、三氯乙烯、三氯乙醇和草酸。在第 1 天内排出量最多,3~4 天后基本消失。

六、危害性

四氯乙烷属于高毒类,在氯代烃类中其毒性较高,高于三氯甲烷和四氯化碳。对中枢神经系统有麻醉和抑制作用,对呼吸道和胃肠道有刺激作用,并可对肝、肾、心等实质器官造成广泛损害,严重者可出现肺水肿和呼吸衰竭。

（一）急性、亚急性与慢性毒性

1. 急性毒性

（1）1,1,2,2-四氯乙烷:1,1,2,2-四氯乙烷是液态氯代烃中毒性最强的物质,对中枢神经系统有麻醉和抑制作用,对肝、肾有严重损害。短时间吸入其高浓度蒸气时,引起强烈的眼和气管黏膜刺激症状。急性或亚急性中毒主要损害消化道和神经系统,可有头痛、眩晕、食欲减退、恶心、呕吐、上腹部不适、黄疸、肝大等症状，并可能出现肝昏迷和腹腔积液。严重者出现肺水肿和呼吸衰竭。①最低中毒浓度（TC_{Lo}）：人吸入 1 000mg/m³，大鼠 6 865mg/m³（4 小时）；②最低中毒剂量（TD_{Lo}）：人经口 30mg/kg；③半致死剂量 LD_{50}：经口 LD_{50} 大鼠为 200mg/kg，小鼠腹腔注射为 821mg/kg；④半致死浓度 LC_{50}：小鼠吸入 4 500mg/m³（2 小时）；⑤急性皮肤刺激性/腐蚀性：0.01mL 可对家兔皮肤造成严重损伤；⑥急性眼刺激性/腐蚀性：0.1mL 可对家兔眼睛造成严重损伤。

（2）1,1,1,2-四氯乙烷：①半致死剂量 LD_{50}：小鼠经口为 1 500mg/kg，小鼠腹腔注射为 1 275mg/kg；家兔经皮 LD_{50} 为 20g/kg；大鼠经口 LD_{50} 为 670mg/kg。②半致死浓度 LC_{50}：家兔吸入 19 222mg/m³（4 小时），大鼠吸入 14 416mg/m³（4 小时）。③1,1,1,2-四氯乙烷仅对家兔皮肤和眼黏膜有轻微刺激性。

2. 亚急性毒性和慢性毒性

（1）亚急性毒性：四氯乙烷亚急性中毒主要为消化道和神经系统症状，可有食欲减退、呕吐、腹痛、肝大、腹水，可发生肝脏脂肪变性、坏死和肝硬化，也可损害肾脏和心肌。

（2）慢性毒性：长期吸入四氯乙烷可引起无力、头痛、失眠、便秘或腹泻、肝功损害和多发性神经炎，还会损害心、肝、肾而导致死亡。即使在 687mg/m³ 以下也能引起慢性中毒，因神经障碍而引起严重头痛、激烈手颤、丧失味觉、四肢神经麻痹、关节痛、脑脊髓软化、白细胞增加、贫血等症状。经皮吸收也可引起慢性中毒。

（二）致癌、致畸、致突变性

1. 致癌性

（1）1,1,2,2-四氯乙烷：根据已发表的研究，1,1,2,2-四氯乙烷仍然是小鼠中最强的肝癌致癌物氯乙烷。长期的致癌性试验表明，1,1,2,2-四氯乙烷能引发小鼠肝细胞癌；在大鼠中观察到罕见的肿瘤，如肝细胞癌和肿瘤前结节，但没有统计学意义。1,1,2,2-四氯乙烷在体内共价结合于大鼠和小鼠的肝、肾、肺和胃的 DNA、RNA 和蛋白质，且肝脏的大分子比活性高于其他器官。试验对雄性 Wistar 大鼠和 BALB/c 小鼠腹腔注射 1,1,2,2-四氯乙烷，结果表明，1,1,2,2-四氯乙烷是与 DNA 相互作用最有效的氯乙烷，与中等毒性的基因致癌物质类似。

接触 1,1,2,2-四氯乙烷的工人患白血病、淋巴瘤和生殖器肿瘤的风险中等升高（1.26 倍）。

大鼠经口最低公布的毒性剂量为 42mg/(kg·78 周)（间歇），引起肝肿瘤，致癌性分类为：按 RTECS 标准致癌。

国际癌症研究机构（IARC）将 1,1,2,2-四氯乙烷归在 2B 类致癌物清单中（对人类致癌性证据有限，对实验动物致癌性证据并不充分；或对人类致癌性证据不足，对实验动物致癌性证据充分）。

（2）1,1,1,2-四氯乙烷：尚无与 1,1,1,2-四氯乙烷致癌性相关的流行病学数据，实验动物中 1,1,1,2-四氯乙烷的致癌性证据有限。一项研究中，通过经口染毒对 1,1,1,2-四氯乙烷进行致癌性测试，在雌、雄小鼠中都观察到肝细胞腺瘤的发生率增加，且在雌性小鼠中观察到肝细胞癌的发生率增加，雄性大鼠中肝细胞癌结果阴性，雌性大鼠实验尚无定论。一项大鼠的小型实验中，未发现 1,1,1,2-四氯乙烷引发或促进肿瘤活性。国际癌症研究中心（IARC）将 1,1,1,2-四氯乙烷归在 2B 类致癌物清单中（对人类致癌性证据有限，对实验动物致癌性证据并不充分；或对人类致癌性证据不足，对实验动物致癌性证据充分）。

2. 致突变性

(1) 1,1,2,2-四氯乙烷:①人类 Hela 细胞 DNA 抑制试验的剂量为 6mmol/L;②大肠杆菌 DNA 修复试验的剂量为 15 866μg/plate;③酿酒酵母基因转化和有丝分裂重组的剂量为 5.2mmol/(L·h)(酶促步骤);④鼠伤寒沙门菌微生物突变试验的剂量为 10μg/plate(+/−酶促活化步骤);⑤大肠杆菌其他突变试验的剂量为 1 476μmol/L;⑥小鼠经口其他突变试验的剂量为 200mg/kg;⑦构巢曲霉性染色体丢失与分离试验的剂量为 200μL/L;⑧仓鼠卵巢姐妹染色单体交换试验的剂量为 56mg/L。

(2) 1,1,1,2-四氯乙烷:在不进行预培养且没有外源性代谢系统(S9)的情况下,以最高毒性剂量(1 000μg/plate)进行测试时,1,1,1,2-四氯乙烷(>99% 纯度)对鼠伤寒沙门菌 TA1535、TA1537、TA98 或 TA100 不致突变。据报道,在存在或不存在 Aroclor 诱导的肝 S9(未给出值)的情况下,在鼠伤寒沙门菌 TA1535、TA1537、TA1538、TA98 和 TA100(使用未指定方案)中进行测试时,也不具有致突变性。

3. 致畸性

(1) 1,1,2,2-四氯乙烷:妊娠 1~14 天小鼠经腹膜内注射剂量为 5 600mg/kg,影响着床前死亡率(死亡或被吸收的胚泡占全部胚泡的比例)。在器官发生过程中以 300~400mg/(kg·d) 四氯乙烷处理 AB-Jena 和 DBA 小鼠,产生胚胎毒性作用,畸形发生主要为露脑、腭裂和无眼。致畸作用与剂量和接触时间有关。

(2) 1,1,1,2-四氯乙烷:目前尚未查到相关文献资料。

(三) 遗传与生殖毒性

1. 遗传毒性 通过对雄性 Wistar 大鼠腹膜内注射 127μg/kg 四氯乙烷,22 小时后处死,研究四氯乙烷的遗传毒性。该化合物与肝、肺、肾和胃的 DNA、RNA 和蛋白质共价结合。大鼠肝脏 DNA 的共价结合指数值为 40,将其分类为弱到中度引发剂。在体外,来自大鼠器官的微粒体和胞质酶系统都能生物激活四氯乙烷。肝馏分最有效。当两种活化系统同时存在于孵育混合物中时,观察到协同作用。四氯乙烷通过氧化和还原途径代谢,两者均依赖于细胞色素 P450。其也可以被肝和肺的微粒体谷胱甘肽转移酶生物激活。一项研究中,体内四氯乙烷与大鼠和小鼠的 DNA 共价结合。四氯乙烷在啮齿类动物细胞培养物中诱导基因突变、姐妹染色单体交换和非整倍性,但不引起染色体畸变。其不在果蝇中诱导性别相关的隐性突变,也不在酵母中诱导突变或非整倍性。四氯乙烷诱导酵母中的基因转化、真菌的遗传交叉和非整倍性以及细菌中的基因突变。

2. 生殖毒性 目前尚未查到相关文献资料。

七、作用机制

1,1,2,2-四氯乙烷和 1,1,1,2-四氯乙烷中毒主要引起肝脏毒性,其肝毒性作用机制如下。

1. 四氯乙烷使小鼠肝微粒体细胞色素 P450 和 NADPH-细胞色素 C 还原酶显著降低,伴随混合功能单加氧酶的改变,从而导致脂质过氧化,引起肝毒性。

2. 四氯乙烷可诱导大鼠肝微粒体和高尔基体中多萜醇水平早期下降来影响糖基化机制,从而影响糖蛋白成熟和分泌所需的膜流动性和渗透性。

3. 四氯乙烷在体内共价结合于大鼠和小鼠的肝、肾、肺和胃的 DNA、RNA 和蛋白质。

肝脏的大分子比活性高于其他器官。

4. 一项促进研究中,在三分之二肝切除术后 24 小时,对 10 只大鼠腹膜内注射 30mg/kg N-亚硝基二乙胺(NDEA)。6 天后,大鼠每周 5 天接受最大耐受剂量的玉米油中的 1,1,2,2-四氯乙烷或通过强饲法接受玉米油,共 7 周。将大鼠再保持 7 天,然后处死并检查肝脏。在治疗组中,改变酶的病灶数量为 4.36+/−0.85 病灶/cm^2,在对照组(玉米油)组中为 1.77+/−0.49 病灶/cm^2,提示 1,1,2,2-四氯乙烷显示出促进活性。

5. 四氯乙烷的肝毒性和/或致癌作用可能是由于卤化碳被细胞色素 P450 混合功能氧化酶代谢所致。机制可能涉及产生直接(自由基和/或酰氯)或间接作用(二氯乙酸和三氯乙酸)毒素的氧化和还原途径。

八、风险分级

按《全球化学品统一分类和标签制度》(GHS)进行风险分类。

(一) 人体健康危害

1. 急性毒性皮肤接触　类别 1。

2. 急性吸入毒性　类别 2。

危害说明:吸入四氯乙烷蒸气或气溶胶(雾、烟)可产生严重毒害作用,甚至可致命。吸入该物质可能会引起对健康有害的影响或呼吸道不适。意外经口摄入本品可能对个体健康有害。皮肤接触可产生严重毒害作用。吸收后可产生全身影响,并可致命。眼睛直接接触本品可导致暂时不适。

(二) 环境危害

该物质对环境有危害,在地下水中有蓄积作用。对水生生物有毒并具有长期持续影响。

九、院内救治

(一) 诊断与分级

有四氯乙烷接触史,结合临床表现及实验室检查结果,排除其他原因引起的疾病,可诊断。

(二) 应急处置

1. 保证中毒患者生命体征稳定　接诊医护人员应密切观察患者的意识、瞳孔、呼吸、脉搏、血压、体温等指标变化,出现危及生命体征的情况时应及时进行相应对症处理。

2. 结合患者接触化学物的具体情况决定是否需要进行入院后的洗消和处理

(1) 皮肤接触:脱去污染的衣着,用肥皂水和清水彻底冲洗皮肤,如有不适及时就医。

(2) 眼睛接触:捏起眼睑,用流动清水或生理盐水冲洗,如有不适及时就医。

(3) 吸入:迅速脱离现场至空气新鲜处,保持呼吸道通畅,如呼吸困难应输氧,呼吸、心跳停止应立即进行心肺复苏术,及时送医。

(4) 经口摄入:饮水,禁止催吐,洗胃,及时就医。避免饮牛奶、油类,避免饮酒精。

3. 积极按照对症和支持治疗原则,维持生命体征正常。并根据病情的严重程度将患者送往不同的科室进一步救治。同时把收治中毒患者的情况向上级部门汇报。

(三) 治疗

四氯乙烷中毒目前尚无特效解毒药,主要采取一般急救措施和对症治疗。吸入中毒者应迅速移离现场至空气新鲜处,静卧休息,保持呼吸道通畅,严密监护心、肺、肝等脏器的功能。根据病情给予必要的对症处理。

十、病例报告

(一)案例一

6名乙炔氯化法生产三氯乙烯工艺流水线工人,女性,年龄28~47岁,专业工龄9~17年,均于处理含四氯乙烷残液的皂化碴半小时后发病,其中2例于中毒当日入院,另4例经内科门诊治疗后分别于第3、4、5、10天后入院。症状以中枢神经系统和消化系统症状为主,表现为头晕6例,头痛5例,乏力6例,眩晕6例,站立不稳5例,一过性意识障碍2例,易激动2例,恶心6例,呕吐3例,食欲减退5例,上腹疼痛3例,四肢麻木4例,肌束颤动3例,胸闷5例,气短3例,心悸、心前区不适各2例,寒战1例。体征以共济失调表现为主,步态蹒跚5例,闭目难立征阳性5例,轮替运动笨拙3例,指鼻试验欠准确3例,意向性震颤1例,四肢远端痛觉迟钝4例,肌张力减弱3例,腹部压痛2例,结膜苍白和咽部充血各1例。血红蛋白80g/L和95g/L各1例,白细胞10.8×10^9/L和11.2×10^9/L各1例。尿上皮细胞满视野2例,血尿1例,脓尿2例,未检出蛋白和各种管型。肝功能检查谷丙转氨酶44U/L、46U/L、68U/L和100U/L各1例。X线胸片肺纹理增强4例。心电图V_5T波低平2例,右束支传导阻滞2例,其中1例伴左后支阻滞。肝、肾超声检查均正常。入院后给予10%葡萄糖溶液、维生素C、肌苷、三磷酸腺苷、辅酶A、细胞色素C、胞二磷胆碱静脉滴注,葡萄糖醛酸内酯、双嘧达莫、维生素B_1、维生素B_4、维生素B_{12}、地西泮、谷维素口服。经对症、支持配合康复治疗,临床症状明显改善,患者相继痊愈出院。病程39~46天。

(二)案例二

某塑料厂18名工人先后出现程度不同的乏力、食欲减退、恶心、呕吐等症状,诊断为四氯乙烷中毒。18例患者中,男性5例、女性13例,年龄最小18岁、最大45岁。其中12例为暑假打工的中学生,于2008年6—7月在某县塑胶五金工厂临时打工,7月起陆续出现全身疲倦乏力、精神、饮食差、尿黄等症状,休息后未能改善,呈进行性加重。入院时所有患者均有不同程度乏力、食欲减退、尿色深黄等全身中毒症状。15例患者伴有恶心、呕吐、腹胀等消化道症状,5例患者病初有发热,体温38.4~40.1℃。除1例患者伴有咽部疼痛不适之外,其余17例患者均无咳嗽、咳痰、咽部疼痛等呼吸道症状。1例患者有明显头痛、头晕、烦躁不安、昏迷等神经精神症状,1例患者合并腹腔积液。13例女性患者中,3例月经周期紊乱。所有患者均出现不同程度的血液生化异常,谷丙转氨酶92.6~1 526.3U/L,谷草转氨酶21.4~1 069.5U/L,总胆红素7.31~302.01μmol/L。3例患者电解质紊乱,主要表现为血清钾下降。16例患者血常规嗜酸细胞百分比升高;6例患者PT明显延长,波动范围为16.1~49.1秒。18例患者心电图、胸部X线片均未见明显异常。13例女性患者表现出明显的恐惧、焦虑,3例较年长患者表现愤怒。患者入院后,均予卧床休息、给氧,同时予静脉滴注葡萄糖、能量合剂、甘草酸二铵或异甘草酸镁、还原型谷胱甘肽、维生素C等治疗;对于出现不良心理的患者,心理医生给予集体治疗。17例患者住院第3周肝功能均基本恢复正常且症状好转,痊愈后陆续出院;1例患者由于肝衰竭死亡。治愈患者出院后随访2年,每半年复查一次肝功能、腹部B超、血常规、尿常规、心电图均正常,心理状态良好。

(黄振烈 杜家欣 钟怡洲)

参考文献

［1］COLACCI A,GRILLI S,LATTANZI G,et al. The covalent binding of 1,1,2,2-tetrachloroethane to macromolecules of rat and mouse organs［J］. Teratog Carcinog Mutagen,1987,7(5):465-474.

［2］周莹,王翠玉,郑瑞丹. 四氯乙烷中毒患者18例的救治与护理［J］. 解放军护理杂志,2011,28(15):37-38.

［3］黄清珠,王翠玉. 四氯乙烷中毒致肝损害患者的临床救治与护理［J］. 当代护士(专科版),2009(10):48.

［4］COTTALASSO D,BELLOCCHIO A,DOMENICOTTI C,et al. 1,1,2,2-Tetrachloroethane-induced early decrease of dolichol levels in rat liver microsomes and Golgi apparatus［J］. J Toxicol Environ Health A,1998,54(2):133-144.

［5］CHAN P C. NTP technical report on the toxicity studies of 1,1,2,2-tetrachloroethane(CAS No. 79-34-5) administered in microcapsules in feed to F344/N rats and B6C3F1 mice［J］. Toxic Rep Ser,2004(49):6-11.

［6］STORY D L,MEIERHENRY E F,TYSON C A,et al. Differences in rat liver enzyme-altered foci produced by chlorinated aliphatics and phenobarbital［J］. Toxicol Ind Health,1986,2(4):351-362.

第十一节　1-溴丙烷

一、别名

1-溴丙烷(1-bromopropane,1-BP)别名:正丙基溴(propyl bromide)。

二、CAS 号

1-溴丙烷:106-94-5。

三、理化特性

1-溴丙烷分子式 C_3H_7Br,化学式 $BrCH_2CH_2CH_3$,分子量122.99。为无色至淡黄色液体,有特殊气味。熔点-110℃,沸点71℃,闪点-10℃,相对密度1.35(20℃,水=1),相对蒸气密度4.25(空气=1),蒸汽压110.8mmHg(20℃)。难溶于水(2.45mg/L,20℃),溶于丙酮、乙醇、乙醚、苯、三氯甲烷和四氯化碳。与强氧化剂、酸碱、碱金属和金属铝粉末混合会发生化学反应。

1-溴丙烷换算系数(25℃,760mmHg):1ppm=5.03mg/m³。

四、使用历史与接触机会

1-BP 因其易挥发、不易燃、适中的蒸气压和稳定性、不破坏大气臭氧层等特点而被作为氟利昂类替代物质在二十世纪九十年代末引入工作场所。作为一种高效环保清洗剂,1-BP 广泛用于各种油脂、五金电子、精密机械、服装干洗等行业的清洗过程。此外,还作为化工原料,用于农药、医药、染料等的生产以及粘胶、涂料的配制。在 1-BP 生产制造和使用过程中若防护不当均可能发生职业暴露,甚至发生职业性化学中毒。

五、代谢

(一) 人群资料

人体接触 1-BP 主要通过吸入或皮肤接触两种途径被吸收。目前尚无 1-BP 在人体中的分布数据,1-BP 从人体中排泄的资料也很有限。对 1-BP 接触工人的研究发现,尿液中存在未经代谢的 1-BP 原形,尿液中的 1-BP 水平与空气中 1-BP 暴露水平存在显著相关性。尿中也有溴离子被排泄,但因为饮食和药物来源的溴离子混淆因素,尿中溴离子与暴露水平的相关性不强。

在职业暴露人群尿液中可检测到 1-BP 代谢物,主要是 N-乙酰基-S-n-丙基-半胱氨酸[N-acetyl-S-(n-propyl)-l-cysteine,AcPrCys],其浓度随着环境暴露水平的增加而增加。此外还有 N-乙酰-S-(n-丙基)-l-半胱氨酸-s-氧化物,N-乙酰-S-(2-羧基乙基)-l-半胱氨酸和 N-乙酰-S-(3-羟基-n-丙基)-l-半胱氨酸。

(二) 动物实验数据

在对大鼠和小鼠的实验中,1-BP 吸入、腹腔注射和经口染毒都可被吸收,但血液中 1-BP 的浓度在暴露结束后迅速下降。大鼠和小鼠静脉注射使用 ^{14}C 标记的 1-BP 后,不同时间点的呼出气、尿液和粪便中都可检测到放射性分布。放射性回收总量为 83%~103%,其中挥发性有机化合物(25%~71%)、二氧化碳(10%~31%)和尿液(13%~23%)中含量最高,机体(2%~6%)和粪便(1%~4%)相对较少。放射性在两种动物的肝脏/血液放射性比值均约为 3。

大鼠的毒代动力学研究表明,进入机体的 1-BP 40%~70% 以原形排出,其余部分在体内代谢后经尿排出。1-BP 进入机体后部分以原形与谷胱甘肽结合,反应生成 AcPrCys;另一部分经细胞色素 P450 氧化,主要是 2 号位的碳原子上发生羟化,生成 1-溴-2-丙醇,再与谷胱甘肽结合生成 N-乙酰-S-(2-羟基丙基)-L-半胱氨酸(N-acetyl-S-(2-hydroxy-n-propyl)-l-cysteine);而 3 号位上的碳原子可氧化生成 3-溴丙酸(3-bromopropionic acid,3-BPA),结合 GSH 后生成 N-乙酰-S-(2-羧基)-L-半胱氨酸(N-acetyl-S-(2-carboxyethyl)-l-cysteine)。1-BP 经上述途径代谢后最终以 AcPrCys 及其氧化物等形式经尿液排出体外。因此,1-BP 原形、AcPrCys 和 3-BPA 均可作为 1-BP 暴露的生物标志物(图 11-13)。

六、危害性

1-BP 的急性毒性较低,Wistar 大鼠经呼吸道染毒 4 小时,LC_{50} 为 35 212mg/m³,经腹腔注射染毒 LD_{50} 为 2.9g/kg;SD 大鼠吸入染毒的 LC_{50} 为 72 305mg/m³,经腹腔注射染毒 LD_{50} 为 2.5g/kg。

(一) 神经毒性

1. 人群研究结果 1-BP 具有较强的神经毒性,其对周围神经系统及中枢神经系统均有不同程度的损害作用。主要表现为头痛、眩晕、恶心、视力模糊和睡眠障碍;严重者可出现下肢感觉异常甚至感觉丧失,平衡感差、步态蹒跚、站立困难甚至瘫痪;同时可引起人的情绪改变,主要表现为焦虑、易怒、抑郁、情绪易激动等。神经电生理检查有神经传导速度减慢、远端潜伏期延长和体感诱发电位异常等表现。

2. 动物实验结果 大鼠 1-BP 吸入染毒(4 024~5 030mg/m³,4~12 周)发现运动神经传导速度下降,运动神经远端潜伏期延长,蹒跚步态、下肢瘫痪(双下肢拖行)和足后翻等周围

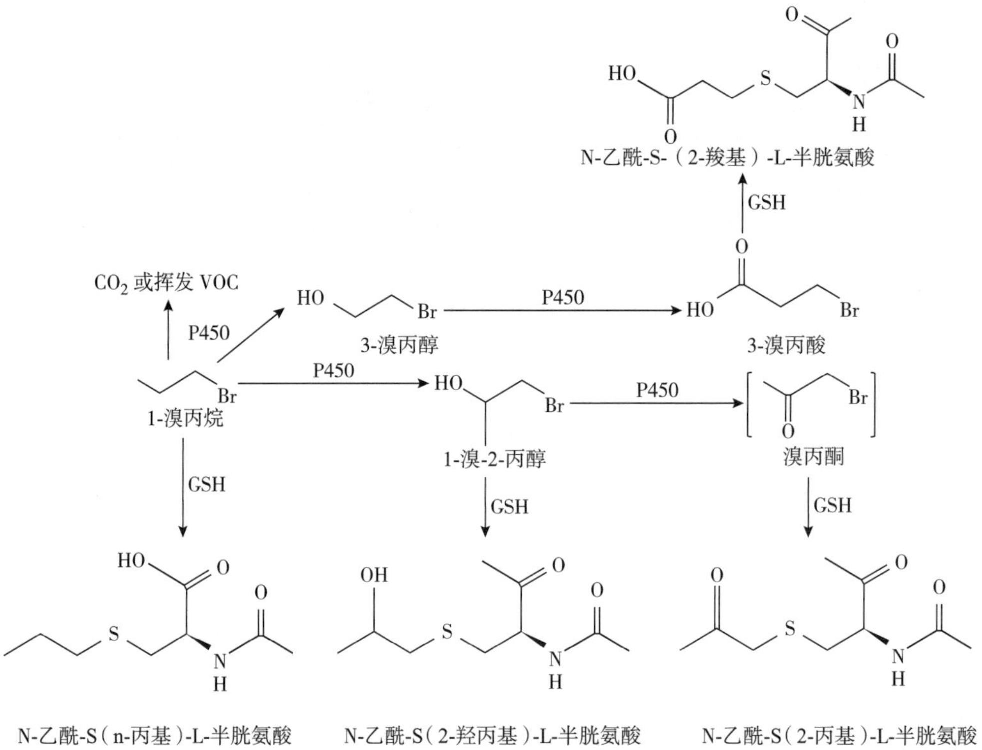

图 11-13 1-BP 多途径染毒大鼠体内代谢图

神经损伤改变。病理检查结果显示,周围神经束轴索变性,髓鞘变形甚至断裂,延髓下部的薄束核神经元轴突发生肿胀变性,小脑浦肯野细胞的核固缩。

（二）生殖毒性

1. 人群研究结果 1-BP 可引起女工月经紊乱、性欲减退,受孕功能降低等;对男性的影响表现为性欲降低和精子异常。

2. 动物实验结果 1-BP 吸入染毒浓度达 2 012mg/m³ 时,即可引起雄性大鼠附睾和精囊质量下降;当染毒浓度达 4 024mg/m³ 时,可造成大鼠附睾中精子数量减少,精子活力下降,精子畸形率上升。睾丸组织病理学检查结果显示,在Ⅸ~Ⅺ阶段的曲细精管中可观察到精子滞留,提示 1-BP 可抑制精子的释放,造成精子释放延迟现象。

（三）血液毒性

1. 人群研究结果 ICHIHARA 等研究发现,部分工人接触 1-BP 后出现血红蛋白和红细胞比容降低。缪荣明等对 1-BP 生产企业工人进行的职业卫生调查结果显示:作业环境中 1-BP 平均质量浓度为 7.2~18.9mg/m³;1-BP 接触工人平均血小板体积、血小板压积、血小板分布宽度均升高。王国群等对国内某 1-BP 生产工厂进行职业疾病调查也发现,工人在 1-BP 平均质量浓度为 7.2~85.7mg/m³ 作业环境中连续工作 6 个月以上,红细胞计数、血红蛋白、平均红细胞血红蛋白量、白细胞计数等均降低。

2. 动物实验结果 李宏玲等的动物实验研究发现,质量浓度为 5 270.0mg/m³ 1-BP 暴露可导致大鼠血红蛋白和红细胞计数均降低。

（四）肝脏毒性

1. 人群研究结果 1-BP 接触人群肝脏的毒性效应资料较缺乏。房中华和李卫华等对 1-BP 接触工人的调查结果显示，未发现 1-BP 暴露对工人的肝肾功能指标产生影响，其对肝脏的毒性效应尚无法证实。

2. 动物实验结果 动物实验发现，1-BP 吸入染毒可导致大鼠肝脏相对质量增加，血浆中肌酸激酶、丙氨酸氨基转移酶、血清总胆红素和血清直接胆红素等上升；肝脏细胞胞浆的谷胱甘肽 S-转移酶活力增强，肝脏组织的谷胱甘肽 S-转移酶 mRNA 表达水平升高。组织病理学检查可见肝细胞出现空泡样变性以及细胞核皱缩变形、体积缩小。

（五）致癌性

1. 人群研究结果 目前尚无 1-BP 致癌性的人群资料。

2. 动物实验结果 美国国家毒理学计划（NTP）使用大鼠和小鼠进行了 2 年 1-BP 吸入致癌试验，结果显示：1-BP 可以导致雄性、雌性大鼠大肠肿瘤、雄性大鼠皮肤肿瘤，可能导致雄性大鼠恶性间皮瘤和胰岛细胞肿瘤及雌性大鼠皮肤肿瘤，其中大鼠的大肠肿瘤为罕见的肿瘤类型。1-BP 可以导致雌性小鼠肺部肿瘤。此项致癌性研究试验提供足够的证据证明 1-BP 可以导致大鼠和小鼠肿瘤发生率增加，多部位发生肿瘤，以及罕见类型肿瘤的发生。

国际癌症研究机构（IARC）将 1-BP 的致癌性归为 2B 类（人致癌性证据有限，对动物致癌性证据也不充分）。

七、作用机制

1-BP 对神经系统损伤的作用机制十分复杂。WANG 等研究发现，1-BP 吸入染毒可导致大鼠脑组织中神经元特异蛋白 γ-烯醇酶（neuron-specific enolase，NSE）的水平降低（$P<0.05$）。NSE 是特异存在于神经元胞浆中的蛋白酶，脑组织损伤时，神经元细胞由于代谢异常，造成细胞膜结构及功能异常改变，NSE 可释放至细胞外间隙，通过受损血-脑屏障进入脑脊液和血液中。因此 NSE 是神经元损伤的重要标志物之一，是检测脑神经元受损的指标。神经元受损导致大脑组织中 NSE 水平降低，可能是 1-BP 神经毒性的机制之一。宋向荣等研究发现，1-BP 吸入染毒后大鼠脑皮质神经丝蛋白（neurofilament，NF）水平增加，且高相对分子质量 NF 水平与 1-BP 的暴露浓度呈剂量-反应关系。脑组织中的 NF 是一种结构蛋白，是神经元所特有的重要细胞骨架成分，在轴突空间构型的维持及神经信号传导方面发挥重要作用。1-BP 暴露引起 NF 各亚单位比例异常，造成 NF 结构和功能紊乱，进而导致中枢和周围神经功能紊乱，可能是 1-BP 神经毒性的机制之一。YOSHIDA 等利用小鼠星形胶质细胞进行离体培养试验发现，1-BP 能降低脑源性神经营养因子和细胞核内核转录因子 Kappa B 的表达水平。SUDA 等研究结果显示，1-BP 吸入染毒可使小鼠脑组织中 5-羟吲哚乙酸、γ-氨基丁酸和牛磺酸的水平降低。MOHIDEEN 等研究发现 1-BP 可不同程度地抑制大鼠海马组织、大脑皮质和延髓中 5-羟色胺、多巴胺、氨基丁酸等神经递质受体 mRNA 的表达水平。张伟等研究发现，1-BP 吸入染毒可使大鼠大脑皮质组织中 N-甲基-D-天冬氨酸受体 2B 和谷氨酸受体 2 的蛋白表达水平增加。刘浩中等对 1-BP 吸入染毒大鼠的海马组织进一步研究发现，海马组织中 N-甲基-D-天冬氨酸受体 2B 的蛋白表达水平增加，而谷氨酸受体 2 的蛋白表达水平却降低。N-甲基-D-天冬氨酸受体 2B 和谷氨酸受体 2 是突触的特异性蛋

白,其蛋白表达与突触的传导功能有密切关系,因此,N-甲基-D-天冬氨酸受体 2B 和谷氨酸受体 2 的蛋白表达异常,可干扰神经正常传导功能。这些研究结果表明,1-BP 对神经系统毒性效应可能是通过影响神经递质受体的表达,从而干扰多种神经递质通路的功能,引起中枢神经系统毒性。

对 1-BP 进入体内的代谢途径研究发现,其在体内代谢易分解形成丙基自由基。自由基具有极强的氧化活性,能结合酶的氨基酸残基而影响多种酶的功能,通过过氧化而损伤各种脂质膜。自由基引起的过氧化反应可造成神经细胞的凋亡,过氧化反应增加、氨基末端激酶丝裂原活化蛋白激酶(JNK/MAPK)通路激活、Capspase 蛋白酶-1/Capspase 蛋白酶-3 活化、染色质浓缩及 DNA 片段形成是过氧化反应引起凋亡的机制之一。暴露于 1-BP 的大鼠小脑蒲肯野细胞核固缩可能由于细胞凋亡引起,对暴露于 1-BP 的大鼠脑中与凋亡相关的酶检测结果表明,活化的 MAPK 量增加了 28%。

海马对情绪调节有重要作用,FUETA 等研究发现 1-BP 通过抑制海马 DG 区 γ-氨基丁酸(GABA)受体的活性,使 N-甲基-D-天冬氨酸(N-methyl-D-aspartic acid,NMDA)受体发生过度活化,神经元产生去抑制现象,最终导致 DG 区过度兴奋。这可能与 1-BP 引起的情绪变化有关。

1-BP 对雌性动物生殖毒性的作用机制可能与其干扰卵泡发育有关,而对雄性动物生殖毒性则可能通过干扰精子的成熟、获能等,导致精子释放延迟和精子形态异常。罗巧等研究发现,1-BP 吸入染毒可使大鼠睾丸内含精子曲细精管比例降低,睾丸中 B 淋巴细胞瘤-2 基因相关 X 蛋白表达增强。因此,推测 1-BP 暴露可以改变细胞信号传导通路,使 B 淋巴细胞瘤-2 基因相关 X 蛋白表达增强,从而诱导睾丸曲精小管细胞凋亡,导致大鼠睾丸曲精小管损伤,造成含精子小管比例降低。

动物实验发现 1-BP 具有肝脏毒性效应,提示肝脏很可能是 1-BP 重要的毒效应靶器官。1-BP 对肝脏的损伤作用机制可能与 1-BP 引起氧化应激损伤有关。LEE 等研究结果显示,细胞色素氧化酶 P450 反应性代谢产物的形成和谷胱甘肽的耗竭在 1-BP 诱导的肝毒性中可能起重要作用。

1-BP 及其代谢物的基因毒性:TORAASON 等将人白细胞体外暴露于 1-BP 的二甲基亚砜(dimethyl sulfoxide,DMSO)溶液,彗星试验检测细胞 DNA 损伤程度。检测结果显示,1-BP 为 1mmol/L 时可以导致 DNA 损伤。使用 1-BP 接触工人血液样本进行彗星试验检测发现,在工作周结束时彗星尾矩明显大于工作周开始时,且彗星尾矩共变系数随工作周的推进明显增加,说明 1-BP 接触可以导致工人 DNA 损伤。李宏玲等研究发现,1-BP 经代谢活化后可能对中国仓鼠肺细胞(V79)*hprt* 基因位点具有致突变性。BARBER 等研究显示,在封闭体系中暴露于 1-BP,鼠伤寒沙门菌突变回复试验阳性,1-BP 对于鼠伤寒沙门菌是直接致突变剂。

1-BP 的代谢产物环氧丙醇被 NTP 列为可能的人类致癌物,动物实验结果表明环氧丙醇可以导致大鼠膀胱和肝脏 DNA 损伤;另外,1-BP 可能的中间代谢产物环氧丙烷,也被 NTP 列为可能的人类致癌物。

1-BP 暴露引起谷胱甘肽耗竭和氧化应激也可能与 1-BP 的致癌性有关。一方面,1-BP 的活性代谢产物可导致重要的蛋白和核酸分子的烷基化,1-BP 的活性代谢产物消耗谷胱甘肽从而导致而谷胱甘肽耗竭。而谷胱甘肽有保护组织不被烷基化的作用,因此肝脏谷胱甘肽耗竭会进一步加剧 1-BP 通过烷基化对 DNA 的损伤作用。另一方面,1-BP 代谢过程中导致谷胱甘肽耗竭,从而导致机体产生氧化应激反应。

1-BP 直接或通过代谢产物导致与癌症发生相关的分子改变,可能的原因包括:基因毒性、谷胱甘肽耗竭和氧化应激等。这些分子水平的改变主要来自体外试验和啮齿类动物毒理学研究,与 1-BP 人类致癌性可能的机制相关,且支持实验动物发现的癌症与人类可能发生的癌症有相关性。

八、风险分级

2013 年美国国家毒理学计划(NTP)将 1-BP 列为"有理由预期的人类致癌物"。

2012 年欧洲化学管理局将 1-BP 确定为一种具有生殖毒性风险的非常值得关注的物质。欧洲化学管理局将 1-BP 标注为 H360FD "可能损害生育能力或胎儿",H319 "可能导致严重的眼睛刺激",H315 "可能导致皮肤刺激",H373 "长期和反复接触可能导致器官损伤",H335 "可能导致刺激",H336 "可能导致嗜睡或头晕"。

九、院内救治

(一) 诊断原则

1. 急性中毒 根据短期内接触较高浓度 1-BP 的职业史,出现中枢神经系统损害为主的临床表现,参考现场职业卫生学调查资料,综合分析,排除其他原因所致类似疾病,方可诊断。

2. 慢性中毒 根据长期接触 1-BP 的职业史,出现以周围神经系统损害为主的临床表现,结合神经-肌电图等实验室检查结果,参考工作场所职业卫生学调查,综合分析,排除其他原因所致的周围神经疾病,方可诊断。

3. 接触反应 短时间内吸入高浓度 1-BP 后,出现头痛、头晕、恶心、乏力等症状,无意识障碍,并于脱离接触 48 小时内症状明显减轻或消失。

(二) 诊断分级

1. 急性中毒 短期内接触较高浓度 1-BP 后,出现头痛、头晕、恶心、全身乏力或具有易兴奋、情绪激动、焦虑、易怒等精神症状,并出现不同程度的意识障碍或小脑共济失调,如持物不稳、站立不稳、步态蹒跚。

2. 慢性中毒

(1) 轻度中毒:参照《职业性慢性化学物中毒性周围神经病的诊断》(GBZ/T 247—2013)。长期密切接触 1-溴丙烷,出现肢体远端麻木、刺痛、乏力、步态不稳,或伴有多汗及头晕、头痛、记忆力下降、抑郁、焦虑、易怒等症状,同时具有下列条件之一者:①四肢对称性手套、袜套样的痛觉、触觉障碍,同时伴有肢体远端音叉震动觉减退伴跟腱反射减弱;②四肢受累肌肉肌力减退至 4 级;③神经-肌电图检查提示轻度周围神经损害。

(2) 中度中毒:参照《职业性慢性化学物中毒性周围神经病的诊断》(GBZ/T 247—2013)。在轻度中毒的基础上,具有下列表现之一者:①跟腱反射消失,或深感觉明显障碍伴感觉性共济失调;②四肢受累肌肉肌力减退至 3 级,可伴有肌肉萎缩;③神经-肌电图检查提示周围神经损害明显。

(3) 重度中毒:参照《职业性慢性化学物中毒性周围神经病的诊断》(GBZ/T 247—2013)。在中度中毒的基础上,具有下列表现之一者:①四肢受累肌肉肌力减退至 2 级及以下;

②神经-肌电图检查提示周围神经损害严重。

(三) 治疗原则

急性中毒者应迅速脱离 1-BP 作业环境,脱去被污染的衣物,清洗受污染的皮肤、黏膜,保持安静,并采用吸氧、B 族维生素、神经营养药物治疗,如有明显意识障碍者可短程足量应用肾上腺糖皮质激素,辅以理疗与对症、支持等综合治疗。

慢性中毒以促进神经修复、再生为主,根据需要给予 B 族维生素、神经营养药物、中医中药及对症治疗,恢复期并辅以康复治疗。

十、病例报告

(一) 案例一

1999 年,美国 SCLAR 首次报道了 1 起职业接触 1-BP 发生中毒的案例。患者为 1 名年轻男性工人,在工作时使用主要成分为 1-BP 的溶剂 2 个月后,出现上肢麻木、下肢乏力、吞咽及排尿困难等症状,神经传导速度检查显示:双下肢运动神经远端潜伏期延长、感觉神经传导速度减慢,体感诱发电位异常。

(二) 案例二

2015 年,深圳市某真空镀膜厂发生 4 例因职业接触 1-BP 导致周围神经损伤病例。现场调查发现,4 名病例所在岗位为脱金清洗,工作中使用"环保型强力脱金清洗剂",接触时间:6 天/周,13 小时/天。经 Agilent 7890A-5975C 气相色谱-质谱仪(GC-MS)分析,"环保型强力脱金清洗剂"含 97.1% 的 1-BP。对工作场所空气进行 1-BP 浓度模拟检测,测定 8 小时时间加权平均浓度为 872.2mg/m^3,为 1-BP 职业接触限值(21mg/m^3)的 41.5 倍。

4 例患者均为男性,工种均为脱金清洗工,年龄 31~45 岁,工龄(8~32 个月)。4 例患者均以双下肢乏力、麻木就诊。查体:跨阈步态,颅神经检查正常,肌张力正常,2 例双下肢肌力 5-5-5-4 级(髋-膝-踝-趾),1 例双下肢肌力 5-5-4-4 级(髋-膝-踝-趾),1 例双下肢肌力 5-5-4-3 级(髋-膝-踝-趾),双侧腱反射消失,四肢末端痛触觉减退,闭目难立征(＋),病理征(－)。脑脊液检查未见异常。血常规、肝肾功能、类风湿因子均正常。神经肌电图检查结果:胫、腓神经运动传导速度明显减慢,部分波幅减低及潜伏期延长,胫骨前肌、右腓肠肌内侧头肌电图静息时可见少量失神经电位,大力收缩呈混合相,考虑为髓鞘及轴索损伤,诊断为多发性周围神经损害。给予营养神经、B 族维生素及中药等治疗 2 个月,自觉双下肢乏力、麻木等症状较前好转。

根据患者"环保型强力脱金清洗剂"接触史,清洗剂中检出 1-BP 有机组分,模拟工作场所环境空气中检出 1-BP,且为职业接触限值(21mg/m^3)的 41.5 倍,结合患者临床表现以及神经肌电图检查结果,判定可能为职业接触 1-BP 中毒所致。

(王海兰　宋向荣)

参考文献

[1] 李宏玲,刘浩中,宋向荣,等.1-溴丙烷对雄性大鼠血浆和脑组织中 NSE、MBP 蛋白表达影响[J].中国职业医学,2016,43(03):256-261.

[2] 刘浩中,宋向荣,李宏玲,等.亚急性 1-溴丙烷吸入对雄性大鼠海马区 SYP、GluR2、NR2B 蛋白表达影响[J].中国职业医学,2016,43(02):132-137.

［3］余新天,缪荣明,张健杰,等.职业接触1-溴丙烷致周围神经损伤4例［J］.中华劳动卫生职业病杂志,
　　2016,34(04):294-295.

［4］房中华,缪荣明,杨德一,等.1-溴丙烷对接触工人肝肾功能的影响［J］.中华劳动卫生职业病杂志,
　　2015,33(05):357-358.

［5］李宏玲,宋向荣,蒋柳权,等.1-溴丙烷吸入对大鼠肝和血液毒性研究［J］.中国职业医学,2014,41(04):
　　367-373.

［6］李卫华,王强毅,市原学,等.1-溴丙烷对接触工人神经毒性的剂量-效应关系［J］.中华劳动卫生职业病
　　杂志,2010(07):488-493.

［7］李卫华,周志俊,王强毅,等.职业接触1-溴丙烷对女工神经系统和血液及生化学的影响［J］.中华劳动
　　卫生职业病杂志,2010(05):339-344.

［8］YU X,ICHIHARA G,KITOH J,et al. Neurotoxicity of 2-bromopropane and 1-bromopropane alternative
　　solvents for chlorofluoroearbons［J］. Environ Res,2001(85):48-52.

［9］ICHIHARA G,KITOH J,YU X Z,et al. 1-Bromopropane,an alternative to ozonelayer depleting solvents,
　　is dose-dependently neurotoxic to rats in long-term inhalation exposure［J］. Toxicol Sci,2000,55(1):
　　116-123.

［10］ICHIHARA G,KITOH J,LI W,et al. Neurotoxicity of 1-bromopropane:evidence from animal experiments
　　and human studies［J］. J AdvRes,2012,3(2):91-98.

［11］National Toxicology Program. Report on carcinogens monograph on 1-bromopropane［J］. Rep Carcinog
　　Monogr,2013(01):1-168.

［12］蒋柳权,宋向荣,黄丽蓉,等.1-溴丙烷吸入对大鼠坐骨神经影响［J］.中国职业医学,2013,40(3):
　　186-189.

［13］WANG H,ICHIHARA G,ITO H,et al. Dose-dependent biochemical changes in rat central nervous system
　　after 12-week exposure to 1-bromopropane［J］. Neurotoxicology,2003,24(2):199-206.

第十二章

脂肪烃类

第一节　正　己　烷

一、别名

正己烷（n-hexane/hexyl hydride）别名：己烷（hexane）；白电油（white-electric oil）。

二、CAS 号

正己烷：110-54-3。

三、理化特性

正己烷分子式 C_6H_{14}，分子量 86.18，化学式 $CH_3(CH_2)_4CH_3$。为无色透明液体，易挥发，略带汽油味。相对密度 0.66（20℃/4℃），熔点–95℃，沸点 68.74℃，闪点–22℃。不溶于水，溶于乙醚、丙酮、乙醇和三氯甲烷等大多数有机溶剂。极易燃，其蒸气与空气可形成爆炸性混合物。遇明火、高热极易燃烧爆炸。与氧化剂接触发生强烈反应，甚至引起燃烧。

四、使用历史与接触机会

正己烷可由天然气或石油提炼，纯度不高的正己烷常含有其同分异构体，如 2-甲基戊烷、3-甲基戊烷、2,3-二甲基丁烷、环己烷、甲基环戊烷等，有时还可能含有苯、二氯乙烷和三氯乙烯。

正己烷常作为稀释剂用于黏合剂生产，或作为清洁剂大量使用，也常用于橡胶、制药、制鞋、皮革、纺织、家具、油漆、油脂萃取等生产过程。1957 年意大利首先报道了在不同制鞋工厂发现 9 例中毒性多发神经损害的病例；1963 年日本首次发现 1 例正己烷导致的多发性神经损害病例；我国 20 世纪 90 年代后相继出现了大量因接触正己烷而导致的职业性慢性正己烷中毒患者。美国、加拿大、巴西、南非、土耳其等国也相继出现正己烷慢性中毒的报道。

五、代谢

正己烷可经呼吸道、皮肤和消化道吸收。正己烷可分布于全身,主要分布于血液、神经系统、肾脏、脾脏等,在体内具有一定的蓄积作用。正己烷主要在肝脏代谢,在微粒体混合功能氧化酶的参与下,通过(ω-1)-氧化,生成一系列代谢产物,如2,5-己二酮(2,5-hexanedine)等,代谢产物与葡糖醛酸结合,结合产物随尿液排出。人体肺对正己烷的清除率为吸收量的20%~30%。

六、危害性

1. 急性毒性 属低毒类。大鼠经口LD_{50}为15~30g/kg,LC_{50}为271g/m^3。动物急性中毒首先出现呼吸道刺激症状,继之麻醉,最终因呼吸麻痹而死亡。

2. 亚慢性毒性 大鼠吸入2.76g/(m^3·d),持续143天,夜间活动减少,网状内皮系统轻度异常反应,末梢神经有髓鞘退行性变,轴突轻度变化,腓肠肌肌纤维轻度萎缩。

3. 慢性毒性 SD大鼠正己烷1 408~2 112mg/m^{3}吸入染毒23周,可见外周和中枢神经系统轴索肿胀,内含无数神经丝。

4. 刺激性 家兔经眼接触正己烷10mg,轻度刺激。

5. 致癌、致畸、致突变性 暂无数据支持。

6. 遗传与生殖毒性 正己烷可导致男性性功能障碍,精子数目减少,活动能力下降;可影响卵巢卵泡的正常生长发育。大鼠吸入正己烷除产生中枢和外周神经毒性外,还表现出睾丸毒性。一次连续24小时吸入浓度17 600mg/m^{3}正己烷,睾丸损伤可以恢复;但相同浓度下,吸入两周,每周6天,每天16小时,睾丸损伤不可恢复。

7. 免疫毒性 血清免疫球蛋白IgG、IgM、IgA水平受到抑制。

8. 其他毒性 皮肤黏膜可因长期接触正己烷而出现红肿、水疱、皮肤粗糙等。

七、作用机制

正己烷可影响全身多个系统且主要与其代谢产物2,5-己二酮有关。关于正己烷引起多发性周围神经病变的机制研究主要有以下几种假说:①轴索肿胀变性假说:2,5-己二酮可与神经丝蛋白中赖氨酸残基的氨基形成2,5-二甲基吡咯加合物,该加合物为亲电子剂,可与神经丝肽链上的亲和剂发生亲核取代反应,引起索内神经微丝聚积,从而导致远端轴索发生退行性样改变。也有研究认为2,5-己二酮通过影响轴突能量生成,导致正常轴浆转运出现异常,使得局部神经微丝聚积,进一步加重轴浆转运障碍。②轴索萎缩假说:2,5-己二酮可与神经纤维内线粒体的糖酵解酶结合,使其失去活性,引起神经纤维能量代谢发生障碍,从而导致轴索变性、脱髓鞘等,出现中毒性周围神经病变。③神经生长因子信号转导异常假说:研究认为,轴索萎缩不是导致正己烷神经毒性作用机制的直接原因,2,5-己二酮阻断靶源性神经营养信号,引起神经生长因子信号转导异常,从而导致神经毒性作用,才是正己烷中毒机制的主要原因。

八、风险分级

依据《职业性接触毒物危害程度分级》(GBZ 230—2010),职业性接触正己烷的危害程度分级为中度危害(Ⅲ级)。

按《全球化学品统一分类和标签制度》(GHS)进行风险分类:①燃液体:类别2;②急性毒性-皮肤:类别5;③对皮肤的腐蚀、刺激:类别3;④对眼有严重的损伤、刺激:类别2;⑤急性危害水生环境:类别2;⑥对靶器官、全身毒害性(多次/反复接触):类别1;⑦吸入性呼吸器官毒害性:类别1。

九、院内救治

(一) 诊断和分级

根据正己烷的职业接触史及临床表现,结合实验室检查及作业场所卫生学调查,综合分析,排除其他原因所致类似疾病后,方可诊断。职业性慢性正己烷中毒诊断可参照《职业性慢性正己烷中毒的诊断》(GBZ 84—2017)。

1. 轻度中毒　长期接触正己烷后,出现肢体远端麻木、疼痛,下肢沉重感,可伴有手足发凉多汗、食欲减退、体重减轻、头昏、头痛等,并具有以下一项者:①肢体远端出现对称性分布的痛觉、触觉或振动觉障碍,同时伴有跟腱反射减弱;②下肢肌力4级;③神经-肌电图显示轻度周围神经损害。

2. 中度中毒　在轻度中毒的基础上,具有以下一项者:①跟腱反射消失;②下肢肌力3级;③神经-肌电图显示周围神经损害明显,并有较多的自发性失神经电位。

3. 重度中毒　在中度中毒的基础上,具有以下一项者:①下肢肌力2级或以下;②四肢远端肌肉明显萎缩,并影响运动功能;③神经-肌电图显示周围神经损害严重。

(二) 应急处置

1. 急性正己烷中毒应立即脱离接触,移至空气新鲜处,用肥皂水清洗皮肤污染处,并对症处理。

2. 慢性正己烷中毒有多发性周围神经病变,应尽早脱离接触,并予以对症和支持治疗,如充分休息、给予B族维生素和能量合剂等;神经生长因子有助于病情康复,可早期使用。同时可进行中西医综合疗法,辅以针灸、理疗和四肢运动功能锻炼等。

3. 轻度中毒者痊愈后可重返原工作岗位,中度及重度中毒患者治愈后不宜再从事相关岗位工作。

(三) 治疗

目前正己烷中毒尚无特效解毒剂,主要采取对症支持治疗。

1. 急性中毒　迅速脱离现场,卧床休息,注意保暖。皮肤污染处用大量清水或肥皂水清洗。眼部污染时可用清水冲洗,出现畏光、流泪、眼睛肿胀疼痛者,应及时至眼科就诊。经口摄入者应及时洗胃,灌服活性炭,必要时可用盐类泻剂导泻。

昏迷者应保持呼吸道通畅,积极防治脑水肿和肺水肿,可酌情应用糖皮质激素。警惕发生应激性胃溃疡。

对症和支持治疗。密切观察病情变化,及时发现和处理其他并发症。

2. 慢性中毒　脱离中毒环境,注意补充营养,防止跌倒、扭伤、烫伤,进行被动或主动运动。肌力0~1级者应勤翻身,防止褥疮及肌萎缩。

中西医结合治疗。应早期足量给予B族维生素,改善微循环、扩张周围血管、增加能量制剂及理疗、体疗、针灸、中药熏洗,同时辅以活血化瘀、通经活络、扶正补肾等中成药治疗。

神经生长因子(nerve growth factor,NGF)具有神经营养因子与促进神经生长因子双重作用,对神经细胞的生长、发育、分化、再生发挥调节作用,是参与损伤神经再生和功能修复的重要因素。用法:鼠源性神经生长因子(mNGF)30μg(生物活性≥15 000AU),肌内注射,每日1次,3~6周为一疗程。

十、病例报告

(一)案例一

患者男性,23岁,2005年3月起在某纸品塑胶厂从事印刷工作,工作中使用"白电油"作清洁剂。工作时着工作服,间断佩戴棉纱口罩和手套。车间自然通风,无机械通风排毒设施。每天工作时间8~12小时。车间空气正己烷浓度(TWA)为348.4~375.8mg/m³。患者于2005年9月出现上肢麻木、刺痛,遇冷水加剧,10月出现下肢乏力,并逐渐加重至不能站立,于2005年12月入院。入院查体:四肢远端触觉、痛觉明显减弱,振动觉减弱;双侧鱼际肌、腓骨肌、股四头肌萎缩,远端肌群较近端肌群为著;双上肢肌力4级,双下肢肌力2级;四肢肌张力正常;双上肢腱反射减弱,双下肢腱反射消失;病理反射未引出。辅助检查:神经-肌电图显示中度-重度神经源性损害。血、尿、便常规,尿2,5-己二酮、血糖、肝肾功能、血清电解质、腹部B超、胸部X线、心电图检查结果均正常。诊断为职业性慢性重度正己烷中毒。入院后予营养支持、B族维生素、神经生长因子、中成药(大活络丸、壮腰健肾丸、丹参制剂等活血化瘀、通经活络、扶正补肾)及改善微循环等治疗。但入院2个月时查四肢痛触觉消失,四肢肌肉萎缩明显加重。入院3个月后病情稳定,加用针灸、理疗、体疗等治疗。治疗2年3个月后痊愈出院。

(二)案例二

患者女性,25岁,农民,以"双下肢麻木、疼痛、乏力一个半月"为主诉于2009年11月20日就诊。患者一个半月前逐渐出现双下肢麻木、疼痛、乏力,先后在当地多家医院就诊,考虑为"筋膜炎",予活血化瘀及止痛药物治疗,但疗效欠佳;11月19日突然摔倒,遂来医院就诊,急诊查头颅CT未见明显异常,四肢神经肌电图显示"双下肢远端周围神经损伤",以"双下肢周围神经损伤原因待查"收入院。患者发病以来神志清晰,但精神较差,时常头晕、乏力,食欲减退,睡眠一般,大小便正常,体重减少4kg。入院查体:生命体征平稳,营养差,形体偏瘦,扶入病房;心肺(-),神经系统检查:双上肢肌力Ⅳ+级、双下肢肌力Ⅲ+级、双下肢跟腱反射减弱、双下肢前侧面位置觉减退,病理反射未引出;辅助检查:血清谷丙转氨酶82U/L、白蛋白31.4g/L、白细胞10.5×10⁹/L、中性粒细胞7.1×10⁹/L、淋巴细胞2.6×10⁹/L;四肢神经肌电图示"双下肢远端周围神经损伤"。患者诉5个月前曾在一私人箱包厂从事缝纫工,工作中将刷好胶的箱包料缝在一起,所用粘胶的成分不详,但气味刺鼻,工作场所无通风设备及任何防护措施,每天工作10小时,共接触82天。根据患者周围神经损伤的临床表现、神经肌电图的变化及高度可疑的正己烷接触史,考虑为慢性正己烷中毒。继续采取首次入院的治疗方案,治疗3个月后患者能自行蹲下、自行扶物行走。出院时,实验室复查血清白蛋白33.9g/L、白细胞4.1×10⁹/L、中性粒细胞1.8×10⁹/L;四肢神经肌电图复查双上肢正中神经运动神经传导速度(motor nerve conduction velocity,MCV)和感觉神经传导速度(sensory nerve conduction velocity,SCV)未见异常,双下肢腓总神经MCV和腓肠神经SCV传导减慢。

（三）案例三

患者女性,47 岁,为制鞋厂工人。因四肢无力、麻木 1 年,于 2014 年 3 月 24 日入院。患者 1 年前无明显诱因出现双下肢无力、行走困难,双手无力、持物困难,伴四肢麻木、发冷感,病程中无头晕头痛、恶心呕吐等症状,脱离工作环境休息 1 个月后症状明显好转。8 个月前返回制鞋厂继续同种工作,再次出现四肢无力、麻木,并逐渐进展至不能独立行走,以"四肢无力、麻木待查,疑似周围神经病"收入院。患者既往身体健康,无烟酒嗜好,饮食均衡,发病前 8 个月开始从事刷鞋胶工作,个人史及家族史无特殊。入院后体格检查:高级皮质功能未见异常,脑神经检查无异常;双上肢肌力 4 级,双下肢近端肌力 2 级、远端 4 级,四肢肌张力正常,无明显肌萎缩和肌束震颤;双侧指鼻试验、快复轮替动作、跟-膝-胫试验稳准;双上肢呈"手套"样(腕关节上 5cm)、双下肢呈"长袜套"样(膝关节上 10cm)痛温觉减退,双下肢远端震动觉减退;四肢远端皮肤发凉、干燥、无汗;双侧腹壁反射未引出,四肢腱反射未引出,双侧病理征阴性。实验室检查:血尿常规、肝肾功能试验、甲状腺功能试验、血糖、肌酸激酶(CK)、维生素 B_{12}、红细胞沉降率(ESR)、免疫球蛋白、抗核抗体(ANA)谱、抗神经节苷脂抗体(AGA)谱、肿瘤标志物筛查均在正常值范围;血清叶酸 4.40nmol/L(4.50~34.00nmol/L)。腰椎穿刺脑脊液压力、常规、生化均无异常。神经电生理学检查:双侧胫骨前肌、短展肌呈神经源性损害;右侧正中神经感觉神经传导速度(SNCV)减慢(38.70m/s)、波幅降低(2.91μV),运动神经传导速度(MNCV)减慢(25.50m/s),波幅正常;双侧胫后神经感觉神经传导不能引出;左侧胫神经运动神经传导速度减慢(28m/s)、波幅降低(1.66mV),右侧胫神经运动神经传导速度减慢(25.10m/s)、波幅降低(1.47mV);左侧腓总神经运动神经传导速度减慢(22.40m/s)、波幅降低(2.31mV),右侧腓总神经运动神经传导速度减慢(16.90m/s)、波幅降低(3.27mV);右侧正中神经无传导阻滞。进一步询问患者工作环境,确认有"强力胶"接触史,并从强力胶说明书中证实含有正己烷成分,最终确诊为正己烷中毒性周围神经病。脱离有毒作业环境,予以腺苷钴胺 1.50mg/d 肌内注射,连续治疗 14 天,之后改为维生素 B_{12} 500μg/次(3 次/天)口服,同时予以维生素 B_1 10mg/次(3 次/天)、叶酸 5mg/次(3 次/天)口服,连续治疗 2 个月,四肢无力、麻木症状逐渐改善,共住院 14 天。出院后 1 年通过电话进行随访,症状与体征消失,恢复正常生活。

（四）案例四

患者男性,33 岁,相框厂工人。因四肢麻木、双下肢无力 3 个月就诊。患者 3 个月前无明显诱因出现四肢麻木,双下肢无力伴踩棉花感,症状呈进行性加重;1 个月前出现步态不稳易摔倒,但仍可独立行走,否认双上肢无力,无头痛头晕、恶心呕吐等症状,以"双下肢无力待查、疑似周围神经病"收入院。患者既往身体健康,偶尔少量饮酒,均衡饮食,个人史及家族史无特殊。入院后体格检查:高级皮质功能无明显异常,脑神经检查未见异常;双上肢呈"手套"样(腕关节以下)、双下肢呈"袜套"样(膝关节以下)痛觉减退,双下肢远端震动觉减退;双上肢肌力 5 级,双下肢近端肌力 4 级、远端肌力 2 级,四肢肌张力正常,无明显肌萎缩和肌束震颤;四肢远端皮肤干燥、无汗;四肢腱反射减弱,双侧病理征阴性。实验室检查:血尿常规、血糖、肝肾功能试验、甲状腺功能试验、血清叶酸和维生素 B_{12}、免疫球蛋白、抗核抗体谱、抗神经节苷脂抗体谱、免疫固定电泳、男性肿瘤标志物筛查均在正常值范围,血清肌酸激酶为 402U/L(18~198U/L)。腰椎穿刺脑脊液白细胞计数正常、蛋白定量 770mg/L(150~450mg/L),呈蛋白-细胞分离现象,压力、葡萄糖和氯化物均未见异常。神经电生理学检查：右侧胫骨前肌呈神经源性损害；右侧正中神经感觉神经传导速度减慢（40.30m/s）、波幅降低（5.70μV），运动神经传导速度减慢（36.90m/s），波幅正常；右侧腓浅神经感觉神经传导速度减慢（43.20m/s）、波幅降低（7.50μV）；左侧腓肠神经感觉神经传导速度减慢（38.10m/s）、波幅降低（4.60μV）；左侧胫神经运动神经传导速度减慢（34.70m/s）、波幅降低（1.95mV）；右侧腓总神经运动神经传导速度减慢（30.40m/s）、波幅降低（2.10mV）。再次询问病史，确认患者日常工作须频繁接触"强力胶"，该化学品含正己烷，遂确诊为正己烷中毒性周围神经病。治疗原则为脱离有毒作业环境，应用腺苷钴胺 1.50mg/d 肌内注射，治疗 10 天，之后改为维生素 B_{12} 500μg/次（3 次/天）口服，同时予维生素 B_1 10mg/次（3 次/天）、叶酸 5mg/次（3 次/天）口服，连续治疗 2 个月，四肢无力、麻木症状逐渐改善，共住院 10 天。出院后 1 年电话随访，恢复正常生活与工作。

（五）案例五

1957 年，意大利 Isotti 等首先报道在不同制鞋工厂发现了 9 例多发性神经损害的病例，此后病例数急剧上升，至 1973 年，意大利共发现相似病例近 400 例，病例绝大多数发生在制鞋和皮革厂。现场流行病学调查表明，这些病例基本上都在冬春季节发病，工厂几乎均为少于 20 名工人的作坊，工作条件恶劣，工作场所狭窄，冬春季节门窗密闭，通风不良，经胶水粘贴或清洁过的鞋具或皮具等堆放在工作场所，敞开的胶水罐放置在工作台面，无论是否接触胶水的工人均同样吸入。在相当一段时间内，怀疑磷酸三邻甲苯酯（TOCP）是引起这些病例的元凶，因为那时候，TOCP 常用于聚氯乙烯、油漆、胶水、人造革的生产，而且 TOCP 引起的临床症状相似。然而后续的检测表明，许多案例的原辅材料均未检测到 TOCP，才意识到应该是有一种"低沸点链烷烃"引起的中毒。最后经过反复检测和动物实验证实，是正己烷引起的中毒性多发性神经损害。对上述病例中 122 名中毒工人的研究表明，部分病例脱离工作环境 4 个月，神经传导速度仍下降，中毒特别严重的部分工人 3 年后才康复。

（陈嘉斌）

参考文献

［1］张海峰.危险化学品安全技术全书［M］.北京：化学工业出版社，2007.

［2］夏元洵.化学物质毒性全书［M］.上海：上海科学技术文献出版社，1991.

［3］冯政果，郑自琪，朱键锹，等.中西医结合治疗正己烷中毒致周围神经病变的临床观察［J］.内蒙古中医药，2020，39（6）：33-34.

［4］黄汉林，陈甦生，刘惠芳，等.神经生长因子治疗慢性正己烷中毒周围神经病效果分析［J］.中国职业医学，2004，31（5）：11-13.

［5］高彦田.慢性正己烷中毒 1 例诊治体会［J］.中国冶金工业医学杂志，2012，29（6）：741.

［6］李毅，孟令超，吕鹤，等.误诊为慢性炎性脱髓鞘性多发性神经根神经病的正己烷中毒性周围神经病两例临床分析［J］.中国现代神经疾病杂志，2019，19（6）：405-410.

［7］TAKEUCHI Y. n-Hexane Polyneuropathy in Japan：A Review of n-Hexane Poisoning and Its Preventive Measures［J］. Environmental Research，1993，62（1）：76-80.

［8］ABBRITTI G，SIRACUSA A，CIANCHETTI C，et al. Shoe-makers' polyneuropathy in Italy：the aetiological problem［J］. Br J Ind Med，1976，33（2）：92-99.

［9］CIANCHETTI C，ABBRITTI G，PERTICONI G，et al. Toxic polyneuropathy of shoe-industry workers. A study of 122 cases［J］. J Neurol Neurosurg Psychiatry，1976，39（12）：1151-1161.

[10] WHO. n-Hexane:Environmental Health Criteria 122 [R]. Geneva:World Health Organization,1991.

第二节 环 庚 三 烯

一、别名

环庚三烯(cycloheptatriene)别名:1,3,5-环庚三烯(1,3,5-cycloheptatriene,cyclohepta-1,3,5-triene);芳庚(tropilidene)。

二、CAS 号

环庚三烯:544-25-2。

三、理化特性

环庚三烯分子式 C_7H_8,分子量 92.14。为无色液体,接触空气后呈暗黄色,有特殊臭味。密度 0.888g/mL(25℃),熔点−79.5℃,沸点 117℃ (常压),闪点 4℃,不溶于水,溶于乙醇、乙醚,易溶于苯、三氯甲烷。易燃,易爆,与氧化剂接触猛烈反应;容易自聚,聚合反应随着温度的上升而急骤加剧。

四、使用历史与接触机会

环庚三烯由德国化学家阿尔贝特·拉登堡(Albert Ladenburg)于 1881 年通过莨菪醇的分解而首次制得。1901 年,里夏德·维尔施泰特以环庚酮为原料成功合成环庚三烯,证实了环庚三烯的七元环结构。实验室中,可以通过苯与重氮甲烷发生光化学反应,或环己烯与二氯卡宾的加合物经热裂解而制得环庚三烯。

环庚三烯广泛用作有机金属化学中的配体以及有机合成中间体,可用作着色剂、染料或颜料的成分,包括用于药品、纺织品、个人护理产品(化妆品、文身、油墨、染发剂)、食用着色剂和印刷用油墨等,还可与环辛四烯作罗丹明 6G 染料激光器的三重态猝灭剂。环庚三烯及其酚酮化合物的化学结构具有多样性,并且大多具有抑菌、抗病毒、抗肿瘤、杀虫、抗炎及酶抑制剂等生物活性。

五、代谢

环庚三烯可通过呼吸道、消化道以及皮肤吸收进入人体。吸收进入人体的环烯烃可以原形或转化成水溶性代谢物迅速排出。

六、危害性

(一) 急性毒性

资料显示,大鼠经口 LD_{50} 为 57mg/kg(95%CI:51~64mg/kg),大鼠染毒后出现抽搐,迅速死亡,大体解剖可发现静脉淤血及肺泡内出血,存活大鼠体重下降。小鼠经口 LD_{50} 为 171mg/kg(95%CI:153~190mg/kg),染毒后 24 小时内出现抽搐、死亡,大体解剖表现与大鼠一致。大鼠经皮 LD_{50} 为 442~884mg/kg,染毒后可观察到大鼠抽搐。国内陈润涛等报道,小

鼠经口 LD_{50} 为 134.9mg/kg（95%CI：110.9~164.1mg/kg），染毒后动物活动减少，抽搐，甚至死亡，动物死亡大部分发生在染毒后 48 小时内。大鼠经皮 LD_{50}>5 000mg/kg，染毒 4 小时后，个别动物出现步态不稳、震颤等症状，24 小时后逐渐恢复至正常，未见大鼠死亡。小鼠吸入 LC_{50} 为 1 627.7mg/m^3（95%CI：1 372.3~1 929.7mg/m^3），染毒 1 小时后，小鼠出现步态不稳，口周有分泌物，进而抽搐，甚至死亡，死亡大部分发生在染毒后 24 小时内。

皮肤刺激试验显示，环庚三烯对家兔皮肤刺激强烈，可出现表皮坏死、溃疡和皮炎。环庚三烯对眼睛也有强烈刺激，可引起家兔眼结膜炎、眼睑肿胀，但未见角膜和虹膜改变。环庚三烯蒸气有催泪效应。国内陈润涛等报道，环庚三烯对皮肤属中等刺激性，对眼睛属轻度至中度刺激性。

（二）亚急性与慢性毒性

尚缺少环庚三烯亚急性与慢性毒性相关资料。

（三）致癌、致畸、致突变性

尚缺少环庚三烯亚致癌、致畸、致突变性相关资料。

（四）遗传与生殖毒性

尚缺少环庚三烯遗传与生殖毒性相关资料。

（五）免疫毒性

尚缺少环庚三烯免疫毒性相关资料。

七、作用机制

尚缺少环庚三烯毒作用机制相关资料。

八、风险分级

按《全球化学品统一分类和标签制度》（GHS）进行风险分类。

1. GHS 危险分级（中国《危险化学品目录（2015 版）》） 易燃液体，类别 2；急性毒性-经口，类别 3；急性毒性-经皮，类别 3；危害水生环境-长期危害，类别 3。

2. GHS 危险分级（ECHA） 易燃液体，类别 2；急性毒性-经口，类别 3；吸入危险，类别 1；急性毒性-经皮，类别 3；皮肤腐蚀/刺激，类别 2；严重眼损伤/眼刺激，类别 2；特异性靶器官毒性—一次接触，类别 3（呼吸道刺激）。

危险说明代码：H225，高度易燃液体和蒸气；H301，吞咽会中毒；H304，吞咽并进入呼吸道可能致命；H311，皮肤接触会中毒；H315，造成皮肤刺激；H319，造成严重眼刺激；H335，可引起呼吸道刺激；H402，对水生生物有害。

九、院内救治

（一）诊断和分级

目前关于环庚三烯中毒的诊断和分级尚没有明确的标准。相关中毒事件报道显示，环庚三烯急性中毒者出现头晕、乏力、恶心、呕吐等麻醉症状，脱离接触后，很快便苏醒。体格检查显示，体温、心率、呼吸、血压均正常，患者呈急性病容，面色苍白，精神疲倦，神志清晰，双侧瞳孔等大，对光反射存在，眼结膜稍充血，心、肺、肝、脾、神经系统检查均正常。实验室及辅助检查报告显示，Hb、RBC、WBC、PLT、二氧化碳结合力、血清钾、血清钠、血清氯等均正常,而血清钙降低。此外,肝功能、心电图、胸部 X 线检查等均未见异常。

(二) 应急处置

首先把中毒者转移到空气新鲜处,立即拨打 120 或紧急医疗服务。如中毒者没有呼吸,给予人工呼吸。如中毒者经口摄入或吸入环庚三烯,切勿使用口对口方法,可使用装有单瓣阀的袖珍口罩或其他适当的呼吸医疗装置进行人工呼吸。如中毒者出现呼吸困难,要及时给予氧气,脱去并隔离被污染的衣服和鞋子。万一接触到环庚三烯,应立即用自来水冲洗皮肤或眼睛至少 20 分钟,此外可用肥皂水清洗皮肤。如有灼伤,应立即用冷水尽可能长时间冷却患处皮肤。如果衣服粘在皮肤上,不要脱掉,让中毒者保持冷静和温暖。

(三) 治疗

对环庚三烯中毒者给予抗炎及补液、能量合剂等对症治疗。

十、病例报告

1995 年 12 月,广东省某企业因误用环庚三烯作印刷机清洗剂,发生了 2 例急性中毒事故。该企业移印车间 10 名工人,每 2 人一组用"甲苯"清洗移印机台,其中一组工人工作约 15 分钟开始出现头晕、乏力、恶心、胸闷,仍继续工作约 10 分钟,2 人相继晕倒在地,后被送进医院,送院途中 2 人已清醒,但反复呕吐。体格检查显示,体温、心率、呼吸、血压均正常,呈急性病容,面色苍白,精神疲倦,神志清晰,双侧瞳孔等大,对光反射存在,眼结膜稍充血,心、肺、肝、脾、神经系统检查均正常。实验室及辅助检查显示,血红蛋白为 135~144g/L,红细胞 $(4.5~4.67)×10^{12}$/L,白细胞 $(6.3~9.2)×10^9$/L,血小板 $(131~139)×10^9$/L,二氧化碳结合力为 22mmol/L,血清钾 4.58~4.63mmol/L,血清钠 140.3~145.6mmol/L,血清氯 108.3~111.9mmol/L,血清钙 2.38~2.40mmol/L;肝功能、心电图、胸部 X 线检查等均未见异常。入院后给予抗炎及输液、能量合剂等对症治疗,当天下午,2 名患者中毒症状明显缓解,可以下床活动,继续观察治疗 3 天,中毒症状完全消失,5 天后痊愈出院。

清洗剂样品经气质联用仪定性分析,含 1,3,5-环庚三烯 97%。现场车间空气经气相色谱定量测定,1,3,5-环庚三烯浓度为 70.2~419.8mg/m³。调查分析后认定这是一起误将环庚三烯作甲苯清洗剂使用而引发的急性中毒事故。

(张 骁)

参考文献

[1] 陈润涛,李来玉,越飞,等. 环庚三烯的急性毒性研究[J]. 中国职业医学,2000,27(5):4-6.

[2] BROWN V K H,FERRIGAN L W,STEVENSON D E. The Acute Toxicity and Skin Irritant Properties of Tropilidene(Cyclohepta-1,3,5-Triene)[J]. Ann Occup Hyg,1967(10):123-126.

[3] 李倩玲,李兆琦. 环庚三烯急性中毒 2 例[J]. 中华劳动卫生职业病杂志,1996,14(6):330.

[4] 李倩玲,李兆琦. 一宗误用环庚三烯致急性中毒事故调查[J]. 中国职业医学,1997,24(1):53.

[5] 梁荣光,何坚,李倩玲,等. 中山市黄龙鞋厂误用环庚三烯致急性中毒事故的调查报告. 中国不明原因突发性公共卫生事件追述(第一集)[M]. 北京:中国医药科技出版社,2000.

第十三章

芳香烃类

第一节　苯

一、别名

苯（benzene）别名：安息油（annulene）；苯查儿（benzol，benzole）；煤炭石脑油（coal naphtha）；环己烯（cyclohexatriene）；苯氢化物（phenyl hydride）；纯苯（pyrobenzol）；净苯（pyrobenzole）。

二、CAS 号

苯：71-43-2。

三、理化特性

苯化学式 C_6H_6，分子量 78.11。密度 0.878 6g/mL，相对蒸气密度 2.7（空气=1），液体密度 879.4kg/m³（20℃），闪点 –11℃，沸点 80.1℃，熔点 5.51℃，燃点 562.2℃，空气中爆炸界限 1.3%~7.1%。苯为无色透明液体，有强烈芳香味，难溶于水，溶于醇、醚、丙酮、二硫化碳等多数有机溶剂。

四、使用历史与接触机会

早在 1825 年，英国科学家法拉第（Faraday）用蒸馏的方法从鱼油等类似物质的热裂解产品中分离得到较高纯度的苯，称其为"氢的重碳化合物"，并测定了其基本物理性质和化学组成。苯的工业生产开始于 1865 年，最初是从煤焦油中回收。随着其用途的扩大，产量不断上升，到 1930 年已经成为世界十大吨位产品之一。至今，苯仍是一种重要的化工原料和有机溶剂，并在工业上使用日益广泛。

接触机会：①苯作为一种化工原料，经各种化学反应合成一系列化合物用于药物制造、塑料、橡胶、纤维、洗涤剂、染料、炸药、化肥等；②作为溶剂、萃取剂、稀释剂，用于油墨、树脂、皮革制造、油漆制造等；③制鞋、制包行业的抹胶、印染的调漆、印版、家具制造的喷漆及胶水黏合、工艺品涂件彩绘等;④生活中,新装修的住房、办公室、新汽车、新家具等也可接触到苯;⑤香烟烟雾和汽车尾气中也含有苯。

五、代谢

(一) 吸收

苯很容易被吸入和经口摄入吸收。苯的吸收比例为 50%~90%。苯极易挥发,主要通过呼吸道吸入;误服后消化道完全吸收。苯也可以通过皮肤吸收,但不如吸入或口服。一项实验研究显示,通过皮肤吸收的苯蒸气少于在类似条件下通过肺部吸收量的 1%。液体苯经皮肤吸收较低,不太可能导致急性中毒,但这种途径存在慢性毒性的风险。

(二) 分布

苯是高度脂溶性的。在吸入和皮肤接触的案例中,受害者在几分钟内死亡,在体内脂肪、大脑和血液中发现了高浓度的苯。在一个类似案例中,暴露 30~45 分钟后死亡,在肝脏、心脏和大脑中发现了高浓度的苯,而在肾脏、血液和肺中的浓度较低。尿液中苯浓度很低(2.26mg/L)。在急性中毒病例中,苯的血浓度为 30~120mg/L。吸入后死亡患者血液中苯的浓度为 0.94~20mg/L。

(三) 代谢

吸收后的苯代谢分数取决于接触途径和剂量。苯的代谢主要发生在肝脏,涉及 P450CYP2E1 酶,但其他器官包括骨髓也参与其中。肝部分切除术降低肝脏代谢可降低大鼠的苯代谢和毒性,证明肝脏对苯代谢及其毒性有重要影响。

苯被氧化成不稳定的苯氧化物。这种化合物可直接与细胞成分结合,最终形成苯巯基尿酸;或者水合形成二氢二醇,导致儿茶酚的形成。苯氧化物可以进行非酶重排形成苯酚。苯酚羟基化为对苯二酚(醌),然后可生成对苯醌和 1,2,4-苯三酚。苯酚也可以羟基化为儿茶酚,儿茶酚可以形成邻苯醌。尿液中含有大量的苯代谢物,主要代谢物为苯酚、对苯二酚和儿茶酚,以硫酸盐和葡萄糖醛酸盐的形式排出,约占吸收苯的 25%。苯芳环相对稳定,因此只形成少量开环代谢物。苯的尿代谢物包括以葡萄糖醛酸盐或硫酸盐结合物形式排出的羟基代谢物(苯酚、对苯二酚和儿茶酚)开环代谢物,例如反式,反式黏糠酸和 6-羟基-反式,反式-2,4-己二烯酸,巯基尿酸包括 L-苯基巯基尿酸、6-N-乙酰半胱氨酸-S-2,3-环己烯醇和 2,5-二羟基苯巯基尿酸 DNA 加合物残基,包括 N7-苯基鸟嘌呤和 8-羟基-2-脱氧鸟苷。

苯的剂量依赖性代谢可能是由于苯和苯酚对同一氧化酶系统的竞争。苯及其代谢物苯酚都是 P450 CYP2E1 酶的底物,由于苯浓度(作为母体化合物)高于苯酚浓度,苯可抑制苯酚氧化并减少对苯二酚共轭物的形成。

(四) 清除

通过肺部清除的苯比例为 12%~50%。极少量的苯(0.1%~0.2%)在尿液中以原形排出。暴露于 0.06~13.1mg/m³(85% 的样本<3.2mg/m³)苯的工人中,在停止接触 16 小时后(下一班开始前),可在呼出气中检测到苯。呼出气中的苯浓度与先前接触的苯浓度相关性较差。在工作周期间,呼气中的苯浓度增加。苯的消除是三相的,各阶段的半衰期约为 1 小时、3~6 小时和 >15 小时。在暴露于苯的过程中,男性血液苯浓度高于女性,而呼气末的浓度相当。然而,在停止暴露 4 小时后,女性的血液和呼出气苯浓度更高。这可能是由于女性体内脂肪含量较高所致。

　　吸收的苯中,尿中代谢物的比例如下:苯酚 13.2%,对苯二酚 10.2%,儿茶酚 1.6%;反式,反式-黏糠酸 2%~4%,1,2,4-苯三醇 0.5%,苯巯基尿酸 0.1%。然而,应注意的是,上述比例可能随暴露浓度的不同而变化。

六、危害性

(一) 急性、亚急性与慢性毒性

1. 急性、亚急性中毒　短期内吸入大量苯蒸气,出现头晕、头痛、呕吐和黏膜刺激症状,伴有不同程度的意识障碍,严重者可发生肺出血和肺水肿,甚至猝死。发病过程决定于空气中的苯浓度,从数分钟到数小时。皮肤或眼睛接触苯可引起刺激反应,经口摄入苯可引起口腔、喉咙、食道和胃黏膜的局部刺激、胃肠道溃疡等。

2. 慢性中毒

（1）神经系统:早期最常见的是类神经症,主要为头晕、头痛,之后可出现乏力、失眠或多梦,性格改变、记忆力减退等。极少数患者可有四肢末端痛觉减退和麻木等,一般无运动功能障碍。

（2）造血系统:早期中毒主要以白细胞数持续降低为主要表现,可有血小板或红细胞减少。长期接触苯可发生全血细胞减少、再生障碍性贫血,严重者可出现骨髓异常增生综合征（myelodysplastic syndromes,MDS）,造血功能明显异常,有贫血、出血和反复感染,骨髓象中有三系列血细胞有生成异常,随着原始细胞逐渐增多,历时数周或数月,可转化成急性白血病。

(二) 致癌、致畸、致突变性

1. 致癌性　长期接触苯可发生苯致白血病,主要组织类型为:急性粒细胞白血病,其次为急性红白血病、淋巴细胞白血病、急性单核细胞较少见,慢性粒细胞白血病少见。苯引起白血病的临床表现与非苯所致白血病相似。

2. 遗传与生殖毒性　苯接触工人的染色体畸变,主要是断裂、缺口和姐妹染色单体交换（SCE）。通过检测外周红细胞中表达的干细胞或前体红系细胞突变,在接触苯的工人中观察到较高的突变频率,在苯致骨髓白血病、骨髓增生异常综合征（白血病前期）和全血细胞减少症患者的血液和骨髓中观察到 C 组染色体 6~12 和 X 的数量变化。非整倍体与空气中苯浓度、尿中苯酚浓度和淋巴细胞计数下降相关,在苯接触工人的淋巴细胞中观察到 8 号和 21 号染色体的超二倍体(染色体数目增加)发生率显著增加;对严重苯中毒工人进行的随访显示,即使在其苯中毒恢复 30 年后,染色体类型畸变(正常血液计数)仍然存在。接触低浓度苯的工人可产生轻微或无遗传毒性影响,体外对暴露于不同浓度苯的人类淋巴细胞研究发现,姐妹染色单体交换和染色体畸变数量没有增加。

　　尽管一些动物研究表明苯具有胚胎毒性和胎儿毒性,但大多数情况下,影响只包括母体毒性,目前没有数据表明工人在工作场所或环境中苯暴露对其生殖健康有风险。

(三) 免疫毒性

　　苯的免疫毒性与骨髓抑制有关,可导致体液免疫和细胞免疫的改变。暴露于苯、甲苯和二甲苯的油漆工的免疫球蛋白 A（IgA）和 IgG 浓度显著降低,但 IgM 水平升高。由于苯对免疫球蛋白产生细胞抑制作用,导致 DNA 合成受到抑制。另外研究发现,部分苯接触者的血清补体浓度也降低。

（四）其他毒性

肝毒性不是苯暴露的特征，关于苯对肾脏的影响数据很少。

七、作用机制

研究表明，苯的代谢产物中氢醌（hydroquinone，HQ）和 p-苯醌（p-benzoquinone，BQ）是造成骨髓中毒并导致白血病的最终产物。HQ 与 DNA 共价结合造成染色体损害；BQ、HQ 在骨髓产生氧化基团对 DNA 造成氧化损害。

（1）细胞组分包括 DNA 的苯代谢物的烷基化反应：苯代谢物反式，反式黏醛（尿代谢物反式，反式-黏糠酸的前体）和 6-羟基-反式，反式-2,4-己二烯醛是多功能烷基化剂，具有交联细胞 DNA 和蛋白质的潜力。它们还与谷胱甘肽（GSH）反应并消耗 GSH，GSH 是一种重要的细胞抗氧化剂。DNA 烷基化可能导致突变或染色体损伤。

（2）对拓扑异构酶Ⅱ的抑制作用：拓扑异构酶是一组重要的染色体蛋白质，通过断裂和重新密封链来维持 DNA 的形状和结构。它们还参与染色体分离、DNA 复制和修复以及其他细胞过程。拓扑异构酶Ⅱ被认为在基因组稳定性中起作用，在细胞周期的关键阶段干扰拓扑异构酶Ⅱ活性可能导致染色体断裂、非整倍体或细胞死亡。苯酚及其过氧化代谢物 2,2'-联苯和 4,4'-联苯对拓扑异构酶Ⅱ有抑制作用，但对拓扑异构酶Ⅰ没有抑制作用。

（3）通过干扰微管抑制细胞分裂：微管是蛋白质微管蛋白的聚合物，参与细胞分裂过程中纺锤体的形成、细胞形态的维持、细胞生长、细胞器的运动和细胞产物的分泌。氢醌（而非苯酚或儿茶酚）在体外已被证明能抑制微管聚合。

（4）骨髓干细胞和祖细胞分化的干扰：造血是通过一个增殖和分化的过程来调节的，在这个过程中，不成熟的干细胞产生大量逐渐分化的细胞。这个过程由多种生长因子或细胞因子严格控制，它们共同作用来控制造血。对造血细胞因子的反应改变是白血病发生过程的早期特征。骨髓细胞的体外研究表明，氢醌（但不包括儿茶酚、苯酚或反式，反式黏酸）改变干细胞分化。

（5）蛋白激酶 C 的活化：苯已被证明在体外和完整血小板中激活蛋白激酶 C。蛋白激酶 C 是一种信号转导中必不可少的酶，许多肿瘤启动子也能增强这种酶。

八、风险分级

根据《高毒物品目录（2003 年版）》，苯属于高毒物质。

依据《职业性接触毒物危害程度分级》（GBZ 230—2010），职业性接触苯的危害程度分级为极度危害（Ⅰ级）。

九、院内救治

（一）诊断和分级

1. 急性苯中毒

（1）轻度中毒：短期内吸入大量苯蒸气后出现头晕、头痛、恶心、呕吐、黏膜刺激症状，伴有轻度意识障碍。

（2）重度中毒：吸入大量苯蒸气后出现下列临床表现之一者：①中度、重度意识障碍；②呼吸循环衰竭；③猝死。

2. 慢性苯中毒

(1) 轻度中毒:有 3 个月及以上密切接触苯的职业暴露史,可伴有头晕、头痛、乏力、失眠、记忆力减退、反复感染等临床表现。3 个月内每 2 周复查一次外周血细胞分析,并具备下列条件之一者:①白细胞计数 4 次及以上低于 3.5×10^9/L;②中性粒细胞计数 4 次及以上低于 1.8×10^9/L;③血小板计数 4 次及以上低于 80×10^9/L。

(2) 中度中毒:多有慢性轻度中毒症状,可伴有反复感染和/或出血的临床表现,并具备下列条件之一者:①白细胞计数低于 3.5×10^9/L 或中性粒细胞计数低于 1.8×10^9/L,伴血小板计数低于 80×10^9/L;②白细胞计数低于 2.5×10^9/L 或中性粒细胞计数低于 1.3×10^9/L;③血小板计数低于 60×10^9/L。

(3) 重度中毒:多有慢性中度中毒症状,并具备下列条件之一者:①全血细胞减少症;②再生障碍性贫血;③骨髓增生异常综合征。

3. 苯致白血病 慢性苯中毒病史者所患白血病,应诊断为苯所致白血病。

无慢性苯中毒病史者所患白血病,在诊断时应同时满足以下三个条件:①白血病诊断明确;②有明确的过量苯职业接触史,累计接触年限 6 个月以上(含 6 个月);③潜隐期 2 年以上(含 2 年)。

(二) 鉴别诊断

1. 感染性疾病导致的血常规检查和骨髓象异常。

2. 免疫性疾病导致的血常规检查和骨髓象异常。

3. 其他毒物和肿瘤导致的血常规和骨髓象异常。

4. 原发性造血系统疾病。

(三) 应急处置与治疗

1. 急性苯中毒

(1) 现场处置:将中毒者移至空气新鲜处,脱去污染衣物,用清水清洗污染皮肤。

(2) 保持气道通畅:迅速给以吸氧,并保持患者呼吸道通畅。

(3) 清除毒物:误服者应及时使用 0.5% 活性炭悬浮液、1%~5% 碳酸氢钠液交替洗胃,然后用 25~30g 硫酸钠导泻(忌用植物油)。

(4) 无特效解毒剂,可用葡萄糖醛酸酯钠 0.4g,还原型谷胱甘肽 0.6g,加入 500mL 葡萄糖液中静脉滴注,每日 1~2 次;维生素 C 1g 加入 50% 葡萄糖注射液 40mL 中静脉推注,或维生素 C 2~3g 加入 10% 葡萄糖注射液 500mL 中静脉滴注,每日 1~2 次。

(5) 对症支持治疗:如维持水电解质平衡、保持呼吸道通畅、地塞米松静脉滴注积极预防和控制脑水肿等;如无心搏骤停禁用肾上腺素。

2. 慢性苯中毒

(1) 立即脱离苯作业。

(2) 药物治疗:主要针对改善类神经症以及升高白细胞和血小板等,根据苯中毒的不同临床症状采用相应的内科治疗方法。

十、病例报告

(一) 急性苯中毒事故

某保洁公司一行 7 人在某企业涂装车间面漆间地下水气分离室清理废渣。该地下水气分离室实际上是一个基本密闭空间,喷漆时产生的毒气、毒雾被抽入水气分离室然后被排出,喷漆时滴下的油漆经过一段时间,会在地面堆积成厚厚的一层废漆渣,须定期清理。7名工人下去不久,发生停电事故,人员全部撤出,15分钟后来电,工人下去继续工作。之后发生第二次停电,主管用对讲机喊工人出来,无应答,遂下去查看,发现工人已中毒,紧急救出1人,主管和另一名前来救人者也出现中毒症状,遂联系120及家人前来救援。此次中毒事故1人经抢救无效死亡,另外8人住院抢救治疗。

【职业卫生学调查】

企业占地300 000m²,有树脂成型、金属成型、树脂涂装、金属涂装、冲压、焊接、物流器具制造等生产工艺。主要产品有:汽车内外饰树脂件、冲压件、车体焊接总成件、物流器具。主要车间为:车体涂装、树脂涂装、焊接、树脂成型、电泳等。其涂装车间面漆室在喷漆时,产生的有毒气溶胶经地下抽气装置抽走,该地下抽气空间称为水气分离室,水气分离室须每周清理一次,该清理工作由企业承包给某保洁公司,由保洁公司每周派人清理油漆废渣。

【个人防护情况】

工人在工作时均穿长筒胶鞋、工作服、戴手套等,戴防毒面具,但其监督机制空缺,尤其是防毒面具的滤料更换时间没有具体规定。

【化验分析结果】

用采气袋采集现场空气2袋,每袋5L。现场采集的所有样品均经气质联用仪定性,气相色谱定量结果为:现场空气中苯浓度为1.4mg/m³、1.7mg/m³,甲苯浓度为1.5mg/m³、1.0mg/m³。漆渣中苯含量为5 157mg/kg,甲苯含量为3 635mg/kg。中毒症状较重患者呼出气中苯含量为61.0mg/m³,甲苯含量为6.8mg/m³,另一中毒者呼出气中苯含量为44.5mg/m³。

【临床表现与救治】

本次共有9人发生急性中毒,3名男性(其中死亡1人)、6名女性,年龄28~60岁,入院时中毒者的症状除轻重程度不同外基本类似,均出现中枢神经系统症状:意识不清、头晕、头痛、恶心、气短、心悸、意识模糊等,经吸氧等对症治疗,8名中毒人员症状减轻,意识转清醒,生命体征平稳,经1月左右治疗痊愈后分批出院。后期随访8名工人身体状况良好,完全康复,均已正常工作。

(二)职业性慢性苯中毒3例

1. 患者1 女性,41岁,于1990年参加工作。2004—2011年在某城市公共交通集团公司任库管员,工作中接触一氧化碳、甲醇、苯、铅等有害物质,初无自觉不适感,近5年经常出现牙龈出血、鼻出血、月经量少、经常闭经,患者并未在意,继续在岗工作,时而看中医、服中药调理症状不见明显好转。患者工作场所劳动条件较差,个人防护意识不强,工作环境通风不良,2011年1月9日患者在车间工作时防冻液漏出,在现场约3小时后出现周身皮肤发痒、起包、局部水疱,前往当地中心医院就诊,门诊治疗后症状好转,于1月12日到当地职业病防治院以接触苯收入院观察。患者否认肝炎、肺结核等传染病史,否认高血压、冠心病、糖尿病史,无药物过敏史,生活规律,生育1男孩,健康,入院查体:血压130/80mmHg,脉搏78次/分,神清语明,自动体位,查体合作,呈贫血貌,眼睑、皮肤苍白,呈小细胞低色素性,牙龈出血,鼻出血,自觉头痛、头晕、乏力、胸闷。该患者职业健康检查中6次全血检查和住院期间12次全血检查中,11次白细胞计数低于4.00×10^9/L,骨髓穿刺显示:缺铁性贫血。尿常规正常。动态心电图检查:窦性心律,偶发房性期前收缩,阵发性心动过速过缓。脑彩超:双侧椎动脉基底动脉血管痉挛。脑电地形图正常。胸部 X 线片显示双肺纹理较强。B 超显示子宫肌瘤。诊断为职业性慢性轻度苯中毒、缺铁性贫血。入院后根据病情对症支持治疗，给予间断中流量吸氧，改善脑缺血缺氧，口服安神补脑液，养血清脑颗粒，双黄连咀嚼片，刺五加脑灵液，参松养心颗粒，银杏酮酯滴丸，维生素 C、维生素 B$_6$。根据病情，静脉滴注：蔗糖铁 100mg，1 次/天；吡拉西坦氯化钠 100mL，1 次/天；天麻素注射液 600mg 加 5% 葡萄糖 250mL，1 次/天；葡萄糖酸钙注射液 20mL。

2. 患者 2 男性，42 岁，2002 年 12 月至 2008 年 7 月、2008 年 10 月至 2009 年 7 月在某金属制品公司从事浸油工作，工作中接触高温油漆、二甲苯等。2009 年 7 月 16 日该公司工作场所空气检测显示：苯浓度为 26.2~105.3mg/m^3（TWA）；公司所使用的底漆挥发性有机组分中苯含量为 42.64%，二甲苯挥发性有机组分中苯含量为 52.03%~53.91%。该公司之前已有 2 名工人被诊断为"再生障碍性贫血"，1 名死亡。2009 年 7 月 20—25 日，当地疾病预防控制机构对该公司苯接触工人进行血常规检查，结果显示：26 人中有 7 人 WBC 减低。本例患者 2009 年 7 月 20—22 日血常规结果显示：WBC（3.1~3.6）× 10^9/L，中性粒细胞（1.1~1.3）× 10^9/L，红细胞（2.23~3.68）× 10^{12}/L。7 月 27 日在广东省职业病防治院进行医学观察。7 月 28 日—10 月 26 日血常规结果显示：白细胞（1.90~6.77）× 10^9/L，中性粒细胞（0.40~4.82）× 10^9/L。2009 年 7 月 29 日骨髓细胞学检查结果显示：骨髓增生活跃。骨髓活检结果显示：骨髓增生活跃，可见红系、粒系、巨核系，三系形态及定位无明显异常，间质轻度水肿，脂肪组织轻度增生。乙肝病毒等病毒抗体、免疫相关抗体阴性。2009 年 10 月诊断为"职业性慢性中度苯中毒"。

3. 患者 3 女性，44 岁，1993 年 3 月—2006 年 1 月在广东某包装公司印刷车间从事磨光工作，工作中接触覆膜油、磨光油、UV 油、丙烯酸树脂、异丙醇、天那水、甲苯等。1998 年 6 月 29 日、1999 年 5 月 14 日、2003 年 11 月 7 日当地疾病预防控制机构对该公司印刷机房、印刷车间苯浓度检测结果为 1.2~44.8mg/m^3。患者于 2007 年 3 月 22 日—4 月 2 日及 2007 年 4 月 18—30 日在广州医学院第一附属医院住院，住院期间血常规结果显示白细胞（0.7~2.3）× 10^9/L、血红蛋白 62~97g/L、血小板（4~56）× 10^9/L（粒系集落刺激因子 G-CSF、输血治疗），网织红细胞 0.32%，绝对值 0.01 × 10^{12}/L。2007 年 3 月 22 日髂骨骨髓涂片显示：有核细胞分布很少，仅见少量粒细胞和少量幼稚红细胞，未见巨核细胞，未见骨髓小粒；同日胸骨骨髓涂片显示：粒系增生减低，巨核细胞少，血小板少见，造血细胞团以红系为主，非造血细胞团增多；3 月 23 日骨髓活检显示骨髓完全脂肪化，未见造血细胞。3 月 30 日—4 月 20 日骨髓涂片均显示粒系、红系增生明显减低，未见巨核细胞，血小板少见，有较多油滴；血细胞 CD55、CD59、尿含铁血黄素试验、RPR 血清试验、免疫抗体、腹部 B 超均正常。诊断为"重型再生障碍性贫血"。

患者于 2007 年 6 月 8 日主诉"反复皮肤瘀斑 10 年余，加重 1 年余，伴牙龈出血 5 月"入住广东省职业病防治院。入院体检：体温 37.1℃，脉搏 105 次/分，满月脸，重度贫血貌，全身皮肤、黏膜苍白，全身皮肤散在多处出血点、瘀点、瘀斑，巩膜无黄染，牙龈无出血，胸骨无压痛，双肺呼吸音清，未闻及干、湿啰音，心率 105 次/分，律齐，心音有力，二尖瓣区可闻及收缩期Ⅱ级吹风样杂音，主动脉瓣区可闻及收缩期Ⅲ级吹风样杂音，腹膨隆、软，肝、脾肋下未扪及，双下肢无水肿，生理反射正常，病理征未引出。入院后急查血常规显示白细胞 1.09 × 10^9/L、中性粒细胞 0.58 × 10^9/L、血红蛋白 34g/L、血小板 6 × 10^9/L、网织红细胞 0.002。诊断为"职业性慢性重度苯中毒"（图 13-1，图 13-2）。

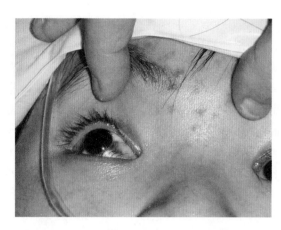

图 13-1　苯中毒致血小板减少症（眼睛巩膜出血）

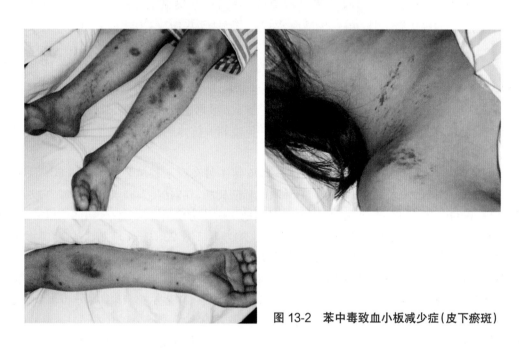

图 13-2　苯中毒致血小板减少症（皮下瘀斑）

（杨爱初　施毅明）

参考文献

［1］MCPARLAND M，BATES N. Toxicology of Solvents［M］. United Kingdom：Rapra Technology Limited，2002.

［2］黄金祥，何凤生. 职业中毒［M］. 北京：化学工业出版社，2010.

［3］陈灏珠. 实用内科学［M］. 北京：人民卫生出版社，2005.

［4］匡兴亚. 职业中毒检验与临床应用［M］. 上海：同济大学出版社，2018.

［5］宋新魁，李磊，牛心华，等. 一起急性苯中毒事故的调查［J］. 职业卫生与应急救援，2012，30（3）：141-142.

［6］黄文彦. 职业性慢性苯中毒 1 例［J］. 中国煤炭工业医学杂志，2011，14（11）：1685-1686.

［7］黄明. 间充质干细胞治疗慢性苯中毒的初步研究［C］//第十一次全国职业病学术交流会资料. 北京：中华预防医学会职业病专业委员会，2011.

第二节 甲 苯

一、别名

甲苯（toluene）别名：甲基苯；苯基甲烷（methylbenzene）。

二、CAS 号

甲苯：108-88-3。

三、理化特性

甲苯分子式 C_7H_8，分子量 92.14。闪点 4.4℃（闭杯）、7.2℃（开杯），沸点 110.4℃，相对密度 0.866（水=1），引燃温度 480℃，爆炸极限 7.1%（上限）、1.1%（下限），水溶性 0.053g/100mL（20~25℃）。甲苯为无色透明液体，有类似苯的芳香气味，不溶于水，可混溶于苯、乙醇、乙醚、三氯甲烷等多数有机溶剂。

四、使用历史与接触机会

甲苯的工业用途十分广泛：①甲苯可作为树脂、橡胶、沥青和醋酸纤维的溶剂，以及作为油漆和油墨的稀释剂。②甲苯是有机化工的重要原料，其衍生的一系列中间体广泛用于染料、医药、农药、香料、洗涤剂、颜料、合成材料、火药等的生产。③甲苯氧化得到苯甲酸，用于食品的防腐。④日常生活中，在家具装修中的墙纸、油漆、地毯、黏合剂等都可接触甲苯。

五、代谢

(一) 吸收

甲苯可通过呼吸道、皮肤、消化道吸收，生产条件下主要以蒸气形式经呼吸道进入人体。皮肤接触引起全身毒性的风险很低，因为任何通过皮肤吸收的甲苯在停止接触后会迅速扩散出去。

(二) 分布

甲苯广泛分布于全身，但其具有很强的亲脂性，高脂肪含量的组织起储存作用，因此，脂质含量越高的组织将保留的甲苯越多。

(三) 代谢

进入体内的甲苯，部分在烟酰胺腺嘌呤二核苷酸磷酸转移酶Ⅱ（NADP 转移酶Ⅱ）作用下被氧化为苯甲醇，苯甲醇经酰胺腺嘌呤二核苷酸转移酶Ⅰ（NAD 转移酶Ⅰ）进一步氧化为苯甲酸，然后在三磷酸腺苷（ATP）存在下与甘氨酸结合，以马尿酸的形式经肾脏随尿液排出。另有一小部分苯甲酸与葡萄糖醛酸结合生成苯甲酰葡萄糖醛酸经尿液排出。

(四) 消除

吸入甲苯后有 5%~20% 被肺部吸收后排出体外。呼出的肺泡空气中甲苯浓度与吸入空气和血液中的浓度相关。吸入甲苯 30 分钟，尿中马尿酸或苯甲酰葡萄糖醛酸的排泄量增加，表明甲苯可被人体快速代谢；24 小时马尿酸排泄量与空气中甲苯浓度成正比。

六、危害性

(一) 急性毒性

1. 神经系统 急性接触甲苯可引起恶心、呕吐、头晕、快感、头痛、耳鸣、行为抑制和中枢神经系统抑制,伴有意识混乱、言语模糊、嗜睡、不协调、醉酒感昏迷、低血压、体温过低和呼吸抑制。

2. 对肺部的影响 吸入甲苯会引起呼吸道刺激,伴有咳嗽和胸闷,可能导致化学性肺炎和肺水肿。

3. 皮肤、黏膜刺激症状 皮肤可能会出现刺激和烧伤。甲苯溅入眼睛可立即引起疼痛和刺激性眼睑痉挛,可能出现充血和角膜上皮水肿。

4. 其他系统症状 实验室分析可发现代谢性酸中毒、低钾血症、低钙血症和肌酐激酶升高。负离子间隙可能增大。急性并发症包括缺氧、横纹肌溶解、弥散性血管内凝血和肾功能衰竭。心电图改变包括 T 波倒置、房室传导阻滞、PR 间期延长和 ST 段压低。

(二) 慢性毒性

甲苯暴露会导致听觉和前庭功能的改变,伴有听力损失、运动不协调和小脑功能障碍;动物实验研究有强有力的证据表明甲苯有耳毒性。接触大量甲苯可导致视力模糊、眼震、震颤、厌食、体重减轻、言语和行为不当、幻觉、感觉功能受损(包括嗅觉丧失和听力丧失)、记忆力丧失、抽搐和小脑共济失调。慢性皮肤接触甲苯可能发生接触性皮炎,反复接触甲苯可引起家兔皮肤红斑、水肿、脱落、起疱和轻微坏死。眼睛长期接触甲苯可引起神经眼科变化,影响色觉。

(三) 致癌、致畸、致突变性

甲苯对人体的致癌性证据不足,动物实验研究缺乏致癌性的证据。

(四) 遗传与生殖毒性

相关研究很少,关于接触其他染色体损伤化学品(特别是苯)的信息不足。无法明确评估甲苯的遗传毒性潜力。

甲苯的生殖毒性暂无法得出明确结论。有研究显示,甲苯在子宫内的致畸作用可能受到其他物质(特别是乙醇)的共同暴露和甲苯引起的代谢性酸中毒(可导致胎儿缺氧)的影响。妊娠期间滥用甲苯可导致胎儿畸形,类似于胎儿酒精综合征,包括小头畸形、双侧额径窄、眼睑短裂、眼睛深陷、面部平坦、鼻梁扁平和鼻子小等。

(五) 免疫毒性

暴露于苯、甲苯和二甲苯的油漆工的免疫球蛋白 A(IgA)和 IgG 浓度显著降低,但 IgM 升高,被认为是由于苯对免疫球蛋白产生细胞的抑制作用,导致 DNA 合成受到抑制。

(六) 其他毒性

研究显示,接触大量甲苯者心电图发生改变,包括多灶性室性早搏和室上性心动过速。这些变化可能是由于电解质失衡,特别是低钾血症和低镁血症。心肌梗死,包括复发性非 Q 波心肌梗死。

七、作用机制

甲苯中毒的主要靶器官是中枢神经系统,但其作用机制尚不明确。甲苯具有较高的脂溶性,分布于脑脂类中。脂肪组织中甲苯的浓度可能是血液中的 80 倍,但由于血液供应不足,脂肪组织中甲苯的积累缓慢。神经组织血液供应充足,因此甲苯可能会积聚,浓度可能相对较高,从而导致对神经系统的影响。

有研究表明,慢性甲苯滥用者 MRI 扫描所见的神经系统改变(灰质和白质分化丧失,脑室周围白质信号强度增加,弥漫性小脑、脑和脑干萎缩)可能是由于白质含水量增加或甲苯引起髓鞘代谢改变所致。

长期滥用甲苯引起肾小管酸中毒的机制尚未完全阐明。集合小管维持高 pH 梯度的能力受损,肾重碳酸盐重吸收能力正常或增强,是远端肾小管酸中毒的证据。近端肾单位转运受损,导致氨基酸尿、低磷血症、低钠血症、低钾血症和低钙血症。代谢物马尿酸在代谢性酸中毒中起着重要作用。钠离子丢失导致细胞外液体积收缩,肾小球滤过率降低。由于马尿酸和其他阴离子的积累,可能导致高阴离子间隙。远端肾小管功能障碍可能是由于氢离子通过主动转运途径的传导降低而导致远端酸化。

八、风险分级

依据《职业性接触毒物危害程度分级》(GBZ 230—2010),职业性接触甲苯的危害程度分级为中度危害(Ⅲ级)。

九、院内救治

(一) 诊断和分级

1. 轻度中毒 短期内接触大量甲苯出现明显头晕、头痛、恶心、呕吐、胸闷、心悸、乏力、步态不稳,并具有下列表现之一者:①轻度意识障碍;②哭笑无常等精神症状。

2. 中度中毒 在轻度中毒的基础上,具有下列表现之一者:①中度意识障碍;②妄想、精神运动性兴奋、幻听、幻视等精神症状。

3. 重度中毒 在中度中毒的基础上,具有下列表现之一者:①重度意识障碍;②猝死。

(二) 应急处置与治疗

1. 吸入 远离暴露区,并脱掉所有被污染的衣物,进行支持性治疗。

2. 皮肤接触 脱掉被污染的衣服,并用水或生理盐水彻底冲洗皮肤。

3. 眼睛接触 用清水或生理盐水彻底冲洗眼睛 15 分钟,转诊至眼科。

4. 经口摄入 如果是最近吞食,可以考虑洗胃。但如果有任何呕吐、咳嗽或喘息,则需要对患者进行评估,以确定是否发生误吸。

5. 对症和支持治疗 如吸氧、维持水电解质平衡等。防治中毒性脑水肿、控制颅内高血压是关键,包括吸氧、高压氧治疗、控制抽搐、促进脑细胞功能恢复等。多功能器官衰竭、严重电解质及酸碱平衡紊乱患者可考虑进行持续静脉血液滤过。

6. 促进毒物的排泄和解毒 葡萄糖醛酸有利于毒物的排出,给予葡萄糖醛酸酯钠 0.4g 加入葡萄糖 500mL 中,静脉滴注;中度、重度急性甲苯中毒可使用地塞米松、维生素 C 等药物治疗。

7. 解毒剂 甲苯中毒没有特效解毒剂。

十、病例报告

12 月 11 日下午 13 时,某家具厂 4 名工人在补土车间内进行木料泡油作业,工作间的 2 台排气扇由于故障停用。据反映,4 名工人进入工作间时已闻到强烈的气味,14 时左右,4

人感觉头晕眼花、恶心、全身乏力及呕吐,故转到磨砂工作岗位工作,至15时30分,自觉症状未缓解,不能继续工作,于当晚到医院就诊。

【临床资料】

4名患者中男性1人、女性3人,年龄22~25岁,神志清,均表现为头痛、头晕、恶心、频繁呕吐及全身乏力,起病当天均曾出现嗜睡状态。入院体格检查:急性面容,疲倦,步态不稳;其中症状较重者行走困难。唇无发绀,心、肺无异常。眼、舌、双手无震颤,指指试验、指鼻试验、轮替试验不准确。四肢肌力Ⅴ级,肌张力正常,生理反射正常,病理反射未引出。经对症治疗,4名工人头晕、眼花、恶心、呕吐症状得到明显缓解,12月14日由厂方送至广州市职业病防治院进一步诊断和治疗。患者肝脏、肾脏、心脏功能正常,脑电图正常,颅脑X线电子计算机断层扫描(CT)平扫,未见病变征象。

【职业卫生学调查】

该家具厂补土车间是1间约6m²的简陋平房,内有1个约1.5m×0.7m×0.4m的浸泡池,现场残留强烈的有机溶剂芳香烃气味,浸泡池旁有1桶待用的甲苯,2桶防裂油。该补土车间未履行职业卫生"三同时"审批手续,系厂方未经批准私自改建。工人日常工作时浸泡池是敞开的,所用浸泡液为甲苯与防裂油1∶3的混合溶液,工序是先将已加工成型的家具木条、木板放入防裂溶液中浸泡,再将木料捞出就地晾干。4名工人操作时均佩戴棉纱口罩、橡胶手套,穿布料工作服,未佩戴其他防毒面具,北面墙上装有2台排气扇。据负责人介绍,12月11日下午因停电,4名患者临时从刨光车间调到补土车间进行半成品浸油作业。

【实验室检查】

现场采集空气样品和泡木料用的溶剂均检出有机溶剂甲苯;操作间中、操作间西、操作间南采样点检出甲苯浓度分别为132.77mg/m³、172.81mg/m³、133.60mg/m³;操作间东面为出入口,甲苯浓度略低,检出甲苯浓度为87.60mg/m³。混合溶剂中甲苯含量为18.7%。4名患者的血甲苯浓度分别为:0.72mg/L、0.65mg/L、0.47mg/L、0.53mg/L。将现场装过"防裂油"的空桶和12月11日采集的混合溶剂送广州市职业病防治院进一步检测。检测结果显示:混合溶剂中检出甲苯和少量的1,2,4-三甲基苯、1-乙基-2-甲基苯、壬烷成分;装过"防裂油"的空桶中空气采样也检出1,2,4-三甲基苯、1-乙基-2-甲基苯、壬烷成分。

【诊断】

根据患者的职业接触史和临床症状,结合现场职业卫生学调查及实验室检测结果,经广州市职业病防治院诊断,4名工人中有3名诊断为"职业性急性轻度甲苯中毒";1名诊断为"职业性急性甲苯接触反应"。经积极治疗,4名患者均于15天内痊愈出院。

(杨爱初　施毅明)

参考文献

[1] MCPARLAND M, BATES N. Toxicology of Solvents [M]. United Kingdom: Rapra Technology Limited, 2002.

[2] 匡兴亚. 职业中毒检验与临床应用[M]. 上海:同济大学出版社,2018.

[3] 龙军标,梁志轩,林宗伟,等. 1起急性甲苯中毒事故的调查分析[J]. 中国职业医学,2005,32(5):71.

[4] 赵赞梅. 急性甲苯中毒的研究进展[J]. 工业卫生与职业病,2014,40(5):386-388.

[5] 黄简抒,周元陵,万伟国,等. 职业性急性甲苯、二甲苯中毒85例临床分析[J]. 中国工业医学杂志,2010,25(5):341-343.

第三节 二 甲 苯

一、别名

二甲苯（xylene/dimethylbenzene）。

二、CAS号

二甲苯：1330-20-7。

三、理化特性

二甲苯分子式为 $C_6H_4(CH_3)_2$，分子量为 106.06。密度 0.86g/cm³（25℃），沸点 137~140℃，熔点 –34℃。二甲苯为无色透明液体，有芳香烃的特殊刺激性气味，系由 45%~70% 的间二甲苯、15%~25% 的对二甲苯和 10%~15% 邻二甲苯三种异构体所组成的混合物，易流动，能与无水乙醇、乙醚和其他许多有机溶剂混溶。

四、使用历史与接触机会

二甲苯的用途十分广泛：①涂料、树脂、染料、油墨等行业用作溶剂；②医药、炸药、农药等行业用作合成单体或溶剂；③也可作为高辛烷值汽油组分，是有机化工的重要原料；④还可用于去除车身的沥青；⑤医院病理科主要用于组织、切片的透明和脱蜡。

五、代谢

（一）吸收

呼吸道吸入是主要的接触途径。二甲苯被迅速吸收，在血液和组织中极易溶解。二甲苯的肺部滞留量为 60%~65%。即使达到组织平衡后，摄取量也保持不变。研究发现，摄取量的大小与身体脂肪的量有关。由于呼吸和心脏的增加，二甲苯的摄取量随运动的增加而增加。二甲苯也可通过皮肤吸收。

（二）分布

二甲苯被血液迅速吸收，然后迅速重新分配到组织中。脑等灌注良好的组织迅速达到二甲苯的平衡浓度。大脑中的浓度可能与血液中的浓度呈周期性变化。长期暴露在脂肪组织中，二甲苯可累积。然而，与其他溶剂相比，其分布较低，脂肪中只保留 4%~8% 的吸收二甲苯。

（三）代谢

二甲苯异构体通过甲基氧化代谢。生物转化的初始产物是甲基苄基醇，通过醇脱氢酶代谢生成甲基苯甲醛。乙醛脱氢酶参与了甲基苯甲酸（甲苯酸）的转化。然后与甘氨酸结合，以甲基马尿酸的形式排出体外。甲基马尿酸的同分异构体取决于个体接触过的二甲苯异构体，邻二甲苯代谢为邻甲基马尿酸，间二甲苯代谢为间甲基马尿酸，对二甲苯代谢为对甲基马尿酸。尿中甲基马尿酸的浓度与二甲苯异构体的暴露浓度有关。二甲苯的代谢很快，暴露 2 小时后尿中可检测到甲基马尿酸。二甲苯不同异构体的代谢速率可能略有不同，对二甲苯的代谢速度可能比间二甲苯和邻二甲苯快。

(四) 消除

吸入的二甲苯 95% 以上被代谢。大约 5% 从肺部清除,停止暴露后,呼出气中的浓度最初迅速下降,之后下降率降低。消除的最后阶段半衰期为 20~30 小时。在停止接触 48 小时后,可在呼出气中检测到微量二甲苯。在暴露的两小时内,可在尿中检测到二甲苯。然而,只有微量的二甲苯通过这种途径排出。

六、危害性

(一) 急性危害

急性吸入二甲苯可导致恶心、呕吐、头痛、头晕、嗜睡、共济失调和言语含糊不清,也可能有鼻和咽喉刺激。严重者可出现昏迷、肾功能损害和肝酶升高。昏迷可能会延长,中枢神经系统的完全缓解可能需要 48 小时。意识混乱和逆行性失忆症可能发生在恢复期。二甲苯对皮肤有刺激性,可能引起灼热感、干燥和红斑。红斑通常在数小时内消退。液体二甲苯进入眼睛可能立即引起不适和眼睑痉挛,伴有结膜充血和角膜上皮暂时性损伤,恢复通常较快。

(二) 慢性危害

慢性接触二甲苯可引起皮炎。慢性接触后,眼睛可能受到刺激。据报道,接触二甲苯等溶剂混合物的工人角膜上皮中有空泡。空泡在 2~4 周内自动溶解,没有瘢痕。

(三) 致癌、致畸、致突变性

在人类和实验动物中都没有足够的证据表明二甲苯是致癌的。

(四) 遗传与生殖毒性

二甲苯不会引起遗传毒性。生殖毒性研究涉及混合溶剂,显示了不利的生殖影响,但尚没有单独接触二甲苯的研究。因此,对二甲苯的生殖毒性还不能得出明确的结论。

(五) 免疫毒性

暴露于苯、甲苯和二甲苯的油漆工的免疫球蛋白 A(IgA)和 IgG 浓度显著降低,但 IgM 升高,被认为是由于苯对免疫球蛋白产生细胞抑制作用,导致 DNA 合成受到抑制。

七、作用机制

二甲苯为低毒性,可经呼吸道、皮肤黏膜、消化道吸收,进入体内主要分布在含有脂肪较多的组织,如大脑、肝脏、肺部和脂肪,可进入胎盘,暴露者乳汁中也可检出。二甲苯吸收后经肝脏细胞色素酶(CYP2E1)、醇脱氢酶、醛脱氢酶逐级代谢,80%~90% 氧化生成苯甲酸、甲基苯甲酸和葡萄糖醛酸结合从肾脏排出。

八、风险分级

依据《职业性接触毒物危害程度分级》(GBZ 230—2010),职业性接触二甲苯的危害程度分级为中度危害(Ⅲ级)。

九、院内救治

(一) 诊断和分级

职业性急性二甲苯中毒诊断和分级如下。

1. 轻度中毒 短期内接触大量二甲苯后出现明显头晕、头痛、恶心、呕吐、胸闷、心悸、乏力、步态不稳,并具有下列表现之一者:①轻度意识障碍;②哭笑无常等精神症状。

2. 中度中毒 在轻度中毒的基础上,具有下列表现之一者:①中度意识障碍;②妄想、精神运动性兴奋、幻听、幻视等精神症状。

3. 重度中毒 在中度中毒的基础上,具有下列表现之一者:①重度意识障碍;②猝死。

(二) 应急处置和治疗

1. 二甲苯中毒尚无特效解毒剂 应迅速脱离现场,皮肤接触毒物时,可用大量流动清水进行冲洗。眼睛受污染时,就近用生理盐水或清水冲洗,冲洗时间一般为 5~10 分钟。

2. 急性中毒性脑病的治疗 合理氧疗,有条件者可给予高压氧治疗,特别是对于意识障碍者应及时采取高压氧治疗。积极防治脑水肿,控制输液量,可选用脱水剂、利尿剂、肾上腺糖皮质激素等药物。使用营养神经、促进脑细胞功能恢复的药物。控制抽搐,可用抗癫痫、镇静剂等。其他症状对症治疗。

3. 误服等消化道中毒病例,应尽早洗胃,洗胃液可选用清水、温盐水、2%~5%NaHCO₃等;其余治疗包括大剂量维生素 C、能量合剂、护肝、保护心肌等治疗。

十、病例报告

一例急性二甲苯中毒病例报告

患者女性,35 岁,2013 年 7 月 16 日至 2013 年 12 月 10 日在某公司生产车间从事包装工作,使用环保清洁剂。2013 年 12 月 10 日下午 3 时,由于产品返工,需要用到二甲苯溶液清洁产品,患者向当值班长领取 1 瓶二甲苯溶液,系普通酒精瓶装盛,约 0.5kg,患者在没有佩戴口罩、手套的情况下,用无尘布蘸取少许二甲苯溶液擦拭产品,这是患者第一次使用二甲苯溶液处理返工产品。工作 2 小时后到晚餐时间,患者感觉不舒服没有胃口,遂未吃晚餐,在车间外休息约 20 分钟后继续回到工作岗位用二甲苯溶液擦拭返工产品,工作 1 小时后患者感觉头晕、恶心、四肢乏力,呈渐进性加剧,并出现呕吐,呕吐物为胃内容物,非喷射性,无咖啡色或血性液体,2~3 分钟后意识不清。

【临床表现】

2013 年 12 月 10 日 21 时 2 分,患者因突发气促 20 分钟被送至用人单位附近医院急诊科时出现呼吸停止,当即予以人工呼吸及呼吸兴奋剂静脉滴注 30 分钟后恢复自主呼吸,应用人单位要求转至区级人民医院进一步诊治。当晚 11 时以主诉头晕恶心 4 小时,心搏骤停心肺复苏术后 1 小时,在区级人民医院重症医学科住院。入院查体:意识清楚,双瞳孔等大等圆,直径 2.0mm,对光反射灵敏,心率 78 次/分,律齐,无杂音,生理反射存在,病理征未引出。临床诊断为急性二甲苯中毒;心搏骤停心肺复苏术后。入院第 3 天病情稳定,转至呼吸内科进一步治疗,患者一直诉恶心、食欲缺乏,其间多次院内会诊,住院 26 天后出院,出院时患者仍感腹痛,间有大便带血。

【实验室检查】

区级人民医院在患者入院后 3 小时内对其进行辅助检查,凝血四项中,D-二聚体 363ng/mL,纤维蛋白原 2.13g/L;血常规显示:白细胞(WBC)7.54×10^9/L,中性粒细胞(NEUT)5.68×10^9/L;血气分析检查显示:二氧化碳分压(PCO_2)31.3mmHg,氧分压(PO_2)114.6mmHg,实际碳酸氢根(AB)18.1mmol/L,标准碳酸氢根(SB)19.6mmol/L,全血碱剩余(BE)−6.0mmol/L;干化学法生化检查显示:血钾 3.21mmol/L,血钙 2.07mmol/L;心肌酶检查显示:肌酸激酶(CK)26.0U/L,肌酸激酶同工酶(CK-MB)3.2U/L;肝功能、肾功能、心电图检查未见异常。12 月 11 日上午检查 CK 926.0U/L,CK-MB 41U/L,α-羟丁酸脱氢酶(HBDH)239U/L,乳酸脱氢酶(LDH)308.3U/L;凝血四项中,D-二聚体 1 592ng/mL,纤维蛋白原1.26g/L。12 月 12 日胸部 CT 扫描示:右侧胸腔少量积液;查心肌酶四项、电解质四项、肾功能三项均未见异常。12 月 31 日胃镜检查示:慢性浅表性胃炎并胃底糜烂。

【职业卫生学调查】

事发时值冬季,气温较低,车间门窗紧闭,有 70~80 名工人在同一车间上班;患者在车间角落擦拭返工产品。2013 年 12 月 11 日上午(事发次日),当地疾病预防控制机构到该公司现场采集空气样品,检测结果显示二甲苯(全部异构体)短时间接触浓度为 2.5mg/m^3,乙苯短时间接触浓度为 0.5mg/m^3,二氯甲烷短时间接触浓度 1.0mg/m^3;采集二甲苯溶液进行挥发性有机组分分析,结果显示,溶液中间二甲苯占 63.5%,邻二甲苯占 19.2%,乙苯占 17.2%。

【职业病诊断】

按照职业病防治法及诊断标准,根据患者使用二甲苯职业史、防护情况、临床表现,结合现场职业卫生学调查,排除其他病因所致类似疾病,尽管事后现场检测二甲苯浓度较低,患者仍被诊断为职业性急性重度二甲苯中毒。

(杨爱初　施毅明)

参考文献

［1］ MCPARLAND M,BATES N. Toxicology of Solvents［M］. United Kingdom:Rapra Technology Limited,2002.

［2］ 黄简抒,周元陵,万伟国,等. 职业性急性甲苯、二甲苯中毒 85 例临床分析［J］. 中国工业医学杂志,2010,25(5):341-343.

［3］ 匡兴亚. 职业中毒检验与临床应用［M］.上海:同济大学出版社,2018.

［4］ 王秀玲. 二甲苯毒理学研究进展［J］. 环境卫生学杂志,1997,24(2):77-79.

［5］ 郭美琼,何坚,郭翔,等. 一例急性二甲苯中毒病例报告［J］. 职业卫生与应急救援,2015,33(2):113-114.

第十四章

酚类

间氟苯酚

一、别名

间氟苯酚(m-fluorophenol)别名:3-氟苯酚(3-fluorophenol)。

二、CAS 号

间氟苯酚:372-20-3。

三、理化特性

分子式 C_6H_5FO,分子量 112.10。黄色透明液体,沸点 178℃,熔点 8~12℃,相对密度(比重)1.238g/mL,不溶于水,闪点 71℃(闭杯)。遇到明火可燃,能与氧化物发生反应。受热分解可产生一氧化碳、二氧化碳和氟化氢。

四、使用历史与接触机会

间氟苯酚是重要的化工原料、有机中间体,可用于多种药物和农药的有机合成。

五、代谢

暂无资料。

六、危害性

1. **毒性**　根据接触浓度和持续时间不同,间氟苯酚造成的损伤从轻度刺激到严重组织损伤不等。长期接触主要造成眼损伤。

2. **刺激性**　对皮肤具有刺激性,对眼具有严重刺激和腐蚀性。

3. **致癌、致畸、致突变、遗传与生殖毒性和免疫毒性**　暂无资料。

七、作用机制

尚不明确。

八、风险分级

按《全球化学品统一分类和标签制度》(GHS)进行健康危害风险分类。

1. 经口急性毒性 类别3。

2. 吸入急性毒性 类别4。

3. 皮肤刺激/腐蚀性 类别2。

4. 眼刺激/眼损伤 类别1。

九、院内救治

(一) 诊断与分级

根据职业接触史、相应临床表现和实验室检查结果,结合现场调查资料,综合分析,排除其他疾病可诊断。吸入间氟苯酚所致中毒可参照《职业性急性化学物中毒性呼吸系统疾病诊断标准》(GBZ 73—2009)进行分级。间氟苯酚所致眼损伤可参照《职业性化学性眼灼伤的诊断》(GBZ 54—2017)进行分级。间氟苯酚所致皮肤损伤可参照《职业性接触性皮炎的诊断》(GBZ 20—2019)进行分级。

(二) 应急处置

1. 皮肤接触 立即脱去被污染的衣着,用肥皂水和清水彻底冲洗,至少15分钟,就医。

2. 眼睛接触 提起眼睑,用大量流动清水或生理盐水冲洗15分钟以上,就医。

3. 吸入 迅速脱离现场至空气新鲜处,保持呼吸道通畅。如出现呼吸困难,给予输氧;如呼吸停止,立即进行人工呼吸;送医。

4. 经口摄入 饮足量温水,由于间氟苯酚具有刺激性,不建议催吐。

(三) 治疗

1. 脱离接触。

2. 无特效解毒剂,对症处理。

十、病例报告

暂未找到公开发表的相关病例报告资料。

（黄先青　郭　翔）

参考文献

［1］HARA R. Preparation of cephalosporin derivatives：EP：420 608 ［P］. 1991-04-03.

［2］BROWM H T. Preparation of 1-alkyl-3-［(aryloxy)-alkyl］piperidiens and analogs as calcium antagonists：WO：92 02 501 ［P］. 1992-02-20.

第十五章

醇类

第一节 甲 醇

一、别名

甲醇(methanol)别名:木醇(wood alcohol);木精(wood spirits);甲基氢氧化物(methyl hydroxide)。

二、CAS 号

甲醇:67-56-1。

三、理化特性

甲醇分子式为 CH_3OH,相对分子量为 32.042,略有乙醇气味的无色透明液体,易挥发。沸点为 64.7℃,熔点为-97.8℃,自燃点为 463.89℃,相对密度为 0.792g/mL,折射率为 1.420,蒸气压为 127mmHg(25℃),相对蒸气密度为 1.11,闪点(闭杯)为 11℃。可与水、醇、苯、乙醚、酮、酯、卤代烃等互溶。能溶解硝酸纤维素、醋酸纤维素和某些无机物,对树脂、油脂、橡胶、脂肪酸等的溶解性小。可与强氧化剂、酸、碱金属等反应。高度易燃,遇热、明火和氧化剂可燃,燃烧分解产生一氧化碳和二氧化碳。其蒸气可与空气形成易爆混合物,空气爆炸极限为 6%~36.5%。

四、使用历史与接触机会

甲醇是结构最简单的饱和一元醇,最早由古埃及人干馏木材制备木炭时发现,并用于木乃伊防腐,也被称作"木醇"或"木精",通常作为溶剂和化工原料被广泛应用于工业、医药、日用品、化妆品等行业。1923 年德国首先用合成气经高压法工艺实现了甲醇的工业化生产,我国甲醇生产开始于 1957 年。甲醇可用作染料、涂料、油墨、清漆、胶黏剂、醋酸纤维素、硝酸纤维素等的溶剂,也可用于制造甲醛、甲胺、香精和免洗手消毒剂等,还可用作防冻剂、萃取剂、燃料添加剂和乙醇变性剂等。误服或蓄意饮用工业酒精、含甲醇的酒及其制品是造成甲醇急性中毒的主要原因，欧美国家以服用汽车防冻剂和免洗手消毒剂多见，我国以服用掺有甲醇的假酒多见。职业中毒通常为吸入甲醇蒸气所致。国内外常年可见甲醇中毒病例，未及时治疗或治疗不当可引起严重的并发症甚至死亡。甲醇中毒的死亡率在醇类中毒中相对较高，美国 2019 年的一项调查资料显示，2 678 例甲醇接触者中有 17 例死亡。

五、代谢

甲醇可经呼吸道、消化道和完整皮肤吸收进入机体。因甲醇极易溶于水且不与蛋白质结合，吸收后可迅速经血液系统分布于全身，血液浓度在 30~60 分钟可达峰值；分布容积为 0.6~0.7L/kg，分布量与组织含水量有关，在脑脊液、血液、眼房水和玻璃体中的含量较高。甲醇主要在肝脏内通过醇脱氢酶（alcohol dehydrogenase, ADH）代谢为甲醛（formaldehyde），再经醛脱氢酶（aldehyde dehydrogenase, ALDH）代谢为甲酸（formic acid）后转化为甲酸盐和氢离子，甲酸盐可与四氢叶酸结合形成 10-甲酰四氢叶酸并最终代谢为 CO_2 和 H_2O。体内甲醛的半减期为 1~2 分钟，而甲酸的半减期较长，具有蓄积性。部分甲酸可转化为甲酸盐经尿液排出，也可代谢后经呼气排出，少量原形可经呼气和尿液排出体外。

六、危害性

甲醇中毒以急性中毒为主，慢性中毒少见，主要表现为中枢神经系统损害、代谢性酸中毒（metabolic acidosis）和眼部损害，其蒸气会对眼和上呼吸道黏膜产生刺激作用。

（一）急性毒性

大鼠经口 LD_{50} 为 5.628g/kg，吸入 LC_{50} 为 83 872mg/(m^3·4 小时)，腹腔注射 LD_{50} 为 7.529g/kg，静脉注射 LD_{50} 为 2.131g/kg；小鼠经口 LD_{50} 为 7.3g/kg，腹腔注射 LD_{50} 为 10.765g/kg，静脉注射 LD_{50} 为 4.71g/kg；兔经口 LD_{50} 为 14.4g/kg，经皮 LD_{50} 为 15.84g/kg；猴经口 LD_{50} 为 2~3g/kg。实验动物急性暴露于甲醇主要表现为呼吸频率加快、中枢神经系统抑制、黏膜刺激、共济失调、痉挛、深度昏迷，并可因呼吸衰竭而死亡。灵长类动物可发生代谢性酸中毒和角膜混浊、球结膜水肿、视网膜水肿、瞳孔散大和光反应迟钝等眼部损害，但啮齿类动物未见此类表现，且致死剂量为灵长类动物的 2~3 倍，这与啮齿类动物甲酸代谢时间较灵长类动物短有关。

引起人中毒的甲醇剂量暂不明确，推测人口服 5~10mL 可致严重中毒，一次口服 15~30mL 甲醇可致失明，30~240mL 或 1g/kg 剂量甲醇可致死。人吸入甲醇蒸气可引起眼和呼吸道黏膜刺激症状。急性甲醇中毒的潜伏期一般为 12~24 小时，若同时摄入乙醇，因乙醇竞争性结合醇脱氢酶从而抑制甲醇代谢，潜伏期会延长。人甲醇中毒主要表现为中枢神经系统损害、眼部损害和代谢性酸中毒。

1. 中枢神经系统损害症状 患者常出现头痛、头晕、疲乏无力、步态蹒跚、烦躁、嗜睡、意识模糊等症状，严重者出现谵妄、锥体外系损害症状、帕金森样症状及昏迷等，脑 CT 可见双侧基底节豆状核和皮质下白质梗塞坏死，少数患者出现多疑、恐惧、狂躁、幻觉、忧郁等精神症状。

2. 代谢性酸中毒症状 程度较轻者一般无明显症状，严重者呼吸加深加快，呈 Kussmaul 呼吸，发绀，检查可见阴离子间隙增大。

3. 眼部症状　起初表现为眼前黑影、闪光感、眼胀眼痛、畏光、视物模糊、复视等,严重者视力急剧下降甚至永久性失明;检查可见瞳孔扩大或缩小,对光反应迟钝或消失,视盘水肿(papilledema),视网膜充血、出血、水肿,晚期周边视野缩小,视神经损害严重者可出现视神经萎缩(optic atrophy)等。

4. 其他症状　患者有恶心、呕吐、腹痛等症状,可并发肝脏损害、急性胰腺炎,少数患者伴有心动过速、心肌炎、S-T 段和 T 波改变、急性肾功能衰竭等。急性甲醇中毒治疗不及时或治疗不当可导致死亡。

（二）亚急性毒性

甲醇对啮齿类动物和灵长类动物的亚急性毒性作用有所差异,灵长类动物可出现代谢性酸中毒、中枢神经系统症状和记忆力减退,啮齿类动物仅出现上呼吸道黏膜刺激症状和记忆力减退。

使用 3 932mg/m³ 甲醇对食蟹猴吸入染毒 21 天、6 553mg/m³ 染毒 14 天、9 174mg/m³ 和 13 105mg/m³ 染毒 6 天,21 小时/天,发现所有组均出现肝脂肪变性和基底节变性。3 932mg/m³ 组食蟹猴基底神经节反应性星形胶质细胞出现轻微增生;6 553mg/m³ 及以上剂量组食蟹猴均出现活动减少、呕吐和呼吸困难,以及血 pH 值、摄食量和体温降低;9 174mg/m³ 和 13 105mg/m³ 组食蟹猴血清碱性磷酸酶水平和白细胞计数升高,13 105mg/m³ 组食蟹猴体重下降。用 3% 甲醇对猕猴饮水暴露 6 个月后,猕猴的视觉空间工作记忆力减退。采用 6 553mg/m³ 甲醇对 SD 大鼠吸入染毒 4 周(6 小时/天,5 天/周),大鼠黏液性鼻涕分泌增加,未见体重改变及其他病理表现。用 2% 或 3.8% 甲醇对 ICR 小鼠饮水暴露 6 周,小鼠空间识别记忆力和嗅觉记忆力均减退。

（三）慢性毒性

甲醇对啮齿类动物和灵长类动物的慢性毒性作用有所差异,灵长类动物可出现神经系统变化,而啮齿类动物主要表现为体重异常变化。

采用 13mg/m³、131mg/m³ 和 1 311mg/m³ 甲醇对食蟹猴吸入染毒 2.5 年(22 小时/天),所有染毒组食蟹猴白质反应性星形胶质细胞均出现增生,131mg/m³ 和 1 311mg/m³ 染毒组食蟹猴出现丘脑退行性变和轻度心肌衰弱。用 13mg/m³、131mg/m³ 和 1 311mg/m³ 甲醇分别对 F344 大鼠和 CRJ:B6C3F 小鼠吸入染毒 1 年(20 小时/天),1 311mg/m³ 组大鼠体重增量减少,1 311mg/m³ 组雄性小鼠体重增加并出现肝脂肪变性。

（四）刺激性

20mg/24 小时甲醇对家兔皮肤具有中度刺激;100mg/24 小时甲醇对家兔眼具有中度刺激。

（五）致癌性

IARC 未对甲醇的致癌性进行分类。

（六）致畸性

甲醇对实验动物的致畸作用主要见于啮齿类动物,可引起神经管畸形、面部畸形、骨骼畸形等。例如,在妊娠第 7 天用甲醇分两次(间隔 4 小时,总剂量为 3.4g/kg 和 4.9g/kg)对 C57BL/6J 小鼠进行腹腔注射染毒,妊娠第 17 天解剖发现 3.4g/kg 组 55.8% 的胎鼠和 4.9g/kg 组 91.0% 的胎鼠发生颅面部畸形,如前脑无裂畸形、无眼畸形、面裂等;同时观察到颈椎畸形,如寰椎、枢椎和第 3 颈椎融合、脱位,第 7 颈椎出现颈肋等。目前未见甲醇对人体具有致畸作用的报道。

(七) 致突变性

Ames 试验、酵母正向基因突变试验、大肠杆菌 WP2 DNA 修复试验、中国仓鼠卵巢细胞姐妹染色单体互换试验、中国仓鼠肺 V79 细胞和小鼠骨髓微核试验结果均为阴性,提示甲醇无致突变性。

(八) 遗传与生殖毒性

已有报道表明甲醇无遗传毒性。

甲醇对实验动物具有一定的生殖毒性作用,可对雌性啮齿类动物的妊娠结局产生影响。在妊娠第 6~15 天以 9 829mg/m³、13 105mg/m³ 和 19 658mg/m³ 甲醇对 CD-1 小鼠进行吸入染毒,7 小时/天,妊娠第 17 天解剖母鼠发现各组吸收胎和死胎数量增加。甲醇对雄性实验动物的生殖毒性目前仅见于大鼠研究,主要表现为性激素水平变化。用 262mg/m³、2 621mg/m³ 和 13 105mg/m³ 甲醇对雄性 SD 大鼠吸入染毒 6 周(8 小时/天,5 天/周),262mg/m³ 和 2 621mg/m³ 染毒组大鼠血清睾酮水平降低,13 105mg/m³ 组大鼠血清促黄体生成素水平升高。目前未见甲醇对人体有生殖毒性作用。

(九) 免疫毒性

甲醇可抑制 Wistar 大鼠的细胞免疫和体液免疫功能。用 2.37g/kg 甲醇对 Wistar 大鼠腹腔注射染毒 15 天或 30 天并分别于第 10 天或第 25 天用绵羊红细胞免疫大鼠,染毒组大鼠脾脏、胸腺和淋巴结脏器系数降低,脾脏、胸腺、淋巴结和股骨骨髓中的细胞数明显减少,足跖厚度和抗体滴度减少,脾脏内 T 细胞、CD4 细胞、表达 MHC Ⅱ类分子的细胞、巨噬细胞和 B 细胞的数量及细胞因子 IL-2、TNF-α、IFN-γ 的分泌均减少,而白细胞迁移、IL-4 分泌、脾脏和胸腺细胞 DNA 单链断裂水平均增加;血浆皮质酮水平在 15 天染毒组显著升高,但在 30 天染毒组显著降低。

七、作用机制

甲醇造成的中枢神经系统损害、眼部损害和代谢性酸中毒主要是由其代谢产物甲酸或甲酸盐引起的,造成记忆力减退则可能与甲醛有关,相关机制尚未完全阐明,可能的机制如下。

(一) 甲酸抑制氧化磷酸化导致神经毒性、视力损害和代谢性酸中毒

甲醇中毒时在脑脊液、眼房水和玻璃体中分布的含量较高,代谢为甲酸后由于人等灵长类动物体内 10-甲酰四氢叶酸脱氢酶的含量较低,甲酸的代谢过程较为缓慢且容易发生蓄积,进而产生毒性作用。甲酸容易穿过线粒体内膜,可与细胞色素氧化酶血红素辅基中铁原子的第 6 个配位键结合,抑制酶活性,进而抑制氧化磷酸化和 ATP 合成,造成组织缺氧、少突胶质和星形胶质细胞肿胀、髓鞘脱失、视神经水肿及轴浆运输障碍等,引起脑组织梗塞坏死、视网膜损害和视神经萎缩等。

代谢性酸中毒的发生时间和程度与甲酸含量密切相关。甲酸可引起原发性代谢性酸中毒,其对氧化磷酸化的抑制作用可导致糖酵解和乳酸堆积,造成继发性乳酸酸中毒;而甲醇代谢所致的 NADH/NAD⁺ 比值增高可促进丙酮酸向乳酸转化,且酸中毒时 pH 值的降低可增进甲酸对细胞色素氧化酶的抑制作用并促进其以未解离的形式存在,进而导致酸中毒和神经系统损害的恶化。

（二）甲醇及其代谢产生的自由基和甲醛影响生物大分子功能

除了甲酸可以作用于细胞色素氧化酶,甲醇和其代谢过程中产生的自由基及甲醛也可对生物大分子的功能造成影响。甲醇可以降低蛋白质水溶性,改变蛋白质的三级结构,降低生物膜的水合作用;其代谢产生的自由基可影响抗氧化酶的活性,对线粒体和细胞膜造成破坏;甲醛可与肽段、蛋白质和核酸发生作用,改变蛋白质的功能,造成核酸结构损害。

（三）甲醛可能诱导阿尔茨海默病样改变导致记忆力减退

甲醇暴露导致猕猴和小鼠记忆力减退的过程中,出现部分阿尔茨海默病样改变,主要表现为猕猴脑脊液中 T181 和 S396 位点磷酸化的 Tau 蛋白聚集,额叶、顶叶、颞叶和海马体均出现淀粉样斑块;小鼠海马体中 Tau 蛋白 T231 位点发生磷酸化,海马体 CA1 区神经元凋亡率增高。使用小鼠胚胎大脑皮层神经元和小鼠神经母细胞瘤 N2a 细胞进行体外试验发现,微管解体和 Tau 蛋白 T181 位点的磷酸化是由甲醛而不是甲酸引起的。

八、风险分级

依据《职业性接触毒物危害程度分级》(GBZ 230—2010),职业性接触甲醇的危害程度分级为轻度危害(Ⅳ级)。

按《全球化学品统一分类和标签制度》(GHS)进行健康危害风险分类:急性毒性(经口、吸入及经皮)为类别3;特异性靶器官毒性(一次接触)为类别1;特异性靶器官毒性(反复接触)暂无资料。

九、院内救治

（一）诊断和分级

根据职业接触史、相应的临床表现(中枢神经系统损害、眼部损害和代谢性酸中毒)和实验室检查结果,参考血液甲醇和甲酸的浓度,结合现场调查资料,综合分析,排除其他疾病即可诊断。甲醇中毒可按照《职业性急性甲醇中毒的诊断》(GBZ 53—2017)进行分级。

（二）应急处置

1. 皮肤接触　立即脱去被污染的衣物,用大量清水彻底冲洗;立即就医。

2. 眼睛接触　检查是否佩戴隐形眼镜,若有应立即取出;提起眼睑,用大量流动清水冲洗;立即就医。

3. 吸入　迅速脱离现场至空气新鲜处,保持呼吸道通畅;若呼吸困难,给予输氧;若呼吸停止,立即进行人工呼吸;立即就医。

4. 经口摄入　禁止催吐,确保呼吸道通畅,立即就医。

（三）治疗

患者首先应迅速脱离接触环境。甲醇中毒患者的治疗主要包括清除体内的甲醇及其代谢物、使用解毒剂、对症和支持治疗。

在血清中检测到大量尚未代谢的甲醇和/或渗透压偏高时可考虑使用乙醇、甲吡唑阻断甲醇代谢,给予叶酸促进甲酸代谢。出现代谢性酸中毒时予以碳酸氢钠进行纠正,中度和重度代谢性酸中毒或伴阴离子间隙增高的轻度代谢性酸中毒患者应及早进行血液透析治疗。对中毒性脑病、脑水肿、视神经损伤等进行对症治疗。注意维持患者的电解质平衡、呼吸和循环功能,给予维生素 B 和其他营养神经的制剂;可用眼罩或软纱布遮盖患者双眼,避免光线刺激。

十、病例报告

(一) 案例一:误服甲醇致急性中毒

2017 年 4 月 15 日,一名 42 岁男性因饮酒后出现恶心、呕吐伴视物不清而入院。患者于前一天与朋友共 3 人饮酒(具体酒量不详)后,出现恶心、呕吐,呕吐物为内容物,无咖啡样物,于家中休息,未进行对症处理。入院前 3 小时出现躁动不安、意识模糊、视物不清。与其饮酒的另外两人也相继出现类似症状,一人入院治疗,另一人死亡。经详细询问病史,患者家中有制作木耳菌使用的甲醇,入院查体、眼科检查、血常规检测、动脉血气分析、心电图和头部 CT 等结果综合显示,患者有严重的代谢性酸中毒(pH 值 6.78,CO_2 分压 20mmHg,O_2 分压 110mmHg,实际 HCO_3^- 2.9mmol/L,标准 HCO_3^- 4.4mmol/L,阴离子间隙 35.8mmol/L)和眼底损害(双眼光感弱,双眼底视盘边界不清,视网膜水肿,黄斑中心凹反射不清),结合患者发病以来中枢神经系统损害的表现,判断患者是误将甲醇当作普通白酒饮用导致的急性甲醇中毒。入院后立即给予 5% 碳酸氢钠静脉滴注纠正酸中毒;口服 60° 白酒 20mL,每 2 小时一次,进行解毒;进行血液透析联合血液灌流、补液、利尿促进毒物清除;肌内注射鼠神经生长因子营养神经;佩戴眼罩并静滴奥美拉唑等。入院后 5 小时患者病情持续加重,呼吸困难、血压下降,给予气管插管、呼吸机辅助呼吸和多巴胺注射液输液泵泵入升压;入院后 3 天患者出现左侧肢体活动障碍、右侧基底节脑出血、左侧基底节脑梗死,给予降颅压、止血、脑保护和抗感染治疗。入院第 7 天患者生命体征平稳,血气分析检查基本正常,继续进行营养神经和康复治疗两个月,患者左侧肢体活动障碍明显好转,出院。随访近半年,患者日常生活质量良好。

(二) 案例二:职业性急性甲醇中毒

2018 年 10 月 11—12 日,陕西某工厂从事引火煤生产的 5 名工人,1 名男性、4 名女性,年龄 37~60 岁,自 10 月 9 日起相继出现头痛、头晕、视物模糊、恶心、呕吐、心慌、胸闷、气促及四肢无力等不适症状,休息后不能缓解,入院就诊时间为中毒后 12~58 小时。经详细询问职业接触史,5 名患者均于 2018 年 9 月 25 日开始从事引火煤生产,引火煤中含有甲醇(具体含量不详),连续工作 3 周,每周工作 5 天。厂房通风不良,可嗅及强烈的刺激性气味,具体浓度未知,患者工作时着普通衣物,戴棉布口罩和麻线手套。结合其职业接触情况、临床表现和辅助检查情况,考虑为职业性吸入甲醇蒸气导致的急性中毒。其中 4 人被诊断为轻度急性甲醇中毒,1 人为重度急性甲醇中毒。5 名患者入院后立即给予吸氧、心电监护并请眼科和肾内科会诊,4 名轻度中毒患者经口服叶酸片并对症支持治疗 63~69 小时后症状好转出院,随访近一年,未见后遗症发生;1 名重度中毒患者病情进展迅速,给予机械通气、血液透析和药物对症支持治疗未能逆转病情,于入院后 38 小时抢救无效死亡。

(古雪岩 孙应彪)

参考文献

[1] GUMMIN D D,MOWRY J B,BEUHLER M C,et al. 2019 Annual Report of the American Association of Poison Control Centers' National Poison Data System(NPDS):37th Annual Report[J]. Clin Toxicol(Phila), 2020,58(12):1360-1541.

［2］NEDO. Toxicological research of methanol as a fuel for power station：summary report on tests with monkeys，rats and mice［R］. Tokyo：New Energy Development Organization，1987.

［3］YANG M，MIAO J，RIZAK J，et al. Alzheimer's Disease and Methanol Toxicity（Part 2）：Lessons from Four Rhesus Macaques（Macaca mulatta）Chronically Fed Methanol［J］. J Alzheimers Dis，2014，41（4）：1131-1147.

［4］ANDREWS L S，CLARY J J，TERRILL J B，et al. Subchronic inhalation toxicity of methanol［J］. J Toxicol Environ Health，1987，20（1/2）：117-124.

［5］YANG M，LU J，MIAO J，et al. Alzheimer's Disease and Methanol Toxicity（Part 1）：Chronic Methanol Feeding Led to Memory Impairments and Tau Hyperphosphorylation in Mice［J］. J Alzheimers Dis，2014，41（4）：1117-1129.

［6］ROGERS J M，BRANNEN K C，BARBEE B D，et al. Methanol exposure during gastrulation causes holoprosencephaly，facial dysgenesis，and cervical vertebral malformations in C57BL/6J mice［J］. Birth Defects Res B Dev Reprod Toxicol，2004，71（2）：80-88.

［7］ROGERS J M，MOLE M L，CHERNOFF N，et al. The developmental toxicity of inhaled methanol in the CD-1 mouse，with quantitative dose-response modeling for estimation of benchmark doses［J］. Teratology，1993，47（3）：175-188.

［8］CAMERON A M，NILSEN O G，HAUG E，et al. Circulating concentrations of testosterone，luteinizing hormone and follicle stimulating hormone in male rats after inhalation of methanol［J］. Arch Toxicol Suppl，1984（7）：441-443.

［9］PARTHASARATHY N J，SRIKUMAR R，MANIKANDAN S，et al. Effect of methanol intoxication on specific immune functions of albino rats［J］. Cell Biol Toxicol，2007，23（3）：177-187.

［10］LIESIVUORI J，SAVOLAINEN H. Methanol and formic acid toxicity：biochemical mechanisms［J］. Pharmacol Toxicol，1991，69（3）：157-163.

［11］张蕊石，王竫华，白海青. 甲醇中毒对视网膜损害的研究进展［J］. 眼科新进展，2005，25（1）：93-95.

［12］陈捷敏，王立新，夏文涛. 甲醇中毒机制的研究进展［J］. 法医学杂志，2010，26（4）：294-296.

［13］姜贤德，徐殿炜，师庆柱. 急性甲醇中毒病例报告1例［J］. 职业卫生与救援，2018，36（3）：270-271.

［14］张明浩，任彬，赵顺忠，等. 职业性急性甲醇中毒5例［J］. 中华劳动卫生职业病杂志，2020，38（5）：378-380.

第二节 乙 醇

一、别名

乙醇（ethanol）别名：酒精（alcohol）。

二、CAS 号

乙醇：64-17-5。

三、理化特性

乙醇分子式为 C_2H_6O，相对分子量为 46.07。无色透明液体，有特殊的芳香气味，易挥发。沸点为 78.32℃，熔点为 -114.1℃，自燃点为 423℃，相对密度为 0.789g/mL，折射率为 1.361 4，饱和蒸气压为 5.8kPa（20℃），相对蒸气密度为 1.59，闪点（闭杯）为 12.78℃。可与水以任意比例互溶,也可与乙醚、三氯甲烷、甘油、甲醇、酯、烃类衍生物等多数有机溶剂互溶,随着含水量的增加对烃类的溶解度显著降低,能溶解某些无机盐。可与强氧化剂、酸、碱金属、卤化氢等反应。极易燃烧,火焰淡蓝色,燃烧分解可产生一氧化碳和二氧化碳。其蒸气与空气能形成爆炸混合物,爆炸极限 4.3%~19.0%。

四、使用历史与接触机会

我国有着悠久的酿酒、饮酒历史,可追溯至上古时期,酒的主要成分就是乙醇,俗称酒精。12 世纪意大利的炼金术士在蒸馏葡萄酒时,第一次分离出酒精。自 1807 年瑞士化学家 Nicolas Théodore de Saussure 解析了乙醇的化学式后,1825 年英国化学家 Michael Faraday 首次发现可以通过酸催化水合反应利用乙烯制备乙醇,并在 1930 年和 1947 年由美国分别通过乙烯间接水合法和乙烯直接水合法实现了除发酵法外乙醇的工业化生产。乙醇作为最常见的醇类物质,在工业生产和日常生活中均有广泛应用。乙醇可用作汽车防冻液、燃料以及黏合剂、硝基喷漆、清漆、油墨、脱漆剂、化妆品等的溶剂,也是农药、医药、橡胶、塑料、人造纤维、洗涤剂等的制造原料。70%~75% 乙醇是常用的医用消毒剂,除此之外,日常生活中常见的是含有不同浓度乙醇的酒类饮料。乙醇中毒多为过量饮酒或含酒精饮料所致的急性中毒或慢性中毒。职业接触以吸入乙醇蒸气和皮肤接触为主,中毒者较为罕见。

五、代谢

乙醇可经消化道、呼吸道和皮肤进入机体。因乙醇极易溶于水且不与蛋白质结合,吸收后可迅速分布于全身含水的组织和体液中,分布容积为 0.56~0.72L/kg,30~60 分钟血液乙醇浓度可达峰值;若进食后摄入乙醇,其峰值出现时间会推迟至约 120 分钟。机体吸收的乙醇约有 10% 以原形经呼气和尿液排出体外,其余则主要在肝脏内通过醇脱氢酶(alcohol dehydrogenase,ADH)、少量(约 10%)通过细胞色素氧化酶(cytochrome P450,CYP450)CYP1A2、CYP2E1 和 CYP3A4 代谢为乙醛(acetaldehyde),再经醛脱氢酶(aldehyde dehydrogenase,ALDH)代谢为乙酸(acetic acid)后转化为乙酸盐。在此过程中还伴有还原型辅酶 I(reduced nicotinamide adenine dinucleotide,NADH)和活性氧(reactive oxygen species,ROS)的产生。乙酸盐进一步被代谢为乙酰辅酶 A 后进入三羧酸循环,最终代谢生成 CO_2 和 H_2O。目前认为肝脏中过氧化氢酶途径的代谢可忽略不计,但脑中过氧化氢酶与乙醇的耐受性和正性强化效应有关。此外,较少部分乙醇还可通过非氧化途径代谢为乙基葡萄糖醛酸苷、硫酸乙酯、磷脂酰乙醇和脂肪酸乙酯。

六、危害性

乙醇的毒性作用主要表现为中枢神经系统抑制和肝损害,也可对免疫系统、生殖系统、循环系统等造成危害,并可导致胎儿畸形和癌症的发生。

(一)急性毒性

大鼠经口 LD_{50} 为 6.2~17.8g/kg,吸入 LC_{50} 为 37 685mg/(m^3·10 小时),静脉注射 LD_{50} 为 1.44g/kg;小鼠经口 LD_{50} 为 8.3~9.5g/kg,吸入 LC_{50} 为 39 000mg/(m^3·4 小时),静脉注射 LD_{50} 为 1.973g/kg;兔经口 LD_{50} 为 6.3~9.9g/kg;豚鼠经口 LD_{50} 为 5.56g/kg;犬经口 LD_{50} 为 5.5~6.6g/kg。实验动物急性暴露于低剂量乙醇主要表现为神经兴奋,随剂量增高出现兴奋

抑制、共济失调、嗜睡、麻醉甚至死亡。

成人饮用乙醇的中毒剂量为 75~80g，最小致死剂量为 250~500g；婴儿的最小致死剂量为 6~30mL，儿童的最小致死剂量约为 25mL。乙醇为中枢神经系统抑制剂，摄入时先引起兴奋，后转为抑制。急性乙醇中毒者呼出气有浓厚的乙醇味，临床表现以中枢神经系统和精神状态改变为主，并且与患者的乙醇摄入量、耐受性和血乙醇浓度有关，分为兴奋期、共济失调期和昏迷期。

1. 兴奋期 血乙醇浓度为 0.5~1.5g/L，患者表现为欣快感、健谈、头晕、乏力、情绪不稳定、易激怒或沉默、判断力和理解力下降、反应时间延长等，颜面潮红或苍白。

2. 共济失调期 血乙醇浓度为 1.5~2.5g/L，患者表现为言语不清、步态不稳、行动笨拙、定向障碍、躁动、眼球震颤、视物模糊、复视、有睡意、恶心、呕吐等，易并发外伤。

3. 昏迷期 血乙醇浓度超过 2.5g/L，患者表现为昏睡、颜面苍白、皮肤湿冷、口唇微绀、对刺激的反应性降低、体温和血压降低、心率增快或减慢、呼吸减慢并有呼吸道阻塞和鼾音、大小便失禁等。血乙醇浓度超过 4.0g/L 的严重中毒者可因呼吸、循环衰竭而死亡。对乙醇不耐受者清醒后，可有头痛、头晕、恶心、无力、震颤等症状，乙醇耐受者症状较轻。重症中毒患者可发生轻度代谢性酸中毒、低血糖、肌病、溶血性贫血、肾衰竭及肺炎等。

大量吸入高浓度乙醇蒸气可出现头晕、头痛、乏力、昏睡，以及轻度的眼和上呼吸道黏膜刺激等症状，一般不引起严重中毒。苯、二甲苯、四氯化碳、三氯甲烷等物质可在乙醇的协同作用下增强其毒性作用，在工作环境中接触上述化学物质的人应避免饮酒。

（二）亚急性毒性

乙醇对实验动物的亚急性毒性作用主要表现为体重降低、脂肪肝、肝炎、心肌病、生殖系统和神经系统损伤等。例如，采用 30% 乙醇按照 10mL/kg 剂量灌胃 Wistar 大鼠，1 次/天，连续 14 天，发现大鼠血清中总胆红素、胆固醇和低密度脂蛋白胆固醇水平均升高，肝细胞可见明显的胞浆疏松变性、散在少量细胞点状坏死和汇管区轻微炎细胞浸润。

（三）慢性毒性

乙醇对实验动物的慢性毒性作用表现为对消化系统、生殖系统、循环系统和神经系统等多方面损伤，并可导致癌症发生。例如，雄性 C57BL/6 小鼠自由饮用 10% 乙醇水溶液 20 周后，小鼠学习记忆能力明显下降，胼胝体髓鞘有明显损伤，胼胝体髓鞘碱性蛋白的表达也明显降低。

人类慢性乙醇中毒主要指酒精依赖或酗酒，是目前较为重大的公共卫生问题。中毒患者主要表现为神经系统损害如酒精中毒性周围神经病（alcohol-related peripheral neuropathy）、酒精性小脑变性（alcoholic cerebellar degeneration）、慢性酒精中毒性神经肌病（chronic alcoholic neuromyopathy）和 Wernicke-Korsakoff 综 合 征（Wernicke-Korsakoff syndrome）等，还可导致营养素缺乏、肥胖、糖尿病、免疫力降低、生殖能力下降、慢性胃炎、胃溃疡、脂肪肝、肝硬化、高脂血症、动脉粥样硬化和癌症等。皮肤长期反复接触乙醇可引起局部皮肤干燥、皲裂、红疹甚至皮炎。尚未见到职业性慢性乙醇暴露引起中毒的报道。

（四）刺激性

20mg/24 小时乙醇对家兔皮肤具有中度刺激；500mg 乙醇对家兔眼具有重度刺激。

（五）致癌性

乙醇对实验动物有致癌作用。ICR 小鼠分别于第 1 周、第 2~9 周和第 10~70 周分别饮用 5%、10% 和 15% 的乙醇溶液,在第 60 周和第 70 周分批处死小鼠,发现 60 周染毒组中 40% 的小鼠肝脏发生直径为 5~10mm 的白色肿瘤,70 周染毒组中 50% 的小鼠肝脏发生直径为 5~22mm 的肿瘤;病理组织学观察发现是由嗜酸性细胞和空泡化细胞组成的小梁型肝细胞性肝癌,有局灶细胞变形且 CYP2E1、4-羟基壬烯醛(4-HNE)和 c-Myc 均呈高表达。

研究发现,过量饮酒与口腔癌、咽喉癌、喉癌、食管癌、肝癌、结直肠癌和女性乳腺癌的发生密切相关,酒精饮料于 2012 年被 IARC 归为 1 类致癌物。

(六) 致畸性

乙醇对实验动物具有致畸作用,主要表现为颅面部畸形、神经管畸形、骨骼畸形、心脏畸形、发育迟缓等。从妊娠期第 5 天到仔鼠出生为止,采用 25% 乙醇溶液[2g/(kg·d) 和 4g/(kg·d)]灌胃雌性 C57BL/6 小鼠,可致仔鼠体重过低、小头畸形、脊柱脊髓裂、无脑畸形和视皮质神经元凋亡等。

孕妇饮酒可导致胎儿酒精谱系障碍(fetal alcohol spectrum disorders,FASD),包括胎儿酒精综合征(fetal alcohol syndrome,FAS)、部分胎儿酒精综合征、酒精相关神经发育障碍和酒精相关出生缺陷。孕期酒精暴露可导致胎儿颅面部和多器官畸形如小头畸形、短眼裂、人中平滑、上唇缘薄、小颌、腭裂、心血管发育障碍、肾畸形和骨骼畸形等,中枢神经系统发育异常,生长发育迟缓,出生后存在学习、记忆、注意力和社交等方面的认知功能缺陷及神经行为障碍。

目前未见职业性乙醇暴露诱导致畸作用的相关报道。

(七) 致突变性

鼠伤寒沙门菌 TA97、TA98、TA100、TA1535、TA1537 和 TA1538 菌株回复突变试验结果呈阴性(有或无代谢活化系统),鼠伤寒沙门菌 TA102 菌株在有代谢活化系统时回复突变试验结果呈弱阳性,大肠杆菌 WP2 DNA 修复试验结果呈阴性或弱阳性,中国仓鼠卵巢细胞姐妹染色单体互换试验和中国仓鼠肺 V79 细胞微核试验结果为阴性。

(八) 遗传与生殖毒性

乙醇具有遗传毒性作用。采用 0.4%、0.8%、1% 和 2% 乙醇溶液处理人淋巴母细胞样 MCL5 细胞 22 小时后,标记着丝点后进行胞质分裂阻断微核试验,发现各组双核细胞微核率增高且大多数微核带有着丝点,提示乙醇可导致染色体非整倍性畸变,同时,2% 乙醇组坏死细胞的数量显著增加。ICR 小鼠于妊娠期第 7 天灌胃乙醇溶液(2g/kg、4g/kg 和 8g/kg),染毒后分别于 4 小时、8 小时、12 小时和 24 小时使用彗星试验检测孕鼠各器官(脑、肺、肝、肾、胃、结肠和膀胱)及胚胎的 DNA 损伤情况,发现 4g/kg 和 8g/kg 乙醇处理 4 小时或 8 小时后,孕鼠脑、肺及胚胎组织出现明显的 DNA 损伤;但采用 400mg/kg 戒酒硫预处理后再对雌鼠进行 4g/kg 乙醇灌胃,未见各器官和胚胎组织发生 DNA 损伤的情况,表明乙醇造成的 DNA 损伤是由其自身而非其代谢物乙醛导致的。此外,酗酒者的外周血淋巴细胞中也可检测到带着丝点的微核产生。

乙醇对实验动物具有生殖毒性作用。雄性动物主要表现为睾丸、附睾、精囊重量减轻,精子数量、活力、活动度下降,睾酮水平降低等。用人类饮用白酒按 2mL/d(相当于人日饮酒量 1L/65kg)灌胃雄性大鼠,连续 28 天(1 次/d),发现大鼠活动减少、步态不稳、反应迟钝、进食量减少、体重减轻,血清睾酮、黄体生成素和卵泡刺激素水平均降低,精子数量减少、畸形率升高、活动度和活力降低;病理学检查显示,生精细胞排列紊乱、疏松并有不同程度的损伤,生精细胞间出现空隙,生精小管管壁萎缩变薄等。雌性动物主要表现为动情周期紊乱,性激素水平改变,卵巢功能下降,吸收胎、死胎数量增加,妊娠时间延长等。从妊娠第5天到仔鼠出生为止,使用25%乙醇溶液[2g/(kg·d)和4g/(kg·d)]灌胃雌性C57BL/6小鼠,孕鼠妊娠时间延长0.5~1天,死胎数增加,2g/(kg·d)组和4g/(kg·d)组的仔鼠存活率降低(76.7%和69.4%)。

长期过量饮酒可导致男性性欲丧失、阳痿、性激素水平改变、精子数量和质量下降等。长期或孕期饮酒可导致女性卵泡发育迟缓,月经失调,性激素水平改变,易发生自然流产、早产、死产和过期妊娠等。

目前未见职业性乙醇暴露具有遗传毒性和生殖毒性的相关报道。

(九) 免疫毒性

乙醇可对免疫功能产生一定影响。适量乙醇摄入可以减少炎症反应,还能增加淋巴细胞的数量并改善免疫接种反应;长期、大量乙醇摄入则会降低淋巴细胞的数量并导致机体感染细菌和病毒的风险增加。例如,适量摄入啤酒(女性330mL/d,男性660mL/d)30天后采集外周血,检测发现女性 $CD3^+T$ 淋巴细胞数显著增高,男性和女性血清 IgG、IgA 和 IgM 水平均升高;经丝裂原刺激后外周血单核细胞分泌的 IL-2、IL-4、IL-10 和 IFN-γ 水平均升高,而IFN-γ/IL-10 比值降低。雌性 C57BL/6 小鼠分别适应性饮用 10% 和 15% 乙醇溶液 2 天和 5天后,再饮用 20% 乙醇溶液 4~8 周,感染流感病毒后小鼠的发病率、死亡率和肺部流感病毒滴度均增加,肺部 $CD8^+T$ 细胞响应降低。

目前未见职业性乙醇暴露造成免疫功能损伤的相关报道。

七、作用机制

乙醇中毒的机制目前还未完全阐明,主要可概括为以下几个方面。

(一) 对受体和离子通道的影响

乙醇对受体和离子通道的影响与其中枢神经系统抑制作用密切相关。

乙醇可以激活神经组织 γ-氨基丁酸(γ-aminobutyric acid,GABA)受体,抑制 N-甲基-D-天冬氨酸(N-methyl-D-aspartic acid,NMDA)受体,引起突触后膜超极化,抑制突触后电位的产生,从而导致中枢神经系统抑制。此外,乙醇还能抑制 α-氨基-3-羟基-5-甲基-4-异恶唑丙酸受体和红藻酸受体,并能与甘氨酸受体(glycine receptors)、神经元烟碱受体(neuronal nicotinic acetylcholine receptors,nnAChRs)和Ⅲ型血清素受体相互作用。

乙醇可以干扰 Na^+/K^+-ATP 酶的活性,使细胞内 Na^+ 积聚;乙醇也可以影响 Ca^{2+} 通道的活性,其对 GABA 受体的激活能使电压门控 Ca^{2+} 内流下调,而其对 NMDA 受体的抑制作用能使电压门控 Ca^{2+} 通道(voltage-gated Ca^{2+} channel)通透性上调。

(二) 乙醇代谢产物诱发氧化应激和免疫反应

乙醇代谢产生的乙醛、ROS 和 NADH 在乙醇的毒性中发挥重要作用。乙醛能与 DNA 及蛋白质结合产生具有免疫原性的物质,破坏蛋白质的结构和性质,并可通过导致 DNA 损伤、线粒体损伤、炎症反应、细胞外基质重塑及纤维形成等对机体产生损害。ROS 可通过改变或破坏膜结构和膜功能、抑制抗氧化酶活性、激活炎症反应、启动内源性凋亡途径等对机体造成损伤。乙醇代谢产生的大量 NADH 使细胞内 $NADH/NAD^+$ 的比例增高,影响线粒体的功能,导致乳酸水平升高和酮体蓄积。

（三）表观遗传学改变

乙醇暴露可引起组蛋白乙酰化、DNA 甲基化和非编码 RNA 等表观遗传学水平的改变，与酒精滥用、戒断及相应的神经系统改变、肝脏损伤和癌症的发生有密切联系。

乙醇能够急剧增强腺苷酸环化酶的活性，催化 ATP 生成环磷酸腺苷（cyclic adenosine 3'-5'-monophosphate，cAMP），进而激活蛋白激酶 A，促进 cAMP 应答元件结合蛋白（cAMP responsive element binding，CREB）的磷酸化激活，募集 CREB 结合蛋白（CREB binding protein，CBP）调节相关基因的转录。急性乙醇暴露能够增加大鼠杏仁核中组蛋白乙酰基转移酶（histone acetyltransferases，HAT）和 CBP 的表达，抑制组蛋白去乙酰化酶（histone deacetylase，HDAC）的活性，从而促进组蛋白 H3K9 和 H4K8 乙酰化并上调突触可塑性相关的脑源性神经营养因子、细胞骨架活性调节蛋白、神经肽 Y 和强啡肽原的水平而抵抗焦虑。急性乙醇暴露也可下调大鼠杏仁核中 miRNA-494 的水平，改变炎症趋化因子受体 CXCR4 编码基因的甲基化状态等。此外，小鼠海马体中乙醇代谢产生的乙酸可通过染色质结合乙酰辅酶 A 合成酶 2（chromatin-bound acetyl-CoA synthetase 2，ACSS2）直接并入组蛋白中，影响乙醇暴露所致的学习能力改变及相关转录组的变化。在小鼠肝脏中，乙酸可被直接用于组蛋白 H3 和 H4 的乙酰化，并可通过抑制 HDAC 活性来提高组蛋白的乙酰化水平。

（四）干扰维生素 B_1 的吸收利用

乙醇还可抑制维生素 B_1 的吸收和其在肝脏的储存，干扰维生素 B_1 的磷酸化活化，造成磷酸戊糖代谢途径障碍，阻碍磷脂和 ATP 合成，导致中枢和周围神经组织出现脱髓鞘和轴索变性样改变，并引起乳酸堆积和酸中毒。

八、风险分级

酒精饮料于 2012 年被 IARC 归为 1 类致癌物。

按《全球化学品统一分类和标签制度》（GHS）进行健康危害风险分类：严重眼损伤/眼刺激为类别 2A；特异性靶器官毒性（一次接触）为类别 2。

九、院内救治

（一）诊断和分级

根据职业接触史、特征性临床表现和实验室检查结果（如电解质、血糖、血尿素氮、肌酐、动脉血气分析、肝功能和心电图等），参照血液或呼出气乙醇的浓度，结合现场调查资料，综合分析，排除其他疾病（如头部外伤、缺氧低血糖、败血症、肝性脑病和其他醇类中毒等）即可诊断。职业性乙醇中毒暂无临床分级诊断标准，可参照《职业性急性化学物中毒的诊断 总则》（GBZ 71—2013）和《职业性急性化学物中毒性多器官功能障碍综合征的诊断》（GBZ 77—2019）进行分级。

（二）应急处置

1. 皮肤接触 立即脱去被污染的衣物，用大量清水彻底冲洗，若有不适须就医。

2. 眼睛接触 检查是否佩戴隐形眼镜，若有应立即取出；提起眼睑，用大量流动清水冲洗，若有不适须就医。

3. 吸入 迅速脱离现场至空气新鲜处，保持呼吸道通畅；若呼吸困难，给予输氧；若呼吸停止，立即进行人工呼吸；就医。

4. 经口摄入 严重者应立即就医。

（三）治疗

乙醇中毒的治疗主要采取对症、支持治疗。患者应注意保暖,维持正常体温。一般醉酒或轻症者可不必治疗,静卧休息,注意保暖,多饮水,促进排泄。对于共济失调者还需加以行为约束,避免发生外伤。较为严重的患者须催吐、洗胃(30 分钟内摄入量超过 1.0g/kg 或同时摄入其他不明物质时可采取),对过度兴奋、脑水肿、呼吸抑制、昏迷患者对症治疗,对伴有酸中毒、昏迷的重症乙醇中毒者或怀疑同时服用甲醇或其他可疑药物者可采取血液透析治疗。此外,还应考虑保肝治疗,维持水、电解质和酸碱平衡,给予维生素 B_1、叶酸和镁等维生素及微量元素。

十、病例报告

（一）案例一:急性酒精中毒合并颅脑损伤致人死亡

2016 年 11 月 7 日,甘肃一名男性因 11 月 6 日晚与工友打赌赌输后在 1 分钟内喝完 500mL 老白干,又因琐事发生厮打,于次日凌晨死亡。死者额部有表皮擦伤,右上眼睑缘出血,右下眼睑轻微出血,角膜混浊,不能透视瞳孔,双鼻腔内有少量血性液体,口唇呈暗紫红色,右手背有擦拭状血迹,双手甲床呈暗紫色。尸检可见其气管及支气管内无呕吐物堵塞,额部头皮下有一点片状皮下出血,与其额部表皮擦伤对应;左颞部、顶部均见一头皮下出血;颅骨无骨折,硬脑膜完整;大脑顶部蛛网膜下腔出血,脑组织水肿,脑回变宽,脑沟变窄,大脑枕部及小脑硬膜下出血。双肺表面呈紫红色及樱红色,心包腔内有约 5mL 淡黄色渗液,胃内有小颗粒状及乳糜状食物残渣。经血液检查发现,死者血液中乙醇浓度为 456.12mg/100mL,无其他常见毒物成分。组织病理学检查结果显示脑水肿,局灶性蛛网膜下腔出血;肺泡内红染,肺间质血管充血;心肌间质及心外膜灶性出血,肝细胞水肿、脂肪变性,符合一次性大量饮酒所致损伤的特征。根据调查,死者饮酒后精神亢奋、情绪激动,数小时后精神萎靡、语无伦次、东倒西歪,结合其尸检及病理检查结果,判断死者的直接死因为急性酒精中毒,颅脑损伤为辅助死因。

（二）案例二:慢性酒精中毒致 Wernicke 脑病伴酒精性周围神经病

2019 年 7 月 30 日晚,安徽一名 41 岁男性(外教老师)在无明显诱因的情况下,从 4 天前开始出现恶心呕吐,呕吐物为胃内容物,无腹胀、腹泻,正常排气排便,就诊前 1 小时出现谵妄伴双下肢无力。患者主诉平时健身运动量较大,近期饮食较差但无不洁饮食史。急诊头颅 CT 未见明显异常,头颅磁共振检查显示脑灰白质分界清晰,脑干背侧见对称分布斑片状稍长 T1 和 T2 信号,T2-FLAIR 呈略高信号,DWI 呈等信号,脑室系统轻度扩大,脑沟、脑池及脑裂增宽加深,中线结构居中,呈脑萎缩性改变。患者既往饮酒 20 年,每日饮酒折合酒精量平均为 200g/d,有吸烟史 10 余年(30 支/d),无乙肝病史,近期无服药史。入院查体,患者神志不清,呼吸稍促,27 次/分,脉搏 132 次/分,血压 152/83mmHg;双下肢轻度浮肿,软瘫,肌力 1 级。血常规检查结果显示,白细胞计数为 10.3×10^9/L,中性粒细胞占 82.5%,血红蛋白为 101g/L。生化指标检测结果显示,丙氨酸氨基转移酶 95U/L,天冬氨酸氨基转移酶 133U/L,总胆红素 13.67μmol/L,直接胆红素 8.33μmol/L,白蛋白 26.7g/L,尿素氮 5.85mmol/L,肌酐 42μmol/L,K^+ 浓度 3.46mmol/L,Na^+ 浓度 139mmol/L,急诊随机血糖 7.2mmol/L。动脉血气分析显示,pH 值为 7.455,CO_2 分压 24.6mmHg,O_2 分压 124mmHg,HCO_3^- 20.2mmol/L,

乳酸 4.1mmol/L,碱剩余−6.1mmol/L。心肌酶谱结果为肌酸激酶同工酶 18U/L,肌酸激酶 493U/L,乳酸脱氢酶 350U/L,肌钙蛋白 I 0.01ng/mL。心脏彩超显示心肌整体收缩功能减退,射血分数 22%。脑脊液水样透明,其中白细胞计数为 3×10^6/L,葡萄糖 3.14mmol/L,Cl⁻ 浓度 123.1mmol/L,腺苷脱氨酶 1U/L,脑脊液蛋白 59.93mg/dL,脑脊液镜检未见隐球菌、抗酸杆菌及细菌。四肢肌电图异常。综合其临床表现和检查结果,诊断为慢性酒中毒所致 Wernicke 脑病,给予维生素 B₁ 强化治疗后第 2 天患者神志逐渐清醒,双下肢肌张力减退,肌力 2 级。脑脊液检查排除吉兰-巴雷综合征,双下肢软瘫考虑为酒精中毒性周围神经病变,继续给予大剂量维生素 B₁ 和甲钴胺营养神经治疗,患者双下肢肌力明显改善,住院治疗 13 天后双下肢肌力 3 级,较入院明显好转后出院,随访时患者自述已能独立缓慢行走。

(古雪岩 孙应彪)

参考文献

[1] 王爽,徐清华,史保银,等. 葛白复配颗粒对大鼠亚急性酒精性肝损伤的保护作用[J]. 毒理学杂志, 2019,33(1):48-50.

[2] 刘蒙,李新娟,李爽,等. 喹硫平对慢性酒精暴露 C57BL/6 小鼠胼胝体髓鞘形态和髓鞘碱性蛋白表达的影响[J]. 中华精神科杂志,2015,48(3):182-187.

[3] TSUCHISHIMA M,GEORGE J,SHIROEDA H,et al. Chronic ingestion of ethanol induces hepatocellular carcinoma in mice without additional hepatic insult [J]. Dig Dis Sci,2013,58(7):1923-1933.

[4] 蒋杞英,胡艳秋,程相树,等. 孕期酒精接触对子鼠视皮质神经元凋亡的影响[J]. 解剖学报,2007,38 (4):400-404.

[5] KAYANI M A,PARRY J M. The in vitro genotoxicity of ethanol and acetaldehyde [J]. Toxicol In Vitro, 2010,24(1):56-60.

[6] KIDO R,SATO I,TSUDA S. Detection of in vivo DNA damage induced by ethanol in multiple organs of pregnant mice using the alkaline single cell gel electrophoresis (Comet) assay [J]. J Vet Med Sci,2006,68 (1):41-47.

[7] MAFFEI F,FIMOGNARI C,CASTELLI E,et al. Increased cytogenetic damage detected by FISH analysis on micronuclei in peripheral lymphocytes from alcoholics [J]. Mutagenesis,2000,15(6):517-523.

[8] 郭树榜,刘丽清,代爱英,等. 酒精对雄性大鼠生殖系统的影响[J]. 保健医学研究与实践,2010,7(2): 4-6.

[9] ROMEO J,WARNBERG J,NOVA E,et al. Changes in the immune system after moderate beer consumption [J]. Ann Nutr Metab,2007,51(4):359-366.

[10] MEYERHOLZ D K,EDSEN-MOORE M,MCGILL J,et al. Chronic alcohol consumption increases the severity of murine influenza virus infections [J]. J Immunol,2008,181(1):641-648.

[11] POHANKA M. Toxicology and the biological role of methanol and Ethanol:Current view [J]. Biomed Pap Med Fac Univ Palacky Olomouc Czech Repub,2016,160(1):54-63.

[12] DULMAN R S,WANDLING G M,PANDEY S C. Epigenetic mechanisms underlying pathobiology of alcohol use disorder [J]. Curr Pathobiol Rep,2020,8(3):61-73.

[13] 宋维贤,李春荣,李晓林. 急性酒精中毒合并颅脑损伤死亡 1 例[J]. 中国法医学杂志,2018(1): S64-S65.

[14] 俞家旺,唐宁. 慢性酒精中毒致 Wernicke 脑病伴酒精性周围神经病 1 例[J]. 沈阳医学院学报,2020, 22(5):469-475.

第三节 异 丙 醇

一、别名

异丙醇(isopropanol)别名:2-丙醇(2-propanol);异丙基醇(isopropyl alcohol);二甲基甲醇(dimethylcarbinol)。

二、CAS 号

异丙醇:67-63-0。

三、理化特性

异丙醇分子式为$(CH_3)_2CHOH$,相对分子量为 60.1。具乙醇和丙酮气味的无色透明挥发性液体,有苦和辛辣口感。沸点为 82.3℃,熔点为 -89.5℃,自燃点为 456℃,相对密度为 0.79g/mL,蒸气压为 45.4mmHg(25℃),相对蒸气密度为 2.1,闪点(闭杯)为 12℃。能与醇、醚、苯、三氯甲烷等多种有机溶剂和水混溶,不溶于盐溶液,可与水形成共沸混合物。能溶解生物碱、合成树脂、橡胶、松香等多种有机物和某些无机物,对塑料、橡胶和涂层具有一定的腐蚀性。遇高热、明火易燃,空气爆炸极限为 2%~12.7%。加热分解及燃烧可生成碳氧化物,能与强氧化物、环氧乙烷、乙醛、异氰酸酯等发生反应。

四、使用历史与接触机会

异丙醇是一种工业上广泛使用的溶剂和有机原料。伴随着石油炼制工业的兴起,1917年美国首次用丙烯合成了异丙醇,我国异丙醇的生产则始于 20 世纪 60 年代。异丙醇对亲脂性物质的溶解性比乙醇强,可作为硝酸纤维素、橡胶、虫胶、生物碱等的溶剂,也可用于生产涂料、油墨、萃取剂、防冻剂、脱水剂、清洁剂、防腐剂、防雾剂、医药、化妆品等方面。作为化工原料,可用于生产丙酮、甲基异丁基酮、二异丁基酮、异丙醚、异丙胺和过氧化氢等,以及脂肪酸异丙酯、氯代脂肪酸异丙酯等;也可用于生产硝酸异丙酯、亚磷酸三异丙酯、黄原酸异丙酯、二异丙酮、醋酸异丙酯、汽油添加剂等。70% 异丙醇常作为外用酒精用于消毒,也是免洗手消毒剂的主要成分,是常见的生活用品。

异丙醇中毒以经口摄入为主,因其可作为乙醇的廉价替代物而被酗酒者大量饮用,常见于误服或自杀者;也可因大量吸入、长期皮肤接触和直肠用药引起中毒,特别是在通风不良的区域使用异丙醇给儿童擦身降温可导致急性中毒。工业接触异丙醇以吸入其蒸气为主,一般不会引起慢性中毒,但在包装和使用异丙醇的车间内接触四氯化碳可发生中毒性肝炎、急性肾功能衰竭和肺水肿等急性中毒情况。异丙醇中毒死亡的报道较为少见,美国 2019 年调查资料显示 14 109 例接触者中仅有 2 例死亡,约有 20.4% 的接触者接受医学治疗。

五、代谢

异丙醇可经消化道、呼吸道和完整皮肤吸收。经口摄入后 0.5 小时约 80% 的异丙醇可经胃肠道吸收,0.5~3小时血清浓度达到高峰,并迅速分布至各体液(分布容积为0.6~0.7L/kg)。吸收的异丙醇约有80%在肝脏内通过醇脱氢酶(alcohol dehydrogenase,ADH)代谢转化为丙酮,部分丙酮可进一步代谢并最终生成二氧化碳;少量异丙醇还可与葡糖醛酸形成异丙基葡糖苷酸。异丙醇的生物半减期为2.5~7小时,丙酮的代谢更缓慢,其半减期为7.7~27小时。异丙醇的代谢物和少量原形主要经呼气和尿液排出体外,极少量可经唾液和粪便排出。

六、危害性

异丙醇的毒性作用主要表现为中枢神经系统抑制及对皮肤和黏膜的刺激作用。中枢神经系统抑制、呼出气带水果味、渗透压间隙升高和不伴有代谢性酸中毒的酮血及酮尿是异丙醇中毒的标志。假性肾功能衰竭(psuedo-renal failure)是异丙醇中毒常见的异常表现。

(一) 急性毒性

大鼠经口 LD_{50} 为4.7~5.84g/kg,吸入 LC_{50} 为39 329mg/(m^3·8小时),腹腔注射 LD_{50} 为2.735g/kg,皮下注射 LD_{50} 为5.7g/kg,静脉注射 LD_{50} 为1.088g/kg;小鼠经口 LD_{50} 为3.6~4.5g/kg,腹腔注射 LD_{50} 为4.477g/kg,静脉注射 LD_{50} 为1.509g/kg;兔经口 LD_{50} 为5.03~7.9g/kg,经皮 LD_{50} 为12.8g/kg,腹腔注射 LD_{50} 为0.667g/kg,静脉注射 LD_{50} 为1.184g/kg;豚鼠腹腔注射 LD_{50} 为2.56g/kg;猫静脉注射 LD_{Lo} 为1.963g/kg;犬静脉注射 LD_{Lo} 为1.024g/kg。动物急性中毒主要表现为活动减少、麻醉甚至死亡。

成人口服223mg/kg异丙醇可能发生中毒,一次性口服240mL可能导致死亡。异丙醇蒸气对眼、鼻、喉可产生轻微刺激,吸入高浓度蒸气具有明显的麻醉作用。胃肠道刺激是异丙醇中毒的早期表现,出现恶心、呕吐、腹痛、出血性胃炎等。中毒患者常呈醉酒样表现,出现头痛、头晕、腱反射减弱、肌张力减退、运动失调、意识不清甚至昏迷。严重者还可出现脑干抑制,引起呼吸抑制、低血压和低体温症等。中毒患者通常出现瞳孔缩小,伴眼球震颤、低血糖,少数患者可发生横纹肌溶解和急性肾损伤。

(二) 亚急性毒性

异丙醇对实验动物造成亚急性毒性作用的相关研究极少。用492mg/m^3、4 916mg/m^3 和19 664mg/m^3 异丙醇对雄性SD大鼠吸入染毒2周(6小时/天,6天/周),发现大鼠肾脏中的微粒体蛋白表达增高,肝脏中胞浆蛋白的表达降低;4 916mg/m^3 和19 664mg/m^3 染毒组大鼠肾脏及19 664mg/m^3 染毒组大鼠肝脏中细胞色素P450、细胞色素b5和NADPH细胞色素C还原酶的水平升高;提取各组染毒大鼠肾脏和肝脏中的微粒体在体外代谢正己烷,发现19 664mg/m^3 染毒组肾脏和肝脏中的微粒体可显著促进正己烷代谢产物1-己醇、2-己醇和3-己醇的产生,提示异丙醇与正己烷共暴露可增强正己烷的神经毒性。

(三) 慢性毒性

异丙醇对实验动物的慢性毒性作用主要表现为共济失调和肝肾损伤。小鼠吸入12 290mg/m^3 异丙醇78周(6小时/天,5天/周),出现活动减少、共济失调、肝脏重量及其脏器系数增高、肾小管扩张、肾小管蛋白沉积等表现;大鼠吸入6 145mg/m^3 异丙醇104周(6小时/天,5天/周),出现共济失调、活动减少、肝脏和肾脏重量及相应脏器系数增高,以及肾小管扩张、肾小球硬化、肾盂积水等肾损伤。

人长期皮肤接触异丙醇可导致皮肤干燥、皲裂,甚至引起过敏性接触性皮炎。

（四）刺激性

500mg 异丙醇对家兔皮肤具有轻度刺激；100mg/24 小时异丙醇对家兔眼具有中度刺激。

（五）致癌性

IARC 于 1999 年将异丙醇归为 3 类致癌物（基于现有证据不能对人类致癌性进行分类）；ACGIH 将异丙醇归为 A4 类致癌物（对人类致癌暂未分类）。

（六）致畸性

使用 1.25%、2.5% 异丙醇在妊娠 6~16 天经饮水途径对 Wistar 大鼠染毒，孕鼠摄食量和饮水量降低，仔鼠体重降低，骨化不良，无骶 4 椎弓、尾椎少于 2 节、胸骨骨化不全的仔鼠数量增加。

（七）致突变性

Ames 试验、姐妹染色单体交换试验、中国仓鼠卵巢细胞 HGPRT 突变试验和小鼠骨髓微核试验结果均为阴性，提示异丙醇无致突变性。

（八）遗传与生殖毒性

在一项大鼠二代生殖毒性试验中，以 1 000mg/kg 异丙醇灌胃 SD 大鼠，1 次/天，连续 10 周，发现雄性仔鼠的交配行为减少，但生育力和生殖器官组织学检查均无明显改变。

（九）免疫毒性

异丙醇具有免疫抑制作用。0.08%~0.16%（13~26mmol/L）异丙醇即可降低人 T 细胞和 NK 细胞的活性，干扰活化 T 细胞核因子（nuclear factor of activated T-cell，NFAT）和激活蛋白 1（activator protein-1，AP-1）的核转位，减少 IL-2 和 IFN-γ 的生成；用 2g/kg 异丙醇染毒注射葡萄球菌肠毒素 B 的 BALB/c 小鼠，也可引起 IL-2、IFN-γ 和 TNF-α 的水平降低。用 0.16% 异丙醇染毒经脂多糖处理的人单核细胞和巨噬细胞，或用 2g/kg 异丙醇染毒注射脂多糖的 BALB/c 小鼠，均可提高 IL-6 生成、减少 TNF-α 和趋化因子 CCL2 的产生。

七、作用机制

异丙醇的毒作用机制至今尚未完全阐明。其对中枢神经系统的抑制作用曾被认为主要与丙酮密切相关，但也有报道表明在临床表现改善后，体内丙酮水平仍继续升高，因此认为异丙醇本身是导致中枢神经系统抑制作用较长的主要原因。异丙醇所致低血压可能由外周血管扩张或心肌收缩力减弱引起，同时，外周血管扩张和中枢神经系统抑制还可导致低体温症。

异丙醇免疫抑制作用的潜在机制包括两个方面。

（一）干扰 T 细胞中 NFAT 的活化

异丙醇可与 NFATc1 结合引起其构象改变，干扰其核转位和活化，进而抑制细胞因子如 IL-2、IFN-γ 的产生。

（二）干扰单核细胞中 AP-1 的活化

在脂多糖处理的单核细胞中，异丙醇可抑制 ERK2Thr185 和 Thr187 的磷酸化，降低细胞核内 c-Fos 和 JunB 的表达，阻碍 AP-1 的活化，进而降低其调控的细胞因子的表达。

八、风险分级

依据《职业性接触毒物危害程度分级》（GBZ 230—2010），职业性接触异丙醇的危害程度分级为中度危害（Ⅲ级）。

按《全球化学品统一分类和标签制度》（GHS）进行健康危害风险分类：严重眼损伤/眼刺激为类别2A；特异性靶器官毒性（一次接触）为类别3。

九、院内救治

(一) 诊断和分级

根据职业接触史、相应临床表现和实验室检查结果（如血清异丙醇浓度、血和尿丙酮浓度、电解质、葡萄糖、血尿素氮、肌酐、渗透压间隙等），结合现场调查资料，综合分析，排除其他疾病即可诊断。异丙醇中毒暂无临床分级诊断标准，可参照《职业性急性化学物中毒的诊断 总则》（GBZ 71—2013）和《职业性急性化学物中毒性神经系统疾病诊断标准》（GBZ 76—2002）进行分级。

(二) 应急处置

1. 皮肤接触　立即脱去被污染的衣物，用大量清水彻底冲洗；就医。

2. 眼睛接触　检查是否佩戴隐形眼镜，若有应立即取出；提起眼睑，用大量流动清水或生理盐水冲洗；就医。

3. 吸入　迅速脱离现场至空气新鲜处，保持呼吸道通畅；若呼吸困难，给予输氧；若呼吸停止，立即进行人工呼吸；就医。

4. 经口摄入　立即就医。

(三) 治疗

异丙醇中毒患者一般采取对症治疗，如出现明显呼吸抑制时需进行气管插管并给氧，严密监护心肺功能；通过补液、升压药纠正低血压；低体温症者注意保温。若常规治疗如补液、使用升压药均无法纠正患者的低血压或其临床情况持续恶化时，可采取血液透析治疗。不得使用ADH抑制剂如乙醇或甲吡唑治疗，否则会抑制异丙醇代谢，从而延长异丙醇对中枢神经系统的毒性作用时间。

十、病例报告

(一) 案例一：饮用异丙醇所致中毒

2020年，美国一名既往有酒精依赖、抑郁、焦虑病史的32岁男性因胃肠不适、呼吸急促前往急诊科就诊。患者自诉因为新冠病毒感染疫情影响，其家中酒精储备耗尽，为缓解其酒精戒断症状，于前一晚饮用了一整瓶异丙醇含量为70%的外用酒精。查体时患者大量出汗、震颤、黏膜干燥。查体结果显示，体温37.3℃，心率127次/分，血压161/88mmHg，呼吸频率40次/分，血氧饱和度98%。实验室检查结果显示，血糖121mg/dL，血钾3.3mEq/L，CO_2 23mEq/L，阴离子间隙16；静脉血气分析pH 7.65，CO_2 22mEq/L，乳酸1.8mEq/L；尿酮阳性；血清β-羟基丁酸钠0.41mmol/L。经治疗后，患者恢复正常。

(二) 案例二：职业接触异丙醇致接触性皮炎

2019年，奥地利一名从业13年的52岁女护士双手手掌和大部分手指的掌侧均出现角化型湿疹，伴多处开裂，疼痛难忍。其没有遗传性过敏症，工作性质近期也未发生改变，工作时一直佩戴手套，但湿疹的发作与其工作具有密切关联。患者自诉每天至少洗手、做手部消毒10次，下班后1天湿疹便会好转，休假一周后可彻底消失，但返回工作岗位3天后湿疹会再次发作。在采用患者使用的手套、手部消毒剂,以及不同浓度(10%、20%、50%)的消毒剂主成分异丙醇和另一具致敏作用的成分联苯-2-醇-邻苯基苯酚进行皮肤斑贴试验,发现各浓度异丙醇的反应结果均为阳性,试验第 3 天反应逐渐减弱,确认为职业接触异丙醇导致的接触性皮炎。

(古雪岩 孙应彪)

参考文献

[1] GUMMIN D D,MOWRY J B,BEUHLER M C,et al. 2019 Annual Report of the American Association of Poison Control Centers' National Poison Data System(NPDS):37th Annual Report[J]. Clin Toxicol(Phila),2020,58(12):1360-1541.

[2] ZAHLSEN K,AARSTAD K,NILSEN O G. Inhalation of isopropanol:induction of activating and deactivating enzymes in rat kidney and liver. Increased microsomal metabolism of n-hexane[J]. Toxicology,1985,34(1):57-66.

[3] BURLEIGH-FLAYER H,GARMAN R,NEPTUN D,et al. Isopropanol vapor inhalation oncogenicity study in Fischer 344 rats and CD-1 mice[J]. Fundam Appl Toxicol,1997,36(2):95-111.

[4] FABER W D,PAVKOV K L,GINGELL R. Review of reproductive and developmental toxicity studies with isopropanol[J]. Birth Defects Res B Dev Reprod Toxicol,2008,83(5):459-476.

[5] BEVAN C,TYLER T R,GARDINER T H,et al. Two-generation reproduction toxicity study with isopropanol in rats[J]. J Appl Toxicol,1995,15(2):117-123.

[6] DÉSY O,CARIGNAN D,CARUSO M,et al. Immunosuppressive effect of isopropanol:down-regulation of cytokine production results from the alteration of discrete transcriptional pathways in activated lymphocytes[J]. J Immunol,2008,181(4):2348-2355.

[7] CARIGNAN D,DÉSY O,DE CAMPOS-LIMA P O. The dysregulation of the monocyte/macrophage effector function induced by isopropanol is mediated by the defective activation of distinct members of the AP-1 family of transcription factors[J]. Toxicol Sci,2012,125(1):144-156.

[8] SLAUGHTER R J,MASON R W,BEASLEY D M,et al. Isopropanol poisoning[J]. Clin Toxicol(Phila),2014,52(5):470-478.

[9] MEEHAN C P,WIGHTMAN R S. A Case Report of Isopropanol Ingestion During the SARS-CoV-2 Pandemic[J]. J Addict Med,2020,14(5):e264-e266.

[10] GALLI-NOVAK E,WILFINGER D,TAKACS S,et al. Occupational contact dermatitis caused by isopropanol-containing disinfectant based on a genetic defect[J]. Contact Dermatitis,2019,80(5):316-318.

第四节 二 丙 酮 醇

一、别名

二丙酮醇(diacetone alcohol,DAA)别名:4-羟基-4-甲基-2-戊酮(4-hydroxy-4-methyl-2-pentanone);甲基戊酮醇(2-methyl-2-pentanol-4-one)。

二、CAS 号

二丙酮醇:123-42-2。

三、理化特性

二丙酮醇分子式为 $CH_3COCH_2C(CH_3)_2OH$，相对分子量为 116.16，为微有薄荷气味的无色透明液体。沸点为 169~171℃，熔点为 -43℃，自燃点为 640℃，相对密度为 0.93g/mL，蒸气压为 0.108kPa（20℃），相对蒸气密度为 4.0，闪点（开杯）为 58℃。能与水、醇、醚、酮、酯、芳香烃、卤代烃等混溶，不与高级脂肪烃混溶。能溶解蜡、油脂、天然树脂、硝酸纤维素、醋酸纤维素等，不能溶解橡胶。对金属没有腐蚀性，对塑料有腐蚀作用。二丙酮醇常含有一定量的丙酮，高度易燃，58℃以上其蒸气可与空气形成易爆混合物，接触强氧化剂可引起明火和爆炸，接触强碱可形成易燃丙酮蒸气。燃烧分解时可产生有毒气体，如一氧化碳。空气爆炸极限为 1.8%~6.9%。

四、使用历史与接触机会

二丙酮醇主要作为溶剂用于生产印刷油墨、合成树脂涂料、液压油等，也可用作芳香烃、油脂的萃取剂，金属清洗剂、木材防腐剂、药物防腐剂、杀虫剂、抗冻剂等的添加剂，还可用于人造丝和人造革的制造。二丙酮醇对实验动物和人体的毒性研究较少，多开展于 20 世纪。职业接触二丙酮醇以吸入和皮肤接触、眼睛接触为主，罕有中毒事件发生。

五、代谢

二丙酮醇主要经呼吸道进入机体，也可经皮肤接触、眼睛接触和消化道进入机体。其在动物和人体内分布、代谢、排出的相关信息目前暂无资料。

六、危害性

二丙酮醇属于低毒类物质，嗅阈值为 $1.3mg/m^3$，浓度达 $475mg/m^3$ 时可对眼、鼻、喉产生刺激作用，通常不会造成全身性损害。

（一）急性毒性

大鼠经口 LD_{50} 为 4g/kg，小鼠经口 LD_{50} 为 3.95g/kg，家兔经口 LD_{50} 为 4.653g/kg，小鼠腹腔注射 LD_{50} 为 0.933g/kg，家兔经皮 LD_{50} 为 13.63g/kg。动物急性经口摄入或吸入二丙酮醇可造成呼吸抑制、低血压、麻醉、溶血和肝肾损伤。其中，肝脏损伤主要表现为肝细胞暂时性的浑浊肿胀、空泡变性和颗粒变性；肾脏损伤主要表现为蛋白尿和糖尿。

人口服估计致死剂量约为 30g。二丙酮醇对眼、鼻、喉部具有刺激作用，人急性吸入高浓度二丙酮醇蒸气可引起肺部不适，严重时可能导致麻醉、低血压、肝肾损伤，并可能因呼吸中枢抑制而死亡。

（二）亚急性毒性

以 1g/（kg·d）二丙酮醇灌胃雄性大鼠 44 天，早期表现为活动减少、对声音刺激无反应，随后出现血小板计数、天冬氨酸氨基转移酶、总蛋白、总胆固醇、总胆红素、血尿素氮、血肌酐和血钙水平增高及血葡萄糖水平降低，以及肾近曲小管上皮透明滴样变、远端肾小管扩张等。以 1g/（kg·d）剂量从交配前 14 天至哺乳后 3 天灌胃雌性大鼠，早期出现活动减少、对声音刺激无反应、体重降低等表现，随后发生肾近曲小管上皮轻微脂肪变性和肝细胞肥大。

（三）慢性毒性

人长期皮肤接触二丙酮醇可能导致皮肤干燥、脱脂和皮炎。

（四）刺激性

500mg/kg 二丙酮醇对家兔皮肤有轻度刺激；二丙酮醇原液对家兔眼睛有严重刺激，可造成严重的角膜损伤。

（五）致癌性

尚未见到相关报道。

（六）致畸性

尚未见到相关报道。

（七）致突变性

Ames 试验呈阴性。体外大鼠肝细胞染色体试验呈阳性。

（八）遗传与生殖毒性

2~4mg/mL 二丙酮醇可致大鼠肝细胞染色单体断裂，4mg/mL 二丙酮醇可抑制大鼠肝细胞生长，抑制率超过 60%。由于二丙酮醇不含亲电子基团，其导致染色体断裂、抑制有丝分裂的效应可能与其作用时间和/或渗透压改变有关。暂无证据显示二丙酮醇有生殖毒性作用。

（九）免疫毒性

尚未见到相关报道。

七、作用机制

暂无详细资料。

八、风险分级

按《全球化学品统一分类和标签制度》（GHS）进行健康风险分类：严重眼损伤/眼刺激为类别 2A；特异性靶器官毒性（一次接触）为类别 3。

九、院内救治

（一）诊断和分级

根据职业接触史和相应临床表现，结合现场调查资料及实验室检查结果，综合分析，排除其他疾病即可诊断。二丙酮醇中毒较为罕见，暂无临床诊断分级标准。可参照《职业性急性化学物中毒的诊断 总则》（GBZ 71—2013）和《职业性急性化学物中毒性呼吸系统疾病诊断标准》（GBZ 73—2009）进行分级。

（二）应急处置

1. 皮肤接触 立即脱去被污染的衣物，使用大量清水彻底冲洗；就医。

2. 眼睛接触 提起上下眼睑，用大量流动清水冲洗；就医。

3. 吸入 迅速脱离现场至空气新鲜处，保持呼吸道通畅；若呼吸困难，给予输氧；若呼吸暂停，立即进行人工呼吸；就医。

4. 经口摄入 立即就医。

（三）治疗

目前对于二丙酮醇中毒尚无特效疗法或解毒剂，主要采取对症处理。

十、病例报告

二丙酮醇和乙醇职业暴露导致亚急性增生性肾小球肾炎

1971 年 10 月，一名 59 岁瑞典男性使用 30L 以二丙酮醇和乙醇作为混合溶剂的油漆刷了 3 天地板。一个月后，该男性首次发现腿部水肿，4 天内逐渐发展为全身性水肿。服用利尿剂后病情有初步改善，但水肿仍无法控制，两个月内体重增加了 12kg。患者入院治疗时下半身水肿严重，呼吸音减弱，胸部 X 线检查显示双侧胸腔积液呈中度，24 小时尿蛋白定量为 10g，肾脏活检显示为亚急性增生性肾小球肾炎，经免疫抑制治疗后恢复。由于此案例中使用的油漆是以二丙酮醇和乙醇作为混合溶剂，二丙酮醇的作用并不明确。

（古雪岩　孙应彪）

参考文献

［1］SMYTH H F，CARPENTER C P. Further experience with the range finding test in the industrial toxicology laboratory［J］. J Ind Hyg Toxicol，1948，30（1）：63-68.

［2］WALTON D，KEHR E，LOUVENHART A. A comparison of the pharmacological action of diacetone alcohol and acetone［J］. J Pharmacol Exp Ther，1928（33）：175183.

［3］KOFF G Y，WENZEL D G. Anticonvulsant properties of some alkyldiols，alkyldiones and related compounds［J］. J Am Pharm Assoc Am Pharm Assoc，1956，45（10）：669-672.

［4］KEITH H. Effect of diacetone alcohol on the liver of the rat［J］. Arch Pathol Lab Med，1932（13）：707-712.

［5］VON OETTINGEN W. Aliphatic alcohols-their toxicity and potential dangers in relation to their chemical constitution and their fate in metabolism［J］. Public health bulletin，1943（281）：138.

［6］VERSCHUEREN K. Handbook of Environmental Data on Organic Chemicals［M］. New York：Van Nostrand Reinhold Co，1983.

［7］Ministry of Health，Labor，and Welfare of Japan. Diacetone alcohol，Toxicity Testing Reports of Environmental Chemicals［R］. Ministry of Health，Labor，and Welfare of Japan，1997.

［8］CARPENTER C P，SMYTH H F . Chemical burns of the rabbit cornea［J］. Am J Ophthalmol，1946，29（11）：1363-1372.

［9］BROOKS T M，MEYER AL，HUTSON D H. The genetic toxicology of some hydrocarbon and oxygenated solvents［J］. Mutagenesis，1988，3（3）：227-232.

［10］VON SCHÉELE C，ALTHOFF P，KEMPI V，et al. Nephrotic syndrome due to subacute glomerulonephritis-association with hydrocarbon exposure?［J］. Acta Med Scand，1976，200（5）：427-429.

第五节　乙　硫　醇

一、别名

乙硫醇（ethanethiol）别名：乙基硫醇（ethyl mercaptan）；硫氢乙烷（ethyl sulfhydrate）。

二、CAS 号

乙硫醇：75-08-1。

三、理化特性

乙硫醇分子式 C_2H_5SH，相对分子量 62.14。具强烈蒜臭味的无色透明油状液体。沸点为 35.1℃，熔点为 -147.8℃，自燃点为 298.9℃，相对密度为 0.839g/mL，蒸气压为 58.91kPa（20℃），相对蒸气密度为 2.14，闪点（闭杯）为 -48.3℃。易溶于丙酮、稀碱液、醇、醚、石脑油，25℃水中溶解度为 15.603g/L。与次氯酸钙可发生剧烈反应，遇热、明火和强氧化剂极易燃烧、爆炸。燃烧分解时可产生刺激性的二氧化硫烟雾。空气爆炸极限为 2.8%~18.2%。

四、使用历史与接触机会

乙硫醇可作为中间体和起始材料用于制造有机磷农药（如异丙磷、甲拌磷、乙拌磷、内吸磷、甲基内吸磷等）、塑料和抗氧化剂。因其嗅阈值低（约为 0.000 19mg/L），常被用作天然气和丙烷的气味指示剂。

五、代谢

乙硫醇可经呼吸道、消化道、皮肤吸收进入机体，经血液系统分布于全身。进入机体的乙硫醇约有 14% 以原形经呼气排出，其余经肝脏代谢为无机硫酸盐和乙基甲基砜（ethyl methyl sulfone），主要以无机硫酸盐形式经尿液排出，部分有机代谢物、乙基甲基砜和另一不明产物占经尿液排出硫元素的 10%~20%，少量可经粪便排出。

六、危害性

乙硫醇对中枢神经系统和呼吸中枢有抑制作用，对眼睛和黏膜有刺激作用，可引起头痛、头晕、恶心、呕吐、疲乏、步态不稳、昏迷等，高浓度吸入可引起呼吸麻痹而导致实验动物死亡。

（一）急性毒性

大鼠经口 LD_{50} 为 682mg/kg，腹腔注射 LD_{50} 为 226mg/kg，吸入 LC_{50} 为 11 233mg/（m^3·4 小时）；小鼠吸入 LC_{50} 为 7 040mg/（m^3·4 小时）；家兔吸入 LC_{50} 为 11 233mg/（m^3·4 小时）。实验动物染毒后主要表现为中枢神经系统抑制、呼吸抑制、运动失调、肌无力、骨骼肌麻痹、不同程度的发绀以及昏迷，甚至中毒死亡。

人暴露于 10mg/m^3 乙硫醇 5~10 天，3 小时/天，可造成恶心、黏膜刺激、嗅疲劳，以及对甜味和苦味的味觉改变；暴露于 127mg/m^3 乙硫醇 20 分钟可出现呼吸频率降低。

（二）亚急性毒性

已有报道未见乙硫醇亚急性毒性作用。用 2 541mg/m^3 乙硫醇经吸入途径对雄兔染毒 9 天，20 分/天，未见体重、尿液体积、尿液中硫酸盐含量、红细胞和白细胞计数的改变。

（三）慢性毒性

尚未见到相关报道。

（四）刺激性

500mg/24 小时乙硫醇对家兔皮肤具有轻度刺激；100mg/24 小时乙硫醇对家兔眼睛具有中度刺激。

（五）致癌性

尚未见到相关报道。

（六）致畸性

尚未见到相关报道。

（七）致突变性

Ames 试验结果呈阴性。中国仓鼠卵巢细胞姐妹染色单体交换试验（有或无代谢活化系统）和小鼠淋巴细胞正向突变试验（无代谢活化系统）结果均为阳性。

（八）遗传与生殖毒性

尚未见到相关报道。

（九）免疫毒性

尚未见到相关报道。

七、作用机制

关于乙硫醇毒作用机制的报道极少，可能的作用机制包括以下两方面。

（一）影响 Na^+/K^+-ATP 酶活性

研究发现，0.208μmol 乙硫醇可降低大鼠脑组织 Na^+/K^+-ATP 酶活性，抑制效果达 44%。

（二）抑制细胞色素氧化酶活性而干扰电子传递过程

乙硫醇的作用机制与硫化氢、氰化氢的作用机制相似，主要通过抑制细胞色素氧化酶活性来干扰电子传递过程。Vahlkamp 等研究发现，乙硫醇可在大鼠肝细胞中抑制糖异生和尿素合成，降低 ATP 含量；在 ADP 和磷酸盐充足或存在解偶联剂的情况下，乙硫醇可抑制大鼠肝脏和脑中线粒体的呼吸作用。此外，乙硫醇可抑制细胞色素 C 和氧之间的电子传递，并且非竞争性地抑制细胞色素 C 氧化酶的活性，从而减弱氧化磷酸化作用，使得外周组织氧分压升高、氧合血红蛋白解离降低，致使皮肤和黏膜发红，并可因糖酵解作用增强而导致高乳酸血症。

八、风险分级

按《全球化学品统一分类和标签制度》（GHS）进行风险分类。

1. 健康危害　急性毒性为类别 4。

2. 环境危害　危害水生环境（急性危害）为类别 1；危害水生环境（长期危害）为类别 1。

九、院内救治

（一）诊断和分级

根据职业接触史、相应临床表现和实验室检查结果，参考尿中代谢产物的浓度，结合现场调查资料，综合分析，排除其他疾病即可诊断。乙硫醇中毒较为罕见，暂无临床诊断分级标准，可参见《职业性急性化学物中毒的诊断 总则》（GBZ 71—2013）、《职业性急性化学物中毒性神经系统疾病诊断标准》（GBZ 76—2002）和《职业性急性化学物中毒性呼吸系统疾病诊断标准》（GBZ 73—2009）进行分级。

（二）应急处置

1. 皮肤接触　立即脱去被污染的衣物，用肥皂水和清水彻底冲洗皮肤；就医。

2. 眼睛接触 检查是否佩戴隐形眼镜,若有应立即取出;提起眼睑,用大量流动清水或生理盐水冲洗;就医。

3. 吸入 迅速脱离现场至空气新鲜处,保持呼吸道通畅;若呼吸困难,给予输氧;若呼吸暂停,立即进行人工呼吸;就医。

4. 经口摄入 立即就医。

(三)治疗

目前对于乙硫醇中毒暂无特效疗法或解毒剂,主要采取对症处理。

十、病例报告

意外吸入乙硫醇导致中毒

1918 年,德国 28 名男学生和 2 名女学生(16~18 岁)因所在教室直接通过一扇门连接至化学储藏室,意外暴露于估算浓度约为 $10mg/m^3$ 的乙硫醇蒸气中。当天上午暴露约一小时后,学生们开始抱怨从隔壁房间散发出难闻气味,10 名学生(8 名男生、2 名女生)主诉头痛、全身不适、腹痛,3 名学生出现呕吐、腹泻,所有症状至下午均得到缓解;2 名学生症状较重,其中 1 人可触及肝脏,尿液检测到蛋白质、红细胞和少量白细胞,尿液参数在 5~6 周内恢复正常。

(古雪岩 孙应彪)

参考文献

[1] SNOW G A. The metabolism of compounds related to ethanethiol [J]. Biochem J,1957,65(1):77-82.

[2] FAIRCHILD E J,STOKINGER H E. Toxicologic studies on organic sulfur compounds. I. Acute toxicity of some aliphatic and aromatic thiols(mercaptans)[J]. Am Ind Hyg Assoc J,1958,19(3):171-189.

[3] Committee on Acute Exposure Guideline Levels,Committee on Toxicology,Board on Environmental Studies and Toxicology,et al. Acute Exposure Guideline Levels for Selected Airborne Chemicals:Volume 15[M]. Washington(DC):National Academies Press(US),2013.

[4] FOSTER D,AHMED K,ZIEVE L. Action of methanethiol on Na^+,K^+-ATPase:implications for hepatic coma[J]. Ann N Y Acad Sci,1974(242):573-576.

[5] VAHLKAMP T,MEIJER A J,WILMS J,et al. Inhibition of mitochondrial electron transfer in rats by ethanethiol and methanethiol[J]. Clin Sci(Lond),1979,56(2):147-156.

[6] PICHLER K. Intoxication due to inhalation of ethyl mercaptan[J]. Zentralbl Inn Med,1918(39):689-693.

第十六章

醚类

乙　醚

一、别名

乙醚（ethyl ether/ether）别名：二乙醚（diethyl ether）；乙氧基乙烷（ethoxy ethane）；氧化乙烷（ethyl oxide）。

二、CAS 号

乙醚：60-29-7。

三、理化特性

乙醚分子式为 $C_4H_{10}O$，结构式为 $CH_3CH_2OCH_2CH_3$，分子量为 74.12。乙醚为无色透明、高度挥发、极易燃烧并具芳香刺激性气味的液体。沸点 34.6℃，熔点 –116.3℃，相对密度（比重）0.714g/mL，饱和蒸气压 58.93kPa（20℃），相对蒸气密度 2.56，闪点（闭杯）–45℃。微溶于水，能与醇、苯、石油醚、醚、三氯甲烷等多种有机溶剂混溶。乙醚易燃，见光或久置空气中能形成有爆炸性的过氧化物。乙醚化学性质比较稳定，很少与除酸之外的试剂反应。

四、使用历史与接触机会

乙醚最初于 13 世纪通过混合乙醇和硫酸被发现。乙醚可作为蜡、油脂、橡胶、香料、生物碱、树胶、树脂和有机金属化合物等的溶剂，与乙醇混合可作为硝酸纤维的溶剂。也可用作液相色谱溶剂、有机合成溶剂和有机酸萃取剂。此外，其还被用作农业杀虫剂和熏蒸剂。临床上，乙醚曾是一种广泛使用的麻醉剂。

与乙醚制造或运输有关工业的工人、用作溶剂或中间体的实验室或工业的操作人员以及经常接触乙醚的外科护士和医生可能会因吸入乙醚蒸气而出现不良反应。由于工业和麻醉使用乙醚造成的中毒事件时有发生。周志文和陆春花报道过一例女工因吸入乙醚挥发物造成的急性中毒事件,王伟华于 1991 年报道了两起因乙醚麻醉引起的中毒事件。除医疗事故外,由于乙醚中毒而死亡的案例极少,日本曾报道过 1979 年发生的因过量服用乙醚而导致的死亡案例,我国马世昌等也报道过一例利用乙醚麻醉抢劫致死案例。

五、代谢

吸入的乙醚会立即被血液吸收,然后迅速进入大脑,脂肪组织中也有较高浓度的分布。被吸收的乙醚有少量代谢为乙醇和乙醛。吸入乙醚主要通过呼气(约 87%)排出,少量通过尿液排出。

六、危害性

(一) 急性毒性

大鼠经口 LD_{50} 为 3.56mL/kg,家兔经皮 LD_{50} 为 20mL/kg,小鼠 LC_{50} 为 127.48g/m³。人吸入乙醚的麻醉浓度为 3.6%~6.5%,7%~10% 时可引起呼吸抑制,超过 10% 时则可引起生命危险。急性吸入乙醚可引起呼吸道和眼睛刺激、呕吐、头晕、心动过缓、体温低、呼吸不规律、流涎、嗜睡、肌肉松弛、面色苍白、急性兴奋、失去意识,甚至死亡。

(二) 慢性毒性

慢性暴露乙醚可引起嗜睡、头晕、兴奋、头痛、疲劳、厌食、精神障碍和轻度肝功能异常。慢性皮肤暴露还可导致皮炎和皮肤烧伤。

(三) 刺激性

乙醚对家兔皮肤的刺激等级为 1 级;对家兔眼睛的刺激等级为 2 级。

(四) 致癌性

ACGIH 将乙醚归为 A4 类致癌物(对人类致癌暂未分类);IARC 尚未对乙醚致癌性进行分类。

(五) 致畸性

尚未见到相关报道。

(六) 致突变性

尚未见到相关报道。

(七) 遗传与生殖毒性

尚未见到相关报道。

(八) 免疫毒性

尚未见到相关报道。

七、作用机制

关于乙醚麻醉作用机制的研究有很多。Paul Ehrlich 首先提出了药物和受体之间高度特异性相互作用的概念,即麻醉的脂质理论。然而,这一概念不能轻易应用于全麻,因为它们在化学和结构上是多样的,而且缺乏明显的构效关系。这种多样性导致早期研究人员将注意力集中在中枢神经系统神经元的非特异性扰动上,以此作为全麻药物临床效果的基础。20 世纪科学技术的发展为麻醉的众多理论提供了推动力,包括改变脂质双分子层的体积或流动性(临界体积假说或侧相分离理论)或通过与水分子形成麻醉微晶体而破坏神经元活动

（包合物理论）。

后续研究者发现,全身麻醉的原理是:乙醚等药物与中枢神经系统内的 γ-氨基丁酸 A 型受体(GABAA 受体)结合,使氯离子通道开放,从而使神经元超极化,进而降低神经元的兴奋性,最终导致中枢神经系统抑制。

八、风险分级

尚未见乙醚的风险分级文献报道。

九、院内救治

(一) 诊断和分级

有明确的乙醚接触史,结合相应临床表现与实验室检查结果,综合分析,排除其他类似疾病,可作出急性乙醚中毒的诊断。注意与乙醇中毒相鉴别。

(二) 应急处置

1. 皮肤接触　立即脱去被污染的衣物,用肥皂水和清水彻底冲洗。

2. 眼睛接触　用流动清水或生理盐水冲洗眼睛 5 分钟以上。

3. 吸入　迅速脱离现场至空气新鲜处,保持呼吸道通畅。如呼吸困难,给予输氧;如呼吸停止,立即进行人工呼吸。就医。

(三) 治疗

脱离接触,对症处理。

十、病例报告

(一) 案例一:口服乙醚致急性中毒

1982 年 6 月 3 日,某医院收治一例口服乙醚 200mL 致中毒事件。患者是一名 24 岁女村医。口服乙醚后,产生了严重的中枢神经系统损害、肺水肿和一过性肝损害。胃内容物毒性分析为醚类。经及时抢救,一周后患者肝功能正常,痊愈出院。

(二) 案例二:工业乙醚致眼部损伤

1987 年 12 月,河北省某医院收治了一例工业乙醚致眼部损伤的患者。患者为 22 岁塑料厂女工。1987 年 12 月 23 日下午,在工业乙醚蒸气较浓的室内工作 4 小时后,患者感觉双眼酸胀,视物模糊。一小时后,双眼疼痛、流泪、畏光。24 日晨,上述症状加剧后赴医院就诊。经检查,患者双眼视力 0.1,眼睑轻度痉挛,结膜充血、肥厚,部分睑结膜糜烂,角膜轻度浑浊。诊断为工业乙醚眼部损伤。经治疗,除结膜轻度充血外,其余均恢复正常。

（艾世伟　李芝兰）

参考文献

[1] 程能林 . 溶剂手册[M]. 北京:化学工业出版社,2015.

[2] 周志文,陆春花 . 急性乙醚中毒 1 例报告[J]. 中国工业医学杂志,2018(31):75.

[3] 王伟华 . 乙醚麻醉引起中毒反应 2 例[J]. 人民军医,1991(2):60.

[4] [日]的场梁次,曹秀彭 . 乙醚中毒死亡案例[J]. 刑事技术,1981(4):66-68.

[5] 马世昌,宋志和,窦得胶,等 . 利用乙醚麻醉抢劫致死 1 例分析[C]//全国第六次法医学术交流会论文

摘要集 . 北京:中国法医学会,2000.

[6] 江朝强 . 有机溶剂中毒预防指南[M]. 北京:化学工业出版社,2006.

[7] RAYMOND D H,MARIE M B,GIFFE T J. Hamilton and Hardy's industrial toxicology [M]. New Jersey: John Wiley & Sons Inc,2015.

[8] BINGHAM E,HARRIS R L,BINGHAM E. Patty's Toxicology [M]. New Jersey:John Wiley & Sons Inc, 2001.

[9] CAMERON J W. The molecular mechanisms of general anaesthesia:dissecting the GABAA receptor [J]. Continuing Education in Anaesthesia,Critical Care & Pain,2006(6):49-53.

[10] 王健,董长如 . 急性乙醚中毒一例报告[J]. 实用内科杂志,1983(3):252.

[11] 王良辰,王万朝 . 工业乙醚眼部损伤 2 例[J]. 眼外伤职业眼病杂志,1990(12):803.

第十七章

酮类

第一节 丙　酮

一、别名

丙酮(propanone/acetone)别名:二甲基甲醛(dimethyl formaldehyde),二甲基缩酮(dimethyl ketal),二甲基酮(dimethyl ketone),酮丙烷(ketone propane),甲基酮(methyl ketone),焦乙酸(pyroacetic acid),焦乙酸醚(pyroacetic ether),β-酮丙烷(β-ketopropane),2-丙酮(2-propanone),烯丙基醇(allylic alcohol),丙酮油(acetone oil)。

二、CAS 号

丙酮:67-64-1。

三、理化性质

丙酮分子式为 C_3H_6O,分子量 58.08。

(一) 物理性质

沸点 56.53℃ (101.3kPa),熔点−95.35℃,相对密度 0.789 9(20℃/4℃),折射率 1.358 8 (20℃),介电常数 20.7(20℃,液体),黏度 0.316mPa·s(20℃),表面张力 18.8mN/m(20℃),闪点−9.44℃(闭杯)、−17.8℃(开杯),燃点 600~650℃,蒸发热尚无数据,熔化热尚无数据,燃烧热 1 788.7kJ/mol(25℃,液体),生成热尚无数据,比热容 2.20kJ/(kg·K) (20℃),临界温度 235.5℃,临界压力 4.72MPa,电导率尚无数据,爆炸极限 2.5%(体积)(下限)、12.8%(体积)(上限),体膨胀系数 0.001 49K^{-1}(0~30℃,平均)。

(二) 化学性质

化学性质活泼,具有挥发性和易燃性,易溶于与水、乙醇、乙醚、三氯甲烷、DMF、油类等物质,能发生卤化、加成、缩合等反应。在酸或碱存在下,与醛或酮发生缩合反应,生成酮醇、不饱和酮及树脂状物质。丙酮的α-氢原子容易被卤素取代,生成α-卤代丙酮。丙酮对氧化剂比较稳定,在室温下不会被硝酸氧化,用酸性高锰酸钾强氧化剂时,生成乙酸、二氧化碳和水。

四、使用历史与接触机会

丙酮是重要的有机合成原料,用于生产环氧树脂、聚碳酸酯、有机玻璃、医药、农药等。丙酮是良好溶剂,也用作稀释剂、清洗剂、萃取剂。在无烟火药、醋酸纤维、喷漆等工业中用作溶剂。在油脂等工业中用作提取剂,用于制取有机玻璃单体、双酚A、二丙酮醇、己二醇、甲基异丁基酮、甲基异丁基甲醇、佛尔酮、异佛尔酮、三氯甲烷、碘仿等重要有机化工原料。在涂料、醋酸纤维纺丝过程、钢瓶贮存乙炔、炼油工业脱蜡等方面用作优良的溶剂。

丙酮广泛存在。除了作为有机溶剂外,还是植物和动物的天然代谢物。在人体中,其在分解和利用储存的脂肪时产生。在工业上,其作用可分为三个主要领域:用作化学原料,用作商业用的配制溶剂产品,以及作为工业过程的溶剂。由于其特性,被广泛用于油漆、清漆、油墨、汽车护理产品、涂料,以及健康和美容产品的首选配方溶剂。

五、代谢

丙酮可通过各种途径进入机体,其中在工业环境中,以呼吸道吸入为主。丙酮中毒没有特异性临床症状表现,中毒症状可能与其他疾病相混淆。正常人血液中丙酮的浓度可高达10mg/L。丙酮的浓度可能会受生理情况、临床和化学等诸多因素的影响,例如怀孕、哺乳期、节食、剧烈运动/锻炼、饥饿、糖尿病和长期呕吐症状等。在工作过程中,体力劳动强度增加可能会增加丙酮的产生。

ACGIH丙酮的生物暴露指数为尿丙酮浓度50mg/L。丙酮除可以作为新陈代谢的副产物在人体自然产生之外(血浓度可达10mg/L),还可能存在于接触过其他物质的人的尿液中,因此,在解释血液和尿液丙酮结果时必须加以考虑。

接触丙酮若发生中毒,血液浓度可能与临床疗效无关。在WIJNGAARDEN等报道的一个病例中,丙酮浓度290mg/L与意识水平下降有关。据报道,中毒患者格拉斯哥昏迷评分(GCS)为8分,血中丙酮浓度为490mg/L,该中毒患者呈酸中毒(pH 7.11),这可能也是导致患者意识水平改变的一个因素。一个因摄入未知数量异丙醇而醇中毒的患者,血中丙酮浓度超过1 600mg/L但处于清醒状态。一名儿童摄入了大约160mL指甲油清除剂(丙酮60%、异丙醇10%),处于昏迷状态,其血中丙酮浓度为4 450mg/L,伴有反射障碍和呼吸抑制。人体暴露于720mg/L丙酮后不久,血液中可检出丙酮。

丙酮中毒致死情况极其罕见,患者在良好的对症支持治疗下,即使大量接触中毒后仍可存活。

(一) 吸收

丙酮具有很高的血气分配系数,因此可经肺被迅速吸收。志愿者暴露在浓度为237mg/m³和1 185mg/m³的丙酮蒸气中2小时后,血液峰值浓度为100~700mg/L。

丙酮经口摄入后,很快被吸收。空腹摄入10 000mg丙酮,摄入10分钟后,血液丙酮浓度达到峰值327mg/L。

(二) 分布

关于丙酮体内分布的文献报道较少。丙酮是一种非离子物质,与水可混溶,使其可经被动扩散的方式通过细胞膜,并遍及整个细胞体液。丙酮的分布体积为 0.8L/kg。

(三) 代谢

丙酮主要通过三种途径进行代谢,分别为乳酸途径、甲基糖苷途径和丙二醇途径。上述途径通过中间产物进行代谢,大多数中间产物和最终代谢物被认为是无毒的。丙酮具备糖异生作用,可作为生物合成葡萄糖的物质来源。人体还利用丙酮的代谢物来合成其他内源性化合物。

丙酮代谢的第一步是细胞色素 P450 被丙酮单加氧酶氧化成乙酰醇。乙酰胆碱可通过肝内甲基糖苷途径或肝外丙二醇途径进一步代谢。乙酰甲氧基被氧化为甲基糖苷也依赖于细胞色素 P450。当丙酮浓度较大时,细胞色素 P450CYP2E1 的活性高于正常代谢过程所产生的活性,从而以更高的速率发挥作用。这反过来又增加了丙酮的酶消除。这种自我诱导使丙酮能够调节自身的新陈代谢。

(四) 清除

内源性丙酮通过代谢途径清除。这些通路在丙酮浓度较高时会呈饱和状态,主要通过肺部进行清除。NOMIYAMA 等对志愿者的研究证实了这一点。研究者开展了 7 种有机溶剂呼吸道清除研究,发现丙酮具有很高的清除率,提示大部分丙酮原形可通过肺组织清除,仅有小部分保留在血液。剩余的丙酮可通过肾脏和其他代谢途径清除。

丙酮的清除半衰期是可变的,但通常在 18~27 小时之间。丙酮通过血液透析以每小时 7 000mg 的速度排出(使用 $1.0m^2$ 的标准透析器),大约是尿排出率的 40 倍。尿中丙酮的排出与丙酮的吸收量呈线性关系。

六、危害性

(一) 急性毒性

最低中毒浓度 TC_{Lo}:尚无数据。

最低致死剂量 LD_{Lo}:尚无数据。

LD_{50}:5 800mg/kg(大鼠经口),3g/kg(小鼠经口)。

LC_{50}:50 100mg/$(m^3·8$ 小时)(大鼠吸入),44g/$(m^3·4$ 小时)(小鼠吸入)。

1. 急性吸入 人群受试者在 474mg/m^3 丙酮蒸气中暴露 8 小时未引起身体不适;浓度为 711mg/m^3 时,产生轻微刺激;浓度为 1 185mg/m^3 时,受试者会感觉眼睛、鼻子和咽部受到刺激,但认为仍然可以忍受。工人暴露在丙酮浓度超过 28 440mg/m^3 的空气中几个小时内,出现头晕、神志不清、嗜睡、共济失调,并有一例出现昏迷。使用丙酮基溶剂合成石膏模型会导致治疗患者全身毒性。

接触丙酮的工人可能对丙酮的刺激作用产生耐受性。一项关于职业暴露与非职业暴露个体的研究显示,丙酮(1 896mg/m^3)对职业暴露组的刺激作用显著降低。对照组人群口述的症状范围很广,包括皮肤刺激、鼻塞、瘙痒和出汗,而职业暴露组工人口述的症状较少,只有超过"虚弱"等级的鼻腔刺激症状。

KEISSWETTER 等研究了夜班工作和溶剂暴露的影响,发现与对照组和混合溶剂组相比,丙酮接触工人(平均空气浓度为 2 370mg/m^3)更容易感到疲劳、紧张和烦恼。一项灵长类动物的研究显示,狒狒连续 7 天每天 24 小时暴露于 1 185mg/m^3 丙酮中,对任务的反应时间减少,但对任务的准确性没有受到影响。

职业性吸入接触不太可能产生系统性影响,除非浓度远超过当前工作场所接触限度和某些特殊情况下。

2. 急性皮肤刺激性/腐蚀性　丙酮是一种皮肤刺激物。长时间接触会引起皮肤脱脂。在人体局部使用丙酮 30~90 分钟会对皮肤造成相当大的损伤,停止接触 72 小时后可恢复。

丙酮可通过皮肤吸收,已有报道显示在使用合成石膏和肌肉涂抹剂时,丙酮会对患者产生全身效应。然而,在这些情况下,经呼吸道吸入也可能在丙酮的吸收中起作用。

3. 急性眼刺激性/腐蚀性　浓度超过 1 185mg/m³ 的丙酮会刺激受试者的眼睛。直接溅到眼睛上会立即产生刺痛的感觉。如果及时冲洗眼睛,一般不会产生严重影响,可能产生片状上皮损伤,但通常在 24~48 小时后恢复。

4. 经口摄入　丙酮对黏膜有刺激作用,可引起口腔和咽喉疼痛和发红。经口摄入 200mL 丙酮引起咽喉肿胀,软腭糜烂,进而进入食管产生刺激作用。丙酮可迅速在胃肠道吸收,并可能经此途径产生全身效应。

成人口服 40~80mg/kg 丙酮后未见毒性反应,摄入 200mL 纯丙酮引起昏迷和呼吸抑制。

丙酮并不存在误吸风险,然而,丙酮中毒患者可能存在胃内容物反流的风险,且患者的精神状态会发生改变。

5. 全身影响　有许多病例报告描述急性丙酮中毒的临床表现。丙酮是一种中枢神经抑制剂,可导致头晕、困倦、神志不清和嗜睡。根据浓度和接触时间,上述影响可能会从神志不清发展到昏迷,瞳孔可能呈尖状。

胃肠道反应包括恶心、腹痛和可能带血的迟发性呕吐。镇静患者有误吸胃内容物的危险。一般情况下,呼吸有强烈的水果气味,严重者会发生呼吸困难和呼吸抑制。酸中毒是一种常见症状,患者可能会出汗、脸红和心动过速。

由于内源性丙酮参与葡萄糖的生物合成,大量接触可能导致高血糖。中毒严重的情况下,患者从急性毒性阶段恢复后仍存在高血糖的症状。据报道,高血糖持续时间从 4 天到 4 个月不等。

丙酮中毒的临床表现没有特异性,容易与其他疾病如糖尿病和酒精性酮症酸中毒混淆。

丙酮暴露后肾脏反应的报道存在相互矛盾。在动物模型中,丙酮可引起肾毒性。然而,在患者血液丙酮浓度过高的情况下,肾脏效应尚未见报道。Hawley 和 Falko 报告了一例因摄入异丙醇而无肾损害的血清肌酐升高的病例。这一异常是由于丙酮浓度过高(丙酮是异丙醇的代谢物),可能干扰了测定,而不是由于母体化学物质或其代谢物的直接毒性作用。一些报道中丙酮中毒的肾脏效应可能是继发于深度镇静患者的肌肉损伤。

（二）亚急性毒性

目前尚无相关文献资料报道。

（三）慢性毒性

1. 吸入　长期吸入低浓度丙酮蒸气对人体产生严重慢性影响的报道较少。工人每天暴露于 2 370mg/m³ 丙酮的环境中 3 小时,持续 7~15 年,出现呼吸道、胃和十二指肠炎症。

2. 免疫毒性　目前报道的丙酮动物过敏试验结果相互矛盾,目前还没有关于人类过敏效应的数据。小鼠耳肿胀试验未观察到阳性结果。通过观察局部刺激后出现的肿胀量来判断过敏的可能性。

3. 皮肤接触　丙酮是一种皮肤刺激物。长时间接触可能引起皮肤脱脂。在人体局部使用丙酮 30~90 分钟会对皮肤造成相当大的损伤,接触 72 小时后恢复。目前还没有关于人类过敏效应的数据。然而,由于丙酮是一种内源性化合物,在正常人群中浓度相对较高,同时在代谢中也有作用,因此丙酮不太可能有致敏作用。

4. 眼睛接触 目前尚无相关文献资料报道。

5. 经口摄入 目前尚无相关文献资料报道。

(四) 致癌、致畸、致突变性

国际癌症研究机构尚未将丙酮评估为人类致癌物。Morgott 的一篇文献综述显示,不同行业中接触丙酮的工人,非霍奇金淋巴瘤、多发性骨髓瘤或乳腺癌的死亡率没有显著增加。

(五) 遗传与生殖毒性

1. 遗传毒性 各种突变研究,无论是否有代谢活化,暴露于 1~10mg 丙酮的各种鼠伤寒沙门菌和枯草杆菌菌株均为阴性;在系列姐妹染色单体交换试验中也呈阴性结果。

2. 生殖毒性 丙酮对人类生殖和发育影响的相关信息非常少。大多数研究涉及工人多聚磷溶剂的联合暴露。

Agnesi 等调查了 108 名接触过 12 种溶剂的女性。结果发现,与对照组相比,暴露组的自然流产风险更高。然而,在 Taskinen 等的一项类似研究中,接触丙酮的工人自然流产的风险没有显著增加。这一结论在之后一项涉及女性实验室工作人员的研究中得到了重申。动物和胚胎研究中发现,丙酮会产生轻微的生殖和发育变化。然而,这些研究涉及的丙酮使用浓度极高。

丙酮没有特定的危险组。然而,丙酮是 CYP2E1 的诱导剂,可能会增加经该酶代谢的其他工作场所化学物质的毒性。

七、作用机制

丙酮的毒性机制尚不完全清楚。其似乎对肝脏有中度毒性,引起血液疾病,但这些作用的机制尚不清楚。在啮齿类动物研究中,丙酮被报道具有肾毒性可能是由于玻璃样液滴的形成,但这一机制与人类无关。接触丙酮的实验动物肝脏和肾脏重量增加,这可能是丙酮诱导微粒体酶的结果。

丙酮中毒的中枢神经系统效应可能与丙酮引起的代谢性酸中毒有关。丙酮积累可引起某些疾病状态,如糖尿病和酒精性酮症酸中毒。由此引起的酸中毒可导致中枢神经系统症状,如疲乏、头晕、谵妄、嗜睡等。

丙酮与其他溶剂代谢相互作用主要有两种方式。

(一) 酶诱导

丙酮是细胞色素 P450 CYP2E1 和其他微粒体酶的诱导剂,由于许多其他工业化学品是通过此种酶系统代谢的,因此丙酮会增加其他工作场所化学物质的潜在毒性。

(二) "共同偿付能力"

Geller 等(1979 年)提出了一种"共同偿付能力"的机制,可能对神经系统组织尤其重要,因为在循环和神经细胞之间存在障碍。高脂肪含量的膜,如髓磷脂,优先吸收疏水分子,而渗透到神经细胞体的细胞质是由亲水分子促进的。在某些情况下,溶剂的组合可能有协同作用,这种协同作用并不局限于丙酮的相互作用。

1. 四氯化碳(CCl_4) 丙酮被认为是 CCl_4 毒性的主要增强剂。这可能与丙酮诱导酶的诱导有关,丙酮增加了 CCl_4 活性代谢物的产生。

2. 正己烷和甲基正丁基酮(MnBK) 正己烷和甲基正丁基酮都被代谢成神经毒性代谢物 2,5-己二酮。与单用 2,5-己二酮相比,2,5-己二酮与丙酮联用能显著提高大鼠血清和神经的 2,5-己二酮浓度。丙酮的作用弱于甲基乙基酮,但强于甲苯。

3. 二氯甲烷 二氯甲烷的代谢途径之一是微粒体氧化过程(涉及细胞色素 P450)。一氧化碳是通过这种微粒体氧化途径形成的,暴露于丙酮可能通过这种途径的诱导而增加一氧化碳的产生。

4. 甲基乙基酮(MEK) 研究中受试者接触 MEK 和丙酮的混合物对神经行为表现没有影响。MEK 不会增强丙酮的作用,两种酮之间不存在药代动力学相互作用。

5. 三氯乙烯 三氯乙烯在肝脏中主要通过两条途径进行代谢,其中一条途径是通过细胞色素 P450 进行氧化。丙酮诱导该同工酶系统进而促进三氯乙烯及其有毒代谢物的代谢。三氯乙烯的毒性代谢物可能影响多巴胺在大脑中的传递,导致中枢神经系统功能障碍。

八、风险分级

依据《职业性接触毒物危害程度分级》(GBZ 230—2010),职业性接触丙酮的危害程度分级为轻度危害(Ⅳ级)。

按《全球化学品统一分类和标签制度》(GHS)进行风险分类。

(一) 人体健康危害

1. 皮肤的腐蚀、刺激性 类别 3。

2. 严重眼损伤/眼刺激 类别 2。

3. 吸入性呼吸器官毒害性 类别 2。

(二) 物理化学危害

易燃液体(类别 2)。

(三) 环境危害

尚无分类。

九、院内救治

(一) 诊断和分级

丙酮中毒诊断和分级可参见《职业性急性化学物中毒性神经系统疾病诊断标准》(GBZ 76—2002)、《职业性中毒性肝病诊断标准》(GBZ 59—2010)、《职业性急性中毒性肾病的诊断标准》(GBZ 79—2013)、《职业性急性化学物中毒的诊断 总则》(GBZ 71—2013)。

(二) 应急处置

1. 吸入 将受害者从暴露处移开,并除去所有受污染的衣物。评估呼吸功能,进行对症和支持性治疗。

2. 皮肤 脱掉被污染的衣服,并用水或生理盐水彻底冲洗皮肤,进行对症和支持治疗。

3. 眼睛 应用水或生理盐水彻底冲洗15分钟,然后用荧光素染色。如果摄入了荧光素,建议转诊至眼科。

4. 经口摄入 丙酮摄入后不需要洗胃,活性炭也没有益处。如果精神状态改变的患者出现呕吐、咳嗽或喘息,则需要对患者进行评估,以确定是否出现误吸,进行支持性治疗。

(三) 治疗

丙酮中毒的治疗基本上是支持性治疗,应监测电解质、血糖和血气,酸中毒患者应积极治疗酸中毒。如设备允许,应采血测定血丙酮浓度。精神状态下降的患者应监测肾功能。呼吸抑制可能需要通气性血液透析,去除丙酮的速度大约是尿液排出率的 40 倍,对于有严重中枢神经系统、呼吸或代谢毒性的患者应予以考虑。临床常用对症治疗药物包括:①葡醛内酯(100mL/瓶),静脉滴注,100mL/d;②地塞米松(10mL/支),静脉滴注,30mL/d;③复方氨基酸(500mL/瓶),静脉滴注,500mL/d;④碳酸氢钠(10%,250mL/瓶),静脉滴注,250mL/d。

丙酮中毒无特效解毒药,故治疗仍以对症支持为主。①吸氧:给予氧气或含有二氧化碳的氧气吸入,出现呼吸变浅、变慢时可给予呼吸兴奋剂。②口服中毒者可催吐,并以温水彻底洗胃,导泻。③改善脑细胞代谢:可使用能量合剂、胞磷胆碱、脑活素、钙离子拮抗剂等。静脉缓慢注射 10% 葡萄糖酸钙 10~20mL。积极护肝治疗,可予谷胱甘肽、葡醛内酯、肌苷等。④如呼吸、心搏骤停,应立即进行心肺复苏术,及时给予机械通气治疗呼吸衰竭;出现休克者,在补充血容量后,如血压仍无改善,可酌情给予血管活性药物,如多巴胺或间羟胺;抗心律失常治疗;出现少尿或无尿,可按急性肾功能衰竭原则处理;积极防治继发感染,加强营养支持,加强护理。忌用吗啡和肾上腺素。

十、病例报告

(一) 案例一:使用肌肉搽剂后的昏迷和代谢性酸中毒

一名 47 岁妇女到农村医院就诊,2~3 周的病史显示虚弱、头晕和疲乏。患者陈述时主要关注的是 24 小时意识水平下降史。陈述过程中,患者有生命体征正常,但格拉斯哥昏迷评分(GCS)为 8~10 分。初始血生化显示高阴离子间隙型酸中毒,血糖浓度正常(5.1mmol/L)。患者需要插管,并被转移到地区医院。到达急诊科时,患者 GCS 为 10 分。唯一的显著特征是代谢性酸中毒(pH 7.09~7.11)。谷草转氨酶(AST)和肌酐略升高,患者做了血液透析,进一步血液结果显示丙酮浓度为 8mmol/L(464mg/L)。经过 10 小时透析,患者精神状况有了很大改善。透析 6 小时后血丙酮浓度为 3mmol/L(174mg/L)。第二天早上,患者意识水平又下降了,丙酮浓度回升为 5mmol/L(290mg/L)。再透析 6 小时,透析后丙酮浓度为 1mmol/L(58mg/L)。之后丙酮浓度在 24 小时内保持在这一水平,患者保持清醒和健康。经进一步询问,发现患者在前 1~2 周时间内,一直用肌肉搽剂治疗腿部不适。最近一次使用在入院前一天。经检查,所述搽剂为 70%(V/V)丙酮。该案例中呼吸道吸入和皮肤接触是重要的接触途径。

(二) 案例二:急性吸入丙酮

几名工人因职业性接触丙酮而患病。他们曾参与清理一个矿井,矿井中的水主要是 10 天前从破裂水管中流出来的。在矿井附近有四个被超声波搅动着的近 40L 的罐,其中两个罐中含有丙酮,另两个罐中含有 1,1,1-三氯乙烷。水管爆裂,水流入矿井,与渗进地基里的水汇集。4 名工人开始从矿坑底部挖出约 10cm 深的水,水被铲进一个桶里,桶再经绳子拉出矿井。2 名工人察觉到一种令人恶心的甜味,1 名工人感觉身体虚弱和头痛。另 1 名工人感觉眼睛刺痛,有醉酒的感觉,午饭休息一个小时回来后,晕倒在矿井里。负责把桶从矿井里拉出来的 1 名工人想去帮助他,但其也感到头晕,于是派另一名工人帮助。这些工人感觉头晕、眼睛刺痛、胸闷和虚弱。在矿井里待最久的 2 名工人被送进医院。其中 1 人昏迷、呕吐、脉搏微弱;另 1 名是最先倒下的,呈现昏昏欲睡、恶心、呕吐、神志不清状态,还有共济失调。

之后两人都恢复。现场调查显示,分别在事发 3 小时、18 小时和一周后检测矿井内气体浓度,经检测空气中的丙酮浓度超过 28 440mg/m³,1,1,1-三氯乙烷浓度达到 118.5mg/m³。据推测,丙酮已从罐体中逐渐蒸发,并沿地板向矿井内移动,有些已在水中溶解,将这些水铲入桶中搅动,释放出溶解的丙酮,从而增加了矿井内的浓度。

（三）案例三:手部接触少量丙酮引起浅二度烧伤

一名 29 岁女性,戴棉质手套工作时由于少量丙酮(纯)溶液沾染手套未引起注意,工作约 2 小时时感觉左手轻度烧灼性疼痛,伴轻度头晕、乏力、心慌,遂脱去手套,见手指、手掌等处发红,用自来水冲洗约 10 分钟,伤后 4 小时接触丙酮部位可见水疱局部红肿。入院后诊断为浅二度烧伤,并采取清创,抗感染,外用无菌厚层敷料包扎,局部应用光子治疗仪照射控制创面炎症等治疗。伤后第 8 天复查血常规、尿常规、肝肾功能等均正常,中枢神经系统检查未见异常;伤后第 10 天,治愈出院。其致伤的主要机制可能为丙酮刺激角质层深部皮肤结构,导致细胞损伤后毛细血管脆性增加,血管渗出,继而导致疼痛和水疱。由于手部接触面积不大,经皮吸收所致中毒的可能性较小,脱离环境后症状缓解。

（四）案例四:车间不当操作引起急性苯酚、丙酮中毒

车间控制室操作工人吴某通过控制系统发现现场 C 区离子交换器的过滤器可能堵塞,并将情况通知外操作工人刘某,刘某立即到 C 区检查。大约 10 分钟后,吴某在控制室发现堵塞没有排除,前往 C 区查看,刘某正在 7 米高的离子交换器平台上操作,吴某来到平台下问情况时,刘某正打开过滤器管道口,物料突然喷出,溅到刘某身上,有一部分物料下落到吴某脸上,引起灼伤。刘某马上从平台上下来并用清水冲洗约 5 分钟,之后突然倒地。被同事送入医院抢救,入院时呼吸、心跳已停止。事故发生时,刘某未戴防护面罩。事后采样测定,空气中苯酚、丙酮浓度均未超过国家卫生标准。操作工刘某在平台上准备换离子交换器管道上堵塞的过滤器,此时需关闭过滤器两边的进出阀门,再打开下面的泄料阀门,减压泄料。待物料排出后再打开管道口换过滤器。本次事故是由于管道内物料未泄完,管道内压力较大,此时打开了管道口,致使物料喷出。根据苯酚和丙酮的毒理作用及现场调查,死亡原因为短时间内吸入大量极高浓度的苯酚和丙酮蒸气,直接导致中枢神经系统抑制,呼吸中枢麻痹,呼吸肌痉挛,产生肺水肿,心肌损害,最后呼吸、循环衰竭死亡。

（黄永顺　赵　娜　农骐郢　章　清）

参考文献

［1］颜莉,黄琪,赵耀华.丙酮烧伤一例［J］.中华劳动卫生职业病杂志,2016,34(8):631.

［2］刘文生,张凤林,李淑华,等.一起急性苯酚、丙酮中毒死亡事故调查［J］.职业卫生与应急救援,2002,20(4):199-200.

［3］高为,张华.酮类化合物急性毒性的测定与评价［J］.苏州科技学院学报(工程技术版),2005(3):61-63.

［4］杨纯爱,梁秋华.11 例急性丙酮中毒的抢救及护理［J］.黑龙江护理杂志,2000(3):32-33.

［5］白宏,徐健.职业性急性丙酮中毒 1 例报告［J］.中国卫生工程学,2013(4):347-348.

［6］王晶晶,陆书明.丙酮的工业安全应用研究现状［J］.广东化工,2014,41(12):279-280.

［7］王贞,贾建平.丙酮致中毒性脑病的临床及磁共振特点［C］//中华医学会第十八次全国神经病学学术会议论文汇编(下).中华医学会,2015.

［8］王贞,何金彩.丙酮中毒性脑病一例［J］.中华神经科杂志,2013,46(3):211-212.

［9］VAN WIJNGAARDEN M,MOCK T,DINWOODIE A,et al. Coma and metabolic acidosis related to the use of muscle liniment [J]. Crit Care Med, 1955, 23(6): 1143-1145.

[10] AGNESI R, VALENTINI F, MASTRANGELO G. Risk of spontaneous abortion and maternal exposure to organic solvents in the shoe industry [J]. Int Arch Occup Environ Health, 1997, 69(5): 311-316.

第二节　甲基乙基甲酮

一、别名

甲基乙基甲酮(methyl ethyl ketone, MEK),别名:丁酮(butanone), 2-丁酮(2-butanone),丁烷-2-酮(butane-2-one),乙基甲基酮(ethyl methyl ketone),甲基乙基酮(methyl ethyl ketone),甲乙酮(methyl ethyl ketone),甲基丙酮(methyl acetone)。

二、CAS 号

甲基乙基甲酮:78-93-3。

三、理化特性

MEK 分子式为 C_4H_8O,化学结构式为 $CH_3COCH_2CH_3$,分子量为 72.11。

(一) 物理性质

沸点 79.6℃(101.3kPa),熔点 –86.67℃,相对密度 0.805 4(20℃/4℃),折射率 1.378 8(20℃),介电常数无资料,黏度 0.41mPa·s(20℃),表面张力无资料,闪点 –9℃(闭杯)、–6℃(开杯),燃点 515.6℃,蒸发热无资料,熔化热无资料,燃烧热 2 441.8kJ/mol(25℃,液体),生成热无资料,比热容 2.297kJ/(kg·K)(20℃),临界温度 260℃,临界压力 4.40MPa,电导率无资料,热导率无资料,爆炸极限 1.8%(体积)(下限)、12.0%(体积)(上限),体膨胀系数 $0.001\ 29K^{-1}$(0~30℃,平均)。

(二) 化学性质

MEK 由于具有羰基及与羰基相邻接的活泼氢,因此容易发生各种反应。与盐酸或氢氧化钠一起加热发生缩合,生成 3,4-二甲基-3-己烯-2-酮或 3-甲基-3-庚烯-5-酮。长时间受日光照射时,生成乙烷、乙酸、缩合产物等。用硝酸氧化时生成联乙酰。用铬酸等强氧化剂氧化时生成乙酸。MEK 对热比较稳定,较高温度下热裂解生成烯酮或甲基烯酮。与脂肪族或芳香族醛发生缩合时,生成高分子量的酮、环状化合物、缩酮以及树脂等。例如与甲醛在氢氧化钠存在下缩合,首先生成 2-甲基-1-丁醇-3-酮,随后脱水生成甲基异丙烯基酮。

MEK 受日光或紫外光照射时发生树脂化。与苯酚缩合生成 2,2-双(4-羟基苯基)丁烷。与脂肪族酯在碱性催化剂存在下反应,生成 β-二酮。在酸性催化剂存在下与酸酐作用发生酰化反应,生成 β-二酮。与氰化氢反应生成氰醇。与氨反应生成酮基哌啶衍生物。MEK 的 α-氢原子容易被卤素取代生成各种卤代酮,例如与氯作用生成 3-氯-2-丁酮。与 2,4-二硝基苯肼作用生成黄色的 2,4-二硝基苯腙(熔点 115℃)。禁止与强氧化剂、强还原剂、碱类混合,无聚合危害。

四、使用历史与接触机会

(一) 使用历史

MEK 主要用作溶剂,如用于润滑油脱蜡、涂料工业及多种树脂溶剂、植物油的萃取过程及精制过程的共沸精馏,其优点是溶解性强,挥发性比丙酮低,属中沸点酮类溶剂。MEK还是制备医药、染料、洗涤剂、香料、抗氧化剂以及某些催化剂的中间体,合成抗脱皮剂甲基乙基酮肟、聚合催化剂甲基乙基酮过氧化物、阻蚀剂甲基戊炔醇等,在电子工业中用作集成电路光刻后的显影剂。电子纯丁酮应用于电子工业集成电路光刻工艺的显影剂及工艺的清洗剂。

(二)接触机会

MEK可在以下食品中出现:葱属植物、白菜、鸡蛋、甘草、燕麦、马铃薯、香蕉、柑橘类水果、奶酪。世界范围内的使用量为:每年1~10吨。

五、代谢

MEK毒性相对较低,目前没有关于MEK导致死亡或大规模工业事故的记录。MEK单独暴露的报道较少,大多数情况下是混合溶剂暴露。MEK的主要危害在于其可增强其他物质的毒性,特别是增强神经毒性。许多文献报道了MEK和其他溶剂之间的相互作用,包括职业调查以及动物和志愿者研究。

(一)吸收

MEK在肺部的滞留率在41%~59%,血液中MEK的浓度与暴露浓度有关。

MEK经皮肤吸收迅速。一项志愿者研究中,将100mL MEK涂抹于前臂正常皮肤,15分钟后在呼出气中检测到MEK,并在2~3小时内达到峰值。皮肤的含水量决定了吸收速率。干燥皮肤吸收缓慢,直到涂抹后4~5小时才出现峰值。湿润皮肤吸收非常迅速,在30秒内呼出气中即可检测到MEK,且峰值浓度为正常和干燥皮肤最大浓度平均值的4倍。然而,随着MEK使皮肤干燥,吸收速率随之下降。

摄入未知量的含MEK胶,血液MEK浓度为950mg/L(13.2mmol/L)。摄入约240mL含47%MEK和45%甲醇的油墨清洗液,血液MEK浓度为1 240mg/L(17mmol/L),2-丁醇的浓度为240mg/L(3.3mmol/L)。

(二)分布

MEK易溶于血液和组织,包括脂肪,其在所有组织中的溶解度相似。

(三)代谢

吸收的MEK大部分被代谢,但代谢途径尚未完全阐明。在实验动物和人类发现的MEK代谢产物是2-丁醇、3-羟基-2-丁酮(乙酰甲基甲醇)和2,3-丁二醇。

MEK代谢生成2-丁醇,2-丁醇可通过醇脱氢酶还原回MEK。MEK也可通过碳链ω-1羟基化作用(可能由微粒体单加氧酶系统催化)氧化生成3-羟基-2-丁酮,然后还原为2,3-丁二醇。不超过人体吸收剂量的5%以原形呼出,只有约3%以2,3-丁二醇形式排出。大部分吸收的MEK代谢为2,3-丁二醇,然后进入一般代谢途径,转化为简单的化合物,如水和二氧化碳。

实验数据表明,在高剂量时,MEK的动力学与剂量有关,根据工作量的不同,饱和动力学可能达到147.5~295mg/m³。

(四)清除

只有2%~3%被吸收的MEK以原形呼出。呼出气中的MEK浓度与暴露浓度相关。暴露于MEK的志愿者呼出气中的MEK浓度在两小时后达到稳定状态,为暴露浓度的 5%~6%。MEK 可迅速从肺中排出。一项志愿者研究中,超过一半的受试者在停止接触 MEK 90 分钟后呼吸样本中检测不到 MEK。

一项志愿者研究中,暴露于 590mg/m³ MEK 4 小时后,在血液中发现了两个消除阶段。第一阶段(停止暴露后 0~45 分钟)半衰期为 30 分钟,第二阶段(暴露后 60~320 分钟)半衰期为 81 分钟。另一项研究估计 MEK 的半衰期为 49 分钟。

Liira 等利用 Munies 和 Wurster(1965 年)的数据估计摄入含 375mg MEK 的明胶胶囊后,约有 30%MEK 通过肺排出。在有意摄入含 28%MEK、18% 丙酮、39% 环己酮、15% 聚氯乙烯明胶并饮酒的个体中,MEK 的半衰期为 10.1 小时。

MEK 和 3-羟基-2-丁酮经尿排泄仅占吸收剂量的约 0.1%。仅约 3% 的 MEK 以 2,3-丁二醇的形式排出,但个体间差异很大。

尿液中 MEK 浓度和 3-羟基-2-丁酮浓度与 MEK 的暴露浓度显著相关。然而,呼出气中 MEK 浓度与尿液中 MEK 浓度并没有很好的相关性。

由于 MEK 的消除半衰期短,在一个工作周内 MEK 不会蓄积。MEK 的代谢在较低浓度时达到饱和状态,因此,在 MEK 高浓度暴露下,预计将有较大部分通过肺和肾脏排出。

六、危害性

(一) 急性毒性

LD_{50}:3 400mg/kg(大鼠经口);3 000mg/kg(小鼠经口);6 480mg/kg(兔经皮)。

LC_{50}:23 520mg/m³,8 小时(大鼠吸入)。人吸入 30g/m³,感到强烈气味和刺激;人吸入 1g/m³,略有刺激。

1. 急性吸入　人体暴露于 590mg/m³ 的 MEK 影响仅限于感官刺激效应。志愿者在 590mg/m³ MEK 中暴露 3~5 分钟后,会出现轻微的眼、鼻、喉刺激。急性吸入还可能引起恶心、头痛和精神错乱。高浓度暴露可能抑制中枢神经系统,也可能发生抽搐。

在志愿者研究中,MEK 暴露对神经行为或精神运动性行为没有影响。MEK 暴露不会影响狒狒进行样本匹配任务的准确性,但确实会导致反应时间延迟。

2. 急性皮肤刺激性/腐蚀性　MEK 会使皮肤干燥并脱脂,但不会产生刺激或炎症。前臂局限在 2cm 的圆圈内接触 1.5mL 分析级 MEK 5 分钟后,会产生短暂的皮肤变白,但没有红斑或刺激迹象。0.5mLMEK 在某些情况下会使兔子产生轻度至中度的皮肤刺激。

3. 急性眼刺激性/腐蚀性　MEK 对眼睛有刺激性,并造成中度可逆性损伤。0.1mL (80mg)MEK 会对兔子的眼睛产生轻度至中度刺激作用。

据报道,某病例在 MEK 溅入眼睛几天后出现了严重的前葡萄膜炎,这可能是由于轻度创伤后易发生葡萄膜炎。

有文献报道,人使用含 MEK 的脱漆剂后,出现头痛、头晕和视力下降。除视力下降和短暂的上弓状暗点(视野内的盲点或黑点)外,视力检查均正常。患者被诊断为球后神经炎,视力在 36 小时内恢复正常。然而,在患者血液中发现了甲醇和甲醛,浓度不详,而脱漆剂中甲醇和甲醛浓度未测量。

4. 经口摄入　经口摄入含 MEK 的胶水后,出现昏迷、过度换气、心动过速、低血压以及明显的高乳酸浓度阴离子间隙代谢性酸中毒。酸中毒可能是缺氧所致,而非 MEK 的直接作用。

MEK 有误吸入肺部的风险,可能导致化学性肺炎和肺水肿。

（二）亚急性毒性

目前文献尚未查到 MEK 亚急性毒性相关资料。

（三）慢性毒性

1. 吸入　据报道,51 名暴露于 MEK 的意大利工人出现头痛、食欲不振、体重减轻、胃肠道不适、头晕和肌肉肥大。神经传导速度轻微降低,但没有出现临床可识别的神经病变病例。在暴露于 $885\sim1\,770mg/m^3$ MEK 的工人中也有手指和手臂麻木的报道。

一名工人在接触 MEK 2 年后出现肌阵挛、震颤、共济失调和眼震,停止接触后 1 个月内症状消失。虽然多次血液检查结果均为 MEK 阴性,但未对尿液中的 MEK 进行测量,也未对工作场所中的 MEK 或任何其他溶剂的浓度进行测量。

一组暴露于 MEK 的工人中报道了神经毒性,但该项研究及其发现存在争议。MEK 也牵涉到其他神经病变,但来自动物研究的证据表明,仅接触 MEK 不会引起神经系统损害。据报道,每天将大鼠暴露于 $590mg/m^3$ 的 MEK 中 12 小时,持续 24 周,4 周后大鼠神经传导速度出现短暂下降,但在研究后期神经传导速度没有发生改变。

此外,还有关于滥用 MEK 的报道。效果通常在几分钟内开始,持续 $15\sim30$ 分钟,除非反复吸入溶剂。报告的症状包括头晕、兴奋、幻觉和焦躁不安。

2. 免疫毒性　目前关于 MEK 免疫毒性的资料较少。工人接触正己烷(呼吸空气区平均浓度为 $204.16mg/m^3$,范围 $15.14\sim1\,056mg/m^3$)、甲苯(平均浓度为 $101.79mg/m^3$,范围 $20.24\sim434.30mg/m^3$)和 MEK(平均浓度 $32.45mg/m^3$,范围 $7.17\sim138.65mg/m^3$)没有损害自然杀伤细胞活性,也没有改变白介素-2 或 γ 干扰素的浓度。

3. 皮肤接触　每天用 0.1mL MEK 擦拭前臂皮肤,连续 18 天,未产生任何持续性红斑或肿胀。

有报道慢性接触 MEK 可导致包括接触性皮炎在内的皮肤病。一位画家在接触喷漆 18 个月后患接触性皮炎,进行 MEK 斑贴试验,10 分钟内皮肤会红肿发痒;15 分钟后反应达到最大,然后逐渐消退。在志愿者中进行类似测试没有产生任何反应。

4. 眼睛接触　没有相关文献资料。

5. 经口摄入　没有相关文献资料。

（四）致癌、致畸、致突变性

没有关于 MEK 致癌性的资料,目前认为 MEK 不具有致癌性。

在一项历史前瞻性死亡率研究中,对两家 MEK 脱蜡厂的 446 名男性工人开展了平均 13.9 年的随访。观察到的死亡人数(46)低于预期死亡人数(55.51)。肿瘤死亡人数低于预期,但死于口腔和咽部肿瘤的人数略有增加(观察到 2,预期为 0.13),死于肺癌的人数低于预期(观察到 1,预期 6.02)。没有明确的证据表明这些工人有罹患癌症的风险。

美国一项对 1 008 名润滑脱蜡工人的回顾性研究历经 43 年随访,最终发现没有人死于口腔和咽部肿瘤。循环系统疾病、脑血管疾病、消化系统疾病及意外事故造成的死亡率均低于预期。工人接触到 MEK,并在较小程度上接触甲苯。而其他溶剂(苯、正己烷、二甲苯和甲基异丁基酮)浓度很低,通常低于 $0.295mg/m^3$。这些工人前列腺癌的发病率增加,但可能与 MEK 浓度较低的润滑过程有关,而不是 MEK 暴露程度更高的脱蜡过程。此外,所有前列腺癌病例都发生在非白人工人中,在美国,前列腺癌是非白人男性中最常见的癌症之一。

(五) 遗传与生殖毒性

1. 遗传毒性　大多数关于 MEK 的研究都很少或根本没有证据表明 MEK 具有诱变性或遗传毒性。

2. 生殖毒性　几项动物研究认为,MEK 在动物中可能是一种低等级的致畸剂。大鼠(孕 6~15 天)吸入最低中毒浓度(TC_{Lo})8 850mg/m^3(7 小时),致胎鼠颅面部(包括鼻、舌)、泌尿生殖系统发育异常及凝血异常。

七、作用机制

关于 MEK 作用机制的资料非常有限。猫和狗高浓度接触 MEK(1 475~29 500mg/m^3)可导致肺血管收缩和高血压。MEK 的主要危害在于其可增强其他物质的毒性,特别是增强神经毒性。

其他溶剂代谢相互作用主要有三种方式。

(一) 增强六碳神经病变

众所周知,MEK 可以增强某些其他溶剂的神经毒性。因此,长期暴露于某种溶剂,即使浓度很低,但同时暴露于 MEK 也可能导致神经病变。MEK 本身并不具有神经毒性。

1. 正己烷　在更改配方后的 18 个凝胶嗅探器中报告了神经病变,因此怀疑 MEK 能增强正己烷的神经毒性作用。胶中含有 31% 的正己烷,但只有在浓度降至 16% 并在产品中添加 MEK 后,才发生神经病变。移除 MEK 后,没有后续病例报道。

动物研究表明,与单用 2,5-己二酮(正己烷的神经毒性代谢物)相比,2,5-己二酮和 MEK 联合暴露会导致神经毒性发作更快。与单用 2,5-己二酮相比,2,5-己二酮与 MEK 联用能显著提高大鼠血清和神经的 2,5-己二酮浓度。与丙酮或甲苯相比,MEK 的效果更强。这种现象的机制尚不清楚,并不认为是由 2,5-己二酮单独造成的,可能是由于肝混合功能氧化酶系统的诱导。

在一项人类志愿者的毒物动力学研究中,与 MEK 联合暴露对正己烷的毒物动力学影响很小。但是,2,5-己二酮的生成速率有所降低,表明正己烷的代谢受到抑制。相比之下,同时暴露于 MEK 和正己烷的工人尿中 2,5-己二酮的排出量增加。在动物实验中,尿中正己烷代谢物的浓度取决于 MEK 的暴露浓度,正己烷主要的代谢物 2,5-己二酮和 2-己醇的浓度随着 MEK 浓度的增加而降低。然而,最近一项研究表明,尽管与 MEK 共暴露的短期内尿中 2,5-己二酮的浓度下降,但 2,5-己二酮的浓度实际上随着暴露时间的延长而升高。

2. 甲基正丁基酮(MnBK)　与正己烷具有相同的神经毒性代谢物 2,5-己二酮。动物研究显示,与 MEK 联合暴露会增加甲基正丁基酮的神经毒性。在另一项动物实验中,甲基正丁基酮和 MEK 联合使用导致甲基正丁基酮的血清浓度升高。大鼠吸入甲基正丁基酮和 MEK 混合物会导致环己巴比妥(己巴比妥)诱导的睡眠时间显著减少,环己巴比妥是一种酶诱导药物,而单独使用甲基正丁基酮并不会改变睡眠时间。在甲基正丁基酮/MEK 暴露组中肝微粒体酶活性升高。

(二) 增强卤代烷毒性

1. 四氯化碳　MEK 已被证明可增强四氯化碳对大鼠的肝毒性,这可能是由于代谢产物 2,3-丁二醇和/或 3-羟基-2-丁酮的作用。

2. 三氯甲烷　MEK 也被证明可增强三氯甲烷对大鼠的肝毒性和肾毒性。肝、肾损伤的程度与剂量有关,在最高剂量下,增强作用程度降低。增强作用的机制尚不清楚,但高剂量的酮可能降低氯仿的代谢,从而降低毒性。或者,高剂量的酮可能以降低氯仿毒性的方式损害细胞。

（三）抑制酒精代谢

1. 乙醇 乙醇可能抑制 MEK 的微粒体氧化。在一项志愿者研究中,摄入乙醇和吸入 MEK 导致血液 MEK 浓度升高,提示乙醇可抑制 MEK 代谢。在吸入 MEK 之前摄入乙醇,整个暴露过程中,血液 MEK 的浓度始终保持较高。停止 MEK 暴露后再摄入乙醇,消除期 MEK 血液浓度升高。乙醇存在时,MEK 代谢物 2-丁醇的浓度增加了近 10 倍,血 MEK 浓度升高,表现为 MEK 经呼气和尿排泄增加。乙醇存在的情况下,8% 的 MEK 通过肺清除,而没有乙醇的情况下则为 3%。与乙醇共暴露,尿液中 MEK 的清除量增加了一倍,但仍小于吸收剂量的 1%。

动物研究表明,与 MEK 同时暴露会减缓乙醇的代谢,其他研究表明 MEK 增加微粒体的活性并抑制醇脱氢酶。

2. 甲醇 摄入约 240mL 含 47%MEK 和 45% 甲醇的墨水清洗液后,MEK 可能会抑制甲醇代谢。尽管甲醇浓度很高(2 020mg/L,63mmol/L),且阴离子间隙保持正常,但仅极少的甲醇被代谢为甲酸盐。MEK 可能通过抑制醇脱氢酶发挥作用。

（四）其他相互作用

1. 丙酮 在志愿者研究中,接触 MEK 和丙酮的混合物对神经行为表现没有影响。MEK 不增强丙酮的作用,且两种酮之间不存在药代动力学相互作用。

2. 甲苯 在一项溶剂暴露和精神运动性行为的志愿者研究中,MEK 和甲苯对精神运动性行为均无任何影响。此外,混合暴露时,两种溶剂对另一种溶剂都没有任何增强效应。同时暴露于 MEK 和甲苯的工人尿中 2,5-己二酮的排出量减少。

3. 二甲苯 MEK 可能通过与初始单加氧酶相互作用来抑制二甲苯的代谢。与单用二甲苯相比,间二甲苯和 MEK 联合暴露的志愿者血液中二甲苯的浓度升高了近 2 倍。尽管间二甲苯的清除及其代谢物甲基马尿酸的排泄减少,但对 MEK 的生物转化似乎没有影响。间二甲苯暴露前 20 小时接触 MEK 并不影响二甲苯的代谢。

八、风险分级

按《全球化学品统一分类和标签制度》(GHS)进行风险分类。

（一）人体健康危害

MEK 对眼、鼻、喉、黏膜有刺激性,长期接触可致皮炎。MEK 常与 2-己酮混合应用,能加强 2-己酮引起的周围神经病现象,但单独接触 MEK 未发现有周围神经病现象。

（二）物理化学危害

MEK 易燃,其蒸气与空气可形成爆炸性混合物。遇明火、高热或与氧化剂接触,有引起燃烧爆炸的危险。其蒸气比空气重,能在较低处扩散到相当远的地方,遇明火会引着回燃。

（三）环境危害

MEK 无明显环境危害。

九、院内救治

（一）诊断和分级

MEK 中毒诊断和分级可参见《职业性急性化学物中毒性神经系统疾病诊断标准》(GBZ

76—2002)、《职业性中毒性肝病诊断标准》(GBZ 59—2010)、《职业性急性中毒性肾病的诊断》(GBZ 79—2013)、《职业性急性化学物中毒的诊断 总则》(GBZ 71—2013)。

(二)应急处置

1. 吸入 迅速脱离现场至空气新鲜处,并除去所有受污染的衣物。评估呼吸功能,进行对症和支持治疗。

2. 皮肤接触 脱去被污染的衣物,并用水或生理盐水彻底冲洗皮肤,进行对症和支持治疗。

3. 眼睛接触 眼睛应用水或生理盐水彻底冲洗 15 分钟,然后用荧光素染色。如果摄入了荧光素,建议转诊至眼科。

4. 经口摄入 MEK 急性毒性低,除非摄入量非常大,否则不需要洗胃。但由于 MEK 存在吸入危险,必须使用带套的气管插管用于保护气道。活性炭没有益处。如果精神状态改变的患者出现呕吐、咳嗽或喘息,则需要对患者进行评估,以确定是否存在误吸。进行支持性治疗。

(三)治疗

无特效解毒药,治疗以对症支持为主。①吸氧:给予氧气或含有二氧化碳的氧气吸入。出现呼吸变浅、变慢时可给予呼吸兴奋剂。②口服中毒者可催吐,并以温水彻底洗胃,导泻。③改善脑细胞代谢:可使用能量合剂、胞磷胆碱、脑活素、钙离子拮抗剂等。静脉缓慢注射 10% 葡萄糖酸钙 10~20mL。④积极护肝治疗,可予谷胱甘肽、葡醛内酯、肌苷等。⑤如呼吸、心搏骤停,应立即进行心肺复苏术,及时给予机械通气治疗呼吸衰竭;出现休克者,在补充血容量后,如血压仍无改善,可酌情给予血管活性药物,如多巴胺或间羟胺;抗心律失常治疗;出现少尿或无尿,可按急性肾功能衰竭原则处理;积极防治继发感染,加强营养支持,加强护理。⑥忌用吗啡和肾上腺素。

十、病例报告

(一)案例一:丁酮、丙酮所致过敏性皮炎

一名 43 岁女性于 1966—1970 年从事集成电路元件制作期间,将电子元件分别在盛有丁酮和丙酮的烧杯内依次显影和清洗,每天消耗丁酮 1 600mL、丙酮 80mL。操作时仅穿一般工作服,戴白帽及纱布口罩。由于操作室防尘要求高,不能开门窗,故车间内丁酮和丙酮的气味很大。自 1970 年夏季起,患者先从两手远端伸侧出现圆形丘疹,有痒感,抓破后淌水。一个月后左手皮炎上延到肘部及脸部,脱离环境数天后皮损可自行消退,若再回车间接触丁酮,又重新出现同样的皮损。1972 年以后,虽不直接从事此项操作,但在储存丁酮、丙酮的车间停留十多分钟,也能引起同样皮炎发作。1981 年 3 月,患者偶以丁酮棉球擦洗沾染机油的衣服时,左手沾染了丁酮,不久左手指伸侧即出现扁平隆起的皮疹,感奇痒,抓破淌水,同时脸部也出现类似皮疹,外用 2% 硼酸及中药煎汤洗泡后有所缓解,但未彻底治愈。入院后为明确皮炎与丁酮、丙酮的关系,以 10 % 丙酮和丁酮作皮肤斑贴试验,结果阴性。然后在弯盘内盛入丁酮原液约 50mL,患者右手伸侧朝下置弯盘上,皮肤离丁酮液面 2~3cm,熏 10 分钟,患者戴口罩以预防吸入。21 小时后观察,右手原处皮疹红肿较原来明显,左手红肿更显著,奇痒,脸部皮损更趋严重,并于左眼眉弓上方新出现豌豆大小丘疹一处,呈粉红色。经氯苯那敏 4mg、一日三次,及维生素 C 等一般抗过敏药物治疗两周,皮疹消退遂停药。

(二)案例二:摄入丁酮后发生严重代谢性酸中毒

印度南部一名 47 岁的家庭主妇失去知觉,被带到急诊部。唯一的病史是其在一周前患水痘,检查时呈深昏迷,对疼痛刺激无反应。患者呼吸急促,呼出气中有一种常见胶的气味,水痘皮疹很明显,伴有抓痕。水杨酸和对乙酰氨基酚的血浆筛检呈阴性。缓慢输注150mmol(12~6g)8.4% 碳酸氢钠后,临床症状明显改善,呼吸急促减轻,血压升高,脉搏减慢,血气紧张度改善。随后转入特护病房,并在 12 小时内恢复了意识。整个疾病过程中,肾功能和肝功能保持正常。在患者家中一个朗姆酒瓶里发现了一种有强烈气味的物质,毒理学分析证实是丁酮。气-液相色谱法显示,患者血浆和尿液中均有高浓度丁酮,其中血浆丁酮浓度为 95mg/100mL,血浆乳酸浓度升高(129mg/100mL)。一周后康复出院,但其否认曾吞下任何异常的东西。只能假设其因水痘皮疹而想从朗姆酒中寻求安慰,但朗姆酒瓶无意中装满了丁酮。

(黄永顺 赵 娜 农骐郢 沈建玲)

参考文献

[1] API A M,BELMONTE F,BELSITO D,et al. RIFM fragrance ingredient safety assessment,2-butanone, CAS Registry Number 78-93-3 [J]. Food Chem Toxicol,2019,134(Suppl 2):111025.

[2] 蔡世雄. 正己烷与甲基乙基甲酮混合毒性的实验研究[J]. 国外医学 卫生学分册,1983(5):295.

[3] 朱明. 甲乙酮的市场分析[J]. 化工文摘,2006,4(4):24.

[4] 徐建时. 美国政府工业卫生学家会议 1988—1989 生产环境化学物质阈限值[J]. 环境与职业医学,1989(4):59-76.

[5] 杨华. 国内外甲乙酮的生产应用及市场分析[J]. 甲醛与甲醇,2005,30(5):45.

[6] 朱青芳. 甲乙酮的合成方法及生产消费情况[J]. 医药化工,2007(3):33-37.

[7] 鲁英. 我国甲乙酮生产和需求[J]. 精细与专用化学品,1995(17):13-14.

[8] ALDERSON M R,RATTAN N S. Mortality of workers on an isopropyl alcohol plant and two MEK dewaxing plants [J]. Br J Ind Med,1980,37(1):85-89.

[9] WEN C P,TSAI S P,WEISS N S,et al. Long-term mortality study of oil refinery workers. Ⅳ. Exposure to the lubricating-dewaxing process [J]. J Natl Cancer Inst,1985,74(1):11-18.

[10] TOPPING D C,MORGOTT D A,O'DONOGHUE J L. Ketones of six to thirteen carbons. Patty's Toxicology [M]. 5th ed. New York:John Wiley & Sons Inc,2001.

[11] 孙勇涛,史志澄. 丁酮、丙酮所致过敏性皮炎一例报告[J]. 工业卫生与职业病. 1983(4):236.

[12] KOPELMAN P G,KALFAYAN P Y. Severe metabolic acidosis after ingestion of butanone [J]. Br Med J (Clin Res Ed),1983,286(6358):21-22.

第三节 甲基正丁基酮

一、别名

甲基正丁基酮(methyl n-butyl ketone,MnBK)别名:2-己酮(2-hexanone);己-2-酮(hexan-2-one);甲基丁基酮(methyl butyl ketone);正丁基甲基酮(n-butyl methyl ketone);丙基丙酮(propylacetone)。

二、CAS 号

甲基正丁基酮:591-78-6。

三、理化特性

MnBK 分子式为 $C_6H_{12}O$,分子量为 100.16。

(一) 物理性质

沸点 127.5℃ (101.3kPa),熔点-56.9℃,相对密度 0.811 3(20℃/4℃),折射率 1.400 7 (20℃),闪点 38℃,燃点 127.5℃,爆炸极限 1%(体积)(下限)、8%(体积)(上限)。

(二) 化学性质

有碘仿反应,与二醇反应成缩酮,能与氨或胺的衍生物发生缩合等。

四、使用历史与接触机会

(一) 使用历史

MnBK 引起的神经病病例于 1973 年首次报道。随后,许多 MnBK 相关数据相继发表。MnBK 是正己烷的代谢产物,它们具有共同神经毒性代谢产物 2,5-己二酮和相似的毒性表现。正己烷的相关毒性信息远多于 MnBK,很多数据同样适用于 MnBK。据报道,画家、橱柜装潢工和印刷屏幕清洁工人接触 MnBK 后出现多发性神经病;已证实动物接触 MnBK 和 2,5-己二酮后会出现多发性神经病。MnBK 或正己烷诱发的多发性神经病起病隐匿且进展缓慢。

(二) 接触机会

MnBK 在工业上有广泛的用途,主要用作硝基纤维、树脂等的溶剂和油漆的洗脱剂,空气中 MnBK 以蒸气的状态存在。

五、代谢

(一) 吸收

MnBK 极易经皮肤、呼吸道和胃肠道被人体吸收。工厂中工人主要暴露途径为经呼吸道和经皮吸收。一项志愿者研究中发现,当人体暴露于 MnBK 41~205mg/m³ 7.5 小时或 410mg/m³ 4 小时后,75%~92% 的吸入量会被人体吸收。皮肤吸收 MnBK 的速率为 4.2~8.0μg/(min·cm²)。一名普通男性(身高 175cm,体重 70kg,体表面积 1.85m²)将双手[占体表面积的 4%,吸收率 5μg/(min·cm²)]浸入 MnBK 中 1 小时可能吸收 222mg MnBK。相比之下,吸入 102.5mg/m³ 1 小时可以吸收 92mg MnBK。甲基乙基甲酮(MEK,2-丁酮)和 MnBK(9:1)混合物的皮肤吸收率与单独 MnBK 的皮肤吸收速率大致相同。

(二) 分布

尚无 MnBK 在人体内分布的相关信息。MnBK 在大鼠体内组织分布广泛,经口给予含放射性标记 MnBK 后发现,其肝脏和血液中放射性浓度最高。实验证明,MnBK 可迅速透过小鼠的血脑屏障。

(三) 代谢

目前人体内 MnBK 的代谢信息有限。普遍认为,人体内与动物体内产生的 MnBK 代谢产物一致。MnBK 在肝脏中被细胞色素 P450 依赖的单加氧酶和乙醇脱氢酶代谢。产生代谢物 2,5-己二酮、2-己醇、5-羟基-2-己酮、2,5-二甲基呋喃和 γ-戊内酯。2,5-己二酮是一种 γ-二酮化合物,具有一定神经毒性。

2,5-己二酮的尿液浓度与正己烷接触量和接触工人的肌电图的严重程度有关,可作为接触正己烷的生物学指标。实验数据表明,大鼠体内 MnBK 剂量与尿液中 2,5-己二酮浓度之间存在良好的相关性。

尿中代谢物 2,5-己二酮的浓度可作为接触正己烷的生物监测指标,但 ACGIH 尚未制定 MnBK 的生物接触指数。接触 4.1~20.5mg/m³MnBK 后,尚不能确定血液或尿液中能否检测到 MnBK 或其代谢产物。志愿者在 410mg/m³ 的 MnBK 中暴露 4 小时后,体内没有产生可检测浓度的尿液代谢产物,包括 2,5-己二酮。因此,在评估 MnBK 暴露情况时应使用环境监测,而非生物监测。

（四）清除

一项志愿者研究发现,口服 MnBK（0.1mg/kg）4 小时后,$^{14}CO_2$ 呼出量达到峰值,并在随后 3~5 天呈缓慢下降趋势。尿液中大多数放射性物质可在 48 小时内清除,其余的可在 8 天内消除。呼出气可清除 39.5% 的吸入量,尿液可排出 26.3%。8 天内 ^{14}C 的总回收率为 65.8%,推测其余 MnBK 参与了进一步的代谢或储存在脂肪中。动物实验中,大鼠体内 92% 的 MnBK 在 6 天内可被排出。上述研究表明,即使在低暴露情况下,体内也可能蓄积神经毒性代谢物。

六、危害性

（一）急性毒性

最低中毒浓度 TC_{Lo}:暂无相关资料。

最低致死剂量 LD_{Lo}:暂无相关资料。

LD_{50}:2 590mg/kg（大鼠,经口）;2 430mg/kg（小鼠,经口）;4 800mg/kg（兔,经皮）。

LC_{50}:32 800mg/（m³·4 小时）（大鼠,吸入）。

1. 急性吸入　MnBK 是一种呼吸系统刺激物,可引起头痛、恶心、眼睛和喉咙刺激、头晕和轻度中枢神经系统抑郁。急性暴露 MnBK 的影响不如正己烷明显,不会导致多发性神经病。但接触高浓度 MnBK 后可能导致昏迷。

志愿者暴露于 4 100mg/m³MnBK 几分钟内就会出现中度眼睛和鼻部刺激。据报道,当人体暴露于 41mg/m³ 或 205mg/m³MnBK 7.5 小时或 410mg/m³MnBK 4 小时后,无不良反应。

2. 急性皮肤刺激性/腐蚀性　MnBK 对皮肤有刺激性。由于 MnBK 具有脱脂作用,长时间接触可能导致皮炎。

3. 急性眼刺激性/腐蚀性　MnBK 对人体眼睛有刺激作用。高浓度时,其是一种强效催泪剂。

4. 经口摄入　经口摄入 MnBK 可能导致恶心、呕吐、头晕、中枢神经系统抑郁和嗜睡,甚至可能导致昏迷。甲基正丁基酮进入肺部后可能导致化学性肺炎和肺水肿。

（二）亚急性毒性

目前尚未查到 MnBK 亚急性毒性的相关文献资料。

（三）慢性毒性

对于任何疑似神经病变的患者,建议转神经科进行神经电生理评估。尽管预后取决于疾病严重程度,但 γ-二酮诱发的多发性神经病变预后通常良好。据报道,11 位接触正己烷引起的中度至重度神经病变患者均在 1~4 年内恢复正常的日常活动,感觉障碍通常比运动障碍恢复快得多。

(四) 致癌、致畸、致突变性

目前尚无 MnBK 潜在致癌性的信息。IARC 尚未对其进行评估。

(五) 遗传与生殖毒性

1. 遗传毒性　关于 MnBK 遗传毒性的信息有限。在丙腈存在的情况下,酵母在 MnBK 中孵育时,MnBK 不会导致染色体丢失。2,5-己二酮是一种染色体丢失的弱诱导剂,但丙腈可有效增强其诱导作用。由于不会对遗传物质产生直接作用,这种检测可能不适合作为遗传损害的预测指标。

2. 生殖毒性　目前还没有 MnBK 对人类生殖影响的相关信息。大鼠在注射 MnBK 或经口摄入 2,5-己二酮后均出现睾丸上皮萎缩。这些变化在神经病变的临床症状出现之前就能观察到。曾有研究表明,经口摄入 2,5-己二酮的大鼠精子活力下降,但睾丸重量、附睾重量或精子数量没有变化。

妊娠 21 天期间暴露于 4 100mg/m³ 或 8 200mg/m³MnBK 的妊娠大鼠体重增加减少,高剂量组的子代数量和体重明显减少。两组的后代都出现如多动症等行为改变,这可能是导致老年大鼠过早衰老的原因。

七、作用机制

(一) γ-二酮

γ-二酮主要作用于周围神经系统,而不是中枢神经系统。MnBK 的代谢物比母体化合物更具神经毒性。在动物研究中,化合物的相对神经毒性按效力递减的顺序依次为:2,5-己二酮、5-羟基-2-己酮、2,5-己二醇、甲基正丁基酮、2-己醇和正己烷。就神经毒性而言,2,5-己二酮的效力是 MnBK 的 3.3 倍,而 MnBK 的效力是正己烷的 12 倍。因此,相比正己烷,MnBK 可能会以更快速度、更低暴露浓度引起神经病变。

2,5-己二酮是具有 1,4-羰基的 γ-二酮化合物。其他 γ-二酮(例如 2,5-庚二酮、3,6-辛二酮)也具有神经毒性,而 α-二酮和 β-二酮化合物(例如 2,3-己二酮、2,4-己二酮)没有神经毒性。一般认为 2,5-己二酮的神经毒性作用是由于其与轴突成分结合。2,5-己二酮能与轴突蛋白的功能氨基(NH_2)结合形成取代吡咯基团。神经毒性和非神经毒性双酮均与这些氨基结合,但只有神经毒性化合物会形成吡咯加合物。与对照组相比,接触 2,5-己二酮的大鼠在补充锌后所分泌的吡咯较少。但是,这只是一项短期研究,尚未研究锌对 2,5-己二酮诱导的神经毒性的潜在保护作用。

γ-二酮诱发的神经病研究中观察到的神经丝积聚原因,有三个主要假设:①疏水性吡咯加合物引发物理化学变化,导致神经丝功能或转运受到破坏。②吡咯加合物的自氧化导致神经丝之间的交联。③吡咯加合物破坏神经丝与细胞骨架成分,特别是微管间的正常连接。无论造成神经丝积聚的原因是什么,这些变化最终阻滞轴突营养物的流动和后续的神经变性。

动物研究中,"巨型"轴突的数量与化合物的神经毒性指数、产生麻痹所需时长成反比,表明轴突肿胀可能不是轴突功能障碍的先决条件,可能是继发性现象。

MnBK 对中枢神经系统的急性抑制作用被认为是由其代谢物 2-己醇(一种具有全身麻醉特性的脂肪醇)引起的。与正己烷相比,MnBK 的急性作用不太明显,这可能是因为 2-己醇不是 MnBK 的必需代谢产物,并且形成的量较少。

一些物质可以增强 MnBK 的神经毒性,若同时暴露于 MnBK 和这类物质,长时间低浓度暴露于 MnBK 也可能引起神经病变。另外,由于其他化合物(例如正己烷)的毒性与 MnBK 相似,因此应尽量减少接触带有任何神经毒性的溶剂。

(二) 三氯甲烷

MnBK 可以增强动物体内三氯甲烷的肝毒性和肾毒性。同样,MnBK 也可增强牛磺石胆酸盐引起的胆汁淤积。当动物单独暴露于 MnBK 时胆汁流量不变。

(三) 酶诱导剂

动物研究表明,用苯巴比妥(一种酶诱导药物)进行预处理可预防 MnBK 的神经毒性。诱导细胞色素 P450 酶可增强 MnBK 的新陈代谢、增加代谢物的尿排泄。

(四) 乙醇

动物研究表明,可能由于乙醇和 2-己醇竞争乙醇脱氢酶,同时暴露于乙醇和 MnBK 对急性中枢神经系统抑制具有累加作用。

(五) 正己烷

正己烷和 MnBK 代谢会产生相同的神经毒性代谢产物 2,5-己二酮。因此,毒性有相加作用,同时暴露于这两种溶剂的工人可能面临更大的神经毒性风险。

(六) 甲基乙基酮(MEK)

MnBK 本身并不具有神经毒性,但动物研究表明,MnBK 与 MEK 共同暴露会增加 MnBK 的神经毒性。正己烷也是如此。动物研究表明,与单独暴露于 2,5-己二酮相比,同时暴露于 2,5-己二酮和 MnBK 可以更快导致神经毒性发作。与单独使用 2,5-己二酮相比,用 2,5-己二酮与 MEK 联合治疗的大鼠 2,5-己二酮的血清和神经浓度显著增加。与丙酮或甲苯相比,MEK 的作用最强。其中机制尚不清楚,可能是与肝混合功能氧化酶系统的诱导有关。

动物研究中,MnBK 和 MEK 的共同给药导致 MnBK 的血清浓度升高。大鼠吸入 MnBK 和 MEK 混合物可显著减少由己巴比妥诱导的睡眠时间。单独使用 MnBK 不会改变睡眠时间。在 MnBK/MEK 暴露组中,肝微粒体酶活性增加。这表明长时间暴露于 MEK 可能引起几种化学物质代谢的显著变化。

(七) 甲苯

与单独给予 2,5-己二酮相比,2,5-己二酮与甲苯联合治疗的大鼠体内 2,5-己二酮的血清和神经浓度显著增加。甲苯的作用弱于丙酮和丁酮。

八、风险分级

未见 MnBK 风险分级的文献报道。

九、院内救治

(一) 应急处理

1. 吸入 将受害者脱离暴露,并脱去所有受污染的衣物。评估呼吸功能,进一步采取对症支持治疗。

2. 皮肤接触　脱去污染的衣服,并用水或盐水彻底冲洗皮肤。进一步采取对症支持治疗。

3. 眼睛接触　用水或盐水彻底冲洗 15 分钟,然后用荧光素染色。如果发现有荧光素摄取,建议将患者转诊至眼科。

4. 经口摄入　MnBK 急性毒性低,除非摄取大剂量,否则不需要进行胃净化。由于 MnBK 存在吸入危险,必须使用带袖套的气管插管来保护气道。如患者出现呕吐、咳嗽或喘息,则需要对患者进行评估,以确定是否发生误吸,给予支持治疗。

（二）诊断和分级

MnBK 中毒诊断和分级可参见《职业性急性化学物中毒性神经系统疾病诊断标准》(GBZ 76—2002)、《职业性中毒性肝病诊断标准》(GBZ 59—2010)、《职业性急性中毒性肾病的诊断》(GBZ 79—2013)、《职业性急性化学物中毒的诊断 总则》(GBZ 71—2013)。

（三）治疗

MnBK 没有特效解毒剂。对于任何疑似神经病变的患者,建议转诊至神经科进行神经电生理评估。预后取决于严重程度,但 γ-二酮诱发的多发性神经病变预后通常良好。

十、病例报告

美国某涂层织物工厂 1 157 名工人中,68 名具有确切的症状、体征和神经肌电图异常。这些工人都在神经病变发生率最高科室工作过 5 周~27 年,并都接触过 MnBK。在出现神经病变症状的 4 个月前,该工厂开始使用 MnBK 代替甲基异丁基酮(MIBK)与 MEK 的混合物。经检测后发现,印刷机前后 MnBK 的平均浓度分别为 37.7mg/m³、147.6mg/m³。结果提示,MnBK 是致病物,MEK 可能具有协同作用。

一名 22 岁男性,因职业暴露于上述涂层织物工厂而发生周围神经病变。1973 年 2 月,他发现自己的胳膊和腿有间歇性刺痛;大约 3 个月后,左腿无力,并且情况不断恶化;1973 年 8 月,出现抓地力受损和足下垂,之后入院治疗。据报道,他在 8 个月内体重减少 6.7kg,有明显的萎缩和双手固有肌偶有双侧横纹;手指伸肌及骨间背、腹侧严重无力;双侧足下垂伴小腿、大腿萎缩;无脚踝抽筋;神经传导速度减慢;肌电图显示失神经支配伴正波,纤维性颤动,远端肌肉运动单元中度至重度减少。经治疗,身体缓慢恢复,并在 1974 年 5 月恢复肌肉的正常力量。肌腱反射正常,肌电图显示明显改善。

（黄永顺　赵　娜　农骐郢　苏文瑶）

参考文献

［1］上海第一医学院劳卫教研组 . 甲基正丁基酮、甲基异丁基酮和甲基乙基酮在豚鼠血清中的代谢物及其清除速度［J］. 国外医学参考资料(卫生学分册),1978(6):364-365.

［2］王卓,王慧敏,刘东,等 . 煤化工高浓含酚废水萃取脱酚实验研究［J］. 化学工程,2016,44(2):7-11.

［3］龚训良 . 致神经性疾病的化学毒物［J］. 化工劳动卫生通讯,1986(3):33.

［4］陈利平,叶能权,童映芳,等 . 气相色谱法测定空气中 2-己酮［J］. 中国职业医学,1999(6):40-41.

［5］BOS P M,DE MIK G,BRAGT P C. Critical review of the toxicity of methyl n-butyl ketone:risk from occupational exposure［J］. Am J Ind Med,1991,20(2):175-194.

［6］王谋尔 . 猫神经系统对商品级甲基正丁基酮、甲基异丁基酮和甲基乙基酮慢性中毒的反应［J］. 国外医

学参考资料(卫生学分册),1978,(6):365.

[7] DIVINCENZO G D,HAMILTON M L,KAPLAN C J,et al. Metabolic fate and disposition of 14C-labeled methyl n-butyl ketone in the rat [J]. Toxicol Appl Pharmacol,1977,41(3):547-560.

[8] GOVERNA M,CALISTI R,COPPA G,et al. Urinary excretion of 2,5-hexanedione and peripheral polyneuropathies workers exposed to hexane [J]. J Toxicol Environ Health,1987,20(3):219-228.

[9] KRASAVAGE W J,O'DONOGHUE J L,DIVINCENZO G D,et al. The relative neurotoxicity of methyl-n-butyl ketone,n-hexane and their metabolites [J]. Toxicol Appl Pharmacol,1980,52(3):433-441.

[10] DECAPRIO A P,O'NEILL E A. Alterations in rat axonal cytoskeletal proteins induced by in vitro and in vivo 2,5-hexanedione exposure [J]. Toxicol Appl Pharmacol,1985,78(2):235-247.

第四节 甲基异丁基甲酮

一、别名

甲基异丁基甲酮(methyl isobutyl ketone,MIBK)别名:4-甲基-2-戊酮(4-methyl-2-pentanone),己酮(hexone),异丙基丙酮(isopropyl acetone),4-甲基戊-2-酮(4-methyl pentan-2-one),4-甲基-2-氧戊烷(4-methyl-2-oxopentane),2-甲基丙基甲基酮(2-methyl propyl methyl ketone),异丁基甲基酮(isobutyl methyl ketone)。

二、CAS 号

甲基异丁基甲酮:108-10-1。

三、理化特性

MIBK 分子式为 $C_6H_{12}O$,分子量为 100.159。

(一) 物理性质

沸点 79.6℃(101.3kPa),熔点 66.73℃,相对密度 0.80(20℃/4℃),闪点 15.6℃,燃点 459℃,爆炸极限 1.35%(体积)(下限)、7.60%(体积)(上限)。

(二) 化学性质

MIBK 化学性质稳定。

四、接触机会

MIBK 常用作溶剂(用于溶解四环素、除虫菊酯和滴滴涕以及用于油品脱蜡等)、无机盐分离剂、选矿剂、黏合剂、橡胶胶水、蒙布漆和有机合成原料等。在电子束光刻技术中用作对聚甲基丙烯酸甲酯的显影溶剂。

五、代谢

MIBK 毒性较低。有文献报道 MIBK 和其他溶剂之间存在相互作用,包括职业调查、动物研究和志愿者研究。

(一) 吸收

关于 MIBK 在人体内吸收情况的信息有限。一项志愿者研究中,MIBK 的肺滞留率为 60%。

(二) 分布

血液中的浓度与暴露浓度相关。在接触包括 MIBK 在内的混合溶剂后死亡的两名工人中,组织和体液中 MIBK 的范围分别为 1.4~2.5mg/kg 和 0.2~0.8mg/kg。其中,掉进正在喷漆的储水箱后死亡的工人体内,玻璃体、肝和肺组织中 MIBK 浓度最高;另一名脱离暴露现场 9 小时后死亡的工人体内,肝脏中 MIBK 浓度最高。

(三) 代谢

关于 MIBK 代谢情况的信息有限。在小鼠和豚鼠中,MIBK 的代谢产物为 4-羟基-4-甲基-2-戊酮(4-羟基甲基异丁基酮)和 4-甲基-2-戊醇。4-羟基-4-甲基-2-戊酮是由 MIBK 氧化形成的,次要代谢物 4-甲基-2-戊醇是通过还原形成的。大部分被吸收的 MIBK 可能进入一般代谢,并转化为简单的化合物,如水和二氧化碳。

(四) 清除

志愿者研究中,暴露于 MIBK 观察到双消除相(表 17-1)。直至暴露后 3 小时,被吸收的 MIBK 只有 0.04% 经尿液以原形排出。

表 17-1　MIBK 的消除相

半衰期/分钟	暴露后时间/分钟	暴露浓度
11 59	0~30 60~180	100mg/m³ 甲基异丁基甲酮
13 74	0~30 60~180	200mg/m³ 甲基异丁基甲酮
12 81	0~30 60~180	200mg/m³ 甲基异丁基甲酮和 150mg/m³ 甲苯

六、危害性

(一) 急性毒性

最低中毒浓度 TC_{Lo}:6~15 天孕大鼠 1 230mg/(m³·6 小时);6~15 天孕小鼠 12 300mg/(m³·6 小时)。

最低致死剂量 LD_{Lo}:500mg/24 小时(兔,经皮)。

LC_{50}:大鼠 32 800mg/(m³·4 小时),小鼠 23 300mg/m³。

LD_{50}:大鼠 2 080mg/kg,小鼠 1 900mg/kg。

205mg/m³ MIBK 对心率没有影响。100mg/m³ 或 200mg/m³ MIBK 在志愿者测试中对反应时长或计算无显著影响。

暴露于 410mg/m³ MIBK 的主要影响限于感官和刺激效应。暴露浓度超过 410mg/m³,大多数受试者会产生眼睛刺激,浓度超过 820mg/m³ 会造成鼻腔和喉咙刺激。急性暴露可能导致恶心、头痛和头晕。高浓度可能导致中枢神经系统抑制和昏迷。动物研究结果显示,接触 MIBK 不会影响狒狒进行样本匹配任务的准确性,但响应时间延长。

MIBK 不会导致皮肤过敏。

（二）亚急性毒性和慢性毒性

1. 亚急性毒性　无相关文献报道。

2. 慢性毒性

（1）吸入：长年接触高浓度 MIBK，轻者会出现厌食、恶心、呕吐、头痛、睡眠障碍等症状，重者可能出现认知障碍。

（2）皮肤接触：皮肤长期接触 MIBK 可能导致干燥和开裂。皮炎可能是由于期脱脂作用造成。

（3）眼睛接触：尚无相关文献报道。

（4）经口摄入：尚无相关文献报道。

（三）致癌、致畸、致突变性

目前缺乏关于 MIBK 致癌性的相关信息，但其不被认为有致癌性。

（四）遗传与生殖毒性

1. 遗传毒性　欧洲化学品生态毒理学和毒理学中心（ECETOC）在 1987 年、国际化学品安全署（IPCS）在 1990 年致突变性试验审查中表明，MIBK 不具有遗传毒性。

2. 生殖毒性　目前缺乏 MIBK 人类生殖毒性的信息，但一般认为其并不构成生殖风险。一项动物实验研究发现，浓度为 1 230mg/m³ 或 4 100mg/m³ 时，未观察到 MIBK 对胚胎或胎儿的毒性。MIBK 浓度达到 12 300mg/m³ 会对大鼠和小鼠母体和胎儿产生毒性。MIBK 可通过胎盘，在脐带血中存在，其浓度与母体血液相似。

七、作用机制

目前尚无关于 MIBK 作用方式的信息。MIBK 可与三氯甲烷和乙醇存在交互作用。MIBK 及其代谢产物 4-羟基-4-甲基-2-戊酮和 4-甲基-2-戊醇可增强三氯甲烷对动物的肝毒性。这三种化合物单独使用时均没有肝毒性作用。同样，MIBK 被证明能增强牛磺胆酸盐诱导的大鼠胆汁抑制作用，而单独接触 MIBK 时，动物的胆汁流量没有变化。这种肝毒性增强可能是由于细胞色素 P450 酶的诱导。

动物研究表明，MIBK 可以增加乙醇的中枢神经系统抑制作用，这可能是由于 MIBK 及其代谢产物的抑制作用，而不是由于乙醇代谢的改变。

八、风险分级

按《全球化学品统一分类和标签制度》（GHS）进行风险分类。

（一）人体健康危害

人吸入低于 84mg/m³MIBK 时没有不适感；吸入 4.1g/m³ 时会出现中枢神经系统抑制和麻醉；吸入 0.41~2.05g/m³ 时，可引起恶心、呕吐、食欲不振、腹痛以及呼吸道刺激症状；立即威胁生命和健康浓度（IDLH）为 500ppm（2 048mg/m³）。

（二）物理化学危害

暂无相关信息。

（三）环境危害

暂无相关信息。

九、院内救治

(一)应急处置与治疗

1. 急性中毒

(1)吸入:使受害者远离暴露,并脱去所有被污染的衣物。评估呼吸功能,进一步对症和支持性治疗。

(2)皮肤接触:脱去被污染的衣物,并用水或生理盐水彻底冲洗皮肤。进一步对症和支持性治疗。

(3)眼睛接触:用清水或生理盐水彻底冲洗眼睛15分钟,然后用荧光素染色。如果有任何荧光素的摄取,建议转诊至眼科。

(4)经口摄入:MIBK具有较低的急性毒性,除非摄入非常大剂量,否则不需要洗胃。由于存在吸入风险,必须使用带袖的气管插管来保护气道。不建议用活性炭。如果出现呕吐、咳嗽或喘息,则需要对患者进行评估,以确定是否发生误吸。进一步给予支持性治疗。

2. 慢性暴露 对症和支持治疗。

3. 解毒剂 目前尚无MIBK的特效解毒药。

(二)诊断和分级

MIBK中毒诊断和分级可参见《职业性急性化学物中毒性神经系统疾病诊断标准》(GBZ 76—2002)、《职业性中毒性肝病诊断标准》(GBZ 59—2010)、《职业性急性中毒性肾病的诊断》(GBZ 79—2013)、《职业性急性化学物中毒的诊断 总则》(GBZ 71—2013)。

十、病例报告

案例:慢性职业暴露和记忆障碍

1. 一般信息 患者男性,职业:化学操作员(未佩戴呼吸防护用具)。

2. 自诉 每逢工作日头痛,进入工作环境后出现镇静和晕厥,上述症状出现2年后,开始出现焦虑、易怒、注意力不集中、健忘以及严重的嗅觉障碍症状。

3. 临床表现 存在记忆和注意力困难。

4. 现场劳动卫生学调查 长期在溶剂萃取设备通风不良的区域工作。工作环境丙酮浓度2 370mg/m^3,异丙醚浓度2 090mg/m^3,异丙醇浓度984mg/m^3,甲基异丁基甲酮浓度410mg/m^3。

5. 随访 随访10年,进行6次神经心理测试,轻微的脑萎缩和认知缺陷有所改善但仍存在。

6. 结论 甲基异丁基甲酮引起的神经毒作用。

(黄永顺 赵 娜 农骐郢 范蕊虹)

参考文献

[1] NORABERG J, ARLIEN-SØBORG P. Neurotoxic interactions of industrially used ketones [J]. Neurotoxicology,2000,21(3):409-418.

[2] 叶能权,童映芳,陈利平,等. 顶空气相色谱法测定尿中甲基异丁基甲酮[J]. 中华预防医学杂志,2002,36(5):339-340.

［3］张雷,张宏勋,李晨. 水-丙烯酸-甲基异丁基甲酮三元体系液液平衡数据的测定［J］. 郑州大学学报(工学版),2011,32(5):46-48.

［4］常春,常俊丽. 水-乙醇-甲基异丁基甲酮体系液液相平衡数据的测定与关联［J］. 化学工程,2014(5):39-41.

［5］GAGNON P,MERGLER D,LAPARE S. Olfactory adaptation,threshold shift and recovery at low levels of exposure to methyl isobutyl ketone(MIBK)［J］. Neurotoxicology,1994,15(3):637-642.

［6］TYRER F H. Peripheral neuropathy after exposure to methyl-isobutyl ketone in spray paint［J］. Lancet,1979,2(8139):424.

［7］DOWTY B J,LASETER J L,STORER J. The transplacental migration and accumulation in blood of volatile organic constituents［J］. Pediatr Res,1976,10(7):696-701.

［8］SHARKAWI M,GRANVIL C,FACI A,et al. Pharmacodynamic and metabolic interactions between ethanol and two industrial solvents(methyl n-butyl ketone and methyl isobutyl ketone)and their principal metabolites in mice［J］. Toxicology,1994,94(1/2/3):187-195.

［9］GROBER E,SCHAUMBURG H H. Occupational exposure to methyl isobutyl ketone causes lasting impairment in working memory［J］. Neurology,2000,54(9):1853-1855.

［10］API A M,BELSITO D,BOTELHO D,et al. RIFM fragrance ingredient safety assessment,4-methyl-2-pentanone,CAS Registry Number 108-10-1［J］. Food Chem Toxicol,2019(131):110587.

第五节　乙基另戊基甲酮

一、别名

乙基另戊基甲酮(ethyl sec-amyl ketone)别名:5-甲基-3-庚酮(5-methylheptan-3-one/5-methyl-3-heptanone),乙基异戊基甲酮。

二、CAS 号

乙基另戊基甲酮:541-85-5。

三、理化特性

乙基另戊基甲酮分子式为 $C_8H_{16}O$,化学结构式为 $CH_3CH_2COCH_2CH(CH_3)CH_2CH_3$,分子量为 128.21。

（一）物理性质

物理形式为清澈的液体,有刺鼻的水果气味。相对蒸气密度无数据,闪点43℃,沸点160.5℃,自燃温度无数据,折射率1.416 0;空气爆炸极限0.9%(体积),气味阈值31.44mg/m³。

（二）化学性质

具有易燃性。遇明火、高热及强氧化剂易引起燃烧。

四、使用历史与接触机会

（一）使用历史

乙基另戊基甲酮用作硝基纤维素和乙烯树脂的溶剂。

（二）接触机会

乙基另戊基甲酮是一种无色透明易挥发的水果芳香液体，最初由薄荷油分解纯化制得，也可合成生产，可作溶剂和合成香精使用，也存在于一些有机化合物中。其对人体健康有潜在影响，对人的眼睛、鼻腔等黏膜组织有刺激作用，人体暴露于含乙基另戊基甲酮的环境即会感到眼、鼻、喉部刺激，浓度较高时，可导致头痛、恶心、麻木甚至死亡。

五、代谢

尚无乙基另戊基甲酮在实验动物或人体的吸收、分布、代谢、消除或作用方式的相关信息。尚无关于乙基另戊基甲酮代谢相互作用的相关信息。

六、危害性

（一）急性毒性

1. 急性毒性

最低致死浓度LC_{Lo}：18 256mg/（m³·8 小时）（大鼠吸入）；18 256mg/（m³·4 小时）（小鼠吸入）。LD_{50}：3 500mg/kg（大鼠，经口）；3 800mg/kg（小鼠，经口）；>16g/kg（兔，经皮）。

（1）吸入：乙基另戊基甲酮对黏膜有刺激性，暴露浓度为 131mg/m³ 会产生强烈的气味和轻微的鼻腔刺激；浓度为 262~524mg/m³ 时会引起头痛、恶心，并对眼睛、鼻子和喉咙造成中度刺激；暴露于高浓度时会导致动物中枢神经系统紊乱，并对人类产生同样的影响。

（2）急性皮肤刺激性/腐蚀性：中度刺激性。

（3）急性眼刺激性/腐蚀性：对实验动物造成眼睛刺激和短暂的角膜损伤。

2. 亚急性毒性和慢性毒性

（1）经口摄入：没有关于人类长期接触乙基另戊基甲酮健康影响的信息。雄性 SD 大鼠经口剂量为 82mg/kg、410mg/kg 或 820mg/kg，5 天/周，连续 13 周，后两组出现抑郁表现和体重减轻。820mg/kg 剂量组动物后肢握力下降。在 820mg/kg 剂量组，大鼠坐骨神经和胫神经中存在 γ-二酮神经病变，但在 410mg/kg 剂量组，其影响极小。在 82mg/kg 剂量组未观察到行为或神经毒性影响，NOAEL 为 82mg/（kg·d）。尚无关于人类神经毒性的报告。

（2）皮肤接触：皮肤长期接触乙基另戊基甲酮可能导致干燥和开裂，其脱脂作用可能引发皮炎。没有关于乙基另戊基甲酮致癌的潜在风险信息，其尚未得到国际癌症研究机构的评估。

（3）眼睛接触：尚无相关信息。

（二）致癌、致畸、致突变性

乙基另戊基甲酮不具有致癌、致畸、致突变性。

（三）遗传与生殖毒性

根据目前研究数据，乙基另戊基甲酮不存在遗传毒性。有足够乙基另戊基甲酮的发育毒性数据：Wistar 大鼠发育毒性的 NOAEL 为 282.26mg/（kg·d）。尚无其生殖毒性相关数据。

（四）免疫毒性

尚无关于乙基另戊基甲酮免疫毒性的相关资料。

七、作用机制

目前尚无乙基另戊基甲酮作用方式的相关信息。

八、风险分级

依据《职业性接触毒物危害程度分级》(GBZ 230—2010),职业性接触乙基另戊基甲酮的危害程度分级为中度危害(Ⅲ级)。

按《全球化学品统一分类和标签制度》(GHS)进行风险分类。

(一) 人体健康危害

乙基另戊基甲酮的毒性作用主要为刺激性,高浓度时主要有麻醉作用,其气味使人头痛、恶心,少数情况下可使人产生严重的全身作用,皮肤接触可有干燥、皲裂、皮炎。

(二) 物理化学危害

乙基另戊基甲酮极易燃,其蒸气和空气可形成爆炸性混合物,遇明火、高热与氧化剂接触,有引起燃烧爆炸的危险。其蒸气比空气重,能在较低处扩散到相当远的地方,遇明火会着火回燃。

(三) 环境危害

乙基另戊基甲酮对环境有危害,可造成大气和水质污染。

九、院内救治

(一) 诊断和分级

乙基另戊基甲酮中毒诊断和分级可参见《职业性急性化学物中毒性神经系统疾病诊断标准》(GBZ 76—2002)、《职业性中毒性肝病诊断标准》(GBZ 59—2010)、《职业性急性中毒性肾病的诊断》(GBZ 79—2013)、《职业性急性化学物中毒的诊断 总则》(GBZ 71—2013)。

(二) 应急处置

1. **吸入** 首先,应迅速脱离现场至空气新鲜处。如呼吸困难,给予输氧,保持呼吸道畅通。如呼吸停止,立即进行人工呼吸并就医。其次,受害者应停止暴露,并脱掉所有受污染的衣服。应评估呼吸功能,并进一步采取对症和支持治疗。

2. **皮肤接触** 应脱去被污染的衣物,用清水或生理盐水彻底冲洗皮肤。进一步采取对症和支持治疗。

3. **眼睛接触** 应用清水或生理盐水彻底冲洗眼睛15分钟,然后用荧光素染色。如果有荧光素的摄取,建议转诊至眼科。

4. **经口摄入** 乙基另戊基甲酮的急性毒性较低,除非大量摄入,一般不需要洗胃。由于存在吸入的潜在风险,必须使用带套的气管内管来保护气道,活性炭对其作用不大,如果出现呕吐、咳嗽或喘息,则需要进行评估,以确定是否发生吸入。

十、病例报告

未找到公开发表的乙基另戊基甲酮中毒病例资料。

(黄永顺 赵 娜 农骐郢 韩 颖)

参考文献

[1] AMOORE J E,HAUTALA E. Odor as an aid to chemical safety:odor thresholds compared with threshold limit values and volatilities for 214 industrial chemicals in air and water dilution [J]. J Appl Toxicol,1983,

3(6):272-290.

[2] RUTH J H. Odor thresholds and irritation levels of several chemical substances:a review[J]. Am Ind Hyg Assoc J,1986,47(3):A142-A151.

[3] GLORIA J H,NICK H P. Proctor and Hughes' Chemical Hazards of the Workplace[M]. 4th ed. New York:John Wiley & Sons Inc,1996.

[4] PANSON R D,WINEK C L. Aspiration toxicity of ketones[J]. Clin Toxicol,1980,17(2):271-317.

[5] 朱音音,史马喜,谢凡明,等. 溶剂解吸气相色谱测定空气中乙基戊基甲酮[J]. 环境与职业医学,2008, 25(6):617-620.

[6] API A M,BELSITO D,BOTELHO D,et al. RIFM fragrance ingredient safety assessment,5-methyl-3-heptanone,CAS Registry Number 541-85-5[J]. Food Chem Toxicol,2020(138):111273.

第六节　二异丁基甲酮

一、别名

二异丁基甲酮(diisobutyl ketone,DIBK)别名:二异丙基丙酮(diisopropyl acetone), 异戊酸(isovaleric acid),2,6-二甲基-4-庚酮(2,6-dimethyl-4-heptanone),对二异丙基丙酮 (p-diisopropyl acetone),戊酸(pentanoic acid)。

二、CAS 号

二异丁基甲酮:108-83-8。

三、理化特性

DIBK 分子式为 $C_9H_{18}O$,化学结构式为 $(CH_3)_2CHCH_2COCH_2CH(CH_3)_2$,分子量为 142.23。

(一)物理性质

沸点 168.1℃(101.3kPa),熔点−41.5℃,相对密度 0.805 3(20℃/4℃),折射率 1.412(20℃), 介电常数 1.38×10^{-5}(25℃,水中),黏度 2.359mPa·s(15℃),表面张力 24.6dyne/cm,闪点 49℃ (闭杯)、60℃(开杯),燃点 396℃, 蒸发热 $39.94 \times 10^{-3} \sim 46.14 \times 10^{-3}$KJ/mol(168.24~86.41℃), 熔化热 14.17KJ/mol, 燃烧热−2 793.85kJ/mol(25℃, 液体), 生成热 408.6kJ/mol(液体)、 357.7kJ/mol(气体),比热容 2.06KJ/(kg·K)(15℃,定压),临界温度 340℃,临界压力 3.04kPa, 爆炸极限 0.8%(体积)(下限)、7.1%(体积)(上限),体膨胀系数 0.001 02K^{-1}。

(二)化学性质

DIBK 常见的化学反应主要是活泼羰基的加氢、氧化、缩合等。禁止与强氧化剂、强还 原剂、强碱混合。无聚合危害。

四、使用历史与接触机会

(一)使用历史

DIBK 是一种重要的精细石油化工原料,是重要的、性能优良的中沸点高级有机溶剂和 化工中间体,广泛应用于涂料、油墨、环氧树脂、黏合剂、硝化棉、乙基纤维等纤维型涂料和树脂型涂料等行业,有很好的市场前景和发展空间。另外,DIBK 还可作为移动电话、高档电脑壳体表面涂层的溶剂。

(二) 接触机会

人皮肤或眼部接触会导致刺激,其他情况损害不大,因为室温下不纯固态 DIBK 的挥发性不强。DIBK 会对水生生物造成毒害,不可将未经稀释的 DIBK 倒入下水道中。该物质对环境有危害,可造成水体和大气污染,有机酸易在大气化学变化和大气物理变化中形成酸雨。当 pH 值降到 5 以下时,会对动物、植物造成严重危害,鱼的繁殖和发育会受到严重影响,流域土壤和水体底泥中的金属可被溶解进入水中毒害鱼类。水体酸化还会导致水生生物的组成结构发生变化,耐酸的藻类、真菌增多,而有根植物、细菌和脊椎动物减少,有机物的分解率降低。酸化后会严重导致湖泊、河流中鱼类减少或死亡。

五、代谢

尚无关于 DIBK 在实验动物或人类中的吸收、分布、代谢、消除或作用方式的相关信息。

六、危害性

关于 DIBK 毒性的相关信息有限,许多数据来自较早期的文献。动物研究表明 DIBK 毒性相对较低。

(一) 急性、亚急性毒性

最低致死浓度 LC_{Lo}:11 640mg/(m^3·4 小时)(大鼠,急性吸入)。

最低中毒浓度 TC_{Lo}:1 455mg/m^3(大鼠,亚急性吸入,每天 7 小时,6 周)。

LD_{50}:5 750mg/kg(大鼠,经口);1 600mg/kg(兔,经皮)。

1. 吸入　DIBK 对眼睛和黏膜有刺激性。大多数受试者暴露于 145.5mg/m^3 以上的 DIBK 会出现眼睛刺激。当高于 291mg/m^3 时,会出现鼻子和喉咙发炎症状。暴露于 582mg/m^3 3 小时,会出现轻度流泪和喉咙刺激感,轻微头痛和头晕,但脉搏、血压、尿糖和白蛋白检测结果正常,且简单协调测试结果也正常。动物暴露于高浓度的 DIBK 时,会抑制中枢神经系统,并可能对人类有类似的毒作用。

2. 急性皮肤刺激性/腐蚀性　DIBK 可能引起皮肤刺激。当兔暴露于 DIBK 时,会产生轻微的皮肤刺激。暴露条件对毒作用的大小可能至关重要。Potokar 等的研究显示,DIBK 被阻塞时对兔皮肤有刺激性,而半阻塞时显示无刺激性。

3. 急性眼刺激性/腐蚀性　通常在 DIBK 浓度高于 145.5mg/m^3 时会刺激眼睛。一项志愿者研究中,受试者报告,暴露于 291mg/m^3 和 582mg/m^3 时会有短暂眼部刺激反应。DIBK 对兔眼部引起的刺激最小。

(二) 慢性毒性

1. 吸入　关于 DIBK 慢性毒性的信息有限。据报道,一名工人接触加热的 DIBK 烟雾,产生头痛、视力下降和周围神经病变。神经和神经心理学评估结果表明,出现包括手动运动速度、言语流畅性、视觉空间组织和短期记忆缺陷等病变。但是,未测量 DIBK 的接触浓度或工作场所中任何其他化学物的暴露评估。目前尚不清楚 DIBK 神经毒作用的原因。大鼠连续 9 次、每次 6 小时暴露于 5 267mg/m^3 的 DIBK,只观察到雄性动物毒性反应,包括肾脏重量增加、尿量增加、肾小管中透明液滴减少、血清蛋白和肝脏重量增加。暴露于

1 746mg/m³ 时观察到相似但不太明显的影响。经过 2 周的恢复期,毒性反应消失或减弱,这些发现对人体暴露的意义尚不清楚。

2. 皮肤接触 皮肤长期暴露于 DIBK,可能引起皮肤干燥和开裂,并由于其脱脂作用而发生皮炎。

（三）致癌性

尚无关于 DIBK 潜在致癌风险的信息。IARC 尚未对其进行评估。

（四）遗传与生殖毒性

DIBK 遗传毒性测试结果显示为阴性。尚无关于 DIBK 对动物或人类生殖毒性的信息。

七、作用机制

目前尚无关于 DIBK 作用方式的信息。

八、风险分级

依据《职业性接触毒物危害程度分级》(GBZ 230—2010),职业性接触 DIBK 的危害程度分级为轻度危害(Ⅳ级)。

按《全球化学品统一分类和标签制度》(GHS)进行风险分类。

（一）人体健康危害

DIBK 属微毒类,高浓度时有刺激和麻醉作用,可造成呼吸中枢抑制。反复接触可致恶心、眩晕。对肝、肾可有轻度影响。

（二）物理化学危害

DIBK 为易燃液体和蒸气。

（三）环境危害

DIBK 对环境有危害,可造成大气污染。水危害级别 1(德国规例),对水有轻度危害。不要使未稀释的或大量 DIBK 接触地下水、水道或污水系统。若无政府许可,勿将 DIBK 排入周围环境。

九、院内救治

（一）诊断和分级

DIBK 中毒诊断和分级可参见《职业性急性化学物中毒性神经系统疾病诊断标准》(GBZ 76—2002)、《职业性中毒性肝病诊断标准》(GBZ 59—2010)、《职业性急性中毒性肾病的诊断》(GBZ79—2013)、《职业性急性化学物中毒的诊断 总则》(GBZ 71—2013)。

（二）应急处置

1. 吸入 应将受害者从暴露处移开,并脱掉所有已污染的衣服。评估呼吸功能,进一步采取对症治疗和支持性治疗。

2. 皮肤接触 脱去污染的衣服,并用水或盐水彻底冲洗皮肤。进一步采取对症治疗和支持性治疗。

3. 眼睛接触 用水或盐水彻底冲洗眼睛 15 分钟,然后用荧光素染色。如果有任何荧光素摄入,建议转诊至眼科。

4. 经口摄入 DIBK 急性毒性低,当摄取大量该物质时需洗胃。由于存在误吸可能性,必须使用带袖套的气管插管来保护气道。活性炭的作用效果不佳。如果出现呕吐、咳嗽或喘息,则需要对患者进行评估以确定是否发生了抽吸,进一步采取支持性治疗。

（三）治疗

DIBK 中毒目前尚无特效解毒药,故治疗仍以对症和支持性治疗为主。

十、病例报告

一名 60 岁男性在担任实验室技术员的工作中曾接触过 DIBK,在高压下将该溶剂加热至 367℃。大约一个月（1985 年 5—6 月）后,出现了严重的头痛和视力丧失。其因多次头痛被建议进行神经和神经心理评估。神经学评估结果显示病因为周围神经病变。1985 年 11 月 CT 扫描结果正常。1986 年 1 月进行 MRI 检查,结果显示许多小而分散的局灶性病灶散布在整个白质中,两侧散在上半桥。1986 年 8 月,MRI 显示白质中有多个信号强度高的局灶性区域,其中一些在心室白质中,其他区域则集中在脑室和皮层之间。1987 年 5 月,MRI 显示大脑半球和脑桥的白质深处有多个小的局灶性病变。与既往检查结果相比,似乎有所改善。在一系列神经心理学测试中,患者注意力和执行功能测试正常,但语言和记忆测试结果低于预期。患者妻子描述其烦躁且冷淡,但患者本人否认以上变化。结果表明患者出现包括手动运动速度、言语流畅性、视觉空间组织和短期记忆不足的症状。但是,未测量 DIBK 的接触浓度或工作场所中任何其他化学品的暴露评估。因此,尚不清楚神经作用的原因。

【评论】

患者工作中 DIBK 接触史明确,临床表现与诊断原则符合,但暂时缺乏劳动卫生调查资料。患者出现严重的头痛和视力丧失,并产生手动运动速度、言语流畅性、视觉空间组织和短期记忆不足的症状,对患者、家庭及社会造成沉重的负担。提示 DIBK 职业中毒防治,特别是预防的重要性和迫切性。

（黄永顺　赵　娜　农骐郢　张丽冰）

参考文献

［1］BRANCH C H,HUTCHSION D,王德林. 异丁基-甲基酮和二异丁基甲酮作为金提取剂的比较及地质材料中金的原子吸收光谱法测定［J］.世界核地质科学,1988（1）:84-86.

［2］刘谟禧,毛建军,钟祥. 二异丁基甲酮萃取金的研究［J］.矿冶工程,1986（3）:54-58.

［3］CARPENTER C P,POZZANI U C,WEIL C S. Toxicity and hazard of diisobutyl ketone vapors［J］. AMA Arch Ind Hyg Occup Med,1953,8（4）:377-381.

［4］SILVERMAN L,SCHULTE H F,FIRST M W. Further studies on sensory response to certain industrial solvent vapors［J］. J Ind Hyg Toxicol,1946,28（6）:262-266.

［5］GLORIA J H,NICK H P. Proctor and Hughes' Chemical Hazards of the Workplace［M］. 4th ed. New York:John Wiley & Sons Inc,1996.

［6］POTOKAR M,GRUNDLER O J,HEUSENER A,et al. Studies on the design of animal tests for the corrosiveness of industrial chemicals［J］. Food Chem Toxicol,1985,23（6）:615-617.

［7］PANSON R D,WINEK C L. Aspiration toxicity of ketones［J］. Clin Toxicol,1980,17（2）:271-317.

［8］WHITE R F,FELDMAN R G,MOSS M B,et al. Magnetic resonance imaging（MRI）,neurobehavioral testing,and toxic encephalopathy:two cases［J］. Environ Res,1993,61（1）:117-123.

［9］ DODD D E，LOSCO P E，TROUP C M，et al. Hyalin droplet nephrosis in male Fischer-344 rats following inhalation of diisobutyl ketone［J］. Toxicol Ind Health，1987，3（4）：443-457.

［10］ BROOKS T M，MEYER A L，HUTSON D H. The genetic toxicology of some hydrocarbon and oxygenated solvents［J］. Mutagenesis，1988，3（3）：227-232.

第七节　N-甲基-2-吡咯烷酮

一、别名

N-甲基-2-吡咯烷酮（n-methyl-2-pyrrolidone，NMP）别名：N-甲基-γ-丁内酯（n-methyl-γ-butyrolactone），1-甲基拉扎环戊烷-2-酮（1-methylazacyclopentan-2-one），1-甲基-2-吡咯烷酮（1-methyl-2-pyrrolidinone），1-甲基吡咯烷酮（1-methylpyrrolidone），N-甲基吡咯烷酮（n-methylpyrrolidinone），1-甲基-2-吡咯酮（1-methyl-2-pyrrolidone），N-甲基-α-吡咯酮（n-methyl-α-pyrrolidinone），甲基吡咯烷酮（methylpyrrolidone），间吡咯烷酮（M-pyrol™）。

二、CAS 号

N-甲基-2-吡咯烷酮：872-50-4。

三、理化特性

NMP 分子式为 C_5H_9NO，分子量为 99.13。

（一）物理性质

沸点 202℃（101.3kPa），熔点–24℃，相对密度 1.028（20℃/4℃），折射率 1.468 4（20℃），介电常数无数据资料，黏度 1.65mPa·s（20℃），表面张力 33.7mN/m（20℃），闪点无数据资料（闭杯）、91℃（开杯），燃点 346℃，蒸发热无数据资料，熔化热无数据资料，燃烧热 3 010kJ/mol（25℃，液体），生成热无数据资料，比热容无数据资料，临界温度 445℃，临界压力 4.76MPa，电导率 $(1\sim2)\times10^{-8}$S/m（25℃），热导率无数据资料，爆炸极限 1.3%（体积）（下限）、9.5%（体积）（上限），体膨胀系数无数据资料。

（二）化学性质

NMP 为含有氨味的弱碱性物质，毒性小。能与水混溶，易溶于乙醚、丙酮等大多数有机溶剂。在中性溶液中比较稳定，在浓盐酸中可逐渐发生水解，生成 4-甲氨基丁酸。由于羰基的反应，可生成缩酮或硫代吡咯烷酮。在碱催化剂存在下，可与烯烃作用，在第 3 位发生烷基化反应。

四、使用历史与接触机会

NMP 是一种环酰胺，偶极、非质子性溶剂，为高效选择性溶剂，因此可作为毒性更强的溶剂替代品，如二氯甲烷、三氯乙烷、三氯乙烯和乙二醇醚。NMP 在石油化工、塑料工业、绝缘材料、药品、农药、颜料及电子配件制造等诸多领域应用广泛，尤其在化工领域，如用于芳烃抽提、二烯烃分离、乙炔的回收与精制、合成气脱硫、润滑油精制等。

五、代谢

(一) 吸收

NMP 可溶解于极性和非极性溶剂中,易透过生物膜,经皮肤、呼吸道和胃肠道进入体内。其中,NMP 的经皮渗透率为 $171g/(m^2 \cdot 小时)$ [$157cm^3/(m^2 \cdot 小时)$]。持续 8 小时吸入 NMP 后,血浆中 5-羟基-N-甲基-吡咯烷酮(5-HNMP)浓度在 1 小时后达到最高,尿液中 5-HNMP 浓度在 0~2 小时期间达到最高。

(二) 分布

目前,NMP 体内分布的数据十分有限。将双标记的 NMP 通过静脉注射到大鼠体内后,很快分布于各组织器官中。注射后 6 小时,肝脏、小肠、大肠、睾丸、胃和肾脏均被检测出含有大量放射性物质;注射后 24 小时,肝脏和肠道仍被检测出含有大量放射性物质。

(三) 代谢

NMP 易转化为三种极性代谢产物,分别为 5-羟基-N-甲基-吡咯烷酮(5-HNMP)、N-甲基丁二酰亚胺(MSI)和 2-羟基-N-甲基-2-丁二酰亚胺(2-HMSI)。目前具备检测尿液和血液中这三种代谢产物的方法,其中,血浆中 5-HNMP 是最佳的生物标志物。未暴露的受试者体内检测不到这些代谢产物。

大鼠体内 NMP 代谢的主要器官是肝脏。肝脏检测出含有这三种代谢产物。5-HNMP 是人体内 NMP 的主要代谢产物。血浆和尿液中 5-HNMP 浓度与空气中 NMP 浓度存在相关性。推测 NMP 主要羟基化为 5-HNMP,5-HNMP 氧化为 MSI,MSI 进一步羟基化为 2-HMSI。

5-HNMP 和 2-HMSI 都不能与葡萄糖醛酸或硫酸结合。单次静脉注射双标记的 NMP 后,大鼠尿液中未检测到酸水解后的代谢物络合物,虽然未检测这种酸的类型,但推测为 4-(甲氨基)丁酸。

(四) 消除

体内残留的 NMP 小部分以原形经肾脏排出体外,大部分以 5-HNMP、MSI 和 2-HMSI 形式经肾脏排出体外。仅在口服 100mg NMP 后的第 1 天,尿液中可检测出 NMP 原形。经呼吸道暴露后,血浆中 NMP 的平均半排出期为 4 小时(2.9~5.8 小时),尿液中 NMP 的平均半排出期为 4.5 小时(3.5~6.6 小时)。NMP 经口暴露后,平均 0.8% 以原形经尿液排出体外;经呼吸道暴露后,平均 2% 以原形经肾脏排泄。摄入体内的 NMP 中 1/3 未经尿液排出体外。

口服 100mg NMP 后的第 1 天和第 2 天,尿液中检出 5-HNMP。据估计尿液中 5-HNMP 的半衰期为 4 小时。经呼吸道暴露 NMP 后,血浆和尿液中 5-HNMP 的平均半衰期分别为 6.3 小时和 7.3 小时,这可能是由于皮肤吸收一定量 NMP 所致。在经口暴露后的前 3 天检测到 MSI,前 6 天检测到 2-HMSI。据估计,MSI 的半衰期为 8 小时,2-HMSI 的半衰期为 17 小时。在第 7 天时,NMP 及其代谢产物浓度均低于检测限。NMP 经消化道进入体内后,以 5-HNMP、MSI 和 2-HMSI 形式经尿液排出体外的平均比例分别为 44%、0.4% 和 20%。

将双标记的 NMP 经静脉注射大鼠体内后,血浆中 NMP 水平下降缓慢,表明其是从蓄积库(如脂肪)缓慢释放到血浆中。胆汁的分泌量有限,提示没有发生肠肝循环。尿液中检测出放射性排泄物,表明 NMP 的主要排泄途径是经尿液排出体外,次要排泄途径是经粪便和呼气排出。

六、危害性

(一) 急性毒性

最低致死浓度 LC_{Lo}:20 655mg/(m³·4 小时) (大鼠,吸入)。

LD_{50}:5 130mg/kg(小鼠,经口);3 050mg/kg(小鼠,经腹腔注射);54 500μg/kg(小鼠,经静脉注射)。

1. **吸入** 成年男性暴露于 NMP 浓度高达 50mg/m³ 的空气中 8 小时后,无呼吸道不适、鼻腔容积变化或肺活量变化。一项对两家微电子制造厂的工业卫生调查研究发现,在 NMP 浓度高达 336.6mg/m³ 环境下工作的员工无呼吸系统症状。

2. **急性皮肤刺激性/腐蚀性** 12 名工人职业性接触 NMP3 天内,10 名工人手部出现急性接触性皮炎症状。职业性接触 NMP 期间,工人间断性地佩戴乳胶手套。手指的掌侧出现不同程度瘙痒、发红、肿胀和小泡现象,皮肤受损症状最严重时表现为皮肤增厚,皮肤颜色变为褐色。皮肤受损的严重程度可能与 NMP 暴露程度和暴露时间有关,症状在停止暴露后开始减缓。1 名工人停止 NMP 暴露的 1 周后,皮肤开始出现蜕皮;停止暴露的 3 周后,皮肤损伤症状开始好转。

在另一个案例中,工人清理 NMP 溢出物后的前 4 天,出现头痛、恶心、呕吐、不适症状,14 天后,工人手部仍存在明显的污渍。

一项对微电子半导体制造厂进行的卫生调查研究发现,NMP 不会对皮肤造成影响,该工厂使用氯丁橡胶手套作为防护手套。

3. **急性眼刺激性/腐蚀性** 目前关于 NMP 的急性眼刺激性/腐蚀性的文献较少。虽有研究报道,职业性接触 NMP 蒸气可引起眼睛的急性刺激性症状,但在实验条件下并没有发现这种现象。一项对两个微电子半导体制造厂的调查研究发现,工人短暂暴露于浓度为 198~336.5mg/m³ 的 NMP 蒸气后,眼睛出现强烈刺激性症状;暴露浓度为 61~69mg/m³ 时,眼睛很快出现不适和轻微刺激感;暴露浓度为 3~6mg/m³ 时,暴露 30 分钟后眼睛出现不适感。成年男性暴露 NMP 浓度为 50mg/m³ 的环境中 8 小时内未出现眼睛不适感。

4. **经口摄入** 3 名健康男性口服 100mg NMP 后没有出现临床症状。

(二) 亚急性和慢性毒性

1. **吸入** 目前关于 NMP 长期吸入对人体健康影响的文献较少。大鼠每天暴露于 0.1mg/L(101mg/m³)、0.5mg/L(498mg/m³) 或 1.0mg/L(1 000mg/m³) NMP 气溶胶-蒸气混合物 6 小时,每周 5 天,持续 4 周。暴露后 3~4 小时,大鼠出现嗜睡、呼吸受限。临床表现的严重程度与剂量相关,最高浓度时死亡率最高。只有少数高剂量暴露的大鼠在停止暴露后 18 小时症状恢复。经尸检,死亡大鼠体内存在明显的肺水肿和充血现象。高浓度暴露后死亡的大鼠体内还存在局灶性间质性肺炎、肺泡毛细血管中性粒细胞增多和骨髓出血现象。1.0mg/L 暴露组存活的大鼠和死亡的大鼠体内均存在骨髓发育不良,造血细胞坏死,胸腺、脾脏、淋巴结、淋巴组织萎缩症状。其中 1.0mg/L 暴露组存活的大鼠体内中性粒细胞相对和绝对数量均增加,淋巴细胞相对数量减少,2 周后恢复正常。0.1mg/L 或 0.5mg/L 暴露组大鼠未出现这些异常症状。

大鼠每天暴露于 0.04mg/L（40.5mg/m³）或 0.4mg/L（405mg/m³）NMP 蒸气 6 小时，每周 5 天，持续 2 年。虽然未发现 NMP 对大鼠的致命性毒性作用，但发现尿液颜色的深浅程度与剂量存在相关性。在肾脏未出现相似病变的情形下，这种变化不被认为具有生物学意义。相比于对照组，0.4mg/L 剂量组的雄鼠平均体重略有下降，平均下降 6%。

2. 皮肤 目前尚无相关文献资料报道。

（三）致癌、致畸、致突变性

IARC 尚未评估 NMP 的致癌性。长期接触 0.04mg/L（40.5mg/m³）或 0.4mg/L（405mg/m³）NMP 蒸气（每天 6 小时，每周 5 天，持续 2 年）并不会对大鼠产生致癌作用。

150~230nmol/LNMP 可诱导酿酒酵母染色体丢失。NMP 在诱导非整倍体的细胞靶点方面尚不清楚。NMP 没有诱导其他核遗传效应增加。在有无代谢激活的情形下，经微粒体检测，NMP 均不会对小鼠淋巴瘤 L5178Y 细胞系和鼠伤寒沙门菌产生致突变作用。

（四）生殖毒性

目前关于 NMP 人类生殖毒性的文献较少。其中一项研究发现，妊娠 16 周时母亲皮肤暴露于 NMP 可导致胎儿宫内发育迟缓，并导致胎儿在妊娠 31 周出现死亡。目前关于 NMP 暴露量和暴露途径的动物数据缺乏且存在不一致的结论。有研究表明，器官形成期间母体暴露于 NMP 会影响胎儿的存活和生长，导致发育迟缓。

在妊娠第 6~15 天内，每天对妊娠大鼠施加 NMP 皮肤暴露（750mg/kg），孕鼠出现骨骼异常增生现象。其他研究发现，在整个妊娠期间，每天暴露于 668mg/m³ NMP6 小时并不会诱导子代发生畸形；每天暴露于 470mg/m³ NMP 6 小时，每周 7 天，一直持续到与雄鼠交配结束或子代断奶，对雌鼠及其子代的繁殖能力不造成影响。但吸入 NMP 后 4~20 天，着床失败率增加。

一项关于 NMP 不同剂量水平下［75mg/(kg·d)、237mg/(kg·d) 或 750mg/(kg·d)］皮肤暴露对大鼠器官形成的影响研究中，高剂量组中出现活胎数减少、骨骼发育异常、胎鼠出生体重下降等现象，提示胎鼠存在发育迟缓。但在 75mg/(kg·d) 或 237mg/(kg·d) 剂量水平下均未观察到胚胎毒性或母体毒性。

从妊娠的第 6 天开始，孕鼠每天暴露于 0.1~0.36mg/L（101~360mg/m³）NMP 6 小时，一直持续到妊娠的第 15 天。前 3 天内出现偶发性昏睡和不规则呼吸现象，但胎鼠的存活时间和生长发育均未发生变化。在妊娠的第 7~20 天，每天暴露于 607mg/m³ NMP 雌鼠的子代出生时和断奶前体重均显著降低，后代的存活时间未受影响。但子代出现骨骼钙化发生延迟，且平均体重比对照组低 4%~5%，着床失败率显著增加。妊娠期 NMP 暴露未导致母体毒性且暴露组和对照组的繁殖能力无显著性差异。当两代孕鼠均暴露于 470mg/m³ NMP 环境中，胎鼠体重略有下降，子代小鼠出生时存在体重减轻的现象，尤其是雌性后代小鼠，这种现象一直持续到母鼠停止暴露，幼崽断奶。此后，暴露组和对照组的后代小鼠体重水平相近，生殖能力相同。

七、作用机制

NMP 的毒作用机制尚不清楚。已知 NMP 毒性效应可能是由原形化合物和代谢产物引起。据报道，NMP 在特定条件下可诱导酿酒酵母染色体丢失。丁二酰亚胺是一种结构类似于多磺酸黏多糖的化合物，但不诱导酿酒酵母染色体丢失。

NMP 已被证明能增强极性和非极性物质的经皮渗透。在体内模拟研究中,NMP 显著提高了布洛芬、氟比洛芬和甘露醇薄膜透过人体皮肤的速率和数量。单次 NMP 暴露后,这种经皮渗透作用是短暂的、可逆的。NMP 提高氢化可的松和孕激素的渗透率,表明 NMP 能增强渗透作用。在职业环境中,NMP 可增强其他经皮肤吸收物质的渗透。

八、风险分级

依据《职业性接触毒物危害程度分级》(GBZ 230—2010),职业性接触 NMP 的危害程度分级为轻度危害(Ⅳ级)。

按《全球化学品统一分类和标签制度》(GHS)进行风险分类。

（一）对人体健康危害

1. 急性毒性 经口,类别 5。

2. 严重眼损伤/眼刺激 类别 2A。

3. 皮肤腐蚀、刺激性 类别 2。

4. 生殖毒性 类别 1B。

5. 特定目标器官毒性-单次接触 类别 3。

（二）物理化学危害

NMP 为易燃液体(类别 4)。

（三）环境危害

NMP 环境危害尚无分类。

九、院内救治

（一）诊断和分级

NMP 中毒诊断和分级可参见《职业性急性化学物中毒性神经系统疾病诊断标准》(GBZ 76—2002)、《职业性中毒性肝病诊断标准》(GBZ 59—2010)、《职业性急性中毒性肾病的诊断》(GBZ 79—2013)、《职业性急性化学物中毒的诊断 总则》(GBZ 71—2013)。

（二）应急处置

1. 急性中毒

（1）吸入:应立即停止暴露,脱掉所有受污染的衣物。评估其呼吸功能并采取对症和支持治疗。

（2）皮肤接触:脱掉受污染的衣物,用水或盐水彻底冲洗皮肤。进一步采取对症和支持治疗。

（3）眼睛接触:用水或盐水彻底冲洗眼睛 15 分钟,然后用荧光素染色。如果有任何荧光素摄取,建议转诊至眼科。

（4）经口摄入:采取对症和支持治疗。

2. 慢性中毒 采取对症和支持治疗。

（三）治疗

目前尚无 NMP 中毒的特效解毒药。对 NMP 中毒患者主要以对症和支持治疗为主,包括补充液体电解质和能量、促进代谢、营养心肌、保护胃黏膜及护肝等措施。

十、案例报告

(一) 案例一

一名 23 岁女性原子分光光度计操作员,产前每天服用维生素,其中包括每天服用 4 000IU 维生素 A(英国成年人维生素 A 的每日推荐摄入量为 2 500IU),身体状况良好,无吸烟史、饮酒史,无服用咖啡因史。工作时未采取个人防护措施,每天暴露在含有 NMP、少量甲醇、丙酮的环境中。孕 14 周时,超声检查显示胎儿健康。之后,一份关于 NMP 材料安全性的数据表提示 NMP 具有胚胎毒性和致畸性。她获得了呼吸器、防护服、乳胶手套、实验服、护目镜等防护装备。孕 16 周时,她清理 NMP 溢出物时,乳胶手套发生溶解,手部皮肤大量暴露。在之后的 4 天里,她出现头痛、恶心和呕吐症状。两个星期后,手部污渍仍然很明显,休一周病假后又返回工作岗位。之后每天处于 NMP 暴露,每周 42 小时,持续到孕 20 周。在暴露期间,未检测空气中 NMP 浓度。孕 25 周时超声提示胎儿宫内发育迟缓,胎儿的肱骨和股骨长度以及腹围为孕 21 周的水平。孕 28 周超声扫描也表明胎儿发育迟缓。孕 31 周时,胎儿死亡。虽然维生素 A 是一种已知的致畸性物质,患者每天服用维生素 A,但其影响胎儿发育,而不是存活或生长。

(二) 案例二

某电子厂 17 名工人在涂膜车间工作时因车间的涂膜机抽风设施(NMP 回收装置)发生故障,导致空气中含有大量 NMP 气体。虽然工人闻到较强的刺激性气味,但未引起重视。工人工作时虽佩戴橡胶手套但未佩戴活性炭防毒口罩,且车间未张贴 NMP 警示标志,无 NMP 检测报告。3 天后工人陆续出现头痛、头晕、乏力、恶心、呕吐、食欲减退、上腹部疼痛等症状。绝大部分工人有不同程度的血清谷丙转氨酶(ALT)升高(66~238U/L),谷草转氨酶(AST)为 262~635U/L,有 1 例工人血糖稍高,其余均未见异常。采取补充液体电解质、促进代谢、保护胃黏膜及护肝等对症治疗措施后,平均 15 天后工人治愈出院。

(黄永顺 赵 娜 农骐郢 黄红梅)

参考文献

[1] 秦志红. 煤岩组分在二硫化碳-N-甲基-2-吡咯烷酮混合溶剂中的可溶性研究[D]. 徐州:中国矿业大学,1997.

[2] 顾娟红,周佳,钱凯,等. 高效液相色谱法测定纺织品中的 N,N-二甲基乙酰胺以及 1-甲基-2-吡咯烷酮[J]. 印染助剂,2018,35(7):61-64.

[3] 古小明,钟学飘,刘双喜,等. 1 起急性 N-甲基吡咯烷酮中毒的调查[J]. 中国职业医学,2010,37(4):358-359.

[4] 古小明. 急性 N-甲基吡咯烷酮中毒的临床分析[J]. 职业与健康,2011,27(4):412-413.

[5] 柯宗枝,郑丽辉,万玲利,等. 气相色谱测定法测定工作场所空气中 N-甲基吡咯烷酮[J]. 中国卫生检验杂志,2017,27(17):2433-2435.

[6] LEE K P,CHROMEY N C,CULIK R,et al. Toxicity of N-methyl-2-pyrrolidone(NMP):teratogenic,subchronic,and two-year inhalation studies[J]. Fundam Appl Toxicol,1987,9(2):222-235.

[7] MAYER V W,GOIN C J,TAYLOR-MAYER R E. Aneuploidy induction in Saccharomyces cerevisiae by two solvent compounds,1-methyl-2-pyrrolidinone and 2-pyrrolidinone[J]. Environ Mol Mutagen,1988,11(1):31-40.

［8］BECCI P J,KNICKERBOCKER M J,REAGAN E L,et al. Teratogenicity study of N-methylpyrrolidone after dermal application to Sprague-Dawley rats ［J］. Fundam Appl Toxicol,1982,2(2):73-76.

［9］HASS U,LUND S P,ELSNER J. Effects of prenatal exposure to N-methylpyrrolidone on postnatal development and behavior in rats［J］. Neurotoxicol Teratol,1994,16(3):241-249.

［10］SOLOMON H M,BURGESS B A,KENNEDY G L,et al. 1-Methyl-2-pyrrolidone(NMP):reproductive and developmental toxicity study by inhalation in the rat ［J］. Drug Chem Toxicol,1995,18(4):271-293.

第十八章

醛类

第一节 丙 烯 醛

一、别名

丙烯醛(acrolein)别名:烯丙醛,败脂醛,二聚丙烯醛(3,4-二氢-2H-吡喃-2-甲醛)。

二、CAS号

丙烯醛:107-02-8。

三、理化性质

丙烯醛分子式为 C_3H_4O,是结构最简单的不饱和醛。丙烯醛为有机化工原料,是化工中重要的合成中间体,常用于树脂合成、有机合成与药物合成。置于光和空气中,或在强酸、强碱存在下容易发生聚合,生成二聚丙烯醛(3,4-二氢-2H-吡喃-2-甲醛)和其他产物而变成半透明的黄色黏性固体,因此丙烯醛在贮存时一般加入 0.2% 的对苯二酚作为稳定剂。其蒸气有很强的刺激性和催泪性。

(一) 物理性质

丙烯醛是无色至黄色、透明、有强烈刺激性气味的液体,易燃、易挥发、不稳定,其蒸气有恶臭,有强烈的催泪性。相对分子质量 56.063,相对密度 0.84(水=1),相对蒸气密度 1.94(空气=1),饱和蒸气压 28.53kPa(20℃),熔点 –87.7℃,沸点 52.5℃(101.3kPa)。能与水部分互溶,与大部分有机溶剂如二甲苯、甲苯、甲醇、三氯甲烷、乙醇、乙醛、乙酸、丙酮、丙烯酸、乙酸乙酯和石蜡烃(正己烷、正辛烷、环戊烷)等混溶。可以和空气形成爆炸性混合物,爆炸下限(体积/体积)为 2.8%。

(二) 化学性质

丙烯醛兼含有双键和醛基,具有两种官能团的典型反应,其双键可与醇、硫醇、水、胺、有机酸和无机酸、活泼亚甲基化合物在酸或碱催化下发生加成反应。丙烯醛的醛基可以与醇或多羟基物质在温和的酸性条件下发生缩醛反应。双键与醛基可以相互影响,使丙烯醛表现出特有的性质。

四、使用历史与接触机会

(一) 使用历史

丙烯醛曾于第一次世界大战中用于手榴弹的制造,目前主要用于药物、树脂、食品添加剂、除草剂、香水、塑料、污水处理剂和纺织品的生产,还作为亚甲基冰箱气味警报信号剂。

(二) 接触机会

丙烯醛主要用于制造蛋氨酸和其他丙烯醛衍生物,用作色谱分析标准物质,也用于有机合成,以及用于从钴、锰、镍中分离锌,从事上述制造业和工艺流程均有可能接触该有机溶剂。

丙烯醛可用于杀菌剂,在油田回注水处理中使用,可促进水有效流动,抑制水中细菌生长,消除油田水中含硫化氢化合物的异味,防止细菌在管线和地层造成腐蚀和堵塞等。在工业循环冷却水处理中用作杀菌剂。在造纸工业用作黏泥防止剂。工作车间出现泄漏或操作不当,有可能接触该有机溶剂导致中毒。

在合成工业,丙烯醛是重要的合成中间体,大量用于生产聚酯树脂、聚氨酯、丙烯腈、1,2-丙二醇、丙烯酸、丙烯酸酯、蛋氨酸、戊二醛、1,2,6-己三醇、2,3-二溴丙醛等产品。在加工、运输及添加过程中处置不当均有可能导致职业中毒事故发生。

五、代谢

丙烯醛在体内主要有两条代谢途径。

1. 丙烯醛在谷胱甘肽转移酶的作用下与谷胱甘肽结合,形成丙烯醛-谷胱甘肽加合物,丙烯醛-谷胱甘肽加合物被乙醇脱氢酶还原生成 N-乙酰-S-3-羟基丙基-L-半胱氨酸(3-HPMA),这是丙烯醛进入体内的一条主要代谢途径。

2. 丙烯醛被细胞色素酶 P450 氧化,形成环氧丙醛,环氧丙醛可以继续氧化,并与谷胱甘肽结合形成 N-乙酰-S-2-羟基丙基-L-半胱氨酸(2-HEMA)。此外,丙烯醛还可以形成聚合物,或在水解酶的作用下形成丙烯醇。

六、危害性

丙烯醛有强烈的刺激性和很高的毒性,第一次世界大战时曾被用作化学武器。皮肤接触可致灼伤;液体及蒸气对眼睛有损害作用和催泪作用,可能造成角膜损伤;吸入蒸气会损伤呼吸道,出现胸部压迫感、咽喉炎、支气管炎,大量吸入可致肺炎、肺水肿、休克、肾炎及心力衰竭,甚至死亡。

(一) 急性毒性

1. 大鼠急性经口 LD_{50} 为 26mg/kg;小鼠急性经口 LD_{50} 为 14mg/kg;人经口摄入可引起口腔及胃刺激或灼伤,摄入 5mg/kg 即可致死。

2. 大鼠急性吸入 LC_{50} 为 18mg/m³(4 小时),大鼠吸入丙烯醛浓度 4.8mg/m³ 40 小时后,其肝脏的碱性磷酸酶活性升高。小鼠急性吸入 LC_{50} 为 151mg/m³(6 小时)。人吸入丙烯醛蒸气可损伤呼吸道,出现咽喉炎、胸部压迫感、支气管炎,大量吸入可致肺炎、肺水肿,还可出现休克、肾炎及心力衰竭,吸入 $351mg/m^3$ 10 分钟可致死。

3. 急性皮肤刺激性试验(5mg),对家兔皮肤刺激属重度刺激;人皮肤接触其液体可起泡,类似二级灼伤,可能导致毒性过敏性皮肤炎。

4. 急性眼刺激性试验(1mg),对家兔眼睛刺激属重度刺激;液体及蒸气均可损伤人眼睛,造成角膜损伤,暴露在丙烯醛 $13mg/m^3$ 环境中 60 秒后可引起强烈的刺激和明显的流泪;暴露于 $4.1mg/m^3$ 1 分钟后可引起轻微的眼睛刺激,并在 4 分钟后引起严重的流泪;浓度 $4.6\sim5.3mg/m^3$ 暴露 5 分钟,可对眼睛严重刺激;在 $18mg/m^3$ 暴露 10 分钟或在 $3mg/m^3$ 暴露 5 分钟可引起强烈刺激。

（二）亚急性及慢性毒性

大鼠经口连续摄入 45 天丙烯醛(2.5mg/kg),可干扰大鼠肝脏的抗氧化防御系统,引起肝脏氧化损伤,具体表现为谷胱甘肽、抗坏血酸和过氧化氢酶的活性降低,而超氧化物歧化酶和谷胱甘肽过氧化物酶活性增加,硫代巴比妥酸反应性物质水平增加。人长期接触会出现头痛、工作能力下降、睡眠不安、易怒、胸痛、食欲不振及皮肤刺激感等症状。

（三）生殖发育毒性

大鼠孕期静脉注射丙烯醛,可导致胚泡植入后死亡率升高、胚胎发育不完全,可出现致畸等胚胎毒性。

（四）遗传毒性

丙烯醛可以在体外诱导细菌、大肠杆菌、果蝇和哺乳动物细胞等发生基因突变。在遗传毒性的机制上,丙烯醛通过和 DNA 形成加合物的方式造成 DNA 损伤,其主要产物为 HO-P-dG,该加合物有 α 型和 γ 型两种立体异构体,γ 型占多数;此外,$5\sim20\mu mol/L$ 的丙烯醛可以显著诱导仓鼠卵巢细胞产生姐妹染色单体交换等染色体损伤。

（五）致癌性

丙烯醛的致癌性目前尚存在争议。体外试验资料显示,丙烯醛可通过对肺细胞的 DNA 损伤和 DNA 修复抑制,促进肺癌发生。动物实验资料显示,丙烯醛对膀胱上皮有损害,可导致出血性膀胱炎,甚至导致膀胱癌。但由于丙烯醛的急性毒性强,造成目前动物长期致癌试验结论不统一。国际癌症研究机构(IARC)将丙烯醛归在 3 类致癌物清单中(对人类致癌性可疑,尚无充分的人体或动物数据)。

七、作用机制

从化学结构上看,丙烯醛的共轭系统中既有碳碳双键也有羰基,因此是一种很强的亲电试剂,能与生物体中的亲核物质发生反应,产生毒性作用。由于兼具水溶性和脂溶性,丙烯醛易以被动扩散的方式穿越细胞膜。

（一）影响蛋白质结构和功能

丙烯醛在胞内主要通过破坏蛋白质/DNA 的结构和功能,降低细胞内谷胱甘肽(GSH)水平和干扰细胞信号通路发挥其毒性作用。蛋白质中半胱氨酸中的巯基、赖氨酸中的氨基和组氨酸中的咪唑基是丙烯醛的主要反应靶点。在这些亲核位点中,半胱氨酸残基上的"迈克尔加成(Michael Addition)"被认为是丙烯醛生物毒性的主要反应途径。含氨基的赖氨酸也是丙烯醛攻击的目标之一。丙烯醛的赖氨酸加合物 3-甲酰基-3,4-脱氢哌啶-赖氨酸(N(epsilon)-(3-formyl-3,4-dehydropiperidino)-lysine,FDP-Lys)已在人低密度脂蛋白(low density lipoprotein,LDL)中被发现,FDP-Lys 目前也成为丙烯醛毒性的生物标志物之一。此外,丙烯醛还能引起蛋白质分子内和分子间的交联,形成蛋白多聚体,抑制多种酶的活性。

(二) DNA 加合物的形成

丙烯醛能与 DNA 中的脱氧鸟苷(dG)残基形成环状的丙烯醛加合物,这种加合物普遍存在于人类和啮齿动物组织细胞中,具有潜在的致癌性。

(三) 消耗胞内的内源性抗氧化剂

丙烯醛与细胞内重要的内源性抗氧化剂 GSH 结合,是丙烯醛在体内的主要解毒方式。GSH 是人体内清除自由基和控制细胞凋亡的重要物质,丙烯醛使得细胞内的 GSH 降低甚至耗竭,从而使机体抗氧化系统平衡破坏,更易受到氧化损害。一旦 GSH 水平降低到一定阈值,生物大分子不再受到保护,进而引起一系列分子水平的效应如细胞增殖、凋亡和变化,并影响基因与蛋白表达。

八、风险分级

按《全球化学品统一分类和标签制度》(GHS)进行风险分类。

(一) 人体健康危害

1. 对皮肤的腐蚀、刺激 类别 1B。

2. 急性经口毒性 类别 2。

3. 急性经皮肤毒性 类别 3。

4. 急性吸入毒性 类别 1。

危害说明:吞咽致命,皮肤接触会中毒,造成严重皮肤灼伤和眼损伤,吸入致命。

(二) 物理化学危害

丙烯醛蒸气与空气可形成爆炸性混合物,遇明火、高热极易燃烧和爆炸。受热分解释出高毒蒸气。在空气中久置后能生成具有爆炸性的过氧化物。与酸类、碱类、氨、胺类、二氧化硫、硫脲、金属盐类、氧化剂等猛烈反应,在高温下能发生聚合放热。

(三) 环境危害

该物质对环境有严重危害,对大气和水体可造成污染。

九、院内救治

丙烯醛蒸气可引起眼睛的烧灼感、光敏作用、流泪等,症状的严重程度取决于暴露的时间和浓度。也有报道丙烯醛蒸气可引起暴露皮肤出现瘙痒和刺激症状。患者在出现咳嗽和呼吸困难前常感到鼻腔和喉咙的烧灼感,也可出现急性气管支气管炎的典型症状,如咳嗽、喉咙痛、胸痛、头晕、恶心、呕吐、腹泻和意识改变。病情继续发展可以出现呼吸急促、发绀、胸痛,甚至呼吸窘迫、呼吸衰竭。迟发性的并发症比较少见,一般由重度中毒引起。几小时后患者可出现非心源性肺水肿,3~5 天后出现化学性肺炎。有报道患者吸入高浓度的丙烯醛 9 个月后出现支气管炎、气管支气管炎、细支气管扩张等后遗症。

(一) 诊断

因目前尚无职业性丙烯醛中毒诊断标准,诊断时可参考《职业性急性化学物中毒的诊断总则》(GBZ 71—2013)。

1. 急性中毒 诊断原则:有明确的短时间高浓度丙烯醛接触史,急性暴露发生眼、皮肤、呼吸系统刺激症状,结合现场卫生学调查及空气中丙烯醛浓度测定资料,排除其他原因引起的呼吸系统损伤即可诊断。

2. 慢性中毒 根据明确的较长时期的丙烯醛接触史,以呼吸道炎症为主的临床表现,结合实验室检查及现场卫生学调查资料,排除其他疾病后可诊断。

(二) 实验室检查

丙烯醛中毒尚无特异性实验室检查方法。脉冲血氧定量计测定、动脉血血气分析能发现低氧血症和呼吸性酸中毒。暴露 2~6 小时后的胸部 X 线片能发现肺水肿;5 天后的胸部 X 线片可以发现肺炎。

(三) 应急处置

1. 皮肤接触 应立即脱去被污染的衣物,用流动清水反复冲洗至少 15 分钟后就医。

2. 眼睛接触 应立即提起眼睑,采用流动清水彻底冲洗至少 15 分钟后就医。

3. 吸入 若不慎吸入丙烯醛蒸气,应迅速转移至空气新鲜处,保持呼吸通畅;出现呼吸困难者,应给予输氧。

4. 经口摄入 立即用水漱口,并饮用牛奶或蛋清,送医。

(四) 治疗

早期治疗包括去污和肺支持疗法。为了缓解症状可以使用糖皮质激素和镇痛药,前者如泼尼松,口服,剂量快速递减。即使早期检查没有出现呼吸窘迫的表现,随后的治疗也推荐使用糖皮质激素。眼科收缩血管的治疗方法可缓解结膜的刺激症状。

如果怀疑是高浓度暴露,患者应住院观察 24 小时以防发生迟发性肺水肿。暴露浓度较低的患者可以出院回家,但应指导患者一旦出现肺水肿或肺炎,立即就医。

十、病例报告

(一) 案例一

3 例男性患者,病例 1、病例 2 年龄均为 44 岁,病例 3 为 38 岁,3 人均为丙烯醛泄漏现场操作工。丙烯醛泄漏事故发生时 3 例患者正在作业,车间内暴露时间 1~2 分钟,3 人均大量吸入丙烯醛蒸气,头、颈及胸背部皮肤有少量喷溅接触。3 人跑离现场时有 1 人昏倒于车间门口,随即被送至医院。

【查体】

休克 1 例;3 例均有胸闷、呼吸窘迫、眼痛、流泪、流涕、咽痛、皮肤局部红肿、水疱、鼻黏膜损伤、球结膜水肿等表现;2 例有肢体麻木。3 例有肺部湿啰音。3 例患者肝功能均有异常:谷丙转氨酶(ALT)分别为 56U/L、121U/L、482U/L;白细胞总数及中性粒白细胞 3 例均增高,白细胞计数(WBC)13.6×10^9~24.2×10^9/L);吸氧状态下氧分压低于 65mmHg 1 例、低于 60mmHg 2 例;3 例均有胸部影像学异常改变,病例 1、病例 2 中毒当日 CT 即有肺部云雾状、肺水肿、渗出等改变,病例 3 中毒后 3 天出现肺部斑片状影及少量胸腔积液。根据《职业性急性化学物中毒诊断标准(总则)》(GBZ 71—2002),3 例患者均诊断为重度中毒。

【评论】

3 例患者在同一环境中工作,事故发生时均未使用防护用品,3 人均大量吸入丙烯醛蒸气,头、颈及胸背部皮肤有少量喷溅接触,可以推断大量丙烯醛通过操作工人呼吸道和皮肤接触吸收进入人体。事故化工厂下风向附近野外作业工人及附近部分村民共 100 余人也出现类似接触反应,职业流行病学调查和临床检查排除其他疾病,病情符合急性丙烯醛重度中毒。

（二）案例二

6 例患者,男性 4 例、女性 2 例,年龄 33~52 岁,平均 40.2 岁。一个废品收购点将收购来的铁桶中剩余的约 1kg 丙烯醛直接倾倒于街道旁的人行道上,散发出较强的刺激性气味,并随风进入附近居民家中。6 名居民陆续出现流泪、眼痛、头痛、头晕、咳嗽及呼吸困难等症状,被送至医院诊治。

【查体】

6 例患者均有流泪、眼痛、咳嗽、胸闷、呼吸困难,咽痛 4 例,头痛、头晕 4 例,声音嘶哑 3 例,嗅觉缺失 1 例。眼睑结膜、球结膜充血 6 例,咽部充血 5 例,声带水肿 3 例,肺部听诊呼吸音粗糙 4 例。实验室检查白细胞升高 4 例（$10.3×10^9$~$15.7×10^9$/L）,胸部 X 线片均显示肺纹理增强,1 例右肺下野见小片状模糊阴影。

【评论】

6 例患者在同一环境中生活,6 人均吸入丙烯醛蒸气,可以推断少量丙烯醛蒸气通过患者呼吸道和皮肤吸收进入人体。职业流行病学调查和临床检查排除其他疾病,病情符合急性丙烯醛轻度中毒。

（三）案例三

2 例患者,男性 1 例、女性 1 例,年龄分别为 48 岁和 49 岁,在民房熬制猪油的过程中,两人均感到头痛,全身无力,之后疏忽炉灶管理,致使猪油全部熬干。此时患者身体不适渐加重,并伴恶心、呕吐及胸闷。男性患者昏倒,送医院抢救。

【查体】

神志恍惚,睑结膜充血,呼吸急促,两肺呼吸音粗,均可闻及湿啰音;心率 106~126 次/分,律齐。血细胞分析 WBC（24.7~28.8）$×10^9$/L,中性粒细胞 $0.95×10^9$/L,血红蛋白 157~205g/L;胸部 X 线片显示患者双中、下肺斑片状模糊影。血气分析 pH 7.39~7.43,PaO_2 45~52mmHg,$PaCO_2$ 27~30mmHg,剩余碱 4.8mmol/L。诊断为急性吸入性丙烯醛中毒致急性呼吸窘迫综合征。

【评论】

2 例患者在同一环境中工作,事故发生时均未使用防护用品,现场调查发现事故现场经通风仍可闻到刺激性气味。房间四周及室内物品均布满了较厚一层白色油状物。猪油是甘油和脂肪酸的化合物,油温达 160℃时,油脂中甘油热解失水,可生成较大量丙烯醛。解剖中毒致死的犬可见肺部充血水肿明显,且范围广泛。可以推断丙烯醛蒸气通过患者呼吸道和皮肤吸收进入人体。职业流行病学调查和临床检查排除其他疾病,病情符合急性丙烯醛中毒。

（四）案例四

患者男性,34 岁,工作时被丙烯醛液（温度 20℃,浓度 98%）喷至双裤腿和双前臂衣袖,脱衣时污染颈前部皮肤。接触局部灼痛、发红,并感双下肢麻木无力而入院。

【查体】

体温 36.8℃,心率 70 次/分,呼吸 20 次/分,血压 120/80mmHg,双下肢自腹股沟以下至小腿上 1/2 的前内侧（面积约 6%）以及双前臂下 1/3 桡侧（面积各约 1%）皮肤呈暗红色橘皮样水肿,高出皮肤,压之硬如橡皮,不褪色,呈凹陷性水肿;阴囊、包皮（面积约 0.5%）充血潮红。入院诊断浅Ⅱ度化学灼伤（面积约 8%）。辅助检查:血常规、尿常规、肝功、血肌酐、

CO_2 结合力、心电图以及肝、脾 B 超检查均正常。诊断为丙烯醛灼伤皮肤。

【评论】

患者颈部皮肤有少量喷溅接触,可以推断高浓度丙烯醛通过操作工人皮肤吸收进入人体。职业流行病学调查和临床检查排除其他疾病,病情符合急性丙烯醛轻度中毒。

(五)案例五

患者男性,25 岁,某化工厂操作工。工作期间车间排空放气,大量丙烯醛气体排出,患者在排放气体的下风向工作,未戴防护面具,约 1 小时后出现头晕、呛咳、咽痒、恶心、呕吐、四肢麻木、乏力。一过性黑矇,随即昏倒在现场,急送厂卫生所救治后转院。患者在转院途中清醒。

【查体】

入院检查体温 36.4℃,心率 76 次/分,呼吸 36 次/分,血压 13.3/9.3kPa,神清,面色苍白,口唇发绀,双眼球结膜及咽部充血,双肺可闻及散在的干啰音,心音低钝,律齐,肝脾不大,四肢痛觉减退。血细胞分析白细胞总数 $19.3 \times 10^9/L$,中性粒细胞 $0.88 \times 10^9/L$,淋巴细胞 $0.10 \times 10^9/L$,单核细胞 $0.02 \times 10^9/L$。肝功能正常。二氧化碳结合力 20mmol/L,胸部 X 线片提示双肺纹理增多。心电图检查正常。诊断为急性丙烯醛中毒。

【评论】

患者在工作中未使用防护用品,大量吸入丙烯醛蒸气,可以推断大量丙烯醛通过操作患者呼吸道和皮肤吸收进入人体。职业流行病学调查和临床检查排除其他疾病,病情符合急性丙烯醛重度中毒。

(黄振烈 孟 昊 钟怡洲)

参考文献

[1] 冯三畏. 急性丙烯醛中毒一例报告[J]. 职业医学,1990,17(121):355.

[2] 李秀芹. 丙烯醛皮肤灼伤 1 例[J]. 滨州医学院学报,2004,27(5):372.

[3] 邱泽武,李晓兵,牛文凯,等. 急性丙烯醛中毒致 ARDS 两例报告[J]. 中华急诊医学杂志,2005,14(6): 503.

[4] 欧庆东,崔继涛. 急性丙烯醛中毒 6 例报告[J]. 中国工业医学杂志,2009,22(2):112.

[5] 冯涛,牛奔,徐桂香,等. 重度丙烯醛中毒三例[J]. 中华劳动卫生职业病杂志,2016,34(1):55-57.

[6] FERON V J,KRUYSSE A,TIL H P,et al. Repeated exposure to acrolein vapour:Subacute studies in hamsters,rats and rabbits [J]. Toxicology,1978,9(1/2):47-57.

[7] AU W,SOKOVA O I,KOPNIN B,et al. Cytogenetic toxicity of cyclophosphamide and its metabolite in vitro [J]. Cytogenet Cell Gene,1980,26(2/3/4):108-116.

[8] CHUNG F L,YOUNG R,HECHT S S. Formation of cyclic 1,N_2-propanodeoxyguanosine Adducts in DNA upon reaction with acrolein or crotonaldehyde [J]. Cancer Res,1984,44(3):990-995.

[9] PARENT R,CARAVELLO H,LONG J. Oncogenicity study of acrolein in mice [J]. Int J Toxicol,1991,10 (6):647-659.

[10] COHEN S M,GARLAND E M,JOHN M S,et al. Acrolein initiates rat urinary bladder carcinogenesis[J]. Cancer Res,1992,52(13):3577-3581.

[11] PARENT R A,PAUST D E,SCHRIMPF M K,et al. Metabolism and distribution of [2,3-^{14}C] acrolein in Sprague-Dawley rats II Identification of urinary and fecal metabolites [J]. Toxicol Sci,1998,43(2):

110-120.

[12] FENG Z, HU W, HU Y, et al. Acrolein is a major cigarette-related lung cancer agent: Preferential binding at p53 mutational hotspots and inhibition of DNA repair [J]. Proc Natl Acad Sci USA, 2006, 103 (42): 15404-15409.

[13] WANG H T, ZHANG S, HU Y, et al. Mutagenicity and sequence specificity of acrolein-DNA adducts [J]. Chem Res Toxicol, 2009, 22 (3): 511-517.

[14] IGARASHI K, UEMURA T, KASHIWAGI K. Acrolein toxicity at advanced age: present and future [J]. Amino Acids, 2018, 50 (2): 217-228.

[15] WENG M W, LEE H W, PARK S H, et al. Aldehydes are the predominant forces inducing DNA damage and inhibiting DNA repair in tobacco smoke carcinogenesis [J]. Proc Natl Acad Sci USA, 2018, 115 (27): E6152-E6161.

第二节　糠　　醛

一、别名

糠醛(furfural)别名: 呋喃甲醛(furfuraldehyde), α- 呋喃甲醛, 2- 呋喃甲醛(furan-2-carboxaldehyde)。

二、CAS 号

糠醛: 98-01-1。

三、理化性质

(一) 物理性质

分子式 $C_5H_4O_2$, 无色油状液体, 易挥发, 带有类似杏仁的气味, 暴露于空气中会快速变成琥珀色。相对分子质量 96.08, 相对密度 1.16(水=1), 相对蒸气密度 3.31(空气=1), 熔点 -36.5℃, 沸点 161.7℃ (101.3kPa), 闪点 62℃, 饱和蒸气压 0.208kPa(25℃)。微溶于水或烷烃中, 易在极性有机溶剂中溶解, 如乙醇、乙醚、丙酮、三氯甲烷、苯。

(二) 化学性质

化学性质活泼, 糠醛具有醛基、二烯基醚官能团, 因此糠醛具有醛、醚、二烯烃等化合物的性质, 可通过氧化、氢化、硝化、脱羰、缩合等反应生成多种衍生物, 特别是与苯甲醛性质相似, 可发生安息香反应、普尔金反应和康尼查罗反应。糠醛可以和同种类化合物起反应, 如乙醛和其他芳香化合物; 加热至约 250℃, 糠醛会分解为呋喃和一氧化碳。

四、使用历史与接触机会

糠醛是一种芳香族的醛, 可由各种农副产品(包括玉米穗轴、燕麦与小麦的麦麸和锯木屑)中萃取。糠醛蒸气有强烈的刺激性, 并有麻醉作用。人体吸入、经口摄入或经皮肤吸收均可引起急性中毒。

(一) 使用历史

糠醛于 1832 年使用蔗糖加二氧化锰和硫酸作用制备甲酸时, 从混浊的馏出液中分离出来,但由于数量太少,未能鉴定和命名。直到 1840 年用玉米芯、燕麦壳取得同样的产物,并进行了化学组成的研究,才确定了分子式,并推断出用任何植物原料都可以获得糠醛及其有关产物。1845 年先命名为糠油,后发现其具有醛的性质,改成糠醛。1922 年美国某燕麦公司首先宣布糠醛的工业化生产。1988 年美国年产量约 6 万吨,居世界第一位,其他主要生产国还有多米尼加、中国、苏联、法国、南非联邦等,世界年产量约 30 万吨。中国自 1943 年起生产糠醛,至 1989 年产量超过 4 万吨,是世界主要出口国家之一。

（二）接触机会

糠醛是制备许多药物和工业产品的原料,经电解还原可制成丁二醛,为生产药物阿托品的原料。此外,糠醛可用于合成树脂、作为溶剂、萃取剂等,从事上述相关行业,均有机会接触糠醛,处理不当可导致中毒。

五、代谢

糠醛可经呼吸道、消化道和皮肤吸收进入机体。经呼吸道吸入的糠醛约 78% 滞留在体内,液态糠醛易经皮吸收,其吸收率为 $0.2mg/(cm^2 \cdot h)$。但糠醛在体内的蓄积作用很小,生物半衰期为 2~2.5 小时。从人尿分析的结果看,糠醛的主要代谢产物是糠酰甘氨酸,其次是呋喃丙烯腺酸,无游离糠酸,这与动物实验结果相反。糠醛在体内的生物转化主要有两个途径。

1. 绝大部分吸收进入人体的糠醛在肝脏经醛脱氢酶作用,氧化为糠酸,而后与甘氨酸形成糠酰甘氨酸排出体外。

2. 少量糠酸与乙酸结合形成呋喃丙烯酸,以 2-呋喃丙烯脲酸形式经尿排出。糠酸、糠酰甘氨酸、呋喃丙烯酸都可经尿液排出体外。

六、危害性

经口摄入、经皮肤吸收或吸入糠醛,均有可能产生中毒现象,包括兴奋、头痛、头昏、恶心,最后失去意识并因呼吸衰竭而死亡。接触糠醛会刺激皮肤和呼吸道,甚至造成肺积水。长期皮肤接触会导致皮肤过敏和特有的敏感性晒斑。糠醛还可引起动物肿瘤发生率增加,损伤肝脏与肾脏。

（一）急性毒性

1. 大鼠急性经口 LD_{50} 为 65mg/kg,人经口摄入 500mg/kg 即可致死。

2. 兔子急性经皮 LD_{50} 为 620mg/kg。

3. 大鼠急性吸入 LC_{50} 为 601mg/m^3（4 小时）。人在通风不良的环境中工作时吸入糠醛可出现舌头和口腔黏膜麻木,失去味觉,呼吸困难;吸入 7.5~55mg/m^3 可引起头痛、喉咙发痒、呼吸道的广泛刺激。

4. 急性皮肤刺激性试验,对家兔皮肤刺激属中度刺激。

5. 急性眼刺激性试验,对家兔眼睛刺激属中度刺激。高浓度接触兔眼时可引起角膜、结膜和眼睑损害,但能迅速痊愈。

（二）亚急性和慢性毒性

狗连续 4 周吸入 507mg/m^3 糠醛,可导致肝脂肪变性。人接触 7.4~52.7mg/m^3 糠醛 3 个月可出现黏膜刺激症状、头痛、舌麻木、呼吸困难,长期接触还可出现手、足皮肤色素沉着、皮炎、湿疹及慢性鼻炎等。

(三) 生殖发育毒性

对小鼠每天 1 次、连续 6 天腹腔注射糠醛染毒,60mg/kg 剂量可导致精子畸形率显著增加;精原细胞出现性细胞染色单体损伤。对孕鼠孕期腹腔注射糠醛,5mg/kg 剂量下可出现死胎率显著增加,胎鼠枕骨骨化迟缓;15mg/kg 可导致内脏畸形率增高;30mg/kg 剂量可影响胎鼠生长发育,表现为胎鼠身长和体重显著减少。

(四) 遗传毒性

Ames 试验显示,糠醛对鼠伤寒沙门菌 TA97、TA98 不起作用,对 TA102 在有或无体外代谢活化系统(S9 或 -S9)条件下,均可诱发基因突变,且存在剂量-反应关系,提示糠醛是一种碱基置换型突变剂。小鼠骨髓嗜多染红细胞试验结果表明糠醛可诱发微核作用,提示糠醛是染色体断裂剂。

(五) 免疫毒性

大鼠连续腹腔注射糠醛 20 天,白细胞总数减少,嗜中性粒细胞比例降低,淋巴细胞比例增高。

(六) 致癌性

用叙利亚田鼠进行 52 周吸入染毒(7 小时/天,5 天/周),结论是糠醛没有致癌和诱发肿瘤作用。大鼠长期经口摄入试验结果表明,糠醛没有致癌作用,而有诱发肝硬化的作用。美国国家毒理学计划对 B6C3F1 小鼠 2 年毒性试验显示,小鼠肝肿瘤中 ras 基因被激活,提示糠醛是致癌剂,这是目前唯一的致癌结论。对无病原体的 Wistar 大鼠在饲料中给予糠醛,连续染毒 150 天,结果显示大鼠发生了不同程度的肝硬化,无肝癌形成。国际癌症研究机构(IARC)将糠醛归在 3 类致癌物清单中(对人类致癌性可疑,尚无充分的人体或动物数据)。

七、作用机制

(一) 对神经系统的作用

糠醛中毒出现痉挛、麻痹、呼吸困难、心律不齐,是糠醛对延髓的自主神经中枢和脑基底核的抑制作用而引起的,而不是作用在神经肌肉结合处。

(二) 对肝脏的作用

糠醛经消化道染毒时,肝脏是主要危害器官。主要通过引起肝细胞混浊肿胀、变性和坏死,并进一步出现假小叶,导致肝硬化。肝脏功能的变化包括:甘氨酸负荷曲线变直,嗅酚肽膜酸钠试验出现滞留,α_1、α_2、β 和 γ 球蛋白进行性增加,A/G 比值减小,最后倒转。

(三) 对肾脏的作用

糠醛通过降低肾脏组织酶的活性引起损伤,主要引起线粒体呼吸酶活性、时相性降低,生物膜活性有关的酶活性降低,内质网的酶活性增加,与溶酶体代谢相关的酸性磷酸酶活性增加,引起肾脏中酶系统紊乱而导致组织损伤和功能改变。

八、风险分级

按《全球化学品统一分类和标签制度》(GHS)进行风险分类。

(一) 人体健康危害

1. 对皮肤的腐蚀、刺激 类别 2。

2. 对眼有严重的损伤、刺激 类别 2。

3. **急性经口毒性**　类别 3。

4. **急性经皮毒性**　类别 4。

5. **急性吸收毒性**　类别 2。

6. **特定目标靶器官、全身毒害性（单次接触）**　类别 3。

7. **致癌性**　类别 2。

危害说明：吞咽有害，对眼有严重刺激性，接触皮肤有害，对皮肤有刺激性，可能引起呼吸道刺激，吸入致命，怀疑致癌。

（二）物理化学危害

糠醛蒸气可能造成闪火或爆炸，液体可燃。

（三）环境危害

糠醛没有包含对环境有危险的物质或在废水处理厂不能被降解的物质，由于其水溶性，可能在环境中迁移，产品溶于水，在水系统中可能蔓延。

九、院内救治

（一）诊断

目前尚无糠醛中毒的诊断标准，诊断可参照《职业性急性化学物中毒性神经系统疾病诊断标准》（GBZ 76—2002）、《职业性中毒性肝病诊断标准》（GBZ 59—2010）、《职业性急性中毒性肾病的诊断》（GBZ 79—2013）、《职业性急性化学物中毒的诊断 总则》（GBZ 71—2013）。依据短期内高浓度糠醛接触史和以眼睛、皮肤及呼吸系统损害为主的临床表现及相关实验室检查结果，如尿中糠酸总浓度的测定，结合作业现场职业卫生学调查资料，综合分析，排除其他类似疾病后可诊断。

（二）实验室检查

美国政府工业卫生师协会（ACGIH）建议，下班时尿中总糠醛浓度 235mmol/mol、200mg/g 肌酐可作为工人职业接触糠醛的生物学限值。

1. 肝功能检查，包括 ALT、AST、胆汁酸、甘胆酸、胆红素、凝血酶原时间及活动度等。

2. 尿常规及肾功能检查，包括肌酐、尿素氮等。

3. 心电图及心肌酶检查。

4. CT、MRI 检查，对于出现严重神经精神症状或疑为中毒性脑病者，可有助于诊断及处理。

5. 糠醛、代谢物（尿中糠酰甘氨酸、糠酸、糠酰甘氨酸和呋喃丙烯酸等浓度）的检查可作为参考。

（三）应急处置

1. **皮肤接触**　脱去被污染的衣着，用肥皂水和清水彻底冲洗皮肤，就医。

2. **眼睛接触**　立即提起眼睑，用大量流动清水或生理盐水彻底冲洗至少 15 分钟，就医。

3. **吸入**　迅速脱离现场至空气新鲜处，保持呼吸道通畅。如出现呼吸困难，给予输氧；如呼吸停止，立即进行人工呼吸，送医。

4. **经口摄入**　饮足量温水，催吐，就医。

5. **灭火方法**　灭火剂可为雾状水、泡沫、二氧化碳、干粉、砂土。用水灭火无效，但可用水保持火场中容器冷却。

（四）治疗

糠醛中毒无特效解毒剂，应及时采用合理的对症和支持疗法。眼睛和皮肤污染应立即用清水冲洗，并按化学灼伤处理。

十、病例报告

（一）案例一

患者男性，30 岁。在集装箱危险品场地巡检时，因罐箱箱体老化致内装的糠醛渗漏，患者在此环境中停留 3~5 分钟，当时未佩戴个人防护用品。脱离该环境 20 分钟后，患者自觉头痛、头晕、乏力伴恶心，无呕吐，症状逐渐加重，出现剧烈头痛，被急送当地医院。实验室检查：血白细胞 $7.29×10^9$/L，中性粒细胞 $0.598×10^9$/L，淋巴细胞 $0.284×10^9$/L，氧合血红蛋白总量 28%。当晚 9 时许，患者出现意识不清，经吸氧等初步处理后，急转至某专科医院进一步诊治。

【查体】

体温 36.5℃，脉搏 98 次/分，呼吸 16 次/分，血压 160/100mmHg。患者意识不清，处于中度昏迷状态，压眶无反应，全身皮肤无皮疹及出血点，双侧瞳孔等大等圆，对光反射存在，巩膜无黄染，结膜无水肿。口唇轻度发绀，双侧呼吸动度减弱，双肺叩诊呈清音，呼吸音低，未闻及干湿性啰音。心界不大，心率 98 次/分，律齐，各瓣膜区无病理性杂音，腹部膨隆，肝脾肋下未及，双下肢无水肿，四肢肌张力低下，生理反射与病理反射均未引出，血白细胞 $7.29×10^9$/L，谷丙转氨酶 106~205U/L，谷草转氨酶 40~127U/L，血气分析：pH 7.35，$PaCO_2$ 38.7mmHg，PaO_2 84.2mmHg。脑 CT 未见异常，肺 CT 显示双侧少量胸腔积液。入院后予以吸氧、高压氧预防脑水肿，给予地塞米松预防感染及雾化吸入治疗，患者入院 40 分钟后意识转清，诉头痛、头晕、乏力、恶心伴咽喉部不适、阻塞感。继续给予抗感染、预防脑水肿治疗，给予肌苷、甘草酸二铵等降酶保肝治疗。患者住院 54 天，痊愈出院。诊断为急性中度糠醛中毒。

【评论】

患者有明确的糠醛接触史，急性中毒的临床症状、体征与糠醛毒作用一致，结合现场调查情况，排除其他原因后，诊断为急性中度糠醛中毒。该患者防护意识淡薄，巡查时未使用防护用品，是中毒导致事故的首要原因，因此企业要加强工人职业卫生培训教育。

（二）案例二

患者男性，11 岁。因食肉肠 10 余条后，次晨出现呕吐、发热及抽搐，到医院就诊。

【查体】

体温 42℃，神志模糊，频频抽搐，呼吸不规则，光反应迟钝，颈抵抗，心率 180 次/分，律齐，未闻杂音，腹软，肝脾肋下未及，肌张力高，未引出病理神经反射。实验室检查：胃液糠醛浓度为 0.97mg/kg，血中糠醛浓度为 1.07mg/kg。白细胞 $3.44×10^9$/L，血红蛋白 97g/L，血小板 $43×10^9$/L，血谷丙转氨酶 14 058U/L，谷草转氨酶 8 613U/L，肌酸激酶同工酶 199U/L，血尿素氮 14.6mmol/L，肌酐 220μmol/L，脑脊液正常，血培养、大便培养和 CPR（－），头颅 CT 检查未见异常。入院 20 小时出现无尿，肝肋下 2cm，深昏迷。气管插管下机械通气，遂即行血液灌流及对症治疗。血液灌流 12 天复查血生化，指标全部正常，痊愈出院。

【评论】

糠醛可用作食物的调味品及防腐。患者食肉肠后致病，查血糠醛含量超过正常范围

100 倍,其心、肝、肾功能明显受损,出现中枢神经系统症状、呼吸衰竭、骨髓抑制等表现均符合糠醛中毒表现。

（三）案例三

患者为女童,2 岁,因抽搐半天入院。既往体健。病前有服不明液体史。

【查体】

神志模糊,呼吸急促,瞳孔左 5mm、右 3mm,光反应迟钝。双肺呼吸音粗,无杂音。心腹无异常。四肢肌张力正常,未引出病理反射。血糠醛浓度 2.3mg/kg,胃液也检测出糠醛。血谷丙转氨酶 266U/L,谷草转氨酶 404U/L,血尿素氮 5.08mmol/L,肌酸激酶同工酶 98U/L,血白细胞 $10.5×10^9$/L,血红蛋白 107g/L,血小板 $142×10^9$/L。头颅 CT、脑脊液检查均未见异常。予血液灌流 2 小时后无抽搐,瞳孔等大等圆,对光灵敏,血糠醛 0.6mg/kg;第二天神志转清。2 周后治愈出院。

【评论】

患者虽无明确的糠醛接触史,但曾服用过不明液体,且胃液、血液均检测出糠醛,其肝、肾功能损伤以及肺损伤符合糠醛中毒表现。

（四）案例四

患者男性,13 岁,因食龙眼干后呕吐,皮肤瘀斑、尿少 4 天入院。既往体健。

【查体】

神志模糊,皮肤散在瘀斑,眼睑水肿,心、肺、腹检查无异常。四肢肌张力正常,病理反射未引出。当地医院检查凝血 3 项明显延长,入院后血标本检测到糠醛。血谷丙转氨酶 293U/L,谷草转氨酶 406U/L,血尿素氮 30.91mol/L,肌酸激酶同工酶 152U/L。血白细胞 $9.2×10^9$/L,血红蛋白 120g/L,血小板 $58×10^9$/L。头颅 CT、脑脊液检查未见异常。予血液灌流 2 次,隔 12 小时灌流 1 次,1.5 小时/次。第 2 天患者呕吐、头痛、胸闷症状消失,瘀斑渐消退。第 6 天治愈出院。

【评论】

很多食物在热处理、发酵等加工过程中会产生糠醛,该患者出现的皮损、眼部刺激症状以及肝、肾损伤和血标本中检测到糠醛均指向糠醛中毒,由食物引起的糠醛中毒应引起重视,应加强食品卫生监督,将糠醛列入加工食品的检测项目,避免类似中毒情况再次发生。

（黄振烈 汪 波 钟怡洲）

参考文献

[1] 庞应发. 糠醛在人体内的吸收、代谢和分布[J]. 国外医学(卫生学分册),1980(1):46.

[2] 牛凤云,孙平,刘玉娥,等. 糠醛对鼠伤寒沙门氏菌 TA(his-)的回复诱变作用[J]. 卫生毒理学杂志,1989(4):249-201.

[3] 王金山. 糠醛的毒理学[J]. 卫生毒理学杂志,1991,5(1):57-59.

[4] 陈卫平,王金山,宋霖. 糠醛诱发小鼠精子畸形的实验研究[J]. 卫生毒理学杂志,1994,8(2):129.

[5] 王金山,牛凤云,孙萍,等. 糠醛毒性的研究[J]. 卫生毒理学杂志,1994,8(3):21-23.

[6] 高岩,邓会英,芝敏. 血液灌流治疗糠醛中毒 3 例[J]. 实用儿科临床杂志,2004,19(4):280-282.

[7] FERON V J,TIL H P,DE VRIJER F,et al. Aldehydes:occurrence,carcinogenic potential,mechanism of action and risk assessment[J]. Mutat Res,1991,259(3/4):363-385.

第十九章

有机酸

第一节 甲　　酸

一、别名

甲酸(formic acid/formylic acid/methanoic acid)别名：羟基羧酸(hydroxycarboxylic acid),蚁酸(aminic acid)。

二、CAS号

甲酸：64-18-6。

三、理化特性

甲酸分子式为 CH_2O_2,化学式为 HCOOH,分子量为 46.03。甲酸为无色发烟液体,有强烈刺激性酸味。中强酸,pH 值 2.2(10g/L 水,20℃),沸点 100.5℃,临界温度 306.8℃,熔点 8.4℃;相对密度(比重)1.23g/mL(20℃/4℃);与水、醇、醚混溶,不溶于烃类;蒸气压在 20℃ 时为 4.6kPa;蒸气相对密度为 1.59g/L(空气=1g/L);闪点 68.9℃,自燃温度 520℃,爆炸极限空气中为 18%~57%(体积);遇高热、明火可燃;辛醇、水分配系数的对数值为−0.54。加热和与强酸(硫酸)接触时,甲酸分解生成一氧化碳;与氧化剂激烈反应;与强碱激烈反应,有着火和爆炸的危险。可浸蚀许多塑料和金属。

四、使用历史与接触机会

1670 年 Fisher 首先发现甲酸。1749 年 Marggret A S 首先制得纯甲酸。因最早蒸馏赤蚁而发现,故名蚁酸。甲酸在自然界分布很广,并常以游离状态存在,如在赤蚁、蜂、毛虫的分泌物中;某些植物如荨麻、蝎子草、松针和一些果实(如绿葡萄),以及人体的肌肉、皮肤、血液和排泄物中都含有甲酸。

甲酸是一种重要的化工原料,广泛用于皮革、染料、橡胶和医药等工业,主要用于制药和有机合成,也可用于制造皮革酸化剂和还原剂、印染媒染剂、纺织物柔软剂、橡胶凝聚剂、消毒剂、防腐剂等。

直接接触甲酸可导致皮肤黏膜灼伤,长期接触可致皮炎、肺功能损伤。职业性急性中毒事故多因吸入甲酸蒸气;非职业性急性中毒多因误服高浓度的甲酸。

五、代谢

甲酸可以经呼吸道、消化道和皮肤吸收。吸收后经血液系统分布于全身。肝脏和肌肉都是甲酸氧化最活跃的组织。甲酸可以通过活化、转移、β-氧化等多个阶段,进入体内能量合成代谢。甲酸活化成脂肪酰辅酶 A(CoA)在内质网可以用于合成甘油三酯;在线粒体内可以生成乙酰 CoA,再转化成 CoA,最后进入三羧酸循环(tricarboxylic acid cycle, TCA)或其他合成代谢。甲酸部分以原形由尿排出。以原形排出的量受暴露剂量、途径、浓度等因素影响,占总摄入量的 10%~25%。

六、危害性

甲酸属低毒类。在脂肪酸中有独特地位,其能以羧基(-COOH)或醛(HOC-)的形式起作用,故与其他族酸相比毒性较大。

1. 急性毒性 大鼠经口 LD_{50} 为 1 100mg/kg,大鼠吸入 LC_{50} 为 15 000mg/m³(15 分钟)。当空气中甲酸浓度为 750mg/m³ 时,人感到剧烈的刺激,接触 15 秒可死亡;20~110mg/m³ 时,可出现黏膜刺激、咽痛、咳嗽和胸痛等。人经口摄入约 30g,可因肾功能衰竭或呼吸功能衰竭而死亡。

2. 亚急性毒性 小鼠吸入浓度为 10g/m³ 以上甲酸时,1~4 天后可死亡。大鼠吸入 TC_{Lo} 为 38mg/(m³·3d)。

3. 亚慢性毒性 大鼠饮水中含 0.01%~0.25% 游离甲酸[约 0.2mg/(kg·d)],在 2~4 个月内无任何作用,如含量达到 0.5%,则影响食欲并使生长缓慢。

4. 慢性毒性 小鼠吸入 LC_{50} 为 6 200mg/m³(15 个月),大鼠吸入 LC_{50} 为 1 500mg/m³(15 个月)。

5. 刺激性 家兔眼睛接触 122mg 甲酸可引起重度刺激。家兔经皮 610mg 开放性刺激试验引起轻度刺激。小鼠吸入浓度为 5g/m³ 甲酸 2 小时,可引起鼻和眼黏膜刺激。

6. 致癌性 ACGIH 将甲酸划分为 A4 类(对人类致癌暂未分类);IARC 暂无甲酸数据。

7. 致畸性 暂无甲酸致癌性相关数据。

8. 致突变性 微生物突变:大肠杆菌 70μL/L(3 小时)。姐妹染色单体互换:人淋巴细胞 10mmol/L。

9. 遗传与生殖毒性 细胞基因突变:CHO 细胞,10mmol/L。

10. 免疫毒性 暂无甲酸免疫毒性相关数据。

七、作用机制

甲酸的羰基直接与氢相连,使甲酸既有酸的特性,又有醛的某些性质。甲酸在脂肪酸中刺激性、腐蚀性最强,属强酸。甲酸的毒作用机制与其他强酸基本相同,可从组织中吸出水分,凝固其蛋白质,使细胞坏死。甲酸进人体后增加游离酸,降低 pH,同时抑制细胞色素

C 氧化酶（cytochrome C oxidase，COX）的活性，干扰细胞内呼吸，使有氧氧化降低，无氧酵解增加，导致乳酸增高型酸中毒；酸中毒又可减少组织灌流，导致缺氧，加重酸中毒；还可导致内脏器官继发性损伤，以肝、肾最为突出；此外认为甲酸可抑制呼吸中枢，使呼吸减弱，导致呼吸性酸中毒。

八、风险分级

《全球化学品统一分类和标签制度》（GHS）危险说明：接触皮肤有害，吞咽可能有害，造成严重皮肤灼伤和眼睛损伤，可能引起呼吸刺激作用，对水生生物有害。

九、院内救治

（一）诊断和分级

吸入低浓度蒸气，可致眼结膜及呼吸道刺激症状。吸入高浓度蒸气后可引起咳嗽、咽痛及声音嘶哑等，重者可发生结膜炎、眼睑水肿、鼻炎、支气管炎，甚至引起急性化学性肺炎。皮肤直接接触主要引起刺激症状，偶有过敏反应。7% 甲酸溶液可引起皮肤灼伤，有水疱，灼伤处无痛，愈合后不留瘢痕。高浓度甲酸会明显灼伤皮肤，并发生局部坏疽。吞饮甲酸后可出现流涎、口腔和咽喉灼热感，并伴有呕吐、吐血、腹泻、腹痛。浓甲酸可腐蚀口腔及消化道黏膜，引起呕吐、腹泻及胃肠出血，并可引起肾损害，重者可死亡。喉头水肿也可导致窒息死亡。长期吸入甲酸可出现咳嗽、咳痰、胸部紧迫感，以及鼻塞和鼻窦炎症状，个别患者有哮喘发作。皮肤接触甲酸可出现局部发黑和角化，鼻黏膜和牙齿有腐蚀斑。

根据职业接触史、相应的临床表现和实验室检查结果，参考血气分析和生化分析结果，结合现场调查资料，综合分析，排除其他疾病方可诊断。职业性急性甲酸中毒、职业性皮肤灼伤及职业性牙酸蚀病，可分别依据《职业性急性化学物中毒的诊断 总则》（GBZ 71—2013）、《职业性化学性皮肤灼伤诊断标准》（GBZ 51—2009）及《职业性牙酸蚀病的诊断》（GBZ 61—2015）进行诊断和分级。

（二）应急处置

1. 皮肤接触 立即脱去被污染的衣物，用大量清水、生理盐水或 4% 碳酸氢钠溶液彻底冲洗，至少 15 分钟，就医。

2. 眼睛接触 提起眼睑，用大量流动清水或生理盐水冲洗 15 分钟以上，就医。

3. 吸入 迅速脱离现场至空气新鲜处，保持呼吸道通畅，如呼吸困难，采取半直立体位，吸氧；如呼吸停止，立即进行人工呼吸；肺水肿症状常常在几个小时后才变得明显，应注意休息和医学观察。

4. 经口摄入 漱口，已出现消化道腐蚀症状时忌催吐及洗胃，可口服牛乳、豆浆及蛋清等黏膜保护剂，就医。

（三）治疗

1. 脱离接触。

2. 无特效解毒剂，对症和支持治疗。

十、病例报告

(一)案例一:口服甲酸致消化道灼伤伴中毒

1987 年,山东省一名男青年因一时冲动,空腹服下甲酸(85%)约 80mL,之后恶心,呕吐一次为混有摄入食物的酸性液体约 100mL。其父给其服苏打液 300mL(含苏打约 60g)及生鸡蛋清,然后将其送至医院。距事发后 5 小时,患者突然出现呼吸困难、烦躁不安、口唇发绀,心率 120 次/分,上腹压痛,双肺底可闻及小水泡音,半小时后呕血约 100mL,出现血尿。予以口服蛋清、氢氧化铝凝胶,肌注或静滴毛花苷 C、地塞米松、哌替啶、呋塞米及止血药物,并急行气管切开插管术。术后呼吸困难好转。尿比重 1.035,尿蛋白(++),镜检 WBC 少许 HP,血样便、潜血(++++),血生化和 BUN 均正常。胸部 X 线检查显示双肺野透亮度减轻,肺门影增宽,呈蝴蝶样云雾状阴影。入院诊断:急性甲酸中毒并上消化道黏膜灼伤、肺水肿、肾中毒。经抢救 20 小时后肺水肿消失,1 个月后痊愈出院。

(二)案例二:农用甲酸导致眼灼伤

1981 年,法国报道一例农用甲酸导致眼灼伤病例。一名农民正在喷洒甲酸,以防止青草发酵,但由于喷管堵塞,喷瓶压力过大引起爆炸,甲酸溅入右眼造成结膜、角膜严重灼伤。虽经努力治疗,但上方睑球粘连。伤后 49 天检查,睑球粘连的束从角膜缘向上牵引,穹窿增宽增厚。其粘连覆盖于角膜缘 1~2cm 范围,在上穹窿部增大。牵引束比结膜的其他部分充血更显著,并向上牵拉上眼睑。

(江嘉欣)

参考文献

[1] 王歌. 甲醇、甲醛、甲酸中毒救治[J]. 科学与财富,2015,7(Z2):123-124.

[2] 钱显光,罗洪文. 39 例甲酸中毒救治体会[J]. 医药前沿,2014(24):312-313.

[3] 张敏,周婧斐,沈峥,等. 甲酸用途与生产的研究进展[J]. 安徽农业科学,2012,40(1):310-313.

[4] 杜凤田,许法运. 抢救急性甲酸中毒 1 例报告[J]. 中国工业医学杂志,1991(01):44-45.

[5] 张丽生. 口服甲酸致消化道灼伤伴中毒一例报告[J]. 化工劳动保护(工业卫生与职业病分册),1988(1):26-27.

[6] 邹序敉. 农用蚁酸眼部烧伤[J]. 国外医学 眼科学分册,1982(5):318.

[7] YATA V,DURUGU S,JITTA S R,et al. An Atypical Presentation of Formic Acid Poisoning [J]. Cureus,2020,12(5):e7988.

[8] KRISHNA P G,SAJIT V. Analyzing Formic acid poisoning cases with Emphasis on Early-management:a Case-series study [J]. Journal of the Indian Society of Toxicology,2015,11(2):38-42.

[9] DATTATRAI M,MAHMEDSAEED V,VIMOD W. Acute formic acid poisoning in a rubber plantation worker [J]. Indian Journal of Occupational and Environmental Medicine,2014,18(1):29-31.

[10] STRATAKOS G,NOPPEN M,VINKEN W. Long-Term Management of Extensive Tracheal Stenosis due to Formic Acid Chemical Burn [J]. Respiration,2005,72(3):309-312.

[11] RAJAN N,RAHIM R,KRISHNA K S. Formic acid poisoning with suicidal intent:a report of 53 cases[J]. Postgraduate Medical Journal,1985,61(711):35-36.

[12] SIGURDSSON J,BJÖRNSSON A,GUDMUNDSSON S T. Formic acid burn:local and systemic effects report of a case [J]. Burns,1983,9(5):358-361.

第二节 乙 酸

一、别名

乙酸(acetic acid)别名:醋酸,甲烷羧酸(methanecarboxylic acid)。纯的无水乙酸又称冰醋酸(glacial acetic acid),冰乙酸,乙酸冰,冰形醋酸。

二、CAS 号

乙酸:64-19-7。

三、理化特性

乙酸分子式为 $C_2H_4O_2$,化学式为 CH_3COOH,分子量为 60.05,为无色有刺激性气味的液体。冰醋酸是无色的吸湿性液体。弱酸,pH 约 2.5(10g/L 水,20℃)。沸点 117.9℃,熔点 16.6℃,相对密度(比重)1.049 3g/mL(20℃/4℃);易溶于水和乙醇、乙醚、四氯化碳等多种有机溶剂。当水加到乙酸中,混合后的总体积变小,密度增加,直至分子比为 1∶1,相当于形成一元酸的原乙酸(CH_3COOH),进一步稀释,体积不再变化。蒸气压 1.52kPa(11.4mmHg,20℃),相对蒸汽密度 2.7,闪点 39℃,爆炸极限 4.0%~17%(体积)。遇高热、明火易燃,能与氧化剂发生强烈反应,与氢氧化钠与氢氧化钾等反应剧烈。稀释后对金属有腐蚀性。

四、使用历史与接触机会

乙酸在自然界分布很广。在水果或植物油中,主要以酯的形式存在;在动物的组织内、排泄物和血液中以游离酸的形式存在。许多微生物可以将不同的有机物通过发酵转化为乙酸。中国古代就有关于制醋的记载,早在公元前人类已能用酒经各种乙酸菌氧化发酵制醋,19 世纪后期发现将木材干馏可以获得乙酸。1911 年,在德国建成了世界上第一套乙醛氧化生产乙酸的工业装置。

乙酸广泛用于合成纤维、涂料、医药、农药、食品添加剂、染织等工业。冰醋酸按用途可分为工业和食用两种。工业冰醋酸主要用于醋酸乙烯、醋酐、醋酸纤维、醋酸酯和金属醋酸盐等,也用作农药、医药和染料等工业的溶剂和原料,在照相、制药、织物印染和橡胶工业中都有应用。食用冰醋酸可作酸味剂、增香剂,可生产合成食用醋。

乙酸对人体健康的危害,主要表现为直接接触乙酸导致的皮肤黏膜灼伤,以及长期接触所致的皮炎、肺功能损伤、牙酸蚀病。职业性急性中毒事故多由吸入乙酸蒸气所致,非职业性急性中毒多由误服高浓度的乙酸所致。

五、代谢

乙酸可以经呼吸道、消化道和皮肤吸收,吸收后经血液系统分布于全身。乙酸可参与体内的多个代谢途径,代谢类似甲酸。

六、危害性

乙酸属低毒类。乙酸因挥发性大,并对类脂物具有溶解性,对细胞的渗透也比同浓度的无机酸容易。乙酸与蛋白的结合能力较低,因此其毒作用主要是局部腐蚀和刺激。

1. 急性毒性 大鼠经口 LD_{50} 为 3.31g/kg,大鼠和豚鼠吸入 1 小时 LC_{50} 均为 12.3g/m³,同时有眼和皮肤刺激。经口 TD_{Lo} 为 1.47mg/kg,可出现消化道症状。人的口服致死量为 20~50g。

2. 亚急性毒性 大鼠经口 TD_{Lo} 为 0.33mL/kg(1 个月)。

3. 亚慢性毒性 大鼠吸入 TC_{Lo} 为 5 070μg/m³(95 天,24 小时染毒),人类吸入 TC_{Lo} 为 2 004mg/m³(3 个月)。

4. 慢性毒性 长期接触乙酸可使嗅觉阈升高。长期接触乙酸浓度为 100mg/m³ 左右时,可使工人鼻、咽、眼睑发生炎症反应,甚至引起支气管炎。多年接触 490mg/m³ 乙酸蒸气的工人可有眼睑水肿、结膜充血、慢性咽炎、慢性支气管炎,有些病例还有鼻前庭区和牙齿的腐蚀斑。

5. 刺激性 80% 乙酸可导致豚鼠皮肤严重灼伤,50%~80% 浓度可致中等程度至严重灼伤,浓度低于 50% 可致轻微灼伤,5%~16% 则未见皮肤损伤。

6. 致癌性 ACGIH 将乙酸划分为 A4 类(对人类致癌暂未分类);IARC 暂无乙酸相关数据。

7. 致畸性 暂无乙酸致畸性相关数据。

8. 致突变性 暂无乙酸致突变性相关数据。

9. 遗传与生殖毒性 暂无乙酸遗传与生殖毒性相关数据。

10. 免疫毒性 暂无乙酸免疫毒性相关数据。

七、作用机制

当冰醋酸与皮肤黏膜组织接触时,游离 H 离子夺取细胞内的 H_2O,形成 H_3O^+,从而使细胞内蛋白质脱水、变性、沉淀。强烈刺激和脱水可引起休克。大量酸进入人体,引起电解质紊乱,酸碱失衡,还可导致内脏器官继发性损伤,以肝、肾最为突出。另外,长期接触乙酸蒸气或食用乙酸,可使牙体硬组织脱钙缺损。

八、风险分级

《全球化学品统一分类和标签制度》(GHS)危险说明:易燃液体和蒸气,吸入蒸气有害,接触皮肤有害,吞咽可能有害,造成严重皮肤灼伤和眼睛损伤,可能引起呼吸刺激作用,长期或反复吸入对呼吸系统造成损害,对水生生物有害。

九、院内救治

(一) 诊断和分级

吸入较高浓度的乙酸蒸气,可导致眼部和呼吸道的刺激症状,伴呕吐、腹泻,重者可出现支气管炎、肺炎、肺水肿等。皮肤接触乙酸后,轻者出现红斑,重者出现化学性灼伤、水疱和疼痛。对乙酸过敏者罕见,但也有发生。误服冰醋酸中毒,可引起口腔和消化道黏膜糜烂,严重者可因腐蚀性胃肠炎、腹泻、血便、休克而死亡,更严重者可致酸中毒、循环衰竭、肾衰竭而致死亡。喉头水肿可引起窒息死亡。反复或长期与皮肤接触可能引起皮炎;反复或长期接触乙酸气溶胶,肺功能可能受损和/或引起牙酸蚀病。

根据职业接触史、相应的临床表现和实验室检查结果,参考血气分析和生化分析结果,结合现场调查资料,综合分析,排除其他疾病方可诊断。职业性急性乙酸中毒、职业性皮肤灼伤及职业性牙酸蚀病的诊断和分级,可分别依据《职业性急性化学物中毒的诊断 总则》(GBZ 71—2013)、《职业性化学性皮肤灼伤诊断标准》(GBZ 51—2009)及《职业性牙酸蚀病的诊断》(GBZ 61—2015)。

（二）应急处置

参照甲酸中毒进行处置。

1. 皮肤接触 立即脱去被污染的衣物,用大量清水、生理盐水或 4% 碳酸氢钠溶液彻底冲洗,至少 15 分钟,就医。

2. 眼睛接触 提起眼睑,用大量流动清水或生理盐水冲洗 15 分钟以上,就医。

3. 吸入 迅速脱离现场至空气新鲜处,保持呼吸道通畅,如呼吸困难,采取半直立体位,吸氧;如呼吸停止,立即进行人工呼吸。肺水肿症状常在几个小时后才变得明显,应注意休息和医学观察,及时就医。

4. 经口摄入 漱口,已出现消化道腐蚀症状时忌催吐及洗胃,可口服牛乳、豆浆及蛋清等黏膜保护剂,就医。

（三）治疗

1. 脱离接触。

2. 无特效解毒剂,对症和支持治疗。

十、病例报告

（一）案例一:皮肤接触乙酸引起皮肤烧伤合并急性肾衰竭

2014 年 4 月,江苏省一辆冰醋酸储槽车因车祸导致储罐爆裂,该车司机被泄漏的高浓度冰醋酸灼伤,导致左臀部和双下肢 25% 二度至三度烧伤,合并急性肾衰竭。事发 2 小时入院时,患者烦躁不安,口唇青紫,球结膜充血,痰液黏稠,咳嗽无力,自诉胸闷;每小时尿量 <10mL;烧伤皮肤呈棕褐色改变,局部色黑,触之如皮革样,足背动脉搏动不明显;两肺呼吸音低;腹部 B 超正常;血白细胞 $21×10^9$/L,pH6.2,$PaCO_2$ 4.46kPa,PaO_2 21.6kPa,BE 31.3mmol/L;生化指标:K^+ 2.08mmol/L,Na^+ 125mmol/L,Cl^- 89mmol/L,BUN 22.85mmol/L,Cr 502.7μmol/L,CK 23.42U/L,CK-MB 219U/L。入院后立即给予输血补液抗休克、吸氧、碱化尿液、利尿、抗感染、纠正电解质紊乱和酸碱失衡等治疗,同时进行血液透析治疗,控制入水量,给予营养支持。之后安排烧伤皮肤切痂、异体皮覆盖、自体皮移植等手术。经积极治疗,62 天后病情稳定出院。

（二）案例二:服用乙酸所致消化道灼伤、急性溶血

1997 年 7 月,安徽省一名 19 岁男学生因一时冲动,空腹服下纯乙酸 50mL,立即感上腹部烧灼样疼痛、刺激性咳嗽、流涎不止,30 分钟后呕吐咖啡样胃内容物约 100mL,后被家人发现送至医院。入院时,口腔溃疡,两肺呼吸音粗,细湿啰音;Hb 146g/L,RBC $4.6×10^{12}$/L,WBC $10.4×10^9$/L。立即予以口服牛奶和蛋清,患者呕吐出酸性刺激性胃内容物。给予禁

食、补液、利尿、碱化尿液、地塞米松抗过敏及防止喉头水肿等对症治疗。10 小时后患者感觉腰背部酸痛、寒战、发热,排酱油样尿约 500mL。尿常规:pH5.0,蛋白(++),隐血(+++),尿胆原(++),皮肤、巩膜黄染明显。发病 16 小时后复查:Hb 90g/L,RBC 3.0×10^{12} /L,WBC 16.3×10^9/L;肝功能:总胆红素 135.5mmol/L,TP 69.9g/L;肾功能:尿素氮 14.5mmol/L,肌酐 120.6μmol/L;电解质:K$^+$ 138mmol/L。诊断:急性纯乙酸中毒,急性溶血性贫血。经积极对症治疗,1 个月后痊愈出院。

（江嘉欣）

参考文献

[1] 夏冬云,刘晴,蒋雨鑫,等. 高浓度冰醋酸烧伤合并急性肾功能衰竭一例的护理[J]. 解放军护理杂志,2015,32(24):45-47.

[2] 金栋. 国内冰醋酸市场简析[J]. 乙醛醋酸化工,2015(2):15-17.

[3] 陈玉雯,冯小伟,吉训琦,等. 机械通气联合连续血液滤过抢救儿童工业醋酸中毒 15 例[J]. 广东医学,2011,32(20):2717-2718.

[4] 马宏. 冰醋酸致眼化学伤 31 例的疗效观察[J]. 中国社区医师(医学专业),2010,12(27):104.

[5] 王安,夏奎. 工业醋酸致食管烧伤的紧急处理及早期治疗体会[J]. 海南医学,2010,21(23):56-57.

[6] 姜先龙,毛立臣,张丹萍. 乙酸生产职业危害调查[J]. 中国工业医学杂志,2004(1):47-48.

[7] 叶宗梅,李小媚,叶新源. 97%冰醋酸中毒死亡 1 例[J]. 新医学,1994(S1):29.

[8] 王泓波,王心箴,常虹,等. 乙酸对作业工人健康的影响与卫生标准的探讨[J]. 中华劳动卫生职业病杂志,1993(3):26-29.

[9] MINH K D F,ROMAIN L,MARC C,et al. How to treat a vaginal burn due to acetic acid?[J]. European Journal of Plastic Surgery,2015,38(4):335-338.

[10] KONSTANTIN B,YULIA K. Highly Concentrated Acetic Acid Poisoning:400Cases Reviewed[J]. Asia Pacific Journal of Medical Toxicology,2012,1(1):3-9.

[11] GENSY M T,SIU-KA M,PING-NAM W,et al. Successful treatment of oral acetic acid poisoning with plasmapheresis[J]. Hong Kong Journal of Nephrology,2000,2(2):110-112.

第二十章

酰胺类

二甲基甲酰胺

一、别名

二甲基甲酰胺(dimethylformamide,DMF)别名:N,N-二甲基甲酰胺(N,N-dimethylformamide),甲酰基二甲胺(formyldimethylamine)。

二、CAS号

二甲基甲酰胺:68-12-2。

三、理化特性

二甲基甲酰胺分子式为C_3H_7NO,分子量为73.09。其为一种无色透明液体,纯DMF没有气味,但工业级或变质的DMF因含有二甲基胺的不纯物则有鱼腥味。密度0.944 5g/mL(25℃),熔点-61℃,沸点152.8℃(常压),闪点57.78℃。能和水及大部分有机溶剂混溶,与石油醚混合分层;遇明火、高热可引起燃烧爆炸,能与浓硫酸、发烟硝酸剧烈反应甚至爆炸,与碱接触可生成二甲胺。

四、使用历史与接触机会

DMF在工业上用途广泛,是重要的化工原料及性能优良的溶剂,主要应用于有机合成、制药、石油提炼、皮革、树脂、农药、染料、电子等行业。在聚氨酯行业中作为洗涤固化剂,用于湿法合成革生产;在腈行业中作为溶剂,用于腈纶的干法纺丝生产;在医药行业中作为合成药物中间体,广泛用于制取多西环素、可的松、磺胺类药品;在农药行业中用于合成高效低毒农药杀虫剂;在染料行业作为染料溶剂;在电子行业用于镀锡零部件的淬火及电路板的清洗等;其他用途包括用作危险气体的载体、药品结晶用溶剂、黏合剂等。凡从事上述作业人员均有可能接触DMF,其他途径接触DMF导致中毒的情况少见,但也曾有报道慢性溃疡性结肠炎患者以 DMF 作为治疗药物灌肠引起肝病,病情呈进行性加剧,类似亚急性重型肝炎,2 周内出现肝昏迷,预后十分凶险。

五、代谢

DMF 可以蒸气形式扩散,经呼吸道吸收,也可经完整皮肤及消化道吸收。侵入机体后,主要经肝脏代谢,首先在肝脏细胞色素 P450 2E1 催化下完成甲基羟基化,生成 N-甲基-甲醇酰胺(N-hydroxymethyl-N-methylformamide,HMMF),部分 HMMF 脱羟甲基分解为甲基甲酰胺(N-methylformamide,NMF)和甲醛,NMF 羟基化后分解为甲酰胺(formamide,F),F 进而代谢为甲酸和氨。另一部分 HMMF 或 NMF 可被氧化,生成活性中间产物,如异氰酸甲酯(methyl isocyanate,MIC)等,其少部分可与谷胱甘肽(GSH)结合生成 S-(N-甲基氨甲酰)谷胱甘肽[S-(N-methylcarbamoyl)glutathione,SMG],进而转化成无毒的 N-乙酰-S-N-甲基氨基甲酰半胱氨酸(N-Acetyl-S-(N-methylcarbamoyl)-L-cysteine,AMCC)排出体外。少部分 DMF 也可以原形从尿和呼出气中排出。接触者尿中主要代谢产物为 HMMF,其次为 F、AMCC、少量 DMF 原形物以及 NMF。志愿者暴露于 $30mg/m^3$DMF 气体后,测其尿中各代谢物含量如下:DMF 占 0.3%,HMMF 占 22.3%,F 占 13.2%,AMCC 占 13.4%,尿中最高浓度的出现时间分别为暴露后 6~8 小时、8~14 小时和 23~24 小时,生物半减期分别为 2 小时、4 小时、7 小时和 23 小时,提示 DMF 在体内可迅速代谢为 HMMF 排出体外,而 AMCC 的生成较为缓慢,具有一定蓄积性。

六、危害性

(一)急性、亚急性与慢性毒性

国外 20 世纪 90 年代开始发现和报道 DMF 对人体的毒性及中毒病例。在我国,DMF 对人体健康的影响以群体性、急性中毒多见。

1. 急性毒性　DMF 属低毒类,大鼠经口 LD_{50} 为 2 800mg/kg,吸入 LC_{50} 为 14 947mg/(m^3·6 小时);小鼠经口 LD_{50} 为 3 700mg/kg,吸入 LC_{50} 为 9 400mg/(m^3·2 小时);家兔经皮 LD_{50} 为 4 720mg/kg。DMF 主要靶器官为肝脏,对眼、皮肤和呼吸道有刺激作用。动物急性中毒表现为食欲减退、步态蹒跚、四肢震颤性抽搐,随后侧卧,转入抑制状态;经皮染毒的动物,可见局部皮肤发红,并出现灼伤现象。尸检主要显示肝、肾细胞肿胀变性和坏死,胃黏膜有腐蚀性病变,肺淤血和灶性出血。DMF 急性中毒的临床症状以消化系统尤其是肝脏损害为主,多在接触 6~24 小时后出现症状。首发症状多为头晕、头疼、恶心、呕吐、腹痛等,其中腹痛较为突出,重者表现为腹部剧烈灼痛或绞痛,疼痛部位多为上腹及脐周。内窥镜检查显示,中毒者的胃、十二指肠黏膜充血、水肿、糜烂伴有出血点。

2. 亚急性与慢性毒性　大鼠吸入 $2\,500mg/m^3$ DMF,6 小时/天,共 5 天,80% 死亡,肝、肺有病变;人吸入 $5.1~49mg/m^3$,3 年,出现神经衰弱综合征、血压偏低、肝功能变化。长期接触后可出现上呼吸道刺激症状及神经衰弱综合征。接触低浓度 DMF 可出现消化系统症状,表现为恶心、呕吐、食欲不振、腹痛、便秘等。

3. 刺激性　DMF 蒸气可引起眼、上呼吸道轻、中度刺激症状。

(二)致癌、致畸、致突变性

1. 致癌性　IARC 将 DMF 归为 2A 类,即"人类可能致癌物"。

2. 致畸性 暂无 DMF 致畸性相关数据。

3. 致突变性 暂无 DMF 致突变性相关数据。

(三) 遗传与生殖毒性

DMF 影响雌性动物的性功能;胚胎毒性主要表现为引起胚胎吸收,胎儿体重下降,发育迟缓,胎盘损伤,大剂量可导致畸胎或死胎。对雄性动物生殖功能的影响尚不明确。

(四) 免疫毒性

动物实验显示 DMF 可损害机体细胞免疫功能。

七、作用机制

DMF 的毒作用机制尚未完全明确,目前认为与其体内代谢产物有关。研究表明,NMF 的毒作用强于 DMF 及 HMMF,而且发现 DMF 染毒动物显露毒性的时间几乎为 DMF 染毒后血浆 NMF 峰值出现时间和单独 NMF 染毒后出现毒性作用的时间之和,所以推测 DMF 的毒性是通过 NMF 表达的。有研究发现,DMF 代谢过程中由 NMF 或 HMMF 生成 AMCC 的活性中间产物 MIC 具有亲电性,其可与蛋白质、DNA、RNA 等细胞大分子的亲核中心共价结合,造成肝肾损害。另有研究发现,DMF 染毒大鼠,肝脏 Cu^{2+} 含量明显增多,Cu^{2+}/Zn^{2+} 比值增大,染毒晚期肝脏 Ca^{2+} 蓄积,Ca^{2+}/Mg^{2+} 比值增大,提示 DMF 所致肝脏改变也可能是其肝损伤的作用机制之一。还有研究表明,DMF 可通过干扰琥珀酸脱氢酶的活性抑制肾脏线粒体、微粒体对 Ca 的主动摄取能力,干扰肾细胞的钙稳态,提示该作用也可能是 DMF 所致肾损害机制中的重要一环。此外,DMF 对人体的损害存在明显个体差异,可能与人类细胞色素 P450、谷胱甘肽-S-转移酶(GST)等基因多态性有关。小鼠实验显示,DMF 染毒 10~20 小时后,即可见胃肠道黏膜散在小充血灶,肝细胞局灶坏死,炎症细胞浸润,部分肝细胞索断裂,胞质内胆色素增多;6 周及 12 周可见片状、灶状或大片肝细胞坏死及泡状脂肪变性,并见不同程度纤维化或胆管增生、多核巨细胞形成等,毛细胆管内胆汁瘀积形成胆栓,小灶性淋巴、单核细胞和少量中性粒细胞浸润,肝内胆管上皮细胞增生等病理改变。也有文献表明,DMF 通过上调 miR-192-5p 从而抑制 NOB1 表达,继而促进细胞凋亡来诱导肝毒性。

八、风险分级

依据《职业性接触毒物危害程度分级》(GBZ 230—2010),职业性接触 DMF 的危害程度分级为中度危害(Ⅲ级)。

按《全球化学品统一分类和标签制度》(GHS)风险分类:易燃液体,类别 3;严重眼损伤/眼刺激,类别 2;生殖毒性,类别 1;妊娠风险等级:B。

九、院内救治

(一) 诊断原则

我国已颁布的国家标准《职业性急性二甲基甲酰胺中毒的诊断》(GBZ 85—2014),可用作临床诊断依据。其诊断原则是:根据患者短期内较大量 DMF 接触史,出现以肝脏损害为主的临床表现及有关实验室检查结果,结合现场职业卫生学及流行病学调查资料,排除其他原因引起的类似疾病,即可诊断急性 DMF 中毒。

（二）诊断分级依据

1. 接触反应 急性接触 DMF 后出现恶心、食欲不振、头晕等症状,但腹部无阳性体征,肝功能检查亦无异常;或皮肤、黏膜出现短暂灼痛、胀痛、麻木等刺激症状,列为"接触反应",进行医学观察,但此期患者未被纳入法定职业病范畴。

2. 急性中毒分级 ①轻度中毒:短期内接触较大量 DMF 后,出现头晕、恶心、呕吐、食欲不振、腹痛等症状,并具有急性轻度中毒性肝病表现。②中度中毒:在轻度中毒的基础上,发生急性中度中毒性肝病、急性糜烂性胃炎或急性出血性胃肠炎。③重度中毒:在中度中毒基础上,发生重度中毒性肝病,或急性中度中毒性肝病伴发急性糜烂性胃炎或急性出血性胃肠炎。

（三）鉴别诊断

DMF 所致肝脏损害主要需与急性病毒性肝炎、药物性肝病、脂肪肝、免疫性肝病、酒精性肝病等疾病相鉴别。通过询问毒物接触史、服用药物史、饮酒史,检查血脂、病毒性肝炎血清学标志物、免疫学指标、腹部超声等,并动态观察病情进展和治疗情况等,进行病因鉴别。恶心、呕吐、腹痛等消化系统表现可为 DMF 中毒时较突出的表现,但需注意与其他消化系统疾病相鉴别,如急性胃肠炎、急性胰腺炎、急性胆囊炎、肠梗阻、急性阑尾炎等。

（四）临床表现

呼吸道吸入较高浓度 DMF 或严重皮肤污染,可引起急性或亚急性中毒。经呼吸道吸收者首发症状多为头晕、恶心及眼睛、上呼吸道刺激表现;皮肤接触 DMF 除引起局部皮炎外,也可导致全身中毒,此途径引起的 DMF 中毒占 13%~36%。DMF 中毒的潜隐期因接触途径和浓度不同而异,呼吸道吸入的潜隐期一般为 6~24 小时;皮肤接触引发中毒的潜隐期则相对较长,有报道 4 例搬运工在无防护情况下直接用手搬运含 DMF 的废弃化工原料约 2 小时(双足因浸泡亦有接触),约 30 分钟后出现接触皮肤发红、肿胀、疼痛,此后分别在接触后 19 小时、25 小时、33 小时和 34 小时出现全身中毒症状;还有病例在 DMF 灼伤皮肤愈合后出现全身中毒。临床上以亚急性 DMF 中毒较为常见,其起病隐匿,多在接触后 2~4 周发病,临床表现与急性中毒相似,主要为乏力、食欲减退、肝功能异常等。中毒的主要表现如下。

1. 眼及呼吸道刺激症状 DMF 蒸气可引起眼灼痛、流泪、结膜充血等表现,严重者可引起角膜坏死,并可出现咽痛、咳嗽等上呼吸道刺激症状。

2. 消化系统损害 急性 DMF 中毒常以肝脏损害为主,可有明显乏力、食欲不振、恶心、呕吐、腹部不适、右上腹胀痛甚或绞痛、便秘等症状,可见巩膜皮肤黄染、肝脏肿大、肝区压痛。实验室检查可见血清丙氨酸氨基转移酶(ALT)、天门冬氨酸氨基转移酶(AST)、乳酸脱氢酶(LDH)、总胆红素(TB)、直接胆红素(DB)等均升高,凝血酶原时间延长。腹部超声检查可见肝大、肝光点增粗、脾肿大等。肝脏损害一般不严重,经积极治疗可逐步减轻,数周内病情可完全恢复;但严重者可出现伴脾肿大、腹腔积液、肝硬化,表现为重症中毒性肝病,甚至死亡。DMF 中毒时可出现明显胃肠道症状,超过 60% 的患者有食欲减退、恶心、呕吐、腹部不适、中上腹痛等,其中腹痛症状尤为突出,重者表现为腹部剧烈灼痛或绞痛,多在上腹部及脐周,亦可遍及全腹部,上腹及脐周有压痛,但无反跳痛和肌紧张;严重者可有黑便、呕血。实验室检查粪潜血试验阳性,轻者胃十二指肠内镜检表现为弥漫性或局限性的黏膜充血、水肿,可伴糜烂,重者出现点状或簇状出血。DMF 引起胃肠道损害的发生机制尚不明确,有动物实验表明,吸入高浓度 DMF 气体可引起胃黏膜充血、出血、糜烂等病变;病理检查发现不同浓度的染毒组动物均有胃黏膜黏液减少、黏液层变薄、黏膜紊乱,黏膜层血管扩张、充血明显,胃黏膜损害程度随染毒剂量增加而趋于严重。

3. 其他器官损害　少数患者可出现肾功能损害,表现为血清尿素氮、肌酐增高,蛋白尿以及尿 β_2-微球蛋白(β_2-MG)升高等肾小管功能损害表现,可出现头痛、头晕等神经系统症状;少数患者尚可出现胸闷、心肌酶 CK-MB 升高,以及窦性心动过缓及传导阻滞等心律失常、一过性血压改变等,但持续时间较短,预后良好。有报道中毒患者血白细胞总数和中性粒白细胞百分比可见升高及降低,血红蛋白和血小板计数降低等。曾有报告显示,工人长期接触低浓度 DMF 蒸气后出现皮肤、黏膜刺激症状,以及头痛、头晕、睡眠障碍、记忆力减退、恶心、呕吐、食欲减退、胃痛、便秘、肝大、黄疸等神经衰弱及消化系统症状,甚至还可出现肝功能异常、尿胆原和尿胆红素增高、尿蛋白阳性等实验室异常表现。也有报道显示,长期接触 DMF 的作业工人心电图异常率明显增高,高浓度接触者尿中 β_2-MG 异常检出率较高,男工精子异常、活力降低,女工月经周期及经量异常的发生率也均高于对照组等。

4. 皮肤损害　皮肤接触 DMF 可致轻重不等的灼伤,出现局部灼痛、麻木、起皱、变白等,严重者可致剧烈灼痛,局部肿胀、皮疹。皮肤污染严重,未及时彻底清除者,应警惕发生肝脏损害等全身中毒。尚未见经皮肤接触的慢性中毒病例报道。

5. 生物监测指标　尿 DMF、NMF、HMMF、AMCC 及 N-甲基氨甲酰加合物等可作为 DMF 接触的参考指标。其中尿 DMF、NMF 与空气中 DMF 的浓度存在明显相关性,特异性较高,可用作生物监测接触指标。但 HMMF 不稳定,检测时遇热易分解成 NMF,所以较少使用;AMCC 代谢缓慢,半衰期可达 24 小时,形成机制与 DMF 毒性关系密切,故有学者认为 AMCC 是更适用的生物监测指标。此外,DMF 体内代谢产物 MIC 可与血红蛋白相互作用形成 N-甲基氨甲酰加合物,在较长时间内维持相对稳定的水平,因此可用作 DMF 慢性职业接触的生物标志物。

(五) 应急处置和治疗

DMF 中毒尚无特效解毒剂,主要通过保护肝脏、保护胃黏膜及解痉止痛等措施进行对症及支持治疗。

吸入中毒者应迅速脱离现场,减少毒物接触。短期内接触较大剂量 DMF 出现头晕、恶心、食欲不振等接触反应表现者,应观察 48 小时。皮肤污染时应及时清除毒物。首先需用大量流动清水彻底冲洗污染的皮肤和创面;皮肤浅Ⅱ度灼伤可常规换药治疗,深Ⅱ度及Ⅲ度灼伤时常需及时手术植皮。DMF 致皮肤灼伤常可经皮吸收导致肝脏或多脏器损伤,故在早期即应严密观察有无迟发性肝病的发生。眼污染时需用清水彻底冲洗,必要时进行眼科检查及对症处理。

中毒性肝病的治疗:应注意休息,给予清淡易消化饮食;常规补液,选择还原型谷胱甘肽等常用保肝药物,以及 B 族维生素、维生素 C 等治疗。中度、重度中毒患者可给予肾上腺糖皮质激素,以迅速减轻肝、肾毒性作用,如地塞米松 10~40mg/d 静脉滴注 2~3 天等,但需注意预防激素副作用,尤其是胃肠道出血,必要时可给予制酸剂、胃黏膜保护剂等药物。

腹痛等胃肠道症状的治疗:可给予质子泵抑制剂、H2 受体拮抗剂等以抑酸、保护胃黏膜;还可给予阿托品、654-2 解痉剂治疗;必要时可应用止血剂治疗。有报道显示加用二巯基丙磺酸钠可较快缓解腹痛等症状。

(六) 预防

急性 DMF 中毒多由于生产故障、设备漏裂或在检修设备时未采取有效防护措施,大量接触毒物所致,因此生产过程应尽可能做到密闭操作,加强车间通风。操作人员必须经过专门培训,严格遵守操作规程,注意个人防护,在加料、取样、检修时应佩戴防毒面具。为防止皮肤污染,应使用不渗透的长筒手套,穿着高帮胶鞋,佩戴防护眼镜。应避免 DMF 与碱性液体接触,以免产生毒物二甲胺。

十、病例报告

(一)案例一:DMF 职业性中毒

患者男性,21 岁,未婚,工人,湖南怀化人,以"腹痛、纳差伴畏寒 1 天"就诊。自诉头部持续性隐痛伴中上腹持续性胀痛及纳差,并伴有畏寒。近期有 DMF 接触史。

入院查体:呼吸频率 20 次/分,体温 38.5℃,心率 89 次/分,血压 120/75mmHg,肝脏轻度肿大,皮肤巩膜无黄染,腹平软,无明显压痛和反跳痛,皮肤黏膜无出血点、瘀斑,脾脏无肿大。肝功能:总胆红素无异常,A/G 2.96,谷丙转氨酶 51U/L(正常值 0~53U/L),谷草转氨酶 88U/L(正常值 0~40U/L),谷氨酰转肽酶 40U/L(正常值 0~40U/L)。血常规:白细胞 $7.2×10^9$/L,中性粒细胞占 72%,淋巴细胞占 28%。肾功能、电解质无明显异常,隐血试验(－),B 超显示肝、胆、脾、胰未见异常,胸部 X 线检查未见异常。入院后体温最高达 40℃。进一步检查乙肝抗体等病毒性肝炎指标均无异常。结合患者毒物接触史、消化道症状以及肝功能水平,临床诊断为 DMF 中毒,予抑酸剂奥美拉唑钠 40mg,1 次/天,静脉滴注,保护消化道黏膜;还原型谷胱甘肽 1.8g,多烯磷脂酰胆碱 465mg,1 次/天,静脉滴注保护肝细胞;共治疗 14 天。治疗 7 天后复查肝功能:谷丙转氨酶 216U/L,谷草转氨酶 45U/L,谷氨酰转肽酶 198U/L;治疗 14 天后,复查肝功能:谷丙转氨酶 62U/L,谷草转氨酶 16U/L,谷氨酰转肽酶 124U/L。患者一般情况稳定,出院后继续用多烯磷脂酰胆碱等护肝治疗。出院 1 个月后门诊随访复查,肝功能恢复至正常水平。

(二)案例二:DMF 职业性中毒致死案例

患者女性,40 岁。某年 2 月 28 日—5 月 8 日在聚氨酯(poly urethane,PU)合成革厂工作,工作环境通风不畅、有强烈刺激性气味。患者工作期间逐渐出现食欲减退、乏力、嗜睡及全身黄染等症状。5 月 6 日到当地医院就诊,发现肝功能明显受损,乙肝抗原、抗体检验均为阴性。5 月 12 日再次就诊,查体见全身皮肤、巩膜重度黄染,全身浮肿;肝区压痛(＋),腹部移动性浊音(＋)。腹部 CT 显示:肝组织密度不均匀,腹腔少量积液;腹部 B 超显示:肝小,胆囊壁增厚,脾大,腹腔积液。入院诊断:病毒性肝炎。5 月 17 日肝功能检查 TBIL、DBIL、ALT、AST 明显异常,考虑肝细胞坏死较重,以"急性中毒性肝坏死"转上级医院。再次化验乙肝表面抗原、戊肝抗体均在正常范围。之后肝功能损伤持续加重,尿呈深黄色,肾功能异常,BUN 22.1mmol/L,Cr 234.4μmol/L,尿胆红素(＋＋＋),隐血(＋＋)。患者经抢救治疗无效于 7 月 11 日死亡。同年 6 月 4 日,对患者工作岗位进行空气检测,12 个采样点 DMF 浓度范围为 41.4~131mg/m³,均超过国家标准《工作场所有害因素职业接触限值标准》(GBZ 2—2002)规定的短时间接触容许浓度(≤40mg/m³)。

(三)案例三:DMF 急性职业中毒

患者男性,54 岁,于 2016 年 3 月 16 日—4 月 9 日在某安全防护用品有限公司浸胶一车间 PU 手套生产工序从事脱模作业,该岗位接触 DMF。2016 年 4 月 10 日,患者因"乏力伴皮肤黄染 8 天"到某县人民医院就诊,收治入院。患者有头晕、乏力、食欲减退、脸色发黄,无腹痛,否认伤寒、结核病等传染病史及家族遗传病史,否认长期酗酒嗜好,20 年前曾有"急性肝炎"病史,当时治愈。入院查体:神志清楚、精神萎靡,皮肤黄染,未见肝掌及蜘蛛痣,巩膜黄染,心肺阴性,腹壁软,无压痛及反跳痛,肝、脾肋下未触及,移动性浊音阴性,双下肢无凹陷性水肿,神经系统检查阴性。2016 年 4 月 16 日转至上级医院,6 月 1 日好转出院,出院诊断:急性肝炎(病原未定)、胆囊炎。2016 年 4 月 10 日查肝功能异常,其中谷丙转氨酶(ALT)2 110U/L,谷草转氨酶(AST)1 205U/L,碱性磷酸酶(ALP)161U/L,谷酰转肽酶(GGT)332.0U/L,腺苷脱氨酶(ADA)42.0U/L,总胆红素(TBIL)384.1μmol/L,直接胆红素(DBIL)219.5μmol/L,白蛋白(ALB)40.2g/L。2016 年 4 月 16 日测得总胆红素最高值达445μmol/L。肝炎病毒标志物、自身免疫系列等检查无明显异常。4 月 11 日腹部彩超显示:肝钙化灶,余回声增粗,胰腺、脾未见明显异常,胆囊壁增厚,胆囊缩小。4 月 14 日腹部 CT显示:胆囊炎伴周围渗出,肝脏钙化灶。4 月 18 日腹部 MR 显示:肝脏形态欠规则,肝脏未见明显占位,未见异常强化,门脉主干内径约 1.4cm,门脉清晰;胆囊胆汁信号欠均匀,壁稍增厚,胆管未见扩张及充盈缺损;脾、胰腺未见异常;腹腔未见积液。

(陈嘉斌)

参考文献

[1] 王海兰. 二甲基甲酰胺的职业危害与防护[J]. 现代职业安全,2015(10):106-107.

[2] 侯旭剑,杨曦伟,于素芳. 二甲基甲酰胺生殖毒性研究进展[J]. 环境与健康杂志,2008(2):183-185.

[3] 张珍,朱伟,刘子祺,等. miRNA-192-5p 的异常表达参与了 N,N-二甲基甲酰胺诱导的肝细胞凋亡[C]//中国毒理学会表观遗传毒理专业委员会第一次学术大会论文摘要集. 北京:中国毒理学会,2020:47-48.

[4] 刘泉,杜飞,谭亮,等. 二甲基甲酰胺中毒致死 1 例[J]. 中国法医学杂志,2009,24(01):60-61.

[5] 邵海良. 职业性二甲基甲酰胺中毒 2 例[J]. 浙江实用医学,2019,24(2):140.

[6] 高海萍,陆春花,单利玲,等. 职业性急性二甲基甲酰胺中毒 2 例调查分析[J]. 职业卫生与应急救援,2018,36(5):468-470.

[7] AMATIMAGGIO F,CALISTRI S,VENTURA F,et al. Acute dimethylformamide(DMF)poisoning:a case report.[J]. La Medicina del Lavoro,1998,89(6):533-537.

[8] CAI S X,HUANG M Y,XI L Q,et al. Occupational dimethylformamide exposure. 3.Health effects of dimethylformamide after occupational exposure at low concentrations[J]. Int Arch Occup Environ Health,1992,63(7):461-468.

[9] 郭东生,刘喜房,徐建军. 职业性急性二甲基甲酰胺中毒的预防[J]. 劳动保护,2016(12):83-84.

第二十一章

酯类

第一节 乙酸甲酯

一、别名

乙酸甲酯(methyl acetate)别名:醋酸甲酯(acetic acid methyl ester)。

二、CAS 号

乙酸甲酯:79-20-9。

三、理化特性

乙酸甲酯分子式为 $C_3H_6O_2$,分子量为 74.08,化学式为 CH_3COOCH_3。

(一) 物理性质

乙酸甲酯为无色透明液体,有水果香味。沸点 56.8℃ (101.3kPa),熔点 -98.1℃,相对密度 0.93(20℃),折射率 1.354(20℃),介电常数 7.3(20℃,液体),偶极矩 $5.37×10^{-30}C·m$(28℃),黏度 0.385mPa·s(20℃),表面张力 24.8mN/m(20℃),闪点 -10℃ (闭杯)、-16℃ (开杯),燃点 454℃,蒸发热 30.43J/g(b.p),燃烧热 1 592.7kJ/mol(25℃,液体),生成热 414.91kJ/mol,比热容 2.10KJ/(kg·K)(18~42℃,定压),临界温度 233.7℃,临界压力 4.69MPa,电导率 $3.4×10^{-6}S/m$(20℃),热导率 0.171 04W/(m·K)(12℃),爆炸极限 3.1%(体积)(下限)、16.0%(体积)(上限),体膨胀系数 $0.001 39K^{-1}$(20℃),可混溶于乙醇、乙醚等多数有机溶剂,微溶于水,在水中溶解度为 31.9g/100mL(20℃)。

(二) 化学性质

1. 乙酸甲酯容易水解,在常温下与水长时间接触会水解生成乙酸而呈酸性。高温加热时分解成乙醛和甲醛,进一步可分解为甲烷、一氧化碳和氢。卤素特别是碘对分解有促进作用。在镍催化下,乙酸甲酯150℃以下不发生分解,超过150℃可分解成甲烷、一氧化碳和水。乙酸甲酯用铜、银、钼等金属或其氧化物作催化剂与空气一同加热时,可分解成甲醛与乙酸。

2. 乙酸甲酯经紫外线照射可分解为甲醇、丙酮、联乙酰、乙烷、甲烷、氢、一氧化碳和二氧化碳等。乙酸甲酯在光催化下与氯反应,生成氯代乙酸甲酯。在甲醇钠存在条件下,乙酸甲酯于 57~80℃ 自行缩合,生成乙酰乙酸甲酯。

3. 在光照或氯化铁的催化作用下,乙酸甲酯发生液相氯化,生成 1,1,2-三氯乙烷,继续氯化生成四氯乙烷等多氯衍生物。

四、使用历史与接触机会

(一) 使用历史

乙酸甲酯是一种重要的有机化工产品,广泛应用于工农业生产中。因该物质具备溶解力更强、闪点更高、防白性能更佳等多种优点,目前已广泛应用于树脂、涂料、油墨、油漆、胶粘剂、皮革等生产过程,在国际上逐渐成为一种成熟的有机化工材料。作为一种化学中间体,乙酸甲酯还用于生产乙醇、醋酸、维生素和植物保护产品或用作食品添加剂以增强食品的风味。目前国际上主要将乙酸甲酯作为一种绿色环保有机溶剂用于替代丙酮、乙酸乙酯等物质。中国是乙酸甲酯主要生产和消费国家,消费占比高达 60%。2019 年,国内乙酸甲酯总产量超过了 100 万吨/年。

(二) 接触机会

在生产和使用乙酸甲酯的过程中,相关人员均有暴露风险,存在健康风险。1960 年日本 Oettingen 报道了一起职业性乙酸甲酯中毒导致的失明案例,1973 年日本 Tambo S 发现吸入乙酸甲酯、甲苯和二甲苯混合溶剂的吸毒患者出现了醉酒和幻觉,1988 年日本 Yasutaka O 和 Reiko T 等报告了吸入甲苯、甲醇和乙酸甲酯混合物引起的失明病例。Alicia B 和 Minns M D 等收集了 1997 年 1 月至 2010 年 12 月 1 日加州毒物控制系统的数据,数据显示高达 83 人报告有单一乙酸甲酯摄入,其中 25% 有轻微症状。2021 年 4—10 月,广东省陆续发生 4 起乙酸甲酯接触导致的职业性化学中毒事件,共 9 名患者出现以眼部损害为主的不同程的中毒表现,严重者出现失明。

五、代谢

乙酸甲酯以呼吸道和消化道吸收为主,也可经皮肤接触吸收。乙酸甲酯在体内的代谢途径主要为:吸收入血后,在体内快速水解为甲醇和乙酸。乙酸甲酯的半减期为 2~3 小时。兔经口染毒 1g/kg(bw)乙酸甲酯,30 分钟后血样和尿样中即可检出甲醇,3 小时后血样中甲醇达到峰值(0.573mg/mL),但未能检测出乙酸甲酯;同样在兔吸入毒性试验中也未能在血样或尿样中检出乙酸甲酯。大鼠吸入 6 040mg/m³ 乙酸甲酯 6 小时,血中的乙酸甲酯水平低于 4.6mg/L,说明乙酸甲酯在体内快速水解为甲醇和乙酸。随后甲醇至少可通过以下四种代谢酶代谢成甲醛,即乙醛脱氢酶、CYP2E1、过氧化氢酶以及类似 Fenton 反应。啮齿类动物的上述四种代谢酶都参与其中,因此代谢速度较快。而灵长类动物和人类体内,甲醇在肝脏中缓慢转化,首先通过乙醇脱氢酶转化为甲醛,然后通过乙醛脱氢酶转化为甲酸。甲酸可抑制细胞色素氧化酶活性和细胞呼吸,导致组织缺氧和乳酸形成。甲酸和乳酸的堆积可导致阴离子间隙酸中毒。甲酸还可造成眼部损害,包括视力障碍和失明。

六、危害性

(一) 急性、亚急性与慢性毒性

1. 急性毒性　急性乙酸甲酯中毒是由于短时间内经口、皮肤、消化道等途径吸收乙酸甲酯引起。乙酸甲酯的急性毒性较低，大鼠经口 LD_{50} 为 6 482mg/kg，经呼吸道 $LC_{50}>$ 49 000mg/(m^3·4 小时)，LC_{Lo} 为 96 960mg/(m^3·4 小时)，经皮 $LD_{50}>2$ 000mg/kg；小鼠经呼吸道 LC_{50} 为 >24 000mg/(m^3·8 小时)，LC_{Lo} 为 34 000mg/(m^3·4 小时)；家兔经口 LD_{50} 为 3 700mg/kg (50mmol/kg)，经皮 $LD_{50}>5$ 000mg/kg。大鼠经 N_2O 诱导后进行 11 000mg/kg 乙酸甲酯染毒，可构建乙酸甲酯眼损伤和酸中毒的啮齿类模型，表现为血清 pH 和 K^+ 浓度降低，视网膜电图 a 波和 b 波振幅降低，潜伏期延长，以及视网膜结构损伤。口服和吸入乙酸甲酯蒸气后，小鼠和猫可出现麻醉、痉挛、呼吸困难和呕吐等症状，吸入 32mg/L 乙酸甲酯还可引起小鼠和猫的眼睛刺激症状和流涎。乙酸甲酯均匀涂布在家兔皮肤上持续 24 小时，结果显示乙酸甲酯具有轻微的刺激性。家兔经口染毒乙酸甲酯后，血液中 CO_2 和 O_2 分压下降，出现酸中毒症状。口服 3.26g/kg 乙酸甲酯，家兔自主活动丧失，角膜反射消失、眼球震颤、呼吸困难和心动过缓。国内外乙酸甲酯中毒案例相关报道较少。由于乙酸甲酯蒸气的比重较空气重，可在较低处向远处扩散，因此容易经呼吸道吸入。临床数据表明，乙酸甲酯急性中毒主要表现为眼和上呼吸道刺激等症状，皮肤干燥、发红、粗糙；口服可引起恶心、呕吐、腹痛等消化道症状；过量接触可出现头痛、眩晕、嗜睡、心悸、意识模糊等中枢神经系统症状，还可出现视神经萎缩和视力损害。

美国 Fassell 报道，乙酸甲酯可导致皮肤脱脂皲裂，人皮肤接触乙酸甲酯可出现脱皮现象，但无刺激性。乙酸甲酯还可引起眼睛和上呼吸道刺激症状、呼吸困难、心悸、头晕及情绪低落。日本 Tambo 观察到，吸入乙酸甲酯、甲苯和二甲苯混合溶剂会出现宿醉和幻觉。过度工业暴露乙酸甲酯后可出现胸闷、呼吸困难和视力模糊。日本曾报告数起乙酸甲酯中毒事件，2 例患者因吸入含有浓度较高的甲醇和乙酸甲酯的挥发性有机溶剂，出现视神经萎缩和失明症状；1960 年 Ottingen 报告一例职业性中毒案例，一名 69 岁男性工人因职业接触乙酸甲酯蒸气，偶有头晕、头痛、疲劳、眩晕和步态不稳，几次发作后双眼突然失明，并迅速发展为双侧视神经萎缩，左眼中央出现大暗点，右眼视野向心性变窄。2021 年 4—10 月期间，广东省陆续报告乙酸甲酯的职业性中毒事件，9 名患者出现不同程度的眼部损伤，严重者失明。光学相干断层扫描血管成像可见视网膜神经纤维层和/或神经节细胞复合体的厚度异常。

代谢性酸中毒也是乙酸甲酯过量接触的表现，主要是因为乙酸甲酯在体内可快速水解生成甲醇和乙酸，生成量与乙酸甲酯接触剂量呈正相关。在人和其他灵长类动物体内甲醇进一步代谢产生甲酸，半减期约为 1.5 分钟，而甲酸转化为二氧化碳的半减期则近 20 小时，因此，甲酸会在组织中积聚，造成严重的代谢性酸中毒。甲酸还可引起眼毒性导致视觉障碍和失明。目前尚未有乙酸甲酯中毒死亡的报道。

2. 亚急性毒性和慢性毒性　一项大鼠 28 天吸入试验中，10 只雌性和 10 只雄性 Sprague-Dawley 大鼠吸入浓度分别为 0mg/m^3、227mg/m^3、1 057mg/m^3、6 040mg/m^3 的乙酸甲酯，6 小时/天，5 天/周。结果显示，高剂量组大鼠的体重和食量均有所下降；红细胞计数、血红蛋白、红细胞压积平均值均有所增高，白细胞和淋巴细胞总数减少，血清钙离子浓度升高，血清胆固醇降低；肾上腺增大，鼻腔嗅上皮出现轻度至中等程度的变性坏死。同时，高剂量组雌鼠丙氨酸氨基转移酶活性上升,尿量增加,尿比重下降,胸腺重量下降;高剂量组雄鼠肝重量下降。根据实验结果,最大未观察到有害作用浓度(NOAEL)推导为 1 057mg/m³。动物吸入乙酸甲酯慢性中毒还可导致肺水肿和肝、肾及心肌的变化。

目前关于人类长期接触乙酸甲酯的信息较少,乙酸甲酯长期暴露及其影响的数据没有系统调查和记录。实际工作中,工人大多同时暴露于含不同浓度乙酸甲酯的混合有机溶剂,因此其影响不能单纯归因于乙酸甲酯。长期接触乙酸甲酯可能导致皮肤脂肪化、皮肤干燥、皲裂及皮肤刺激症状。日本一起职业中毒案例报告,患者出现情绪低落、头痛、头晕,并因视神经萎缩而失明。

(二) 致癌、致畸、致突变性

1. 致癌性 目前,尚无人类或动物研究证明乙酸甲酯有致癌作用。美国环境保护署(2005)的致癌物风险评估指南,对乙酸甲酯的致癌潜力评估为"信息不足"。国际癌症研究机构(IARC)2021 年发布的最新工业致癌物摘要中,没有将乙酸甲酯列入其中。

2. 致畸性 未见相关报道。

3. 致突变性 一项体外沙门菌回复突变试验结果显示,乙酸甲酯不具有诱变性。乙酸甲酯在 33.8mg/mL 高剂量下可诱导二倍体酵母菌株 D 61.M 出现非整倍体变化,但不能诱导重组或点突变。目前没有其他关于乙酸甲酯在体外或体内对动物或人类的致突变影响研究。

(三) 生殖毒性

在动物研究中,没有发现乙酸甲酯对胚胎发育存在潜在影响。

(四) 免疫毒性

未见相关报道。

(五) 其他损伤

未见相关报道。

七、作用机制

乙酸甲酯属于低毒类物质,迄今未见单纯暴露乙酸甲酯引起的死亡报道。由于其在体内可快速水解为甲醇和乙酸,因此可出现类似甲醇中毒症状。乙酸甲酯中毒的典型表现为头晕、视力损伤、低钾血症等症状。毒作用机制主要如下。

乙酸甲酯快速水解为甲醇和乙酸后,甲醇可经乙醛脱氢酶、CYP2E1、过氧化氢酶以及类似 Fenton 反应代谢为甲醛。啮齿类动物的四种代谢酶都参与其中,因此代谢速度较快。而灵长类动物和人类体内,甲醇在肝脏中缓慢转化,首先通过乙醇脱氢酶转化为甲醛,甲醛的毒性比甲醇大 33 倍,然后通过乙醛脱氢酶转化为甲酸。目前已知甲酸可通过叶酸系统和过氧化物酶系统氧化为二氧化碳和水,其中叶酸系统为主要途径,人类 10-甲酰四氢叶酸脱氢酶的浓度仅为大鼠体内的 26%,因此甲酸氧化速度更低,更容易蓄积中毒。

甲醇代谢过程中伴随着大量的氧化反应,产生大量自由基。自由基非常活跃,可对磷脂、核酸、糖类以及蛋白质发挥修饰作用,使蛋白质出现变性、聚合、碎裂等结局。破坏了蛋白酶及其抑制物之间的平衡性,蛋白的水解作用增强,抑制蛋白水解的作用减弱,也进一步加剧了自由基的产生。自由基与蛋白酶系统平衡紊乱的相互促进作用进一步加剧了毒性作用。甲醛、甲酸、自由基可以和组织细胞直接发生相互作用,抑制细胞色素氧化酶活性和细胞呼吸,导致组织缺氧和乳酸形成。甲酸和乳酸的堆积导致阴离子间隙酸中毒。而酸中毒又可加剧自由基的产生,进而导致线粒体和细胞膜的破坏。

甲酸的排泄过程十分缓慢,可在体内蓄积引起代谢性酸中毒。甲酸抑制氧化磷酸化过程,线粒体电子传递受到干扰,ATP 合成被抑制,导致细胞发生退行性变、少突胶质细胞和星形细胞肿胀、髓鞘脱失、视神经水肿、筛板后区视神经产生压迫、轴浆流淤滞,从而发生中毒性视神经、视网膜病变,造成眼部毒性,包括视力障碍和失明。

八、风险分级

依据《化学品急性吸入毒性试验方法》(GB/T 21605—2008)中的急性毒性分级标准,乙酸甲酯属低毒级。

根据国家环境保护行业标准《新化学物质危害评估导则》(HJ/T 154—2004)中"经口、吸入、经皮急性毒性分级(大鼠)"标准,乙酸甲酯属实际无毒级。

按《全球化学品统一分类和标签制度》(GHS)进行风险分类。

1. 人体健康危害 对眼有严重的损伤、刺激:类别 2A;特异性靶器官系统毒性(一次接触):类别 3,中枢神经系统。危害说明:吞咽有害,接触皮肤可能有害,高度易燃液体和蒸气,造成严重眼刺激,吸入会中毒,可能造成昏昏欲睡或眩晕。

2. 物理化学危害 易燃液体(类别 2),遇明火、高热易引起燃烧。

九、院内救治

(一)诊断和分级

患者就医后,负责医生应当立即向患者或陪同人员询问病史及对患者进行体格检查、检验,但目前职业性急性乙酸甲酯中毒尚未列入我国《职业病分类和目录》。职业性急性乙酸甲酯中毒临床表现与职业性急性甲醇中毒类似,结合相关文献可考虑参考《职业性急性化学物中毒的诊断 总则》(GBZ 71—2013)和《职业性急性甲醇中毒的诊断》(GBZ 53—2017)进行诊断。

(二)应急处置

1. 保证中毒患者生命体征稳定 接诊医护人员应密切观察中毒患者的意识、瞳孔、呼吸、脉搏、血压、体温等指标变化,出现危及生命体征的情况应及时进行相应对症处理。

2. 结合患者接触化学物的具体情况决定是否需要进行入院后的洗消和处理,如为皮肤(或头发)接触,应立即除去所有污染衣物并用水清洗皮肤;如为经口中毒,应洗胃,禁止催吐,切勿给失去知觉者喂食任何东西;如为眼睛接触,用水冲洗几分钟,若戴隐形眼镜并可方便地取出,则取出隐形眼镜并继续冲洗。

3. 积极按照对症和支持治疗原则,维持患者生命体征正常,并根据病情的严重程度将患者转诊至相关科室进一步救治。同时将收治中毒患者的情况向上级部门汇报。

(三)治疗

乙酸甲酯中毒目前尚无特效解毒药。对于职业性急性乙酸甲酯中毒患者,应尽早给予乙醇和血液透析治疗,以有效阻止代谢产物甲酸对视神经的损伤,同时辅以对症和支持疗法。在院内救治中要积极防治可能发生中枢神经的损害,如合理氧疗、保持呼吸道通畅。此外,体内甲醇的形成可能导致酸中毒或神经系统受累的迹象,如头晕和/或视力障碍,故目前乙酸甲酯中毒按照甲醇中毒治疗方案进行治疗。乙醇可竞争性结合醇脱氢酶,因此对于职业性急性乙酸甲酯中毒患者,应尽早给予乙醇和血液透析治疗,减少代谢产物甲酸对视神经的损害。同时,甲吡唑作为一种乙醇脱氢酶抑制剂,在治疗醇类中毒的解救与乙醇相比具有亲和力更高以及不良反应更少等优点,提高了静脉注射乙醇的安全性,是更为高效的醇类中毒治疗药物。

十、病例报告

(一)案例一

患者罗某,男性,23岁,主诉"头晕10天,双眼视力下降4天"于2021年10月18日入院。患者为广东省某复合布加工企业工人,在车间使用醋酸甲酯(乙酸甲酯占55.02%,甲醇占1.26%)、聚酯复合胶(乙酸甲酯占4.13%,甲醇占2.29%)、洗机水(乙酸甲酯占0.84%,甲醇占0.43%)和架桥剂75(乙酸甲酯占0.17%)进行配胶、开机工作。工龄43天,4~12小时/天,工作时仅佩戴普通医用口罩,工作场所无机械通风。2021年10月8日开始出现头晕、恶心、呕吐,伴肢体乏力、腹胀、嗜睡、轻微呼吸困难;曾在个体药店购买助消化药物服用。10月14日中午12时开始出现双眼视物模糊,伴头晕、恶心、呕吐。10月15日17时16分视力持续下降,仅存光感,到当地医院就诊。血气分析提示代谢性酸中毒伴呼吸性碱中毒,血钾水平为3.11mmol/L(低钾血症)。10月16日凌晨自觉视力继续下降,眼科检查显示双眼视力右眼可疑光感,左眼无光感。

【体格检查】

10月18日入院体格检查显示:生命体征正常,神志清楚,表情平淡。10月22日尿中甲醇水平为3.42mg/L,血中甲醇未检出。10月18日眼科检查显示:双眼结膜无充血,巩膜无黄染,角膜无混浊;双侧瞳孔等大等圆,直径约7mm,对光反射消失;双眼裸眼视力为无光感。10月19日眼底检查显示:右眼视乳头周边视网膜小片出血。10月20日眼科检查显示:双眼均可见暗室下弱光感,强光下光定位不准;双侧瞳孔直径7mm,对光反射消失。F-VEP检查显示:双眼光觉反应重度异常。10月22日眼科检查显示:双眼视力手动眼前20cm;双侧瞳孔直径约7mm,对光反应消失。眼底检查显示:双眼视盘周围网膜灰白色水肿,右眼视盘颞上方片状出血部分吸收。10月27日眼底检查显示:双眼视盘周围网膜灰白色水肿好转,右眼视盘颞上方片状出血基本吸收。10月29日眼科检查显示:双眼视力为手动40cm;双侧瞳孔直径7mm,对光反应消失。眼底检查显示:双眼视盘周围网膜灰白色水肿明显减轻。11月1日眼科检查显示:双眼视力为手动50cm;双侧瞳孔直径约7mm,对光反应迟钝。11月5日眼科检查显示:双眼视力为指数15cm;双侧瞳孔直径约7mm,对光反应迟钝;色觉异常,不能辨别彩色色卡。F-ERG检查显示:视杆反应右眼轻度降低,左眼正常;双眼视锥反应正常。F-VEP检查显示:双眼P2波隐含期中度延迟、振幅降低,提示双眼光觉反应中度异常。11月26日F-VEP检查显示:右眼P2波隐含期正常,左眼P2波隐含期中度延迟;双眼P2波振幅降低。12月15日OCTA显示:左、右眼RNFL平均厚度分别为69μm和65μm;左、右眼GCL平均厚度分别为62μm和63μm。12月23日视力为:左眼指数50cm,右眼指数25cm。

【现场调查】

采样时企业生产状态:停工5天后,停工状态。

工作场所空气中乙酸甲酯与甲醇：①复合机岗位乙酸甲酯 C_{STE} 为 102.54mg/m³，甲醇 C_{STE} 未检出；②调胶房乙酸甲酯 C_{STE} 为 189.34mg/m³，甲醇 C_{STE} 未检出。

原辅材料挥发性有机组分中乙酸甲酯和/或甲醇峰面积百分比：①醋酸甲酯：乙酸甲酯占 55.02%，甲醇占 1.26%；②聚酯复合胶：乙酸甲酯占 4.13%，甲醇占 2.29%；③洗机水：乙酸甲酯占 0.84%，甲醇占 0.43%；④架桥剂 75：乙酸甲酯占 0.17%，甲醇未检出。

同工种工人基本情况：患者妻子与其在同一台复合机工作，10 月 18 日眼科检查显示：视网膜可疑水肿，视力正常。

【评论】

本例是职业性乙酸甲酯中毒，职业接触史明确，诊断明确。本例中毒临床表现主要为中枢神经系统前驱症状、视力进行性下降、代谢性酸中毒和低钾血症。提示乙酸甲酯暴露工人，一旦出现明显的头晕、头痛、恶心、呕吐、乏力、嗜睡等症状，应尽早就医，重点关注血、尿中甲醇和甲酸水平，血气分析、血清生化指标和视力、眼底检查，并尽早进行医学干预。

（二）案例二

患者梁某，男性，47 岁，主诉"胸闷 10 余天，一过性视物模糊 2 天"于 2021 年 11 月 1 日入院。患者为广东省某复合布加工企业工人，在车间使用二氯甲烷溶剂（乙酸甲酯占 67.81%，甲醇占 0.76%）等物质进行放布工作。工龄 41 天，3~14 小时/天，工作时仅佩戴普通医用口罩，工作场所无机械通风。2021 年 10 月 20 日左右出现胸闷、心前区烧灼感，伴恶心，无呕吐。10 月 30 日 19 时起床后发现双眼视物模糊。10 月 31 日上午视物模糊、胸闷等症状加重，伴气促、乏力、恶心。在当地医院就诊，体格检查显示：嗜睡状，面色苍白。眼科检查显示：视乳头水肿。血气分析显示：pH 为 7.082，提示代谢性酸中毒伴呼吸性碱中毒。予纠正酸中毒治疗后，胸闷、视物模糊好转。

【体格检查】

11 月 1 日入院体格检查显示：血压 163/88mmHg，神志尚清，焦虑状态。血气分析显示：pH 为 7.257，代谢性酸中毒。血钾水平为 3.39mmol/L（低钾血症）。11 月 2 日血、尿中甲醇水平分别为 257.31mg/L 和 359.52mg/L，甲酸水平分别为 216.88mg/L 和 2 916.34mg/L。

11 月 1 日眼科检查显示：双侧瞳孔等大等圆，直径约 3mm，对光反射灵敏。11 月 2 日诉视物较前清晰，眼科检查显示：左眼视力 0.50，右眼视力 0.30；双眼角膜、晶状体透明；双侧瞳孔等大正圆，直径约 3mm，对光反应尚可。眼底检查显示：双眼视盘周围网膜灰白色水肿。11 月 3 日眼科检查显示：左眼视力 1.20，右眼视力 1.00；双侧瞳孔直径约 3mm，对光反射灵敏。F-ERG 检查显示：暗视视杆反应 b 波、暗视混合反应 b 波、振荡电位均正常（双侧）；明视视锥反应 a 波、明视视锥反应 b 波、30Hz 闪烁反应均正常（双侧）。P-VEP 检查显示：双眼 P100 波隐含期轻度至中度延迟，双眼 P100 波振幅正常，但右眼 P100 波振幅较左眼降低，提示大、中方格形觉反应轻度异常，小方格形觉反应中度异常。视野检查显示：右眼中心视野下方弓形缺损，颞上方缺损；左眼中心视野颞下方缺损，颞上方暗点。11 月 5 日 OCTA 检查显示：左、右眼 RNFL 平均厚度分别为 110μm 和 122μm，GCL 平均厚度分别为 87μm 和 82μm。11 月 9 日眼科检查显示：左眼视力 1.00，右眼视力 0.80；双侧瞳孔直径约 3mm，对光反射灵敏。12 月 2 日出院时视力：双眼视力 1.00。

【现场调查】

采样时企业生产状态：生产 1 小时后。

工作场所空气中乙酸甲酯与甲醇:放布岗位乙酸甲酯 C_{STE} 为 846.70mg/m³(超标 0.7 倍),甲醇 C_{STE} 为 0.42mg/m³。

原辅材料挥发性有机组分中乙酸甲酯和/或甲醇峰面积百分比:① "二氯甲烷" 溶剂:乙酸甲酯占 67.81%,甲醇占 0.76%;②混合成品胶:乙酸甲酯占 41.86%,甲醇 0.28%;③PU胶:甲醇占 0.51%,乙酸甲酯未检出;④胶黏剂 LK-75:乙酸甲酯、甲醇均未检出;⑤胶黏剂 LA-75:乙酸甲酯、甲醇均未检出。

同工种工人基本情况:患者所在复合布加工企业仅有 1 台复合机。其堂兄为同工种工人,同一天脱离工作环境。11 月 2 日血、尿中甲酸水平分别为 13.95mg/L 和 17.97mg/L,血、尿中甲醇均未检出。11 月 1 日应急检查显示:7 名工人工作中血甲醇、甲酸平均水平(P_0~P_{100})分别为 18.49(4.67~71.46)mg/L 和 12.03(6.99~26.13)mg/L,尿中甲醇、甲酸平均水平(P_0~P_{100})分别为 8.02(0.98~21.60)mg/L 和 33.63(6.28~111.03)mg/L。这 7 名工人并无任何不适主诉,但均出现低钾血症,血钾水平分别为 2.38~3.31mmol/L。

【评论】

本例是职业性乙酸甲酯中毒,职业接触史明确,且同期该厂有 7 人体内均检出甲醇、甲酸,全部出现低钾血症,故诊断明确。本例中毒临床表现具有其特殊性,患者和其堂兄在同一台复合机生产线工作,但其堂兄视力无下降,也无中枢神经系统症状。而患者与其堂兄于同一天脱离工作环境,患者血、尿中甲醇和甲酸水平明显高于其堂兄。提示在有血缘关系的亲属之间,乙酸甲酯的代谢存在个体差异。患者同工种 7 名工人均出现低钾血症,血、尿中均检出甲醇和甲酸,但均无任何不适主诉,提示在乙酸甲酯作业工人的职业健康检查中,应关注其血钾情况。

(三)案例三

患者李某,男性,42 岁,主诉"双眼视力下降 14 天"于 2021 年 11 月 2 日入院。患者为广东省某复合布加工企业工人,在车间进行拉布工作。工龄 109 天,4~16 小时/天,工作时仅佩戴普通医用口罩,工作场所无机械通风。2021 年 10 月 19 日早晨下班后自觉视力模糊,伴腹胀、纳差。10 月 20 日开始双眼视力急剧下降。10 月 21 日眼科检查显示:双眼视力均为手动 10cm;双眼视盘上方边界模糊。10 月 22 日血气分析显示:pH 为 7.284,代谢性酸中毒。血钾水平为 1.62mmol/L(低钾血症)。曾在多家医院就诊,诊断为:视网膜动脉阻塞? 视神经乳头炎(双侧)。

【体格检查】

11 月 2 日入院体格检查显示:生命体征正常,神志清楚,表情平淡。11 月 2 日血、尿中甲醇分别水平为 12.61mg/L 和 0.63mg/L,甲酸水平分别为 14.25mg/L 和 9.59mg/L。11 月 2 日眼科检查显示:双眼视力无光感;双侧瞳孔等大等圆,直径约 5mm,直接对光反射消失。11 月 3 日眼科检查显示:双眼视力可疑光感,可看见模糊黑影;双眼角膜光滑透明,晶状体透明;双侧瞳孔等大正圆,直径约 5mm,对光发射消失,眼底见视盘边界清,黄斑区中心反射可见,视网膜未见明确水肿、出血。11 月 4 日眼科检查显示:双眼仅光感;双侧瞳孔直径约 5mm,对光发射迟钝。11 月 5 日 F-ERG 检查显示:视杆反应左眼中度降低,右眼正常;双眼视锥反应正常。F-VEP 检查显示:双眼 P2 波隐含期中度延迟,右眼 P2 波振幅降低,左眼 P2 波振幅正常,提示右眼光觉反应重度异常,左眼光觉反应中度异常。OCTA 检查显示:左、右眼 RNFL 平均厚度分别为 128μm 和 126μm,GCL 平均厚度均为 112μm。12 月 13 日 OCTA

检查显示:左、右眼 RNFL 平均厚度分别为 82μm 和 73μm,GCL 平均厚度分别为 64μm 和 61μm。12 月 14 日双眼视力为指数 20cm;双侧瞳孔直径约 4mm,对光反应迟钝。色觉异常,不能辨别彩色色卡。F-ERG 显示:视杆反应、视锥反应正常。视野检查显示:双眼弥漫性光敏感度下降,广泛绝对缺损。F-VEP 检查显示:双眼光觉反应中度异常。12 月 15 日眼底造影显示:可见双眼符合中心性浆液性脉络膜视网膜病变改变。12 月 23 日视力:左眼指数 60cm;右眼指数 30cm。

【现场调查】

采样时企业生产状态:停产 2 周后,停工状态。

工作场所空气中乙酸甲酯与甲醇:①上胶岗位乙酸甲酯 C_{STE} 为 2.08mg/m³,甲醇 C_{STE} 未检出;②调胶房乙酸甲酯 C_{STE} 为 1.92mg/m³,甲醇 C_{STE} 未检出。

原辅材料挥发性有机组分中乙酸甲酯和(或)甲醇峰面积百分比:①上胶位残胶:乙酸甲酯占 26.35%,甲醇占 0.64%;②调胶房残胶 1:乙酸甲酯占 15.50%,甲醇未检出;③调胶房残胶 2:乙酸甲酯占 3.40%,甲醇未检出;④调胶房残胶 3:甲醇占 0.13%,乙酸甲酯未检出;⑤上胶位洗机水:乙酸甲酯、甲醇均未检出。

同工种工人基本情况:患者长兄与其在同一台复合机工作,11 月 17 日眼科检查视力、眼底均正常。

【评论】

本例是职业性乙酸甲酯中毒,职业接触史明确,诊断明确。患者在双目失明的情况下出现表情平淡,但无明显的焦虑或恐惧,这与视力下降的精神反应不一致,呈现矛盾性情感反应,提示职业性急性乙酸甲酯中毒可能导致患者大脑皮层额叶损伤,出现情绪改变,但尚需进一步研究证实。

(四)案例四

患者石某,女性,27 岁,主诉"双眼视力下降 2 个月"于 2021 年 11 月 29 日入院。患者为广东省某复合布加工企业工人,在车间进行对边工作。工龄 106 天,10~12 小时/天,工作时仅佩戴普通医用口罩,工作场所无机械通风。2021 年 9 月 17 日工作 4 小时后自觉视力模糊,伴胸闷气促、乏力、纳差、恶心未吐。9 月 18 日晨起后觉双眼视力急剧下降。眼科检查显示:双眼视力无光感,双侧瞳孔等大等圆,直径约 6mm,对光反射消失;双眼结膜、角膜均未见异常,双眼视盘边界模糊,黄斑区色暗。血气分析显示:pH 为 6.936,代谢性酸中毒。血钾水平为 3.42mmol/L(低钾血症)。曾先后在多家医院就诊,诊断为中毒性视神经损害。

【体格检查】

11 月 29 日入院体格检查:生命体征正常,神志清楚,表情平淡。11 月 30 日血、尿中甲酸水平分别为 7.35mg/L 和 14.48mg/L,血、尿中甲醇均未检出。2021 年 10 月 9 日双眼 OCT 检查显示:左、右眼 RNFL 平均厚度分别为 101μm 和 100μm,GCL 平均厚度均为 60μm。F-VEP 检查显示:右眼 P2 波隐含期正常,P2 波振幅中度降低,左眼无波形。11 月 2 日眼科检查显示:双眼视力无光感;双侧瞳孔等大等圆,直径约 7mm,直接对光反射消失;双眼角膜光滑透明,晶状体透明;结膜无充血,巩膜无黄染;眼底见视盘苍白,边界清,黄斑区中心反射可见,视网膜未见明确水肿、出血。11 月 14 日眼科检查显示:双眼视力无光感;双侧瞳孔直径约 7mm,对光反应消失。F-ERG 显示:右眼视杆反应中度异常、视锥反应正常;左眼视杆反应中度异常、视锥反应轻度异常。FVEP 检查显示:双眼光觉反应重度异常。11 月 29 日眼科检查显示:双眼视力无光感;双侧瞳孔直径约 7mm,对光反射消失;双眼视盘色苍白、视网膜未见明显出血。12 月 13 日 OCTA 检查显示:左、右眼 RNFL 平均厚度分别为 31μm 和 36μm;GCL 平均厚度分别为 18μm 和 19μm。12 月 14 日 F-ERG 显示:双眼视杆反应中度异常,左眼视锥反应轻度异常、右眼正常。FVEP 检查显示:双眼光觉反应重度异常。12 月 23 日眼科检查显示:左眼光感,右眼无光感;双侧瞳孔直径约 7mm,左眼对光反射迟钝,右眼对光反射消失。

【现场调查】

采样时企业生产状态:生产 2 小时后。

工作场所空气中乙酸甲酯与甲醇:①两个对边岗位乙酸甲酯分别为 C_{TWA} 为 143.62mg/m³ 和 74.11mg/m³,甲醇 C_{TWA} 分别为 1.13mg/m³ 和 0.85mg/m³;②调胶房乙酸甲酯 C_{STE} 为 114.68mg/m³,甲醇 C_{STE} 为 1.35mg/m³。

原辅材料挥发性有机组分中乙酸甲酯和(或)甲醇峰面积百分比:①"DMC"溶剂:乙酸甲酯占 56.28%,甲醇未检出;②PU 胶:乙酸甲酯占 31.50%,甲醇未检出;③"DMF"溶剂:乙酸甲酯占 0.89%,甲醇未检出;④多元醇树脂:乙酸甲酯 0.11%,甲醇占 1.50%;⑤"YL-175B"溶剂:乙酸甲酯、甲醇均未检出;⑥黏胶剂 LK-75:乙酸甲酯、甲醇均未检出。

同工种工人基本情况:患者丈夫与其在同一台复合机工作,12 月 23 日眼科检查视力、眼底均正常。

【评论】

本例是职业性乙酸甲酯中毒,有明确的短期内较高水平的乙酸甲酯职业接触史,临床表现以视神经与视网膜、中枢神经系统的急性损害和代谢性酸中毒为主,并伴有低钾血症,排除其他化学因素所致损害和其他疾病所致的类似损害后,可诊断为职业性急性重度化学物(乙酸甲酯)中毒,诊断明确。患者于入院 1 周后开始予乙醇治疗,治疗后病情有所好转。本案例提示,对乙酸甲酯中毒患者,应及时进行乙醇干预治疗,以有效阻止代谢产物甲酸对视神经的损伤。

(刘莉莉　李国樑)

参考文献

[1] 程能林. 溶剂手册[M]. 5 版. 北京:化学工业出版社,2015.

[2] 陈捷敏,王立新,夏文涛. 甲醇中毒机制的研究进展[J]. 法医学杂志,2010,26(4):3.

[3] 华明,李旭东,钟刘学颖,等. 职业性急性乙酸甲酯中毒致眼损伤 4 例临床分析[J/OL]. 中国职业医学.[2022-02-25]. DOI:10.20001/j.issn.2095-2619.20212046.

[4] 李磊,李佳珂,乔桂芳. 我国醋酸甲酯化工利用研究进展[J]. 河南化工,2021,38(1):10-12.

[5] 刘晓勇,王桠男,华明,等. 广东省 4 起职业性急性乙酸甲酯中毒事件调查[J]. 中国职业医学,2021,48(6):606-612.

[6] 戎伟丰,吴邦华,胡世杰,等. 职业性急性乙酸甲酯中毒事件处置中实验室应急检测的应用[J/OL]. 中国职业医学,2022. DOI:10.20001/j.issn.2095-2619.20211031.

[7] 王艳斌,李磊,张永年,等. 河南省某包装公司职业病危害现状评价[J]. 河南预防医学杂志,2015,26(5):411-415.

[8] ALICIA B M,ANESIA M,ALYCIA C,et al. Examining the risk of methanol poisoning from methyl acetate-containing products[J]. Am J Emerg Med,2013,31(6):964-966.

[9] CURTIS D K. Casarett and Doull's Toxicology：The Basic Science of Poisons [M]. 7th ed. United States：McGraw-Hill Education,2007.

[10] KAZUNORI M,TOSHIO K,TOMOJIRO Y,et al. In vitro hydrolysis of methyl acetate,a limitation in application of head-space gas-chromatography in biological monitoring of exposure [J]. Toxicol Lett,1992,62(2/3):247-253.

[11] KUMAGAI S,ODA H,MATSUNAGA I,et al. Uptake of 10 polar organic solvents during short-term respiration [J]. Toxicol Sci,1999,48(2):255-263.

[12] LEONG K J,DOWD G F,MACFARLAND H N. Methyl acetate [J]. Am Ind Hyg Assoc J,1964,25(3):317-319.

[13] OETTINGEN W V. The Aliphatic Acids and Their Esters：Toxicity and Potential Dangers [J]. Arch Ind Health,1960(21):28-65.

[14] OGAWA Y,TAKATSUKI R,UEMA T,et al. Acute optic neuropathy induced by thinner sniffing：inhalation of mixed organic solvent containing methyl alcohol and methyl acetate [J]. Ind Health,1988,26(4):239-244.

[15] TAMBO S. Toxicity hazards of paint thinners with particular emphasis on the metabolism and toxicity of acetate esters [J]. Nichidai Igaku Zasshi,1973(32):349-360.

第二节　乙酸乙烯酯

一、别名

乙酸乙烯酯(ethenyl ethanoate)别名:醋酸乙烯酯,乙酸乙烯(vinyl acetate)。

二、CAS 号

乙酸乙烯酯:108-05-4。

三、理化特性

乙酸乙烯酯分子式 $C_4H_6O_2$,分子量 86.09。为具有甜醚味的无色易燃液体。沸点 72~73℃,熔点−93℃,相对密度(比重)0.93g/mL,微溶于水,水中溶解度23g/L(20℃),溶于醇、丙酮、苯、氯仿。蒸气压 13.3kPa(21.5℃),闪点−8℃ (开杯),遇高热、明火可燃。

四、接触机会

乙酸乙烯酯主要用于有机合成,也用于黏合剂和涂料工业等。乙酸乙烯酯单体可聚合形成惰性聚酯,但聚合物中仍含有残留的醋酸乙烯单体。乙酸乙烯酯广泛用于树脂共聚物以合成聚乙烯醇、聚乙烯醇缩丁醛和聚氯乙烯醋酸乙烯树脂,也用于乳胶漆、纸张涂料、纺织品、安全玻璃夹层等。

1. 黏合剂　乙酸乙烯酯共聚物树脂用于家具行业的胶水生产。同时也可用作水泥砂浆、混凝土或石膏的添加剂,以及香烟过滤嘴组件的组成部分。

2. 涂料　乙酸乙烯酯共聚物乳液是乳胶涂料,特别是外墙涂料的常见组成部分。

3. 纺织品　乙酸乙烯酯共聚物或乳液可替代淀粉用于无纺布黏合剂和尼龙的上浆。

4. 纸张 乙酸乙烯酯共聚物乳剂可以作为纸张涂料中的黏合剂。

5. 其他 乙酸乙烯酯共聚物用于发胶和口香糖基质的生产。

五、代谢

乙酸乙烯酯可通过呼吸道、消化道和皮肤吸收。职业暴露常见于吸入乙酸乙烯酯的蒸气,皮肤或眼睛接触乙酸乙烯酯液体。乙酸乙烯酯可在体内代谢成乙醛经尿液排出体外。

六、危害性

1. 急性毒性 LD_{50} 为 2 920mg/kg(大鼠经口)、1 613mg/kg(小鼠经口),LC_{50} 为 5 458mg/m³(小鼠吸入 4 小时)、8 803mg/m³(家兔吸入 4 小时)、14 084mg/m³(大鼠吸入 2 小时)。吸入和皮肤接触的主要表现为呼吸道、皮肤、眼睛的刺激作用。

2. 亚急性和慢性毒性 小鼠长期吸入 704~2 113mg/m³ 的乙酸乙烯酯,可见嗅上皮萎缩,嗅觉细胞被其他上皮细胞取代;人体吸入 69~252mg/m³ 的乙酸乙烯酯 0.5~4 小时后可观察到嗅觉下降。大鼠和小鼠吸入乙酸乙烯酯 4 个月可发生剂量相关性的肺气肿。人体长期职业暴露可见头晕、乏力、易激惹、失眠等中枢神经系统毒性,多发性周围神经病,慢性支气管炎,心脏、肝脏功能异常等。

3. 刺激性 对皮肤、眼、黏膜和呼吸道有刺激作用。长期皮肤接触可造成脱脂、水泡和严重的皮肤刺激。

4. 致癌性 ACGIH 致癌性分级:A3;IARC 致癌性分级:2B。

5. 致畸性 暂无数据。

6. 致突变性 体外试验证明乙酸乙烯酯可致离体淋巴细胞 DNA 交联、染色体畸变和微核形成。动物实验可见微核率升高和染色体畸变。但尚无人体致突变的资料。

7. 遗传与生殖毒性 尚无造成人体遗传和生殖毒性的证据,动物实验表明乙酸乙烯酯可影响生育能力,造成精子形态异常。

8. 免疫毒性 暂无数据。

七、作用机制

乙酸乙烯酯本身具有刺激性,通过水解生成代谢产物乙醛等也具有刺激性,同时乙醛具有致突变性。

八、风险分级

按《全球化学品统一分类和标签制度》(GHS)进行健康危害风险分类。

1. 生殖毒性 类别 1B。

2. 特异性靶器官毒性(一次接触) 类别 1。

3. 特异性靶器官毒性(反复接触) 类别 1。

九、院内救治

(一)诊断与分级

根据职业接触史、相应临床表现和实验室检查结果,结合现场调查资料,综合分析,排除其他疾病可诊断。吸入乙酸乙烯酯所致中毒可参照《职业性急性化学物中毒性呼吸系统疾病诊断标准》(GBZ 73—2009)进行分级。乙酸乙烯酯所致眼损伤可参照《职业性化学性眼灼伤的诊断》(GBZ 54—2017)进行分级。乙酸乙烯酯所致皮肤损伤可参照《职业性接触性皮炎的诊断》(GBZ 20—2019)进行分级。

（二）应急处置

1. 皮肤接触 立即脱去被污染的衣着,用肥皂水和清水彻底冲洗至少 15 分钟,就医。

2. 眼睛接触 提起眼睑,用大量流动清水或生理盐水冲洗 15 分钟以上,就医。

3. 吸入 迅速脱离现场至空气新鲜处,保持呼吸道通畅。如出现呼吸困难,给予输氧;如呼吸停止,立即进行人工呼吸;送医。

4. 经口摄入 饮足量温水或牛奶,必要时可口服活性炭吸附,由于乙酸乙烯酯具有刺激性,不建议催吐。

（三）治疗

1. 脱离接触。

2. 无特效解毒剂,对症处理。

十、病例报告

暂未找到公开发表的相关病例资料。

（黄先青 郭 翔）

参考文献

[1] HURTT M E,VINEGAR M B,RICKARD R W,et al. Developmental toxicity of oral and inhaled vinyl acetate in the rat [J]. Fundam Appl Toxicol,1995,24(2):198-205.

[2] CLAYTON G,CLAYTON F. Patty's Industrial Hygiene and Toxicology [M]. New York:John Wiley & Sons Inc,1994.

[3] BUDAVARI S. The Merck Index [M]. Kenneworth City:Merck & Co,Inc,1996.

[4] IARC. IARC monographs on the evaluation of the carcinogenic risk of chemicals to humans. Some chemicals used in plastics and elastomers [R]. Geneva:IARC,1986.

第三节 磷酸三甲苯酯

一、别名

磷酸三甲苯酯(tritolyl phosphate)别名:磷酸三甲酚酯(tricresyl phosphate),三甲苯基磷酸酯(phosphoric acid tricresyl ester),磷酸三(甲基苯基)酯(trimethyl phenyl phosphate),磷酸三酚酯(phosphoric acid tritolyl ester)等。

二、CAS 号

磷酸三甲苯酯:1330-78-5。

磷酸三甲苯酯存在以下三种同分异构体。

(1) 磷酸三邻甲苯酯(tri-o-tolylphosphate,TOCP)CAS 号：78-30-8。

(2) 磷酸三间甲苯酯(tri-m-tolylphosphate)CAS 号：563-04-2。

(3) 磷酸三对甲苯酯(tri-p-tolylphosphate)CAS 号：78-32-0。

三、理化特性

分子式$(CH_3C_6H_4)_3PO_4$，分子量为 368.36。具芳香气味的无色或淡黄色透明油状液体。沸点 420℃，熔点 −33℃，相对密度(比重)1.16g/mL，不溶于水，溶于醇、苯等多数有机溶剂。蒸气压 1.33kPa(265℃)，相对蒸气密度 12.7，闪点≥230℃（开杯）。能与有机溶剂和稀释剂、蓖麻油、桐油、亚麻子油混溶。遇高热、明火可燃。加热分解及燃烧可生成磷氧化物，能与氧化物发生反应。

四、使用历史与接触机会

磷酸三甲苯酯具有化学性和热稳定性，可作为增塑剂、软化剂、阻燃剂使用。常用于塑料、树脂、合成纤维和橡胶等工业，也可作为溶剂、汽油中铅的净化剂及机油添加剂，偶尔还作为某些外科医疗器械的消毒剂使用。职业性中毒事故多因吸入磷酸三甲苯酯热蒸气所致；非职业性中毒多由使用被磷酸三甲苯酯污染的饮料、烹调油和面粉所致。1899 年 Lorot 首次报道了磷酸三甲苯酯作为结核病治疗药物引起麻痹的病例。1930 年美国有数万人饮用含磷酸三甲苯酯的牙买加姜酒发生了麻痹，称"姜麻痹"或"姜汁酒腿"（Jake leg）。随后，欧洲、南非、亚洲和我国陕西、河北和广东等地相继报道过食源性磷酸三甲苯酯中毒事件。

五、代谢

液态磷酸三甲苯酯主要经呼吸道和皮肤吸收，加热产生蒸气也可经呼吸道吸收进入机体。吸收后经血液系统分布于全身，特别是脑和脊髓中。磷酸三甲苯酯在体内可代谢为磷酸邻羟甲环邻甲苯酯，原形及代谢产物主要经尿液和粪便排出，少数经呼气排出。

六、危害性

磷酸三甲苯酯的三种异构体中，邻位异构体即磷酸三邻甲苯酯的毒性最大，比其他异构体的毒性高 10 倍。此部分主要讨论磷酸三邻甲苯酯危害性。

1. 急性毒性 磷酸三邻甲苯酯对不同实验动物毒性不同。大鼠经口 LD_{50} 为 3~10g/kg，小鸡经口 LD_{50} 为 0.1~0.2g/kg，猫皮下注射 LD_{50} 为 0.1~0.2g/kg。人口服 6mg/kg 可发生中毒，口服 0.5g 以上可引起严重中毒；最小瘫痪量估计成人为 10~30mg/kg，估计 LD_{50} 为 1g/kg。急性经口中毒首先出现消化道症状，有恶心、呕吐、腹痛、腹泻，经 1~2 天消退。7~28 天后发生迟发性神经病，以运动型为主，常先有腓肠肌剧烈痉挛性疼痛，伴有下肢感觉异常，后有下肢无力并可有足、腕下垂，迅速进展为明显的弛缓性瘫痪，重症可出现锥体束征。空气浓度 0.27~3.4mg/m³ 范围，可抑制血浆胆碱酯酶活性，但无神经系统损害征象。在产通风不良的小室内加热本品，产生的蒸气可使接触者发生急性中毒。

2. 亚急性毒性 大鼠经口 TD_{Lo} 为 252mg/(kg·6 周)。

3. 亚慢性毒性 大鼠经口 TD_{Lo} 为 36 400mg/(kg·13 周)。

4. 慢性毒性 大鼠经口 TD_{Lo} 为 47 450mg/(kg·2 年)。长期低剂量接触可出现急性中毒类似的神经系统症状。

5. 刺激性 磷酸三邻甲苯酯 500mg 对家兔皮肤具有轻度刺激；500mg/24 小时对家兔眼具有轻度刺激。

6. 致癌性 ACGIH 致癌性分级为 A4(对人类致癌暂未分类)，IARC 致癌性分级暂无数据。

7. 致畸性 暂无数据。

8. 致突变性 暂无数据。

9. 遗传与生殖毒性 以 400mg/kg 剂量灌胃大鼠，对雄性和雌性大鼠生殖系统均产生毒性作用。其中雄性大鼠主要表现为精子活动度、浓度、运动速度的降低和形态异常，雌性大鼠表现为卵巢和子宫组织损伤。

10. 免疫毒性 暂无数据。

七、作用机制

磷酸三甲苯酯引起的中毒性周围神经病，是以轴索和继发性脱髓鞘为特征的中毒性神经病，其发病机制至今尚未完全阐明，一般认为与下列因素有关。

(一) 神经病靶酯酶抑制学说

神经病靶酯酶(neuropathy target esterase，NTE)亦称神经毒酯酶，有人认为磷酸三甲苯酯所致中毒性周围神经病与该酶的老化有关。Johnson 认为 NTE 与有机磷酸酯结合后发生磷酰化，干扰了神经元的正常生理过程，导致迟发性神经病。有研究者则认为 NTE 的抑制可能干扰了细胞体和轴突的不断维持或修复过程，而不是直接引起轴突损伤。NTE 除存在于神经组织外，淋巴细胞中亦很丰富，且与脑组织中的 NTE 活性相关。淋巴细胞中的 NTE 活性可在一定剂量范围内和中毒后一定阶段内反映接触毒物的严重程度，可作为监测有机磷作业工人接触引起迟发性神经毒性的一项指标。

(二) 能量代谢障碍学说

Spencer 等指出，在正常情况下，神经细胞体生成的糖酵解酶，可以满足轴索内生理上的需要，但当毒物抑制神经纤维轴索全程酶活性后，阻断了葡萄糖酵解，影响轴索的能量生成，使轴浆运输发生障碍，轴索内大量神经微丝聚集，引起轴索变性和临床中毒性神经病。

(三) 选择性抑制胆碱酯酶活性

一般认为，磷酸三甲苯酯主要抑制血清胆碱酯酶即假性胆碱酯酶的活性，对真性胆碱酯酶的活性抑制作用很小，也有实验证明磷酸三甲苯酯在大鼠、狗和鸡体内可抑制红细胞胆碱酯酶活性，但人体中毒时并无胆碱能神经兴奋现象。

最近的研究表明，磷酸三甲苯酯可影响参与蛋白分解调控、细胞骨架组合调控、细胞内氨基酸及衍生物代谢、actin 蛋白解聚调控及氧化应激等蛋白的合成调控等生物过程，可能与其所致周围神经病的发生有关。

八、风险分级

按《全球化学品统一分类和标签制度》(GHS)进行健康危害风险分类。

1. 生殖毒性 1B。

2. 特异性靶器官毒性(一次接触) 类别 1。

3. 特异性靶器官毒性(反复接触) 类别 1。

九、院内救治

(一) 诊断与分级

根据职业接触史、相应临床表现和实验室检查结果,参考尿中磷酸三甲苯酯及其代谢产物的浓度,结合现场调查资料,综合分析,排除其他疾病可诊断。磷酸三甲苯酯所致周围神经病可参照《职业性急性化学物中毒性神经系统疾病诊断标准》(GBZ 76—2002)进行分级。

(二) 应急处置

1. 皮肤接触 立即脱去被污染的衣着,用肥皂水和清水彻底冲洗至少 15 分钟,就医。

2. 眼睛接触 提起眼睑,用大量流动清水或生理盐水冲洗 15 分钟以上,就医。

3. 吸入 迅速脱离现场至空气新鲜处,保持呼吸道通畅。如出现呼吸困难,给予输氧;如呼吸停止,立即进行人工呼吸,送医。

4. 经口摄入 饮足量温水,催吐,就医。

(三) 治疗

1. 脱离接触。

2. 无特效解毒剂,对症处理。

3. 发生迟发性周围神经病者可给予复合维生素 B 族和糖皮质激素治疗。

十、病例报告

(一) 案例一:磷酸三邻甲苯酯所致食物中毒

1995 年 4 月 5 日至 6 月 10 日,西安市北都 5 个自然村共 69 人陆续发生不明原因的下肢瘫痪,手无力,脚趾不能抬起,行走困难,病重者卧床不起、生活不能自理的集体中毒事件。患者主要症状为四肢对称性感觉运动障碍,远端障碍明显,绝大多数患者下肢发凉,未见颅神经损害和呼吸肌麻痹。患者饮食正常。通过对病家的饮用水、大米、蔬菜面粉取样检验,发现面粉中含有磷酸三邻甲苯酯。经调查,这些面粉均来源于同一家私家磨坊,对该私家磨坊的磨面机上油污、残存面粉及机油检验,均检出磷酸三邻甲苯酯,其中机油中磷酸三邻甲苯酯含量极高。确定为误食被磷酸三邻甲苯酯污染面粉所致的食物中毒事件。

(二) 案例二:磷酸三邻甲苯酯所致职业中毒

从 1997 年 6 月 30 日开始,广东某工厂发现 20 名工人陆续发病。患者均为青年男性,主要临床表现为:发病初期有轻微的消化道症状,随后出现双下肢进行性肌力减退、麻痹甚至瘫痪。严重病例出现呼吸困难、休克,甚至呼吸、心跳停止死亡。对该工厂的现场调查发现,患者均从事塑料花制作工作,从 6 月 24 日起增加煮胶工作,即用煤油炉加热"牛胶",并用此胶粘合塑料花。未参与塑料花制作的工人均未发病。经采样检测发现,"牛胶"块中含有磷酸三邻甲苯酯。确定为吸入加热"牛胶"挥发出的磷酸三邻甲苯酯所致的职业中毒事件。

(黄先青 郭 翔)

参考文献

[1] SUSSER M,STEIN Z. An outbreak of tri-ortho-cresyl phosphatepoisoning in Durban [J]. Br J Ind Med,

1957,14(2):111-120.

[2] SMITH H V,SPALDING J M. Outbreak of paralysis in Morocco due to ortho-cresyl phosphate poisoning[J]. Lancet,1959,2(7110):1019-1021.

[3] SENANAYAKE N,JEYARATNAM J. Toxic polyneuropathy due to gingili oil contaminated with tri-cresyl phosphate affecting adolescent girls in Sri Lanka [J]. Lancet,1981,1(8211):88-89.

[4] 鲁锡荣,张寿林,张哲民,等. 三邻甲苯磷酸酯暴发中毒的临床观察[J]. 卫生研究,1992(5):268-271.

[5] 李慧展,杨家琳,牛青盟. 三邻甲苯磷酸酯中毒 74 例临床分析[J]. 中国工业医学杂志,1997,10(3):161.

[6] JOHNSON M K,GLYNN P. Neuropathy target esterase(NTE)and organophosphorus-induced delayed polyneuropathy(OPIDP):recent advances [J]. Toxicol Lett,1995(82/83):459-463.

[7] 何凤生. 中毒性神经病的临床与实验研究进展[J]. 中华神经精神科杂志,1989,22(3):182-184.

[8] SPENCER P S,SABRI M I,SCHAUMBURG H H,et al. Does a defect of energy metabolism in the nerve fiber underlie axonal degeneration in polyneuropathies? [J]. Ann Neurol,1979,5(6):501-507.

[9] 姜莹. 有机磷致鸡迟发性神经病相关差异表达蛋白筛选及其诱发机制研究[D]. 大连:大连医科大学,2013.

[10] 李来玉. 隐匿性磷酸三甲苯酯中毒事故的调查报告. 中国不明原因突发性公共卫生事件追述(第一集)[M]. 北京:中国医药科技出版社,2000.

第二十二章

其他类

第一节 汽 油

一、别名

汽油（gasoline/petrol）别名：车用汽油（automotive gasoline），苯精（benzin）。

二、CAS 号

汽油：8006-61-9。

三、理化特性

汽油是一种无色或浅黄色、复杂、易挥发的易燃液体，几乎不溶于水，属于混合烷烃类。主要来自原油并含辛烷值改进剂、抗氧化剂、金属钝化剂、缓蚀剂、洗涤剂和破乳剂以提高其性能。一般来说，汽油含有大约150种不同的化学物质，包括苯、甲苯、乙苯和二甲苯等。初始沸点在26~49℃之间，终沸点为171~233℃。汽油液体的密度为0.70~0.80kg/L，爆炸极限为1.4%~7.4%，闪点为-35~40℃，熔点为-38~46℃，自燃点最低值为354℃，蒸气压为38~750mmHg。

四、使用历史与接触机会

汽油可分为车用汽油和溶剂汽油。车用汽油广泛用于航空、汽车、油船等作为发动机燃料。溶剂汽油主要作为溶剂用于橡胶、油漆、洗染等工业。

在当前工业化较为先进的时代，汽油的接触机会越来越多。汽油通常是液态的，因此暴露主要来自加注燃油箱时等蒸气的吸入。饮用受污染的地下水、沐浴（皮肤和吸入）和泄漏接触到皮肤也是潜在的接触途径。

五、代谢

汽油主要以蒸气形式经呼吸道吸收，也可因误服、误吸进入体内，经皮肤吸收较少。一些汽油成分比其他成分吸收得更快。例如，具有高血液/空气分配系数和皮肤渗透率的芳香族化合物（如苯、甲苯和二甲苯）比其他汽油成分吸收得更快。血液中的汽油还可通过循环在血供丰富的大脑等器官贮存，饱和后还可进入血液供应较差的组织如脂肪等。汽油吸收后在血液中的溶解度低，主要以原形经肺排出，也有部分经氧化与葡萄糖醛酸结合经肾排出。汽油中各种成分的相互作用可能影响所形成的代谢产物，汽油组分之间的相互作用也可能会影响代谢酶，从而改变汽油的代谢。因此，汽油在体内的代谢会因其成分或品种不同存在差异，具体代谢情况较为复杂，可参考具体组分相关的代谢内容。

六、危害性

（一）急性、亚急性与慢性毒性

在汽油的生产、销售和使用过程中接触的人数之多，使得确定汽油的急性和慢性毒性非常重要。急性接触汽油与皮肤和感觉刺激、中枢神经系统抑制以及呼吸系统效应有关。浓度为 500~1 000ppm（30~60 分钟）可导致兴奋状态，随后出现共济失调、困倦和头晕。更高水平（1 000~3 000ppm）会导致头痛、恶心、呕吐，以及眼、鼻及咽喉刺激。在成人中，只要摄入 20~50g 就可能导致严重的中毒。严重中毒的症状包括轻度兴奋，随后失去意识，偶尔抽搐，发绀，充血，肺部和其他内脏毛细血管出血，最后死于循环衰竭。由于汽油的高挥发性和低表面张力，摄入汽油通常会吸入至肺部。因此，化学性肺炎是吸入汽油后导致的一个严重临床问题，常伴有呼吸窘迫、肺水肿、肺气肿和局灶性肺泡出血。当吸入性肺炎变得严重时，汽油摄入常导致窒息死亡。另有文献报道意外中毒病例伴有肝功能异常和肾小管部位急性可逆性损伤。

根据报告的接触情况，短期、高水平接触和长期、低水平接触汽油后，可能出现不利的血液学影响，这种影响很可能是由于接触到汽油中的苯或铅。急性接触后的效应可能是可逆的，而长期接触后的效应可能是不可逆的。

长期接触汽油会导致厌食、体重减轻、虚弱和痉挛，以及神经系统毒效应，包括协调能力变差和震颤。停止接触后，神经系统的影响似乎是可逆的。然而，对大量接触汽油的人进行尸检经常显示脑水肿和肺水肿，以及肝和肾坏死。国内学者研究发现，职业性慢性轻度溶剂汽油中毒患者躯体化、强迫、人际关系、抑郁、焦虑、敌对、恐怖、偏执、精神病性 9 组精神症状因子分均升高，检查发现肌肉静息自发电位高，轻收缩时左、右胫前肌运动单位电位时限延长，重收缩时左、右胫前肌及右拇短展肌波幅增高，提示患者精神及运动神经传导速度发生改变。

（二）致癌、致畸、致突变性

实验动物尚不能充分证明汽油的致癌性。人类流行病学研究也不足以支持汽油致癌的结论。一些荟萃分析进一步研究了职业性接触汽油的人群中造血细胞癌发生情况，几乎没有证据表明风险增加。因此，IARC 在近期的更新中仍将汽油界定为可能对人类致癌类别（2B类）。一项对暴露于汽油蒸气的动物进行的致畸性研究未能揭示显著的毒效应。该项研究中，25 只妊娠大鼠从妊娠第 6 天至第 15 天每天暴露于 0ppm、400ppm 或 1 600ppm 的无铅汽油雾化蒸气中 6 小时,结果显示母鼠中未发现任何不良反应,也没有证据表明性别比、胚胎毒性、胎儿生长减少或胎儿致畸作用。

(三) 遗传与生殖毒性

有研究调查了加油站附近的居民以及加油站服务员的遗传毒性和氧化应激,部分研究结果为阳性。汽油泵工人职业性接触汽油及其中几种致突变化学物质成分可导致遗传损伤,有研究表明与对照组相比,汽油接触工人的微核细胞、核芽、浓缩染色质细胞、核破裂细胞、核固缩细胞和核溶解细胞的频率显著增高。关于汽油生殖毒性的数据很少,但有报道表明无铅汽油处理的小鼠表现出雌激素代谢增强和子宫萎缩。

(四) 免疫毒性

有研究检测了石油泄漏事件暴露人群一些免疫学参数,发现暴露组人群皮质醇浓度升高,自然杀伤细胞百分率下降。另有学者用抗体形成细胞(antibody-forming cell, AFC)对 T 细胞依赖性绵羊红细胞抗原的反应来研究汽油蒸气冷凝液对免疫系统体液成分的影响。结果表明,暴露于含乙醇汽油和含二异丙醚汽油可导致 AFC 反应的剂量依赖性降低,仅在高水平($20\,000mg/m^3$)差异显著。暴露于中等浓度($10\,000mg/m^3$)以及高浓度($20\,000mg/m^3$)含乙基叔丁基醚汽油组的 AFC 反应差异均有统计学意义。国内学者发现,汽油加油人员组的 T 淋巴细胞(%)、IgG 均比对照组低,而补体 C3 增高,且随接触汽油时间延长这种差异愈明显,说明吸入汽油使人体免疫功能有下降趋势,且随接触汽油时间延长,这种趋势愈明显。

(五) 其他损伤

据报道,中等和慢性暴露于汽油蒸气会导致大鼠和小鼠体重增加显著减少。国内学者对加油工与非加油工体检情况比较发现,血压和血糖异常率加油工高于非加油工,差异有统计学意义,提示汽油接触对血管舒缩功能和血糖稳态也有影响。

七、作用机制

汽油的具体毒作用机制相关研究较少,可参考汽油组分(即苯、甲苯、二甲苯、铅等)有关化学物毒作用机制的具体论述。在肝脏损伤方面,已有证据表明雌性 B6C3F1 品系小鼠中,无铅汽油蒸气暴露可诱导肝微粒体酶的活性。在汽油导致肾脏损伤方面目前已提出了几种可能的机制,最可能的机制是汽油的代谢物或其中某种成分与 α2u 球蛋白结合,然后该复合物在近端小管中被重新吸收,并被小管细胞内的溶酶体吞噬,最终溶酶体破裂,溶酶体内的消化酶引起细胞毒性和细胞死亡,进而导致管型的积聚和增加。

八、风险分级

由于汽油成分的多样性,没有可供参考的最低风险剂量。致死剂量方面,据报道,汽油蒸气对人的致死浓度为 5 000~20 000ppm。汽油的胃肠道摄取致死量估计为 350g(体重 70kg 的成人相当于 5g/kg)。

依据《职业性接触毒物危害程度分级》(GBZ 230—2010),职业性接触溶剂汽油的危害程度分级为轻度危害(Ⅳ级)。

按《全球化学品统一分类和标签制度》(GHS)进行风险分类:①易燃液体:类别 2*;②生殖细胞致突变性:类别 1B;③致癌性:类别 2;④吸入危害:类别 1;⑤危害水生环境-急

性危害:类别2;⑥危害水生环境-长期危害:类别2。分类信息中标记"*"的类别,是指在有充分依据的条件下,该化学品可以采用更严格的类别。

九、院内救治

(一) 诊断和分级

参照《职业性溶剂汽油中毒诊断标准》(GBZ 27—2002),根据短时间吸入高浓度汽油蒸气或长期吸入汽油蒸气及皮肤接触汽油的职业史,出现以中枢神经或周围神经受损为主的临床表现,结合现场卫生学调查和空气中汽油浓度测定,并排除其他病因引起的类似疾病后,方可诊断。诊断及分级标准如下。

1. 急性中毒 急性中毒分轻度及重度中毒两级。

(1) 有下列表现之一可诊断为轻度中毒:①头痛、头晕、恶心、呕吐、步态不稳、视力模糊、烦躁;②出现情绪反应,哭笑无常及兴奋不安等;③轻度意识障碍。

(2) 有下列表现之一可诊断为重度中毒:①中度或重度意识障碍;②化学性肺炎;③反射性呼吸停止。

此外,汽油经呼吸道吸入后,出现下列表现之一可诊断为吸入性肺炎:①剧烈咳嗽、胸痛、咳血、发热、呼吸困难、发绀及肺部啰音;②胸部X线检查见肺部片状或致密团块阴影,白细胞总数及中性粒细胞可增加。

2. 慢性中毒 慢性中毒分轻、中、重度三级。

(1) 具备下列表现之一可诊断为轻度中毒:①四肢远端麻木,出现手套、袜套样分布的痛触觉减退,伴有跟腱反射减弱;②神经-肌电图显示有神经源性损害。

(2) 除上述表现之外,具有以下表现之一可诊断为中度中毒:①四肢肌力减弱至3度或以下,常有跟腱反射消失;②四肢远端肌肉(大、小鱼际肌,骨间肌)萎缩。

(3) 具备下列表现之一可诊断为重度中毒:①中毒性脑病,常见表现为表情淡漠、反应迟钝、记忆力、计算力丧失等;②中毒性精神病,类精神分裂症;③中毒性周围神经病所致肢体瘫痪。

(二) 应急处置

1. 眼睛接触 提起上下眼睑立即用大量水冲洗至少15分钟。佩戴隐形眼镜者须摘除。

2. 皮肤接触 迅速脱掉任何被污染的衣服。立即用肥皂和水清洗受污染的皮肤。注意:不要将受污染的衣物放在任何潜在的火源附近。

3. 吸入 将患者从暴露的环境中移开。

4. 经口摄入 经口吞食汽油可能对口腔、咽喉、食道、胃和肠道造成损害。不建议催吐或洗胃,因为一旦肺部吸入了吞食的汽油,即使少量也会引起化学性肺炎。汽油在胃部吸收差,可用硫酸镁或硫酸钠类泻药促进排出。如果发生自发性呕吐,需要注意有无肺部吸入的症状。注意:汽油的刺鼻味道使其不太可能大量吞食。然而,一些使用花园浇水的软管或其他吸管从汽车油箱吸汽油中毒事件也有发生。

(三) 治疗

医护人员应监测中毒患者的生命体征,包括体温、脉搏、呼吸频率和血压。汽油中毒没有特效解药,主要依据心血管、呼吸及神经精神等情况给予对症支持治疗。摄入汽油的患者应观察至少6小时确定有无化学性肺炎症状。出现吸入性肺炎者可给予短程糖皮质激素治疗及其他对症处理。应对吸入汽油的患者进行随访,检查肺功能。经口摄入汽油数小时后可能会出现全身效应,包括胰腺出血、肝脏脂肪变性、肾近曲小管和肾小球的脂肪变性等。急性肾毒性可能持续数周,但通常可治愈。

十、病例报告

患者男性,21 岁。因误吸汽油后出现恶心、呕吐、胸痛、发热入院。患者入院前 10 小时用口吸的方式将汽油吸出管道加油,吸入汽油后约 5 小时出现右侧胸痛,深呼吸时胸痛加重,无放射痛,休息无缓解,之后逐渐出现发热,体温最高 38℃,于当地医院行胸部 CT 检查提示右肺中叶肺炎,初步诊断为吸入性肺炎。入院后卧床休息,立即给予地塞米松 5mg 静脉滴注、每日 1 次,同时给予抗感染、退热、化痰等治疗。入院当日上午出现咯血,为暗红色血液,约 50mL,无明显胸闷、气短,生命体征平稳,考虑吸入化学物质导致支气管黏膜出血所致,给予卡络磺钠 80mg 静脉滴注、每日 1 次止血治疗。入院当日下午及夜间患者间断发热,胸痛加重,次日上午紧急给予电子支气管镜下治疗可见气道黏膜中度充血,软骨环清晰,见中等量血性分泌物,未见新生物。各叶段支气管开杯通畅,气道黏膜中度充血,右肺中叶中度充血,管后可见大量洗肉水样分泌物,未见新生物或出血灶。于右肺中叶灌洗出暗红色带有油滴并散发燃油味道的液体约 40mL 后,患者病情逐渐好转,胸痛逐渐减轻,体温恢复正常。入院 1 周后复查胸部 CT,患者右肺中叶炎症病变较前明显吸收,2 天后出院。出院 2 周复查胸部 CT 见右肺中叶有少许条索状高密度影;出院 6 周复查基本恢复正常,随后电话随访 2 个月,未诉不适。

（刘莉莉　赵志强）

参考文献

［1］KLAASSEN C D. Casarett and Doull's Toxicology：The Basic Science of Poisons［M］. 9th ed. London：McGraw-Hill Education,2018.

［2］HARBISON R D,BOURGEOIS M M,JOHNSON G T. Hamilton and Hardy's Industrial Toxicology［M］. 6th ed. New Jersey：John Wiley & Sons,2015.

［3］Agency for Toxic Substances and Disease Registry. Toxicological Profile for gasoline［A/OL］.［2020-1-16］. https：//www.atsdr.cdc.gov/ToxProfiles/tp.asp?id=468&tid=83.

［4］SHAIKH A,BAROT D,CHANDEL D. Genotoxic Effects of Exposure to Gasoline Fumes on Petrol Pump Workers［J］. Int J Occup Environ Med,2018,9（2）：79-87.

［5］WHITE K L,PEACHEE V L,ARMSTRONG S R,et al. Health assessment of gasoline and fuel oxygenate vapors：immunotoxicity evaluation［J］. Regul Toxicol Pharmacol,2014,70（2）：S43-S47.

［6］冯简青,刘新霞. 中山市加油站职业病危害现状分析［J］. 职业卫生与应急救援,2018（3）：242-244.

［7］李昌英,马少元,宋长平. 溶剂汽油中毒患者精神与神经肌电图异常分析［J］. 中华劳动卫生与职业病杂志,2009（1）：49-51.

［8］LAFFON B,PASARO E,VALDIGLESIAS V. Effects of exposure to oil spills on human health：updated review［J］. J Toxicol Environ Health B Crit Rev,2016,19（3/4）：105-128.

［9］张玲,刘中洋. 汽油误吸致类脂性肺炎一例［J］. 中华劳动卫生职业病杂志,2019（1）：65-66.

第二节 煤 油

一、别名

煤油(kerosene/coal oil)别名:星体油(astral oil),矿物油(mineral colza),喷气推进剂-1(jet propellant-1,JP-1),喷气推进剂-5(jet propellant-5,JP-5),喷气推进剂-8(jet propellant-8,JP-8),喷气 A 燃料(jet A fuel),煤油石油(kerosine petroleum),石油燃料(petroleum fuel),脱臭基础油(deodorized base oil),脱臭煤油(deodorized kerosene),石油基础油(petroleum base oil),煤油燃烧器燃料(kerosine burner fuel)。

二、CAS 号

煤油:8008-20-6。

三、理化特性

煤油是一种白色至淡黄色的可燃液体,易挥发。煤油通常由含碳数主要在 $C_9\sim C_{16}$ 之间的多种烷烃组成,沸点为 150~290℃。其理化性质随产地、制取方法和用途而有一定差异。

四、使用历史与接触机会

煤油广泛用作照明、取暖和烹饪燃料。工业上也用作清洁剂、脱脂剂和脱模剂,用于搪瓷、油漆、抛光剂、稀释剂和清漆,也是火炬、火箭和喷气发动机的燃料。农业上可用作除草剂和杀虫剂的载体。职业接触机会包括煤油生产、喷气燃料溢出和泄漏的清理、飞机加油放油、飞机及油箱维护以及农业生产过程。一般人群包括儿童接触主要局限于居住在使用煤油作为设备燃料的军事设施、火箭发射基地或相关飞机场周围的居民,或可因误食或饮用污染的食物及地下水及接触污染的土壤暴露。

五、代谢

煤油可通过呼吸道、消化道或皮肤进入机体。摄入煤油后胃肠道迅速吸收,可在血液中检测到煤油的多个组分。摄入后的煤油可分布于机体多个组织脏器,包括脑、肺、肝脏、脾脏、心脏、肾脏及脂肪等。煤油在体内代谢过程与汽油相似,一般认为可直接刺激消化道、呼吸道,作为氧化剂诱导应激反应,对中枢神经具有脱脂作用,使中枢神经细胞内类脂质平衡失调,大脑皮层抑制功能失常,但总体缺乏相关代谢通路的具体研究。煤油的排泄途径主要以原形经呼吸道排出,经消化道吸收后也可再经肺排出。一项对接触 JP-8 工人的研究发现,与班前相比,班后的尿 1-萘酚和 2-萘酚水平更高,说明煤油部分组分在体内代谢后也可经肾脏排出。

六、危害性

(一) 急性、亚急性与慢性毒性

研究发现,人体接触浓度为 140mg/m³ 的脱臭煤油蒸气中 15 分钟后,未出现喉咙刺激表现。接触 1 662mg/m³ 或 1 980mg/m³ Jet A 蒸气和气溶胶中 14 天(每天 4 小时,每周 5 天),未出现呼吸道组织学改变,但机体对煤油毒性反应因其来源和用途不同而存在差异。动物实验表明,煤油对大鼠、家兔和鸡的毒性较低,尤其是脱臭煤油。其他种类煤油可能因含有苯或烷基苯导致造血系统异常。全身毒效应包括胃肠道刺激、呕吐、腹泻,严重者还会出现嗜睡和中枢神经系统抑制,进而导致昏迷和死亡。吸入可能导致肺出血和水肿,进而发展为肺炎并累及肾脏。肺部受累的症状包括呼吸加快、心动过速和发绀。据报道,儿童意外摄入煤油的案例不计其数。煤油,包括大多数燃料油,不易挥发引起急性吸入危害,但以气雾剂或薄雾形式暴露可能引起黏膜刺激和化学性肺炎。

动物实验表明,大鼠、小鼠或犬连续 90 天全身暴露于高达 750mg/m³ JP-5 蒸气中,不会导致死亡。有限的流行病学数据表明,人类长期吸入煤油蒸气和/或煤油炉烹饪产生的燃烧产物不会诱发呼吸道疾病。在某些情况下皮肤长期接触煤油可导致脱脂,进而可能引起刺激、感染和皮炎。据报道用煤油按摩四肢,可导致再生障碍性贫血和死亡。一份死亡病例报告显示,煤油作为脱脂剂的毒性在早期铅中毒后可被放大。

（二）致癌、致突变性

一项针对不吸烟的女性研究中,使用煤油灶做饭与支气管癌之间没有显著关联。但一项配对病例对照研究发现,校正家庭收入后,母亲在怀孕期间使用煤油与儿童星形胶质细胞瘤之间存在显著关联($OR=8.9$,$95\%CI$:$1.1\sim71.1$)。多项有关突变检测的体外试验结果均为阴性。因此目前尚没有足够证据表明煤油具有致癌、致突变性。

（三）遗传毒性

接触煤油燃料的人群遗传毒性资料较少,一项对接触 JP-8 的土耳其空军人员进行的研究发现,外周血淋巴细胞姐妹染色单体交换的发生率显著增加,但当人员按吸烟状况分层之后,只有吸烟者的发生率具有统计学意义。另一项关于 DNA 损伤的研究中,不同 JP-8 接触水平(高、中、低潜在接触)人群的白细胞彗星试验平均值差异也没有显著性。在动物和体外细胞试验研究中有关煤油的遗传毒性报道不一致,有试验发现将 240mg JP-8 或 Jet A 涂抹于小鼠背部后,可观察到外周血多色红细胞的微核率显著增加,骨髓细胞虽然微核率有升高但差异没有统计学意义。上述研究表明煤油的遗传毒性有限。

（四）生殖毒性、致畸性

一项对从 10 个美国空军基地招募的 170 名军人和平民妇女进行的研究发现,从事燃料处理职业的妇女患月经失调的概率未显著提高。大鼠、小鼠或犬连续暴露于高达 750mg/m³ JP-5 蒸气中 90 天试验,也未观察到生殖器官的大体或微观改变。雄性 SD 大鼠在与未经处理的雌性交配前,给予 3 000mg/(kg·d)JP-8 灌胃染毒 70 天,结果表明 JP-8 对生育力或精子参数没有显著影响。因此,尚没有证据表明煤油具有生殖毒性与致畸作用。

（五）免疫毒性

经鼻雾化吸入给予妊娠 C57BL/6 小鼠 JP-8(孕 7~21 天或 15~21 天,1 小时/天)可导致仔鼠胸腺和脾脏重量显著降低,这些器官的活免疫细胞显著减少,并且在 6~8 周龄时免疫功能出现抑制。雄性幼崽可能比雌性幼崽受到更严重的影响。由于表现出最严重影响的母鼠生下的幼崽受 JP-8 暴露的影响最大,研究者认为,对 JP-8 影响的易感性可能也与遗传有关。

（六）其他损伤

有研究发现，驾驶小型飞机时暴露于 JP-5 蒸气 1 小时后，一名人员出现连续 4 天轻度高血压，尽管浓度尚未确定，也不确定 JP-5 是否是病因。雄性 SD 大鼠暴露于 500mg/m³ 或 1 000mg/m³ JP-8 蒸气中 6 小时/天，持续 91 天，可观察到新增多灶性损伤，包括心肌瘢痕和炎性细胞浸润。因此，煤油对心血管系统可能有一定损害。

七、作用机制

许多煤油急性吸入研究已经确定呼吸道为毒性靶点。观察到呼吸通透性增加，吸气阻力和动态顺应性增加，间质水肿和细支气管上皮增厚，以及肺泡毛细血管屏障破坏，但导致这些毒效应的具体分子机制尚不确定。体内外研究发现，肺泡Ⅱ型细胞和肺泡巨噬细胞是 JP-8 毒性的靶点。在肺泡Ⅱ型细胞中，暴露于较低浓度的 JP-8 会导致反映表面活性物质水平的板层体密度增加。在较高的 JP-8 浓度下，观察到肺泡Ⅱ型细胞的裂解，随着 JP-8 浓度的增加，培养的肺泡Ⅱ型细胞活力逐渐下降。细胞死亡很可能是由于凋亡而不是坏死，线粒体损伤指标 DNA 断裂和胱氨酸细胞色素 C 水平增加支持了这一观点。

八、风险分级

IARC 将煤油的致癌风险定为 3 类，即在动物实验和人类致癌性证据均不足，尚无法分类。

九、院内救治

（一）诊断和分级

目前我国尚未正式颁布煤油中毒的诊断和分级标准，根据煤油吸入史和毒性临床表现不难做出诊断，值得注意的是"隐匿性煤油中毒"，因此，在病史询问中应详细了解。

（二）应急处置

在急性吞食煤油情况下，由于吸入危险的可能性，不建议催吐和灌洗。首选解毒剂是活性炭和牛奶。其他情况具体可参考汽油中毒应急处置相关内容。

（三）治疗

对于吸入性肺炎的治疗可参考汽油中毒治疗相关内容。误服者，由于有继发吸入危险，不建议催吐和洗胃，可给予液状石蜡及植物油洗胃使煤油溶解后再吸出。如果出现意识障碍及昏迷，可进行高压氧治疗。皮肤损伤可在清除污染后给予临床对症支持治疗。

十、病例报告

患者女性，83 岁，服用煤油后呕吐气促 1 天入院。因与家人争吵服用煤油一杯（具体量不详），后出现腹痛，呕吐胃内容 1 次，非喷射状，非咖啡色，呕吐物有煤油味。之后逐渐出现气促不适，送医院监护治疗。入院时查体神清，体温 38.2℃，脉搏 105 次/分，呼吸 25 次/分，血压 186/96mmHg，血氧 92%。双肺呼吸音粗，右下肺可闻及湿啰音。左下腹轻压痛，余无异常。查血常规白细胞 $16.34×10^9$/L，中性粒细胞百分比 91.3%，血小板 $228×10^9$/L，血气分析：pH7.439，CO_2 分压 24.4mmHg，O_2 分压 57.7mmHg，碱剩余值 –7.1mmol/L。床旁胸部 X 线片：右下肺见大片片状斑片影，考虑肺部感染。入院诊断：①煤油中毒；②急性肺损伤；③肺部感染(吸入性可能大);④脓毒症(严重)。立即予无创呼吸机辅助通气。经积极抢救护理,在监护室住院 30 天后转普通病房继续治疗,后痊愈出院。

(刘莉莉　赵志强)

参考文献

[1] Agency for Toxic Substances and Disease Registry. Toxicological Profile for JP-5,JP-8,and Jet A fuels[A/OL].[2021-2-4]. https://www.atsdr.cdc.gov/ToxProfiles/tp.asp?id=773&tid=150.

[2] EULA B,BARBARA C. Patty's Toxicology[M]. 6th ed. New Jersey:Wiley,2012.

[3] 李德鸿,赵金桓,李涛. 中华职业医学[M]. 2 版. 北京:人民卫生出版社,2019.

[4] 潘卫红,欧阳红莲. 1 例服用煤油中毒致 ARDS 及脓毒症高龄患者救治成功护理体会[J]. 医学信息,2013(16):546.

第三节　二 硫 化 碳

一、别名

二硫化碳(carbon disulfide,CS$_2$)。

二、CAS 号

二硫化碳:75-15-0。

三、理化特性

二硫化碳化学式为 CS$_2$,分子量为 76.14。常温下为无色至淡黄色液体,带有一种令人不愉快的气味。密度 1.266g/mL(25℃),微溶于水,水中溶解度 0.22g/100mL(22℃)。腐蚀性强,能溶于醇和醚,具有很强的溶解能力,是典型的有机溶剂。熔点-111℃,沸点 46℃。易挥发,能与空气形成爆炸性混合物,爆炸下限及上限为 1.0% 和 50.0%。蒸气密度 2.67(相对于空气),蒸气压 5.83psi(20℃)。

四、使用历史及接触机会

二硫化碳有广泛的工业用途,包括黏胶纤维生产、橡胶硫化、四氯化碳制造、谷物熏蒸、浮选等,以及作为溶剂用于溶解脂肪、清漆、硫、磷、树脂等,且可以精制石蜡、石油等。由于二硫化碳对金属和木质有腐蚀作用,故生产设备易受腐蚀而发生跑、冒、滴、漏,可逸出不同浓度的二硫化碳。

我国是二硫化碳生产和使用大国,2018 年国内实际年产量约 70 万吨,国外二硫化碳实际年产量总和约 49 万吨。2019 年国内实际年产量约 66.1 万吨,约占全世界总年产量的51%。

根据全国职业病报告,近年来我国职业性二硫化碳中毒诊断以慢性为主,诊断人数较多,曾在 2008 年位列慢性中毒诊断人数第三位。二硫化碳职业中毒已经成为我国常见的职业性神经系统疾病之一。

五、代谢

二硫化碳主要经呼吸道进入体内,也可经消化道和皮肤吸收。吸收的二硫化碳随血流快速分布于富含脂肪的组织和器官。吸入人体的二硫化碳有 10%~30% 从呼气中排出,70%~90% 经生物转化为代谢产物从尿中排出,不足 1% 的量以原形从尿中排出,很少一部分可经唾液、汗腺、乳汁排出。

二硫化碳原形在体内与含氨基、巯基和羟基的亲核物质(氨基酸、多肽、蛋白质等)结合生成有机硫化合物,占代谢量的 70% 左右;少部分二硫化碳在内质网混合功能氧化酶的催化作用下,经中间代谢产物氧硫化碳(COS),最终代谢成二氧化碳和六价硫无机盐类。目前,已从二硫化碳职业接触劳动者尿样中分离到三种有机硫化合物,分别为硫脲、硫代噻唑啉酮和 2-硫代噻唑烷-4-羧酸(2-thiothiazolidime-4-carboxylic acid,TTCA)。TTCA 是二硫化碳经 P-450 活化与还原型谷胱甘肽结合形成的特异性代谢产物。尿中 TTCA 含量与二硫化碳接触浓度密切相关,可作为二硫化碳职业暴露的生物监测指标,反映二硫化碳的近期暴露情况。二硫化碳可透过胎盘屏障,在二硫化碳接触女工胎儿脐带血中和乳母乳汁中可检出二硫化碳。

六、危害性

(一) 急性和慢性毒性

小鼠经口 LD_{50} 为 3.02g/kg,吸入 2 小时 LC_{50} 为 10.00g/m³;大鼠经口 LD_{50} 为 3.19g/kg,吸入 2 小时 LC_{50} 为 10.35g/m³。属于低毒类。二硫化碳是一种亲神经和血管的毒物,在职业条件下主要经呼吸道吸入。短时间内大量吸入二硫化碳主要损伤中枢神经系统。轻度中毒者可出现头痛、头晕、恶心和眼、鼻、上呼吸道刺激症状,或出现酒醉样感、步态不稳,也可出现轻度意识障碍等。较重者有欣快感、失眠或嗜睡、共济失调;也可有精神症状,出现兴奋多语、喜怒不定、易激动、动作增多、思维奔逸、夸大、情绪高涨等;有的患者于兴奋激动的同时出现哭泣、懒散、思维贫乏、多疑妄想、言语思维不协调、感觉综合障碍等精神分裂症的表现;也可发生截瘫或视力障碍、球后视神经炎、视神经萎缩及视网膜病变等。重者可出现中毒性脑病,表现为谵妄、躁狂、强烈兴奋,有时出现突然抑郁、意识丧失、阵发性抽搐以致昏迷等。

长时间接触较低浓度二硫化碳主要引起神经系统病变,可累及心血管系统、内分泌系统、生殖系统及视觉系统。主要表现为中枢神经受损,出现头晕、头痛、乏力、失眠、易兴奋、情绪激动等神经衰弱症状,也有步态蹒跚、三颤试验阳性、共济失调、意识障碍等中枢神经症状体征,同时部分患者有肢体麻木、疼痛等周围神经受损表现,主要表现为运动神经的传导速度减慢,病理以脱髓鞘改变为主。另外,还有部分患者心电图表现为缺血性改变。这些病例的症状、体征和相关辅助检查结果提示二硫化碳急性中毒对中枢神经系统、周围神经系统、心血管系统具有毒性作用,但以中枢神经系统损害为主。

(二) 致癌、致畸、致突变性

对雌性大鼠的研究显示,二硫化碳能导致雌鼠发情周期延长,发情期缩短甚至消失,子一代生长发育迟缓,子二代总畸形率增加。

(三) 遗传与生殖毒性

二硫化碳可以导致男性精子生成减少、形态异常、活力降低,影响女性月经周期,增加早孕丢失、自然流产、死胎等不良妊娠结局的风险。

二硫化碳可以对生殖细胞的遗传物质造成损伤,精母细胞和卵母细胞的常染色体畸变率和性染色体异常率均显著升高。在职业接触人群的外周血中发现,淋巴细胞微核率高于非职业接触人群。

二硫化碳可以导致人体性激素紊乱。接触二硫化碳的女性职工,血清雌酮、雌二醇、孕酮、17-羟孕酮等水平降低,促性腺激素释放激素、催乳素、促黄体激素等也可能低于对照人群。男性在高剂量二硫化碳暴露后,血清促卵泡激素和促黄体激素分泌可能会减少。

（四）免疫毒性

亚慢性吸入二硫化碳可以导致小鼠免疫细胞的 DNA 损伤和凋亡,彗星试验中白细胞拖尾率随剂量增加而上升。二硫化碳可以引起细胞和组织的脂质过氧化,产生多种活性氧自由基,从而使 DNA 发生氧化损伤。

（五）其他损伤

二硫化碳与视网膜微动脉瘤的形成有关。二硫化碳所致眼底视网膜血管损害要经过血管迂曲变细、充盈延迟、血管渗漏、微血管瘤形成的逐渐演变过程。

七、作用机制

慢性二硫化碳中毒的主要表现为周围神经病,其机制有几种假说:①金属离子络合。二硫化碳极易与亲核基团发生反应,主要生成二硫代氨基甲酸酯,其结构带有螯合键,因此能与体内的铜、锌离子络合,干扰神经细胞氨基酸和能量代谢。②维生素 B_6 代谢障碍。二硫化碳能与吡哆胺反应生成吡哆胺二硫代氨基甲酸,从而减弱维生素 B_6 依赖酶类的活性。补充维生素 B_6 可以改善二硫化碳所致的大鼠行为改变。③轴索骨架结构及轴浆运输的破坏。二硫化碳及其代谢产物能导致轴索内连接神经丝和微管等骨架蛋白的高离子区域的电荷中性化,从而破坏轴索的骨架结构,因此依赖轴索骨架网络的轴浆运输功能也受到损害,表现为传导速度减慢。④蛋白质共价交联学说。二硫化碳及其代谢产物可以与神经元中的骨架蛋白相互作用,使其发生分子内或分子间的共价交联,形成异质二聚体,改变细胞结构,减慢轴突和轴浆运输速度。

二硫化碳对心血管系统的毒性机制尚不完全清楚。目前认为,二硫化碳可以抑制单胺氧化酶的活性,使 5-羟色胺在脑内堆积;抑制多巴胺-β-羟化酶的活性,影响脑中儿茶酚胺的代谢;通过干扰三磷酸腺苷和细胞色素氧化酶活力影响线粒体呼吸和氧化磷酸化过程,导致神经功能、心血管系统、内分泌的紊乱。另外,二硫化碳在肝脏中合成速率的增加和脂质降解的抑制使接触者血清甘油三酯(TG)增高;抑制血浆清除因子的活力,使血液中的 β-脂蛋白含量增加,促使小血管壁玻璃样变及硬化。血清甘油三酯及载脂蛋白水平升高是动脉粥样硬化最重要的危险因素。

八、风险分级

依据《职业性接触毒物危害程度分级》(GBZ 230—2010),职业性接触二硫化碳的危害程度分级为高度危害(Ⅱ级)。

二硫化碳的生产工艺、设备设施属于 C 级(蓝色)风险。

九、院内救治

(一) 诊断和分级

1. 急性中毒　根据短期接触较高浓度二硫化碳的职业史,出现以中枢神经系统损害为主的临床表现,结合辅助检查结果及工作场所职业卫生学调查资料,综合分析,排除其他病因引起的类似疾病后,方可诊断。

2. 慢性中毒　根据密切接触二硫化碳 1 年及以上的职业史,出现多发性周围神经损害和中枢神经系统损害为主的临床表现,结合神经-肌电图检查结果及工作场所职业卫生学调查资料,综合分析,排除其他病因引起的类似疾病后,方可诊断。

(二) 分级

1. 急性中毒

(1) 轻度中毒:短期接触较高浓度二硫化碳后,出现头痛、头晕、恶心、呕吐、乏力、失眠多梦、易激惹或四肢麻木、疼痛等症状,可伴有晕厥或肢体抽搐等表现,同时具有下列表现之一者:①轻度意识障碍,如意识模糊、嗜睡状态等;②步态蹒跚、醉酒样改变。

(2) 中度中毒:在轻度中毒基础上,具有下列表现之一者:①中度意识障碍,如谵妄状态、混浊状态;②癫痫大发作样抽搐。

(3) 重度中毒:在中度中毒基础上,具有下列表现之一者:①重度意识障碍,如浅昏迷、中度昏迷、深昏迷、植物状态;②癫痫持续状态;③出现明显的精神症状,如定向障碍、幻觉、妄想等;④脑局灶损害。

2. 慢性中毒

(1) 轻度中毒:密切接触二硫化碳 1 年及以上,出现头痛、头晕、乏力、失眠多梦、易激惹、记忆力减退或四肢无力、麻木、疼痛等症状,同时具有下列表现之一者:①四肢远端对称性手套、袜套样分布的痛觉、触觉障碍或音叉振动觉减退,同时伴有跟腱反射减弱;②四肢受累肌肉肌力减退至 4 级;③神经-肌电图检查提示轻度周围神经损害。

(2) 中度中毒:在轻度中毒基础上,具有下列表现之一者:①四肢痛觉、触觉障碍水平达肘、膝以上,跟腱反射消失,或深感觉明显障碍伴感觉性共济失调;②四肢受累肌肉肌力减退至 3 级,可伴有四肢远端肌肉萎缩;③神经-肌电图检查提示明显周围神经损害。

(3) 重度中毒:在中度中毒基础上,具有下列表现之一者:①四肢受累肌肉肌力减退至 2 级及以下;②神经-肌电图检查提示严重周围神经损害;③中毒性脑病;④中毒性精神障碍。

(三) 救治与应急处置

1. 治疗原则　急性中毒者应立即脱离接触现场,移至空气新鲜处,保持呼吸道通畅,脱去污染衣物,清洗污染皮肤,及时纠正脑缺氧、改善脑循环、防治脑水肿,并给予营养神经、镇静解痉、营养心肌等治疗;有明显意识障碍者可短期使用糖皮质激素治疗。

慢性中毒治疗以促进神经修复、再生为主,如 B 族维生素、神经修复营养药物、中医中药及康复等对症治疗。

2. 其他处理　凡诊断为急性中度、重度中毒及慢性中毒者,不宜从事接触二硫化碳的作业。

十、病例报告

(一) 案例一:急性中毒

患者男性,27 岁,工作现场在事故发生地,闪燃起火后立即打电话通知单位领导,关闭工作阀门,撤离事故现场,在事故现场停留约 5 分钟。15 分钟后觉剧烈头痛、恶心、呕吐,呕吐物为胃内容物,周身乏力,胸闷、心悸,四肢麻木,走路不稳,双眼视物模糊,但意识清、无抽搐,被本班同事送往厂职工医院,给予吸氧、甘露醇、能量合剂静滴治疗,呕吐症状改善。于13 时送入上级医院住院治疗。查体:一般状态尚可,体温、脉搏、呼吸频率、血压正常,咽部充血,双肺听诊呼吸音清,未闻及干湿啰音,心率 60 次/分,节律整,肝脾肋下未触及,肌张力、肌力正常,双侧肱二头肌、肱三头肌反射正常,双膝腱反射活跃,跟腱反射正常,病理反射未引出。心电图:窦性心动过缓,不正常心电图。脑电图:轻度异常脑电图。肌电图:上下肢周围神经源性损害(轴索、髓鞘均受累,髓鞘明显)。头颅 CT 未见异常;胸部 X 线显示:双肺纹理增强、紊乱;脑彩超显示:血流速增加;肝胆脾超声未见异常。入院后第二天,患者觉胸闷明显,复查心电图:窦性心律,心率 60 次/分,P-R 间期 0.16 秒,Q-T 间期 0.38 秒,各导联QRS 时间 0.08 秒,肢体导联Ⅱ、Ⅲ、aVFST 段低垂下移 0.05~0.15mV,T 波低平,心电图诊断窦性心律,ST-T 改变。复查心肌酶显示肌酸激酶 249.7U/L(正常参考值为 <190U/L)。依据《职业性急性化学物中毒性心脏病诊断标准》(GBZ 74—2002),诊断为职业性急性化学物中毒(中度中毒心脏病),给予吸氧、营养心肌、改善心肌缺血、营养神经等支持、对症治疗,2 天后复查心电图在原来基础上出现胸导联 V1~V6 导联 T 波低平,加用糖皮质激素治疗;1 周后,患者胸导联 T 波逐渐恢复,心肌酶正常;15 天后,胸导联 T 波由低平转为直立,Ⅱ、Ⅲ、aVFST 段恢复,T 波转为直立,患者自觉症状较前明显减轻;54 天后,心电图显示窦性心律,正常心电图。神经系统未留下后遗症。

(二) 案例二:慢性中毒

患者女性,37 岁,为吉林某化纤股份有限公司短一车间配液工,于 1994 年 12 月—2006年 4 月从事该工种工作,接触有害物质为二硫化碳。该患者于 2006 年 4 月 11 日 16 时在该车间值班时,闻到异味气体,当晚并无异常反应,第二天上午 11 时 30 分患者上班 1 小时后自觉头胀、心慌、气短、乏力、恶心,呕吐白色泡沫样物 2 次,无抽搐及意识丧失,即送往本厂职工医院,静滴吡拉西坦、能量合剂、黄芪等药物。4 月 16 日患者无明显诱因出现四肢抽搐,意识尚清,无大小便失禁,对症处置后症状好转。4 月 17 日患者发生抽搐 2 次,意识不清,即送往市中心医院,进行高压氧治疗 2 次/天,未再发生抽搐,但意识欠清,静滴克林霉素、胞磷胆碱、VC 等药物,症状逐渐好转,意识清晰,9 天后高压氧治疗改为 1 次/天,仍有头胀、心慌、气短无力且双下肢麻木。由单位介绍于 2006 年 5 月 22 日转入上级医院。入院查体:神清语利,咽略发红,双肺呼吸音清,未闻及啰音,心率 66 次/分,节律规整,四肢肌力Ⅳ级,肌张力正常,双侧肱二头肌、肱三头肌及膝腱反射正常存在,双侧巴宾斯基征阴性。四肢未见痛觉减退。职业接触史:黏胶纤维生产过程中,二硫化碳是主要的职业危害因素,根据患者所在单位安全处提供的材料可知该患者从事配液工年限为 11 年,平均日接触二硫化碳时间为 6 小时,平均每周工作 5 天。在工作中配备符合国家标准的个人劳保防护用品。辅助检查:WBC $8.2×10^9$/L,中性粒细胞 0.84;脑电图:中度异常脑电图;肝功能:γ-谷氨酰转肽酶42.4U/L;脑彩超:椎基底动脉血流速加快(血管痉挛);肌电图:四肢运动神经传导正常,感觉神经传导减慢,周围性损害。既往史:2006年2月单位体检时查出心肌炎,已治愈。否认肝炎、结核病病史,无急慢性职业中毒史。个人史:生于吉林,无异地久居史,无烟酒嗜好,配偶及子女健康,无特殊家族遗传史。诊断:根据上述资料,吉林市职业病诊断小组依据《职业性慢性二硫化碳中毒诊断标准》(GBZ 4—2002),诊断为职业性慢性二硫化碳轻度中毒。

(张家赫　陈章健)

参考文献

[1]许忠杰,曹晓燕,董秋,等.职业性急性二硫化碳中毒病例特点总结[J].职业卫生与应急救援,2020,38(5):505-508.

[2]叶丽君.二硫化碳行业现状及发展建议[J].化学工业,2018,36(1):26-30.

[3]吴艳玲,王志萍.二硫化碳对接触人群生殖毒性研究进展[J].中国公共卫生,2016,32(8):1133-1136.

[4]陈允菊,董翔.职业接触二硫化碳对作业工人健康的影响[J].中国煤炭工业医学杂志,2015,18(2):272-275.

[5]岳维梅,方绍峰,周世义,等.某化纤厂40例职业性慢性轻度二硫化碳中毒病例临床特征[J].职业卫生与应急救援,2014,32(1):21-22.

[6]齐艳英,李光浩,李花莲.职业性慢性二硫化碳轻度中毒1例[J].中国煤炭工业医学杂志,2008(6):960-961.

[7]徐普琴,李花莲,仉中举,等.急性二硫化碳中毒致心肌损害4例[J].中国煤炭工业医学杂志,2007(2):229.

[8]孙震,潘敬菊,谢朝军,等.亚慢性吸入二硫化碳对小鼠免疫细胞损伤研究[J].武汉大学学报(医学版),2007(1):12-15.

[9]江朝强.有机溶剂中毒预防指南[M].北京:化学工业出版社,2006.

[10]胡微微,张艳淑,姚林.二硫化碳神经毒性的研究进展[J].中国煤炭工业医学杂志,2006(5):415-417.

[11]李峰,陶凌,张会杰,等.二硫化碳对神经系统影响的研究进展[J].中国煤炭工业医学杂志,2004,7(5):392-393.

[12]吾洁波,黄金祥.二硫化碳致周围神经病发病机制的研究进展[J].中国工业医学杂志,1997(2):96-98.

[13]郑青,保毓书.二硫化碳对小鼠卵母细胞染色体的损伤作用[J].卫生毒理学杂志,1996(2):103.

[14]周志俊,屈家瑛.二硫化碳的代谢与生物监测研究[J].职业医学,1989(2):45-47.

第四节　乙二醇醚及酯类

乙二醇醚及酯类(glycol ethers and esters)是一组基于乙二醇(或1,2-丙二醇)衍生物的有机溶剂,包括80多种有机物。这些溶剂通常具有较高的沸点,挥发性较低,有微弱的气味。由于具有羟基、醚键和酯基,此类有机物可以作为水和多种有机物的溶剂,多用于生产水性涂料和油漆,也可用于黏合剂、清洁产品、液压和防冻剂等。广义的乙二醇醚包括乙二醇醚(ethylene glycol ether,EGE)、二甘醇醚(diethylene glycol ether,DEGE)、三甘醇醚(triethylene glycol ether,TEGE)、丙二醇醚(proprylene glycol ether,PGE)、二丙二醇醚(dipropylene glycol ether,DPGE)、三丙二醇醚(tripropylene glycol ether,TPGE)等。乙二醇酯包括乙二醇单乙酸酯、乙二醇二乙酸酯、乙二醇乙醚乙酸酯、乙二醇二硝酸酯等。

一、乙二醇乙醚

(一) 别名

乙二醇乙醚 (ethylene glycol ethyl ether, EGEE) 别名: 乙二醇单乙基醚 (ethylene glycol monoethyl ether), 2-乙氧基乙醇 (2-ethoxyethanol/2-ethoxyethyl alcohol), 赛罗沙夫 (celosolv), 羟乙基醚 (2-hydroxyethyl ethyl ether), 乙基溶纤剂 (ethyl cellosolve, OXITOL)。

(二) CAS 号

乙二醇乙醚: 110-80-5。

(三) 理化特性

乙二醇乙醚分子式为 $C_4H_{10}O_2$。常温下为无色液体, 几乎无味, 相对分子量 90.12, 密度 $0.93g/cm^3$, 熔点 -100℃, 沸点 135℃, 闪点 44.44℃, 自燃点 235℃, 蒸气相对密度 3.10 (空气为 1), 20℃ 蒸气压 0.51kPa (3.8mmHg)。乙二醇乙醚蒸气与空气混合可燃极限 1.7%~15.6% (93℃)。能与水、乙醇、乙醚、丙酮、乙酸乙酯等混溶。遇热、明火易燃烧、爆炸。能与氧化物反应。

(四) 使用历史和接触机会

2010 年全球乙二醇醚的生产能力约为 250 万吨/年。美国是世界上最大的乙二醇醚生产、消费和出口国, 乙二醇醚主要由美国、西欧等国家地区流向亚洲国家。但后续全球新增产能集中在亚洲, 我国乙二醇醚类产品工业发展迅速。自 20 世纪 70 年代开发出相关工业产业后, 我国乙二醇醚由 1988 年仅消费 260 吨增长到 2010 年生产能力超过 17 万吨/年, 表观消费量超过 25 万吨。国内企业生产最多的产品是乙二醇乙醚和乙二醇甲醚, 尤其是乙二醇乙醚的生产量较大, 装置开工率在 85% 以上。

乙二醇醚具有醇、醚的良好溶解性能, 且能与众多的有机物相溶, 是一种极佳的溶剂。乙二醇醚的应用领域十分广泛, 其中最常用于涂料溶剂, 此外在油墨、清洗剂、皮革染色、染料、汽车刹车液、防冻液等方面也有广泛应用。乙二醇醚可作为溶剂、助溶剂和脱漆剂等应用于汽车漆、聚氨酯漆、木器漆等高档涂料和水性建筑涂料中。2010 年我国涂料、油墨行业消费的乙二醇醚约占总消费量的 80%。

在生产和使用过程中, 乙二醇醚可通过皮肤或呼吸道进入人体。鉴于乙二醇醚的毒性, 美国、日本、西欧等国家和地区已相继颁布限制生产和使用乙二醇醚的规定。我国 "十三五" 以来积极推进涂料行业的产业升级转型, 限制乙二醇醚的生产和使用, 示范和推广清洁生产技术和水性涂料的应用。

(五) 代谢

乙二醇醚经消化道、皮肤及呼吸道进入人体后, 迅速分布至全身, 体内无蓄积。经口或吸入的乙二醇醚 60%~80% 随尿液排出。简单的乙二醇醚基本上被乙醇脱氢酶和醛脱氢酶氧化为相应的酸和醇。乙二醇乙醚的主要代谢产物是乙氧基乙酸和乙二醇。乙氧基乙酸在人体内的半减期为 7.2 小时。其余约 10% 以二氧化碳的形式呼出。

含有多个乙二醇单元的乙二醇醚在最后一个羟基处被氧化, 生成烷氧酸。例如由二甘醇甲醚氧化为 2-(2-甲氧基乙氧基) 乙酸, 为主要代谢物, 进一步 O-脱烷基化 (O-dealkylation) 生成二甘醇酸。中心醚键也可被 O-脱烷基化分解。最终代谢产物经葡萄糖醛酸化、磺化或以原形从尿液中排出。

（六）危害性

1. 急性和慢性毒性 乙二醇乙醚属低毒类。大鼠经口 LD_{50} 为 2.125~5.478g/kg，雄性较雌性敏感，中毒表现为呼吸困难、共济失调等；兔经皮 LD_{50} 为 3.311g/kg。大鼠吸入 4 小时的 LC_{50} 为 16 000mg/m³，吸入 8 小时的 LC_{50} 为 8 000mg/m³。

乙二醇乙醚对眼和呼吸道有刺激性，也可引起中枢神经系统、肝、肾、脾等器官损害，血液系统改变。亚急性动物试验可见肝、肾、脾、睾丸组织病理改变。大鼠和小鼠反复经口灌胃乙二醇乙醚 2.0g/kg，早期可见胃溃疡，雄性动物可见睾丸萎缩；灌胃 0.55g/kg 或 1.0g/kg 的慢性试验，可见肾上腺增大、脾、垂体和睾丸明显损伤。

乙二醇乙醚常温下挥发性较低，故职业人群吸入急性中毒的病例尚未见报道。人体可以通过呼吸道、消化道和皮肤等途径接触。慢性接触会引起黏膜刺激、头痛、乏力困倦、恶心呕吐、视力模糊等，可对血液和骨髓产生影响。一组长期接触乙二醇乙醚和乙二醇甲醚的油漆工人，体检贫血发生率为 10%，粒细胞减少发生率为 5%。可造成生殖或发育毒性。

2. 遗传毒性 试验显示乙二醇乙醚可以对中国仓鼠卵巢细胞产生遗传毒性，出现姐妹染色单体互换和染色体畸变。

3. 生殖毒性和致畸性 乙二醇乙醚有生殖毒性和致畸性。职业流行病学调查发现，男性劳动者的精子减少发生率增加，女性未见明显影响。《工作场所有害因素职业接触限值 第 1 部分：化学有害因素》（GBZ 2.1—2019）标注乙二醇乙醚的临界不良健康效应为"男性生殖系损害；胚胎/胎儿损害"。

动物实验表明，多种乙二醇醚类对亲代及其子代均会产生损害。主要表现为子代体重降低、发育畸形，亲代睾丸、附睾、精囊中常可见组织病理学病变，精子数量、活力和形态也发生了变化。发育毒性研究表明，乙二醇醚可以影响受精卵和胚胎的数量和性别比，常引起心脏和心血管病变、大脑和骨骼畸形等。

4. 其他损伤 乙二醇乙醚等乙二醇醚类化学品可能通过激活氧化应激机制，对大鼠大脑神经元细胞产生毒性效应。

（七）作用机制

目前对于乙二醇乙醚的毒性作用机制尚不完全了解。乙二醇醚类及其代谢产物（如甲氧基乙酸和乙氧基乙酸）对体外细胞有直接毒性，可诱发基因突变，改变细胞的形态和代谢功能，导致机体造血系统和生殖系统疾病；也可以激活氧化应激机制，对组织和器官产生损伤。

乙二醇醚可以影响大鼠睾丸部分细胞的基因表达，包括细胞周期、减数分裂、蛋白质转运、内吞、蛋白质磷酸化和激酶活性等。主要靶点是减数分裂时期的精母细胞，此类细胞的退化是可观察到的最初病变。其次是精母细胞和精原细胞从生精上皮逐渐耗尽。此外，乙二醇醚还可能引起精母细胞中皮层肌动蛋白异常调节，以及磷酸化皮层肌动蛋白酪氨酸激酶异常定位与调节。

乙二醇醚由于其亲脂性，可以穿过血脑屏障，诱导大鼠额叶皮质和海马的氧化应激和脂质过氧化增强。在额叶皮质，乙二醇醚可以降低实验动物总抗氧化物活性、超氧化物歧化酶（SOD）和谷胱甘肽过氧化物酶（GSH-Px）活性，这可能与乙二醇醚的不良反应有关，提示其引起神经退行性疾病的机制。

412 ------ 第二篇 各 论

未见风险分级的相关文献报道。

（九）院内救治

1. 应急处置

（1）皮肤接触：脱去被污染的衣服，用大量流动清水充分冲洗。

（2）眼睛接触：用流动清水或生理盐水冲洗眼睑。

（3）吸入：迅速脱离现场至空气新鲜处，保持呼吸道通畅。如呼吸困难，及时输氧；如呼吸停止，立即进行人工呼吸并送医院抢救。

（4）误服：饮足量温水，并催吐、洗胃和导泻。

2. 慢性处置　脱离岗位后，血液生化指标可以逐步恢复至正常范围。未见特定治疗指南，可针对具体病症进行相应治疗和生命支持，防止并发症的发生。

（十）病例报告

未见急性和慢性中毒病例报告。

（张家赫　陈章健）

二、乙二醇单丁醚

（一）别名

乙二醇单丁醚（ethylene glycol monobutyl ether，EGBE）别名：2-丁氧基乙醇（2-butoxyethanol）、丁基溶纤剂（butyl cellosolve）。

（二）CAS 号

乙二醇单丁醚：111-76-2。

（三）理化特性

乙二醇单丁醚分子式为 $C_4H_9OCH_2-CH_2OH$，相对分子量为 118.17，为微具醚味的无色液体。沸点为 168.4~171.2℃，熔点为 -74.8℃，自燃点为 244℃，相对密度为 0.901g/mL，折射率为 1.420，蒸气压为 0.88mmHg（25℃），相对蒸气密度为 4.1，闪点（闭杯）为 62℃，闪点（开杯）为 74℃。可溶于水、矿物油以及丙酮、苯、乙醚、甲醇、四氯化碳等有机溶剂。能溶解天然树脂、油脂、乙基纤维素、硝酸纤维素、聚乙二醇、石蜡等，不溶解醋酸纤维素。可与强氧化剂、碱和铝反应，接触空气和见光时易形成过氧化物。高度易燃，遇热、明火可燃，60℃以上其蒸气即可与空气形成易爆混合物，空气爆炸极限为 1.1%~12.7%。

（四）使用历史与接触机会

乙二醇单丁醚的商品名为"防白水"，其工业用途广泛，常作为溶剂用于涂料，如硝基喷漆、清漆、快干漆等，可以起到防雾、防皱、提高涂抹的光泽性和流动性等作用；也可用作金属清洗剂、脱漆剂、脱润滑油剂、汽车引擎洗涤剂、干洗溶剂、环氧树脂溶剂、药物萃取剂，以及印刷油墨、切削油的油分散用互溶剂等。乙二醇单丁醚中毒一般是由于职业活动中吸入和皮肤接触引起，大量口服中毒通常见于误服或自杀。

（五）代谢

乙二醇单丁醚可经呼吸道、消化道和完整皮肤迅速吸收进入机体，经血液系统分布于全身，分布容积约为 0.7g/L。乙二醇单丁醚主要在肝脏内通过醇脱氢酶（alcohol dehydrogenase，

ADH)和醛脱氢酶(aldehyde dehydrogenase,ALDH)迅速代谢为2-丁氧基乙酸(2-butoxyacetic acid,BAA),少量可代谢形成乙二醇、葡糖苷酸缀合物和硫酸盐缀合物,部分BAA还可与氨基酸缀合形成N-丁氧基乙酰谷氨酰胺(N-butoxyacetylglutamine)。少量原形可经呼气或尿液排出体外,主要以代谢产物形式经尿液排出。

（六）危害性

乙二醇单丁醚的毒性作用主要表现为造血系统损害、中枢神经系统抑制和肝肾损伤。

1. 急性毒性 大鼠经口 LD_{50} 为0.47~3g/kg,吸入 LC_{50} 雌性大鼠为2 175mg/(m^3·4 小时)、雄性大鼠为2 349mg/(m^3·4 小时),腹腔注射 LD_{50} 为0.55g/kg,静脉注射 LD_{50} 为0.34g/kg;小鼠经口 LD_{50} 为1.23g/kg,吸入 LC_{50} 为3 383mg/(m^3·7 小时),静脉注射 LD_{50} 为1.13g/kg;家兔经口 LD_{50} 为0.32~0.37g/kg,经皮 LD_{50} 为0.4~0.68g/kg,静脉注射 LD_{50} 为0.28g/kg;豚鼠经口 LD_{50} 为1.2g/kg。乙二醇单丁醚的麻醉作用是动物短时间内死亡的主要原因,同时也能造成明显的溶血,出现血红蛋白尿,对动物尸检可见肺充血、肝脏斑驳状出血、脾脏肿大充血和肾脏充血。

人吸入 TC_{Lo} 为483mg/m^3,经口摄入 TD_{Lo} 为0.6g/kg。乙二醇单丁醚蒸气对眼、鼻、喉、皮肤均具有刺激作用。眼睛接触可引起发红、疼痛、视物模糊、结膜刺激和轻微的角膜暂时性损伤。吸入蒸气可引起咳嗽、头痛、头晕、恶心、疲乏无力,经口摄入还可引起腹痛、呕吐,严重者可出现代谢性酸中毒、呼吸困难、草酸尿、血尿和昏迷等。人类对于乙二醇单丁醚的溶血作用与动物相比不敏感。

2. 亚急性毒性 乙二醇单丁醚对实验动物的亚急性毒性作用主要表现为体重改变和造血系统改变。例如,用0.25mmol/kg、0.5mmol/kg、0.75mmol/kg 和1.25mmol/kg 乙二醇单丁醚对雄性 Wistar 大鼠经口染毒4 周(5 天/周),于第4 天、11 天、18 天和29 天采集尾静脉血样进行分析。与对照组相比,0.25mmol/kg 染毒第11 天时大鼠红细胞计数减少,染毒第11 天和第18 天时平均红细胞体积升高;0.5mmol/kg 和0.75mmol/kg 染毒组大鼠各时间点红细胞计数减少,染毒第4 天和第11 天时红细胞比容和血红蛋白水平降低、网织红细胞计数升高,染毒第11 天、第18 天和第29 天时平均红细胞体积升高,染毒第29 天时红细胞平均血红蛋白量升高;染毒结束时,1.25mmol/kg 染毒组大鼠体重降低,红细胞计数和红细胞比容降低,平均红细胞体积、红细胞平均血红蛋白量和网织红细胞计数升高,染毒第4 天时血红蛋白水平短暂降低。

3. 慢性毒性 乙二醇单丁醚对实验动物的慢性毒性作用主要表现为体重降低、造血系统损害和肝肾损害,部分动物可发生肿瘤。

采用151mg/m^3、302mg/m^3 和604mg/m^3 乙二醇单丁醚对 F344/N 大鼠吸入染毒2 年(6 小时/天,5 天/周),大鼠出现巨红细胞性贫血、正色素性贫血、再生障碍性贫血、嗅上皮细胞玻璃样变性和 Kupffer 细胞血铁黄素沉积等表现,雄性大鼠还可发生脾纤维化。604mg/m^3 组雌性大鼠肾上腺髓质嗜铬细胞瘤的发生有所增加,但与对照组相比差异无统计学意义。采用302mg/m^3、604mg/m^3 和1 208mg/m^3 乙二醇单丁醚对 B6C3F1 小鼠吸入染毒2 年(6 小时/天,5 天/周),小鼠平均体重降低,出现正常细胞性贫血、正色素性贫血、再生障碍性贫血和前胃出现溃疡等表现。雄性小鼠出现骨髓增生和泌尿系统症状如肾小球硬化症、膀胱移行上皮溃疡,雌性小鼠发生轻微的嗅上皮和呼吸道上皮细胞玻璃样变性。此外,雄性小鼠可发生肝血管肉瘤,雌性小鼠可发生前胃鳞状细胞乳头状瘤或前胃鳞状细胞乳头状瘤伴鳞状细胞癌,尤以1 208mg/m³ 组明显。

人长期皮肤接触可能导致皮肤脱脂、皲裂和皮炎。

4. 刺激性 500mg 乙二醇单丁醚对家兔皮肤具有轻度刺激;100mg/24 小时 乙二醇单丁醚对家兔眼具有中度刺激。

5. 致癌性 流行病学调查结果未显示人接触乙二醇单丁醚会致癌。IARC 于 2006 年将乙二醇单丁醚归为 3 类致癌物(基于现有证据不能对人类致癌性进行分类);ACGIH 将乙二醇单丁醚归为 3A 类致癌物(对人类致癌性缺乏证据的动物致癌物)。

6. 致畸性 已有报道表明乙二醇单丁醚无致畸性。在剂量低于母体毒性剂量(包括致死剂量)时也无发育毒性。

7. 致突变性 Ames 试验、大鼠和小鼠骨髓微核试验、中国仓鼠卵巢细胞姐妹染色单体交换试验和 HGPRT 突变试验结果均为阴性,提示乙二醇单丁醚无致突变性。

8. 遗传与生殖毒性 已有报道表明乙二醇单丁醚无遗传毒性和生殖毒性。

9. 免疫毒性 以 1 500mg/(kg·d)对雌性 BALB/c 小鼠背部皮肤经皮染毒 4 天,发现小鼠脾脏细胞计数和脾脏脏器系数均升高,脾脏 T 细胞增殖和混合淋巴细胞反应均降低,但对 B 细胞增殖、细胞毒性 T 细胞和 NK 细胞活性无影响,提示乙二醇单丁醚局部暴露可能对 T 细胞免疫具有部分抑制作用。也有动物实验研究显示乙二醇单丁醚可增强 NK 细胞的活性。

(七)作用机制

乙二醇单丁醚的毒性作用机制尚未完全阐明,可能包括以下几方面。

1. 血液毒性作用机制 乙二醇单丁醚造成的溶血作用主要是由其代谢产物 2-丁氧基乙酸(BAA)引起红细胞渗透压失衡所致。Udden 等研究发现,BAA 可能增加红细胞膜对分子量低于蔗糖的小分子溶质的通透性,并且推测 BAA 可能损害某个对细胞膜完整性或膜运输至关重要的蛋白,或者导致钠离子内流入红细胞的同时不排出钾离子,引起渗透压失衡并最终导致红细胞溶解;同时,BAA 所致红细胞内钙离子水平升高在早期可通过钙活化钾离子通道促进钾的外排、延缓溶血作用,但随后可导致细胞骨架水解、磷脂酰丝氨酸外翻等严重后果而使红细胞溶解。

2. 中枢神经系统毒性作用机制 乙二醇单丁醚可在大鼠额叶皮质中引起氧化应激、激活线粒体凋亡途径并干扰葡萄糖代谢而造成神经毒性作用。体外研究结果也表明,乙二醇单丁醚可引起氧化应激、激活 Caspase3 并导致线粒体膜电位下降,进而对人神经母细胞瘤 SH-SY5Y 细胞造成损伤。

3. 肝毒性作用机制 Klaunig 等研究发现,在乙二醇单丁醚暴露诱发小鼠肝血管肉瘤的过程中,乙二醇单丁醚及其代谢物本身不会直接造成小鼠内皮细胞 DNA 损伤,而是其导致的溶血作用使 Kupffer 细胞活化并发生含铁血黄素沉积,造成氧化应激进而引起内皮细胞 DNA 损伤和 DNA 合成的增加,最终导致肝血管内皮瘤的发生。Laifenfeld 等发现乙二醇单丁醚可引起小鼠肝脏局部组织缺氧,从而诱导 Kuppfer 细胞活化和炎症反应的发生,进而促进内皮细胞增殖而致肝血管肉瘤形成。

(八)风险分级

按《全球化学品统一分类和标签制度》(GHS)进行健康风险分类:急性毒性(经口)为类别 4;急性毒性(吸入)为类别 2;急性毒性(经皮)为类别 3;皮肤腐蚀/刺激为类别 2;严重眼

损伤/眼刺激为类别 2A;特异性靶器官毒性(一次接触及反复接触)暂无资料。

（九）院内救治

1. 诊断和分级 根据职业接触史、相应的临床表现和实验室检查结果,参考尿和血中 BAA 浓度,结合现场调查资料,综合分析,排除其他疾病方可诊断。乙二醇单丁醚中毒目前暂无临床分级诊断标准,可参照《职业性急性化学物中毒的诊断 总则》(GBZ 71—2013)、《职业性急性化学物中毒性神经系统疾病诊断标准》(GBZ 76—2002)、《职业性急性化学物中毒性呼吸系统疾病诊断标准》(GBZ 73—2009)和《职业性急性化学物中毒性血液系统疾病诊断标准》(GBZ 75—2010)进行分级。

2. 应急处置

（1）皮肤接触:立即脱去被污染的衣物,用肥皂水和清水彻底冲洗;就医。

（2）眼睛接触:检查是否佩戴隐形眼镜,若佩戴应立即取出;提起眼睑,用大量流动清水或生理盐水冲洗;就医。

（3）吸入:迅速脱离现场至空气新鲜处,保持呼吸道通畅;若呼吸困难,给予输氧;若呼吸停止,立即进行人工呼吸;就医。

（4）经口摄入:立即就医。

3. 治疗 乙二醇单丁醚中毒一般采取对症治疗。严重者可使用甲吡唑或乙醇抑制醇脱氢酶活性,进行血液透析。经口摄入 3~60 分钟内可洗胃,使用活性炭意义不大;若同时摄入了其他药物或毒素可使用活性炭。

（十）病例报告

案例一:口服乙二醇单丁醚所致急性中毒

2003 年,美国一名 18 岁男性饮用了 360~480mL 玻璃清洁剂(乙二醇单丁醚含量为 22%),3 小时后因上腹部不适自行入院。检查发现患者血肌酐为 106.1μmol/L,动脉血气分析结果显示 pH 为 7.34、碳酸氢根 19.5mmol/L,其余结果均正常,补液后住院观察。入院约 10 小时后,患者出现嗜睡、乏力、气促、代谢性酸中毒、谷草转氨酶升高等表现,且患者口服玻璃清洁剂约 16 小时血液中的 BAA 浓度峰值达 4.86mmol/L。静脉注射碳酸氢钠后患者病情仍持续恶化,遂给予透析治疗,口服乙醇并辅以硫胺素、叶酸和维生素 B_6 静脉滴注。约 4 小时后患者神智恢复,血液指标稳定。综合判断,此次事件是由口服乙二醇单丁醚引起的急性中毒事件。

案例二:乙二醇单丁醚所致轻度急性职业中毒

2006 年 7 月 21—25 日,广东某自行车生产公司总装车间从事贴标的 14 名工人陆续出现身体不适。患者均为 17~29 岁青年,其中男性 1 人、女性 13 人,工龄 7 天至 28 个月不等。患者主要表现为轻度头晕、胸闷、皮疹、手脚及躯干麻木。2 名女性患者病情严重,出现呼吸困难、肢体僵直、肌张力增高,在病程后期出现窦性心动过缓。现场调查发现,贴标工人作业时均佩戴短胶手套,作业过程中需使用"防白水"作为商标贴纸的溶胶剂,自 7 月 21 日起改用另一厂家生产的"防白水"后工人陆续发病。经采样检测后发现,该"防白水"的主要挥发性有机组分中乙二醇单丁醚占 100%,最终确定患者为吸入乙二醇单丁醚所致的职业性化学中毒。

（古雪岩　孙应彪）

三、2-乙氧基乙基乙酸酯

(一) 别名

2-乙氧基乙基乙酸酯(2-ethoxyethyl acetate,EGEEA)别名:乙二醇乙醚醋酸酯(ethylene glycol monoethyl ether acetate),乙酰氧基-2-乙醚,乙二醇乙醚乙酸酯。

(二) CAS 号

2-乙氧基乙基乙酸酯:111-15-9。

(三) 理化特性

2-乙氧基乙基乙酸酯分子式为 $C_6H_{12}O_3$。常温下为无色液体,有轻微气味,相对分子质量 132.16,密度 0.975g/cm³,熔点 -61℃,沸点 156℃,闪点 51.1℃,自燃点 375℃,蒸气相对密度 4.70(空气为 1),20℃蒸气压 0.27kPa。2-乙氧基乙基乙酸酯液体易燃,蒸气与空气混合可燃极限(93℃)为 1.3%~14%。20℃水中溶解度 23g/100mL,辛醇、水分配系数的对数值 0.24,可混溶于芳烃等多数有机溶剂。

(四) 使用历史和接触机会

2-乙氧基乙基乙酸酯具有极强的溶解能力,既可溶解有机物分子、合成天然高分子化合物,又能不同程度地与水或水溶性化合物互溶。2-乙氧基乙基乙酸酯可以改进涂料和油墨性能,降低成膜温度,增加光泽,提高漆膜的附着力、绝缘性和耐牢度。主要应用领域包括纤维素溶剂、高聚物溶剂、纤维溶剂、天然大分子溶剂等。职业人群使用 2-乙氧基乙基乙酸酯过程中可能通过皮肤接触或吸入蒸气。

2-乙氧基乙基乙酸酯在世界范围内具有庞大的消费量。20 世纪 90 年代以来,全世界 2-乙氧基乙基乙酸酯消耗量进一步增加,生产量和消费量最大的是美国,其次是日本。美国向南美出口,日本向中国和东南亚出口。我国目前 2-乙氧基乙基乙酸酯的生产和消费能力还存在提升空间,每年有一定数量的进口。

(五) 代谢

2-乙氧基乙基乙酸酯可经皮肤、呼吸道、消化道进入人体。靶器官包括眼睛、神经系统、生殖系统、血液系统等。2-乙氧基乙基乙酸酯经过乙醇脱氢酶和醛脱氢酶水解,生成相应的 2-乙氧基乙醇和 2-乙氧基乙酸,再逐步被氧化,通过呼吸道和尿液排出体外。一部分 2-乙氧基乙基乙酸酯以原形从尿液中排出,可以作为生物监测标志物。

(六) 危害性

1. 急性和慢性毒性 2-乙氧基乙基乙酸酯属低毒类,大鼠经口 LD_{50} 为 5.1g/kg;大鼠吸入 LC_{50} 为 8 108mg/(m³·8 小时);家兔经皮 LD_{50} 为 10 300mg/kg。2-乙氧基乙基乙酸酯具有刺激性,可以导致头晕头痛、恶心呕吐、皮肤干燥、眼睛红肿等。短期接触,蒸气轻微刺激眼睛;高浓度时,可能对血液有影响,导致血细胞损伤和肾损伤。可能对中枢神经系统有影响,远高于职业接触限值可能导致神志不清。长期或反复接触 2-乙氧基乙基乙酸酯液体可以使皮肤脱脂;可能对血液系统有影响,导致血细胞损伤、贫血和肾损伤;可能造成人类生殖或发育毒性。

2. 生殖毒性、发育毒性和致畸性 雌性大鼠和家兔受孕期间吸入最低的公布毒性浓度(541~1 622mg/m³),可导致胚胎发育不良、发育畸形和胎儿死亡,幼崽可能出现内脏、骨骼和呼吸系统发育畸形。

3. **其他毒性**　暂无其他毒性报道。

（七）作用机制

针对2-乙氧基乙基乙酸酯毒性机制研究较少。乙二醇醚类的毒性主要是来自其代谢产物,如甲氧基乙酸和乙氧基乙酸,通过氧化应激机制等途径导致毒性作用。由于其亲脂性,可以穿过血脑屏障,进入中枢神经系统,直接产生毒性作用。

（八）风险分级

未见2-乙氧基乙基乙酸酯风险分级的文献报道。

（九）院内救治

1. **应急处置**

（1）眼睛接触:立即提起眼睑,用流动清水或生理盐水冲洗至少15分钟。

（2）皮肤接触:脱去被污染的衣物,立即用水冲洗至少15分钟。及时就医治疗。

（3）吸入:迅速脱离现场至空气新鲜处,保持呼吸道通畅,给予输氧或人工呼吸。

（4）经口摄入:饮大量温水、催吐。

2. **慢性中毒治疗**　调离原工作岗位,轻度症状可逐步缓解。

（十）病例报告

未见2-乙氧基乙基乙酸酯急性和慢性中毒病例报告。

（张家赫　陈章健）

参考文献

［1］江朝强.有机溶剂中毒预防指南［M］.北京:化学工业出版社,2006.

［2］穆仕芳,尚如静,魏灵朝,等.煤制乙二醇产业链衍生产品分析［J］.现代化工,2018,38(1):12-17.

［3］李进颖.我国涂料标准中苯系物和乙二醇醚及其醚酯类溶剂限量的研究［J］.涂料技术与文摘,2017,38(12):29-32.

［4］王晶,温祖强.乙二醇醚市场现状及未来发展趋势［J］.经营者,2013,27(10):3-4.

［5］刘玲娜,张强.乙二醇醚生产技术及市场应用［J］.化工中间体,2012,9(5):24-27.

［6］MANGELSDORF I,KLEPPE S N,HEINZOW B,et al. Indoor air guide values for glycol ethers and glycol esters-A category approach［J］. Int J Hyg Environ Health,2016,219(4/5):419-436.

［7］POMIERNY B,KRZYŻANOWSKA W,SMAGA I,et al. Ethylene Glycol Ethers Induce Oxidative Stress in the Rat Brain［J］. Neurotox Res,2014,26(4):422-429.

［8］REGULSKA M,POMIERNY B,BASTA-KAIM A,et al. Effects of ethylene glycol ethers on cell viability in the human neuroblastoma SH-SY5Y cell line［J］. Pharmacol Rep,2010,62(6):1243-1249.

［9］TONKIN E G,COOPER M,LOLLINI L O,et al. Testicular gene expression profiling following 2-methoxyethanol and 2-ethoxyethanol exposure in male rats reveals abnormal expression of the actin binding protein cortactin in degenerating spermatocytes［J］. Toxicol Lett,2009,190(2):193-201.

［10］GALLOWAY S M,ARMSTRONG M J,REUBEN C,et al. Chromosome aberrations and sister chromatid exchanges in Chinese hamster ovary cells:evaluations of 108 chemicals［J］. Environ Mol Mutagen,1987,10(Suppl 10):1-175.

［11］DOE J E. Ethylene Glycol Monoethyl Ether and Ethylene Glycol Monoethyl Ether Acetate Teratology Studies［J］. Environ Health Perspect,1984(57):33-41.

［12］STAREK A,SZYMCZAK W,ZAPOR L. Hematological effects of four ethylene glycol monoalkyl ethers in short-term repeated exposure in rats［J］. Arch Toxicol,2008,82(2):125-136.

[13] National Toxicology Program. NTP Toxicology and Carcinogenesis Studies 2-Butoxyethanol (CAS NO. 111-76-2) in F344/N Rats and B6C3F1 Mice (Inhalation Studies) [R]. National Toxicology Program technical report series, 2000.

[14] SINGH P, ZHAO S, BLAYLOCK B L. Topical exposure to 2-butoxyethanol alters immune responses in female BALB/c mice [J]. Int J Toxicol, 2001, 20(6): 383-390.

[15] EXON J H, MATHER G G, BUSSIERE J L, et al. Effects of subchronic exposure of rats to 2-methoxyethanol or 2-butoxyethanol: thymic atrophy and immunotoxicity [J]. Fundam Appl Toxicol, 1991, 16(4): 830-840.

[16] UDDEN M M. Effects of diethylene glycol butyl ether and butoxyethoxyacetic acid on rat and human erythrocytes [J]. Toxicol Lett, 2005, 156(1): 95-101.

[17] UDDEN M M, PATTON C S. Butoxyacetic acid-induced hemolysis of rat red blood cells: effect of external osmolarity and cations [J]. Toxicol Lett, 2005, 156(1): 81-93.

[18] POMIERNY B, KRZYŻANOWSKA W, NIEDZIELSKA E, et al. Ethylene glycol ethers induce apoptosis and disturb glucose metabolism in the rat brain [J]. Pharmacol Rep, 2016, 68(1): 162-171.

[19] POMIERNY B, FUXE K, KRZYŻANOWSKA W, et al. Participation of protein kinases in cytotoxic and proapoptotic effects of ethylene glycol ethers and their metabolites in SH-SY5Y cells [J]. Toxicol In Vitro, 2016(36): 153-163.

[20] KAMENDULIS L M, CORTHALS S M, KLAUNIG J E. Kupffer cells participate in 2-butoxyethanol-induced liver hemangiosarcomas [J]. Toxicology, 2010, 270(2/3): 131-136.

[21] CORTHALS S M, KAMENDULIS L M, KLAUNIG J E. Mechanisms of 2-butoxyethanol-induced hemangiosarcomas [J]. Toxicol Sci, 2006, 92(2): 378-386.

[22] LAIFENFELD D, GILCHRIST A, DRUBIN D, et al. The role of hypoxia in 2-butoxyethanol-induced hemangiosarcoma [J]. Toxicol Sci, 2010, 113(1): 254-266.

[23] GUALTIERI J F, DEBOER L, HARRIS C R, et al. Repeated ingestion of 2-butoxyethanol: case report and literature review [J]. J Toxicol Clin Toxicol, 2003, 41(1): 57-62.

[24] 夏丽华, 曾子芳, 刘文娟, 等. 急性轻度2-丁氧基乙醇中毒2例报告[J]. 中国工业医学杂志, 2007, 20(3): 169-170.

[25] 陶雪, 宋景平. 工作场所空气中2-乙氧基乙基乙酸酯的气相色谱测定方法[J]. 毒理学杂志, 2007, 21(2): 137-138.

附录

附录一　有机溶剂相关职业病国家诊断标准

GBZ 4—2022《职业性二硫化碳中毒诊断标准》

GBZ 6—2002《职业性慢性氯丙烯中毒诊断标准》

GBZ 13—2016《职业性急性丙烯腈中毒的诊断》

GBZ 16—2014《职业性急性甲苯中毒的诊断》

GBZ 18—2013《职业性皮肤病的诊断 总则》

GBZ 20—2019《职业性接触性皮炎的诊断》

GBZ 27—2002《职业性溶剂汽油中毒诊断标准》

GBZ 30—2015《职业性急性苯的氨基、硝基化合物中毒的诊断》

GBZ 32—2015《职业性氯丁二烯中毒的诊断》

GBZ 38—2006《职业性急性三氯乙烯中毒诊断标准》

GBZ 39—2016《职业性急性 1,2-二氯乙烷中毒的诊断》

GBZ 40—2002《职业性急性硫酸二甲酯中毒诊断标准》

GBZ 42—2002《职业性急性四氯化碳中毒诊断标准》

GBZ 51—2009《职业性化学性皮肤灼伤诊断标准》

GBZ 53—2017《职业性急性甲醇中毒的诊断》

GBZ 54—2017《职业性化学性眼灼伤的诊断》

GBZ 57—2019《职业性哮喘的诊断》

GBZ 59—2010《职业性中毒性肝病诊断标准》

GBZ 60—2014《职业性过敏性肺炎的诊断》

GBZ 61—2015《职业性牙酸蚀病的诊断》

GBZ 68—2022《职业性苯中毒诊断标准》

GBZ 71—2013《职业性急性化学物中毒的诊断 总则》

GBZ 73—2009《职业性急性化学物中毒性呼吸系统疾病诊断标准》

GBZ 74—2009《职业性急性化学物中毒性心脏病诊断标准》

GBZ 75—2010《职业性急性化学物中毒性血液系统疾病诊断标准》

GBZ 76—2002《职业性急性化学物中毒性神经系统疾病诊断标准》

GBZ 77—2019《职业性急性化学物中毒性多器官功能障碍综合征的诊断》

GBZ 78—2010《职业性化学源性猝死诊断标准》

GBZ 79—2013《职业性急性中毒性肾病的诊断》

GBZ 84—2017《职业性慢性正己烷中毒的诊断》

GBZ 85—2014《职业性急性二甲基甲酰胺中毒的诊断》

GBZ 86—2002《职业性急性偏二甲基肼中毒诊断标准》

GBZ 94—2017《职业性肿瘤的诊断》

GBZ 185—2006《职业性三氯乙烯药疹样皮炎诊断标准》

GBZ/T 228—2010《职业性急性化学物中毒后遗症诊断标准》

GBZ 236—2011《职业性白斑的诊断》

GBZ/T 237—2011《职业性刺激性化学物致慢性阻塞性肺疾病的诊断》

GBZ/T 247—2013《职业性慢性化学物中毒性周围神经病的诊断》

GBZ 258—2014《职业性急性碘甲烷中毒的诊断》

GBZ 289—2017《职业性溴丙烷中毒的诊断》

附录二　耳毒性有机溶剂清单

一、耳毒性有机溶剂清单

1. 苯乙烯（styrene）
2. 甲苯（toluene）
3. 对二甲苯（p-xylene）
4. 乙苯（ethylbenzene）
5. 氯苯（chlorobenzene）
6. 三氯乙烯（trichloroethylene）
7. 正己烷（n-hexane）
8. 正庚烷（n-heptane）
9. 二硫化碳（carbon disulphide）
10. 混合溶剂（solvent mixtures）

二、耳毒性定义

耳毒性是针对内耳的器官选择性毒性。耳毒性物质的定义是引起内耳功能损害或细胞损伤，特别是损伤听觉或平衡的终末器官和神经元，或前庭-耳蜗神经的药物或其他化学物。

耳毒性物质的作用机制可能涉及整个器官、器官内的特定细胞、特定细胞的细胞成分或个别的生物化学通路。有些药物或化学物质主要通过作用于脑干或听觉中枢来改变听力或平衡，认为其是神经毒性，而不是严格意义上的耳毒性。但在本附录中，仍将一些毒作用模式主要为神经毒性，但功能性不良效应为听力损失的物质纳入考量。

工作环境中的耳毒性物质引起人们关注，原因不仅是毒物对人听觉系统的毒性作用，而且毒物之间以及毒物和噪声的混合暴露（同时或先后）可能存在交互效应。众所周知，不能通过单一药物或物质的效应来预测药物或物质的联合作用效应，药物或物质联合作用产生的损害可能超过每种物质单独损害的简单加和。由于噪声是引起听力损失最常见的暴露因素，因此人们特别关注噪声和耳毒性物质混合暴露的效应。

根据分类，具有潜在耳毒性的化学物包括有机溶剂、重金属、腈类、有机锡化合物、窒息剂和农药。这些化学物具有不同的结构，表明听觉系统内存在许多损伤靶点和一系列潜在作用机制。

有机溶剂中，有耳毒性的主要是芳香族溶剂。一些脂肪族溶剂，如正己烷和正庚烷会影响听觉系统，但这种影响与溶剂的神经毒性有关。此外，二硫化碳也是一种影响中枢听觉系统的神经毒物。

资料来源：Johnson A C，Morata T. The Nordic Expert Group for Criteria Documentation of Health Risks from Chemicals：142. Occupational exposure to chemicals and hearing impairment［D］. Gothenburg：University of Gothenburg，2010.

附录三 中英文名词索引

H

J

附录四　CAS 编号索引